胸部影像诊断学

Diagnostic Imaging of the Chest

原 著 [德] Dag Wormanns

主 译 郭佑民 于 楠

中国科学技术出版社

·北 京·

图书在版编目（CIP）数据

胸部影像诊断学 / (德) 戴·沃曼原著；郭佑民，于楠 主译 . — 北京：中国科学技术出版社，2023.1

书名原文：Diagnostic Imaging of the Chest

ISBN 978-7-5046-9811-7

Ⅰ . ①胸… Ⅱ . ①戴… ②郭… ③于… Ⅲ . ①胸腔疾病—影像诊断 Ⅳ . ① R560.4

中国版本图书馆 CIP 数据核字 (2022) 第 196824 号

著作权合同登记号：01-2022-5975

Copyright ©2020 of the original English language edition by Georg Thieme Verlag KG, Stuttgart, Germany

Original title: *Diagnostic Imaging of the Chest*

by Dag Wormanns

《胸部影像诊断学》（第 1 版）由德国斯图加特的 Georg Thieme Verlag KG 于 2020 年出版，版权归其所有。作者：[德] 戴·沃曼（Dag Wormanns）。

策划编辑	孙　超　焦健姿	
责任编辑	延　锦	
文字编辑	弥子雯	
装帧设计	佳木水轩	
责任印制	徐　飞	

出　　版	中国科学技术出版社	
发　　行	中国科学技术出版社有限公司发行部	
地　　址	北京市海淀区中关村南大街 16 号	
邮　　编	100081	
发行电话	010-62173865	
传　　真	010-62179148	
网　　址	http://www.cspbooks.com.cn	

开　　本	889mm×1194mm　1/16	
字　　数	581 千字	
印　　张	23.5	
版　　次	2023 年 1 月第 1 版	
印　　次	2023 年 1 月第 1 次印刷	
印　　刷	运河（唐山）印务有限公司	
书　　号	ISBN 978-7-5046-9811-7/R·2946	
定　　价	218.00 元	

译者名单

主　译　郭佑民　西安交通大学第一附属医院 / 延安大学附属医院
　　　　于　楠　陕西中医药大学附属医院
副主译　宋　伟　中国医学科学院北京协和医院
　　　　于　红　上海交通大学附属上海市胸科医院
译　者　（以姓氏笔画为序）
　　　　于　红　上海交通大学附属上海市胸科医院
　　　　于　楠　陕西中医药大学附属医院
　　　　马光明　陕西中医药大学附属医院
　　　　田杜雪　中国医学科学院北京协和医院
　　　　白　璐　西安交通大学第一附属医院
　　　　任占丽　陕西中医药大学附属医院
　　　　任成龙　陕西中医药大学附属医院
　　　　杜华阳　中国医学科学院北京协和医院
　　　　沈　聪　西安交通大学第一附属医院
　　　　宋　兰　中国医学科学院北京协和医院
　　　　宋　伟　中国医学科学院北京协和医院
　　　　张毅力　西安交通大学第一附属医院
　　　　陈　静　陕西中医药大学附属医院
　　　　赵瑞杰　中国医学科学院北京协和医院
　　　　聂　凯　上海交通大学附属上海市胸科医院
　　　　党　珊　陕西中医药大学附属医院
　　　　郭佑民　西安交通大学第一附属医院 / 延安大学附属医院
　　　　黄晓旗　延安大学附属医院
　　　　隋　昕　中国医学科学院北京协和医院
　　　　韩　冬　陕西中医药大学附属医院

内容提要

本书引进自 Thieme 出版社，基于欧洲放射学会（European Society of Radiology）胸部影像课程编写，基本涵盖了放射科医生在胸部影像方面所遇到的所有日常临床实践问题。书中涉及内容广泛，几乎包含所有与胸部结构有关的病变，如肺、气管、胸膜、纵隔、胸壁、膈肌、肺动脉与静脉病变，以及心脏病变、职业性肺病、先天性胸部畸形、肺结节、空洞病变等内容，同时涵盖多种成像模式，如胸部 X 线、透视、超声、CT、MRI 检查及图像后处理等，不仅系统介绍了胸部影像学诊断基础、胸部疾病特殊表现及鉴别诊断，还对胸部影像学的规范性术语进行了归纳总结。本书既可作为放射科医师日常工作中的案头工具书，又可供其他专业医师及医学生在全面学习胸部影像诊断知识时参考。

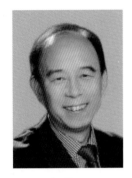

郭佑民

二级教授，一级主任医师，博士研究生导师，西安交通大学医学影像与核医学专业博士点创始人，西安交通大学第一附属医院医学影像与核医学专业国家临床重点专科创始人，西北大学医学院医学影像系主任，西安交通大学第二附属医院和延安大学附属医院特聘教授。中华放射学会常务委员，中华放射学会心胸学组组长，中国医师协会呼吸医师分会呼吸影像专业委员会主任委员，陕西省放射学会主任委员。主要研究方向为重大疾病的影像学基础与临床研究、脏器结构、功能与分子成像研究、医学影像技术与工程研究。先后主持国家卫生计生委公益性重大行业专项、科技部国际交流项目、国家自然科学基金等10余项科研项目，指导学生获国家自然科学基金超过20项。曾获国家科技进步奖二等奖、中华医学奖二等奖、陕西省科技进步奖一等奖、陕西省教学成果奖特等奖、军队科技进步奖二等奖、北京市科技进步奖二等奖、卫生部科技进步奖三等奖。主编及主译专著10余部，以第一作者或通讯作者身份发表论文（包括SCI收录论文）超过250篇。

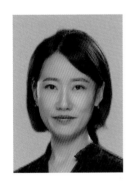

于 楠

副主任医师，副教授，硕士研究生导师，陕西中医药大学医学影像学专业负责人。中国医师协会呼吸医师分会呼吸影像专业委员会委员，全国中西医结合学会医学影像专业委员会委员，中华放射学会心胸组青年俱乐部成员，陕西放射学会常委，《实用放射学杂志》编委。近年来一直从事呼吸影像方向的临床与科研工作，曾先后留学美国、英国。获得咸阳市中青年科技领军人才称号。主持国家自然科学基金青年项目1项，省部级基金项目2项。《结核病影像诊断学》《胸部疾病疑难病例》副主编，参编《中华影像学：呼吸卷》《呼吸系统影像学》（第2版），以第一作者或通讯作者身份发表论文（包括SCI收录论文）23篇。

副主译简介

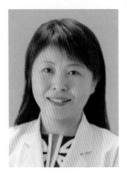

宋 伟

主任医师，教授，博士研究生导师。中华医学会放射学分会胸心学组副组长，中国医学装备协会 CT 装备委员会副主任委员兼秘书长，中国医疗保健国际交流促进会放射学分会常务委员，中国医学影像技术研究会理事，中国医学影像技术研究会咨询工作委员会副主任委员，中国医学影像技术研究会放射学分会委员，北京医学会放射学分会副主任委员，《中华放射学杂志》《中国医学科学院学报》《中国医学影像技术》《癌症进展》《影像诊断与介入治疗》等期刊编委或通讯编委。曾获中华医学科技奖一等奖、北京市高等教育教学成果奖一等奖、北京市教育教学成果（高等教育）奖二等奖。承担多项国家级、省部级资金课题，参编专著 10 余部，以第一作者或通讯作者身份发表有关呼吸系统疾病方面的学术论文数十篇。

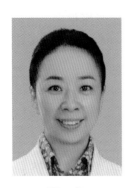

于 红

主任医师，教授，博士研究生导师，上海交通大学附属上海市胸科医院放射科主任。中华医学会放射学分会心胸学组副组长，中华医学会放射学分会青年委员，全军放射学会青年委员，中国医师协会放射医师分会急诊影像委员会委员，中国抗癌协会影像分会常务委员，中国肺癌防治联盟医学影像专业委员会副主任委员，中国医学影像整合联盟呼吸影像专委会副主任委员，上海市放射学会委员兼心胸学组副组长，上海市抗癌协会肿瘤影像学会心胸组组长。获上海市科技进步奖、军队医疗成果奖、军队教学成果奖，以及上海市住院医师规范化培训优秀带教老师、军队干部保健先进个人、全军院校育才银奖、优秀党务工作者、医德医风先进个人、为兵服务先进个人等奖项及荣誉称号，曾荣立个人三等功。承担国家自然科学基金面上项目、上海市科委重点项目及上海市卫健委、上海市申康适宜技术联合开发推广应用项目等10 余项科研课题。主编学术专著 4 部，副主编及参编学术专著 10 余部，以第一作者和通讯作者身份发表有关呼吸系统疾病方面的学术论文近 200 篇。

原著者名单

原 著

- -

Dag Wormanns, MD
Medical Director
Head of Department of Radiology
ELK Berlin Chest Hospital
Berlin, Germany;
Medical Faculty
Institute for Clinical Radiology
University of Münster
Münster, Germany

参编者

- -

Jürgen Biederer, MD
Professor
Department of Diagnostic and
  Interventional Radiology
University Hospital Heidelberg
Heidelberg, Germany

Beate Rehbock, MD
Consultant
Diagnostic Radiology with
  Specialty Thoracic Radiology
Berlin, Germany

Dag Wormanns, MD
Medical Director
Head of Department of Radiology
ELK Berlin Chest Hospital
Berlin, Germany;
Medical Faculty
Institute for Clinical Radiology
University of Münster
Münster, Germany

译者前言

很荣幸受邀翻译这部高质量的胸部影像学著作。书中不仅涵盖胸部影像学检查技术、基本解剖与征象、疾病的诊断及鉴别诊断等相关知识，还包含影像学检查新技术进展及常见疾病的影像学诊断思路。

一直以来，胸部影像学诊断都是影像学的难点。其中无论是疾病的影像学表现还是临床表现都存在重叠和交叉，这常常给诊断带来困扰。因此，如何从影像学征象入手，依次分析其病理过程，逐步地抽丝剥茧，去伪存真，最终获得趋于正确的诊断，是每个影像科医师和医学生应该熟悉和掌握的。本书在鉴别诊断部分重点介绍了胸部影像的相同或类似征象。读者可结合影像学表现、解剖定位和临床表现以建立正确的诊断思维方式。

我们组织翻译本书的初衷是给对胸部影像学诊断感兴趣或对胸部影像学抱有疑惑的影像科医师、医学生及相关临床专业的医师，提供一部实用的工具书，以便大家在日常工作中即时翻阅和查询，不断熟悉和掌握相关胸部疾病及其诊断思路。期望本书能够对广大读者有所裨益。

最后，感谢各位译者和审校者的辛勤付出，感谢中国科学技术出版社为本书出版提供的支持和帮助。

西安交通大学第一附属医院 / 延安大学附属医院

陕西中医药大学附属医院

原书前言

临床放射科医师在日常工作中必然会接触胸部影像诊断。书中内容涵盖了在日常工作中可能遇到的胸部影像诊断相关问题。

在篇章分配方面，本书不仅介绍了胸部不同组织器官的常见疾病，还介绍了可能引起胸部组织器官改变的系统性疾病。在编写方式方面，则是参考了欧洲放射学会的放射学胸部亚专业培训课程，在各章末尾总结了课程中相应的主题内容，以确保放射科医师能够有效地复习相关知识要点。

编写本书的主要目的是希望为放射科医师提供一部胸部影像临床诊断的速查参考书，进而帮助临床医师对疾病进行鉴别诊断。书中包括社区获得性肺炎等常见疾病，也包括其他一些少见和罕见疾病（如肺淋巴管平滑肌瘤病等）。本书还对肺弥漫性病变的诊断及鉴别诊断思路进行了详细介绍，并辅以简明图表说明。书末的 Fleischner 学会术语（胸部影像诊断术语）是本书的一大特色。相信本书一定会成为放射科医师工作中的好帮手。

本书的德文版于 2016 年底出版，鉴于其出版后大获成功，我们萌生了出版英文版的想法。英文版不仅进行了语种间的翻译，还对德文版进行了优化和更新，将原本德国本土的医疗准则更新为国际通用标准，同时对一些疾病分类也进行了更新。

我们要感谢 Thieme 出版社，特别是感谢 Angelika Findgott 女士和 Marcus Laithangbam 先生的帮助，同时要特别感谢 Sarah Venkata 女士快速、精准地翻译本书，她以丰富的胸部影像诊断知识储备，将复杂的德文内容翻译成了简明的英文。

最后，我要感谢我的妻子 Anita Wormanns 女士，感谢她在我撰写本书过程中给予我的支持和关心。

Dag Wormanns, MD, PD

目 录

第三篇　基于影像学表现的鉴别诊断思路

第四篇　专业术语

第一篇 胸部影像学基础

Fundamentals of Diagnostic Thoracic Imaging

第 1 章 检查技术

Examination Technique

本章介绍了胸部检查所使用的不同成像方式。关于设备或定位技术的介绍不在本书的范围，相关细节可以查询有关文献[1, 2]。

一、X 线检查

目前为止，以下描述中涉及数字 X 线摄影（平板探测器或成像板）在大多数放射机构被使用。而较老的、传统的屏幕胶片 X 线摄像系统在本书中不再介绍，但其许多方面与数字 X 线摄影非常相似。对于几乎所有的胸部疾病（除少数情况，如怀疑肺栓塞），数字 X 线摄影都是影像诊断的第一步。

（一）站立位检查

只要条件允许，患者接受 X 线检查时应保持站立位，前胸紧靠探测器，焦点至探测器的距离为 1.4～2m，行后前位（posteroanterior projection，PA）成像（表 1-1）。为了避免与肺野重叠，患者须将双手掌放在臀部，双侧肩胛骨尽量向外旋转，同时将肘部尽可能向前旋转，或者双臂紧抱探测器以保证肩胛骨的前旋。

如果患者因一般情况较差而不能直立，可以在坐位进行拍片。嘱患者背靠于探测器，行前后

表 1-1 正位和侧位 X 线摄影参数 [5]

图像参数	正位摄影	侧位摄影
扫描设备类型	带有固定或移动滤线栅的立式支架	带有固定或移动滤线栅的立式支架
管电压	125kV	125kV
焦点值	≤ 1.3	≤ 1.3
总滤过	≥ 3.0mm 铝当量	≥ 3.0mm 铝当量
焦点至探测器距离	180cm（140～200cm）	180cm（140～200cm）
自动曝光控制	选择右侧胸腔	选择中间胸腔
曝光时间	< 20ms	< 20ms
滤线栅	$r = 10$；40/cm	$r = 10$；40/cm
标称速度等级	SC 400	SC 400
标准尺寸患者的表面接收剂量	0.3mGy	1.5mGy

位（anteroposterior projection，AP）成像。该成像方式会使吸气深度降低，导致横膈膜的位置升高，相应地，基底段肺叶通气不畅。

同样，在患者站立、双臂抬起的情况下可获得侧位X线检查。通常让患者的左侧靠在探测器上。一般来说，与距探测器较远的肺部相比，靠近探测器的肺部会获得更清晰的图像。如果临床诊断需要最高的图像质量，并且关键细节很难识别，在某些情况下，为了使右侧肺的病变可显示，可以建议患者的右侧靠在探测器上曝光。

所有胸部X线检查都应在深吸气后屏气曝光。由于以下原因，常用来排除气胸的呼气相曝光现在已经过时了[3,4]。

- 呼气X线检查不能评估心肺状况，因为肺通气不足，肺血管扩张。这可能会掩盖其他相关的发现，如小的肺浸润灶或早期充血性心力衰竭。
- 无法与之前或之后的X线检查进行比较。
- 借助现代数字设备技术，临床上不同大小

提示

对于胸部器官的放射诊断，使用高管电压拍摄的高能X线。钙化的结构在这样的X线检查上看起来是透明的。这减少了肋骨对肺野的遮盖（图1-1）。相应地对骨性结构只能进行有限的评估。因此，对于与胸部骨骼相关的诊断问题，如排除肋骨骨折，需要60～75kV管电压的低能量X线。

的气胸也可以在吸气X线检查上识别出来。

由欧洲委员会发布的《欧洲放射线诊断图像质量标准准则》规定了X线摄影应满足的标准[5]。表1-2列出了胸部X线检查图像质量的具体标准。

（二）仰卧位X线检查

对于卧床不起的患者的诊断成像，特别是在

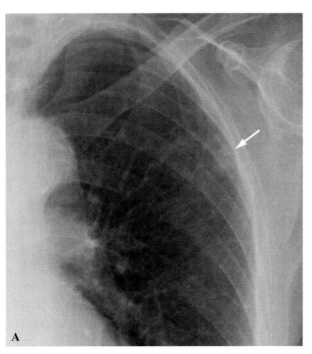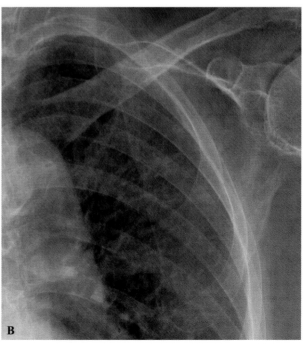

▲ 图1-1　高能量和低能量胸片

由于X线穿透不同骨骼结构的能力不同。左肺上叶的支气管肺炎在高能量X线检查上更容易被显示（白箭）。A. 125kV管电压高能量X线检查；B. 70kV管电压低能量X线检查

表1–2　胸片的质量要求 [5]

要　求	PA/AP 胸片	侧位胸片
图像标准	• 在完全吸气时（根据肋骨在膈肌上的位置，前肋 6 个或后肋 10 个）并屏气进行 • 胸廓对称，可看到椎骨棘突位于双侧锁骨内侧端之间的中心位置 • 肩胛骨内侧缘应尽量避开肺野 • 所有肋骨见于横膈膜之上 • 整个肺血管，特别是周围血管的清晰可见 • 清晰可见的 　– 气管和近端支气管 　– 心脏和主动脉的边界 　– 横膈膜和肋膈角 • 心影后肺组织和纵隔可见	• 在完全吸气和屏气的情况下进行 • 手臂应抬离胸部 • 肺后缘重叠 • 气管可见 • 肋膈角可见 • 心脏后缘、主动脉、纵隔、膈肌、胸骨和胸椎的清晰可见
重要的图像细节	• 整个肺的小圆形细节，包括心后区 　– 高对比度：直径 0.7mm 　– 低对比度：直径 2mm • 肺部边缘的条索状和网状细节 　– 高对比度：宽 0.3mm 　– 低对比度：宽 2mm	• 整个肺的小圆形细节 　– 高对比度：直径 0.7mm 　– 低对比度：直径 2mm • 肺部边缘的条索状和网状细节 　– 高对比度：宽 0.3mm 　– 低对比度：宽 2mm

重症监护环境中，常使用仰卧位 X 线摄影。移动式探测器位于仰卧位患者的胸腔下方，而移动式 X 线摄影装置的球管位于患者上方。焦点至探测器的距离应为 90～120cm。由于以下原因，仰卧位 X 线检查的图像质量比站立位或坐位 X 线检查差。

- 减小的焦点至探测器的距离会导致更大的放大失真，仰卧位 X 线检查显示纵隔宽度和心脏增大（图 1–2），另外，心脏离探测器越远，显示出越大的放大失真。
- 横膈膜较高，导致吸气深度减小。
- 重力（体位）变化导致头 – 足方向的肺灌注梯度改变，导致无法评估肺血流再分布。
- 由于使用的管电压较低，因此骨骼遮盖更为明显。
- 移动 X 线摄影装置的发生器功率较低会导致更长的曝光时间，并可能由于呼吸或心脏搏动而引起运动伪影。

使用防散射滤线栅可以提高肥胖患者的图像质量，尽管这是以较高的辐射暴露为代价。如果

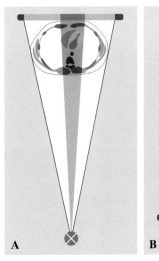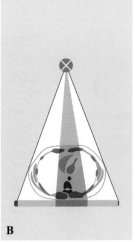

▲ 图 1–2　站立位和仰卧位 X 线检查中的几何变形
A. 具有较大焦点至探测器距离的站立位片，心脏投影的低倍放大；B. 具有较小焦点至探测器距离仰卧位片，心脏投影的高倍放大

提示

拍摄位置（站立、坐位、仰卧）应在 X 线检查上注明。此外，对于机械通气的患者，描述有关通气参数的信息将有助于对图像进行解释，尤其是关于呼气末正压（PEEP）。

X 线球管未位于装有防散射滤线栅的探测器的中间上方，则会观察到特征性伪影（图 1-3）。为了区分这种伪影和病理性的单侧肺部密度增高影，可以比较两侧腋窝的透光度（图 1-4），不对称的透光度提示是滤线栅的伪影。

在床和患者之间放置 X 线探测器后，会使患者的皮肤皱襞，并可能产生假性气胸。

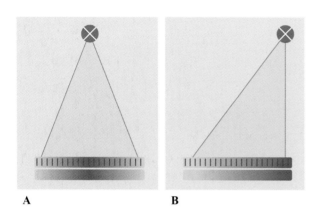

▲ 图 1-3　X 线球管位置偏心引起的栅格伪影
A. 正常图像：两侧半胸对称性透光；B. 栅格伪影：球管位置偏心导致右半胸透光度减低

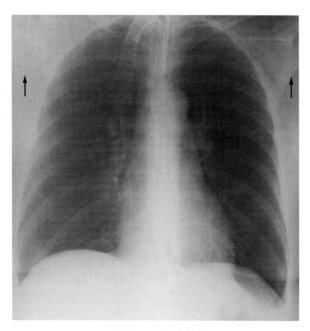

▲ 图 1-4　栅格伪影
X 线检查（仰卧位）显示 2 个腋窝区（黑箭）的透光度不同是鉴别该伪影的显著特征

二、透视检查

胸部透视主要用于评估膈肌运动的功能。在此描述了一种标准化的透视检查程序[6]。

在开始透视检查之前，患者应张开嘴练习深呼吸。此外，患者应重复 2 次鼻吸气试验，张开嘴深吸气和呼气，然后闭上嘴，在嘴巴闭合的情况下，尽可能快速、用力地深吸呼吸，用力吸气。患者重复这个步骤 1 次。

在检查过程中，患者背对着垂直倾斜的荧光屏站立。如果患者由于身体状况而无法在站立状态下检查，则应坐在荧光屏的踏板上。图像应垂直居中于光圈上，必要时横向校准。接下来，患者在透视引导下正常呼吸 2～3 次，然后进行 2～3 次用力吸气和呼气，随后进行鼻吸气试验，同样也进行 2～3 次。然后将患者旋转 90°，并在侧位上重复上述检查顺序。

图像文件包括 PA 位透视视频和经数字存档的侧位透视图像。

三、计算机体层成像

在过去 20 年里，计算机体层成像（computed tomography，CT）技术经历了巨大的革新，极大地提高了扫描设备的性能。这也导致了 CT 设备的技术特性越来越多样化。目前，排数在 1～640 的扫描设备都用于常规成像，因此，CT 扫描协议的标准化实际上是不可能的。各种有价值的互联网来源的信息提供了特定设备供应商的 CT 扫描协议（如网站 www.ctisus.com）。下面列出了 CT 扫描协议中需要考虑的一些基本方面。

- 辐射剂量：应调整管电压、管电流和螺距，使辐射剂量符合正常体重患者诊断成像规定的参考值。不同国家的相关参考值差别很大[7]。
- 管电压：对于大多数检查，管电压为

110～120kVp 是合适的。但对于 CT 血管成像（computed tomography angiography, CTA），在某些情况下，管电压可以降低到 80～100kVp，特别是对于儿科或身材瘦小的患者[8, 9]。

- 自动管电流调制：由于胸腔在头尾方向和轴向的 X 线吸收曲线有很大差异，自动管电流调制的使用极大地减少了辐射剂量[8]。然而，该自动化设施存在为肥胖患者预先选择非常高的管电流风险。因此，建议在技术上可行的情况下限制扫描参数中的最大管电流。其他考虑因素适用于低剂量 CT。

- 层厚：探测器配置应提供 1～1.5mm 的重建层厚，但这并不适用于较低排数的 CT 扫描设备，对于这种扫描设备，必须在最小层厚和扫描时间之间做出取舍。在这种情况下，层厚的限制因素是在呼吸伪影降低图像质量之前可以保持呼吸暂停的最长时间。实际上，在胸部区域选择＜1mm 的层厚，随之而来的是图像噪声将增加，这似乎没有太大的好处，减小的层厚不太可能赋予更多的诊断信息。

- 常规 CT 扫描中推荐的图像重建。
  - 5mm 层厚的轴位图像适用于转诊医生快速定位（软组织算法和肺算法）。
  - 在 CTA 中采用软组织算法的轴位薄层重建（1.5～3mm）可能会减少层厚。
  - 采用肺算法的轴位薄层重建（1～1.5mm）可进行体积测量。
  - 冠状位和矢状位采用 3～5mm 层厚。

- 薄层重叠重建：为了获得进行图像数据 3D 重建和精确体积测量的良好图像质量，建议将薄层序列以≥20% 的层厚进行重叠重建。

- 静脉对比剂：如果需要进行静脉对比剂检查，采用固定的 40s 延迟时间可用于大

多数诊断。可以采用对比剂团注式注射跟踪技术来替代它，即当对比剂团注式注射到达降主动脉时会触发扫描，建议此时增加几秒的延迟时间再开始正式扫描，可以增加肿瘤与周围组织之间的对比度。使用 CTA 进行肺栓塞的诊断性检查需要在肺动脉干或右心室进行对比剂团注式注射跟踪或对比剂峰值测试。

- 扫描方向：在深吸气后进行检查。足 – 头扫描方向有助于减少呼吸伪影。首先，扫描最容易产生呼吸伪影的肺基底部区域，然后扫描对呼吸运动较不敏感的肺尖区域。此外，在适当的时机注射对比剂，可以减少上腔静脉和头臂静脉中高度集中的对比剂而引起的 X 线束硬化伪影。

（一）高分辨率 CT

高分辨率 CT（high resolution CT，HRCT）可追溯到 20 世纪 80 年代初期[10]。尽管在过去 30 多年中该术语没有变化，但基础扫描技术却得到了飞速发展。当时，要扫描的身体区域只能在连续的单个层面中显示，并且获取 10mm 层厚的层面是常用标准。由于每个单独的层面都是在单独的屏气阶段采集的，因此对整个肺部进行成像需要花费大量时间，此外，由于在 Z 轴方向的空间分辨率较低，这个厚层的 CT 图像对于弥漫性实质性肺疾病的鉴别诊断价值有限，因为这种鉴别诊断涉及肺小叶结构的病理学改变，这对于 10mm 的层厚是不可能做到的。因此，HRCT 的主要优势是对肺组织细微结构的薄层成像（层厚 1mm）。但是，连续的 1mm 层厚不适用于有限时间内对整个肺部的连续成像。因此，唯一补救方法是在更大的层间距（如 10mm）处采集不连续的层面图像。这不可避免地导致肺部显示不完全。对于弥漫性肺部疾病的诊断，一些代表性的层面就足够了。然而更高的空间分辨率虽有助于

诊断，但是也可能存在病灶变化被忽略的风险。因此，HRCT 通常被理解为一种允许最大空间分辨率的检查技术[11]。

- 在层间距较大时（如 10mm），减小层厚（最大 1.5mm）。
- 单个层面的高辐射剂量（高管电压和高管电流）。
- 边缘强化的重建滤波函数，可在平面层面中获得最大空间分辨率。
- 最大图像矩阵（≥ 512×512 像素矩阵）。

自 1998 年以来，随着多排螺旋 CT 的使用，可以在一次屏气时间以 1mm 的层厚对整个肺部进行螺旋扫描。这标志着一种替代传统 HRCT 的不连续薄单层扫描方法的出现。它的主要优势是能够在一个薄层厚度上显示整个肺，这在以前只有 HRCT 才有可能显示。肺实质的不完全显示的问题现在已经得到了解决，尽管代价是高辐射暴露和最低程度地降低图像质量。后续检查变得更加精确，因为始终可以使用相同的层厚来比较以前的检查和后续检查。因此近年来，薄层多排螺旋 CT 几乎完全取代了传统非螺旋 HRCT[12]，用于弥漫性肺间质性疾病的随访[13]。

提示

如今，使用现代 CT 扫描设备，可以在几秒内以连续的 1mm 层厚对整个肺部成像。因此，即使是对严重的呼吸困难患者使用也可以获得质量相对较好的图像。

（二）低剂量计算机体层成像

肺实质的许多病理变化与其周围正常肺组织形成鲜明对比。这意味着只要临床上诊断要求仅限于检查出或排除高对比度的病灶，那么 CT 剂

量降低的潜力就很大。此类临床问题的典型案例是在通过肺癌筛查发现早期肺癌，或者在免疫抑制的患者中发现真菌性肺炎。两项检查均旨在检测含气肺中软组织密度的病灶。虽然减少剂量会导致图像噪声大大增加（图 1-5），但这不会对相关病灶的检出产生不利影响[14]。

在技术水平上，低剂量 CT 的剂量减少通常是通过减小管电流来实现的。为了进一步减少

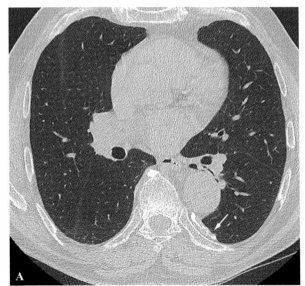

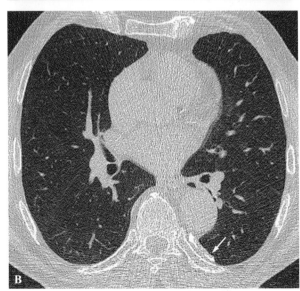

▲ 图 1-5　低剂量 CT 与标准 CT 的比较

低剂量 CT 的图像噪声较高，但肺部结构和左侧胸膜斑块的显示较好（白箭）。A. CTDI$_{Vol}$ 为 6.5mGy 扫描的 CT；B. CTDI$_{Vol}$ 为 1.5mGy 扫描的 CT。CTDI. 计算机体层摄影剂量指数

剂量 (超低剂量 CT)，有时使用较低的管电压 (80～100kVp)[15]。对于低剂量 CT，一般不推荐使用自动曝光控制[16]。当患者体位偏移时，基于定位像的自动管电流调制技术容易出错。人体肩部和上腹部区域对辐射的吸收较高，设备在线调制管电流可能增加。当管电流过低时，两者都存在不必要的高辐射暴露或图像质量不佳的风险。一种更稳妥的方法是使用适应体重的固定管电流。一些肺癌筛查试验使用了各种低剂量 CT 扫描协议，其有效剂量通常达到 1.5mSv[16, 17]。与标准 CT 扫描相比，可降低 > 80% 的辐射剂量；使用超低剂量协议，甚至可以实现与胸片两种体位相似的辐射暴露[15]。

低剂量 CT 在检测小的密度增高影和早期肺气肿方面有局限性，因为这些病灶与周围组织的 CT 值差异并不大[18]。

（三）特殊的 CT 检查技术

1. 呼气相 CT 扫描

小气管的许多疾病与细支气管阻塞有关。标准的 CT 吸气相图像可能会结果正常。只有通过呼气相扫描，才能通过明显的空气潴留来检测出疾病 (图 1-6)。

提供以下 2 种检查技术。

- 连续呼气扫描：除吸气相螺旋扫描外，几次连续的呼气相扫描只会产生稍高的辐射暴露。即使是严重呼吸困难的患者，通常也能忍受非常短的屏气时间来进行连续的呼气相扫描。它有一个缺点是采样误差，因为只有一小部分肺实质被显示出来。此外，对空气潴留的解释有时可能很困难。

- 呼气容积采集：除吸气相螺旋 CT 扫描外，还可对整个胸部进行第 2 次呼气相螺旋扫描。它的优点是可以显示整个肺，而且局部的空气潴留不会被遗漏。尽管呼气扫描可以通过低剂量技术获得，但这仍然存在高的辐射暴露。此外，患者在呼气末屏气的时间不能和吸气时一样长。如果没有非常快的 CT 扫描设备，那就必须在层厚和扫描持续时间之间取得最佳值，否则呼吸伪影会对图像判读产生不利影响。

除吸气 CT 扫描外，呼气 CT 也被推荐用于肺纤维化的鉴别诊断，特别是用于鉴别常见的间质性肺炎和慢性过敏性肺炎[19]。

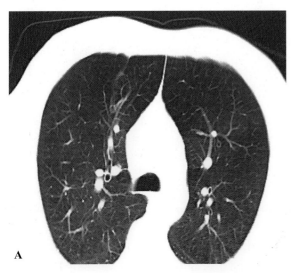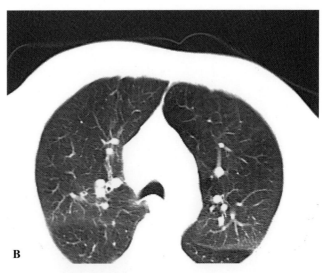

▲ 图 1-6　呼气相 CT 在小气道疾病中的应用
A. 在吸气相几乎没有发现任何异常；B. 呼气时，病变肺实质内有更确凿的空气潴留的证据 (密度较低的区域)

提示

气管 CT 图像的可视化研究有助于验证该图像是否在呼气时被获得。在呼气时，气管的后壁（膜状部分）将向前突出，如果肺内存在广泛和大量的空气潴留，则呼气图像和吸气图像基本没有区别，表示患者确实存在空气潴留，或者患者在扫描时没有正确地进行呼气。当这种检查结果很难解释时，进行动态成像会有所帮助（见下文）。

2. 呼吸周期的动态 CT 扫描

如果在解释呼气相扫描图像时存在困难，或者怀疑在吸气时无法鉴别的动态呼吸道狭窄，则可进行呼吸周期的动态 CT 扫描[20, 21]。

这种检查最简单的方法，是采用多数 CT 扫描设备中自有的对比剂团注式注射跟踪功能，并将阈值设置得足够高以启动扫描。首先，患者在对比剂团注式注射跟踪下进行几次正常呼吸，然后进行几次用力呼吸，然后采用对比剂团注式注射跟踪模式。每秒 1 幅图像的成像频率足以解释

图像上发现的问题。

为了评估所有图像是否在同一位置，使用几厘米大小的感兴趣区域，测量肺实质的不透光度，可以证明肺密度在呼吸循环过程中是如何变化的。这些值可以使用许多 CT 扫描设备中所提供的评估软件以图形形式展示（图 1-7）。测量通常是在两侧肺同时进行。

在一个呼吸周期中，肺实质密度有 ≥ 50 HU（Hounsfield 单位）的变化是正常的。较低的值被解释为有空气潴留（图 1-7）。在严重的单侧呼吸道狭窄的情况下，吸气时可发现病变肺密度的反常增加。

提示

建议采集不同肺层面的动态 CT 扫描，测量分别在肺上部、中部和下部区域，每个区域进行 ≥ 3 次测量。

3. 俯卧位成像

由于肺下叶后基底段的重力作用，可能表现为肺实质内磨玻璃影增高，常常会被误认为是弥漫性实质性肺疾病的早期形式，使得评估胸膜下

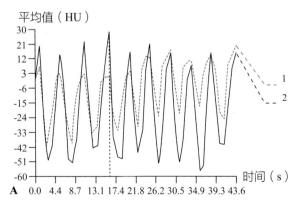
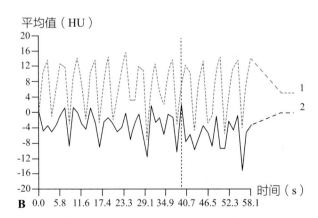

▲ 图 1-7 呼吸周期的动态 CT 扫描

几个呼吸周期中肺密度的显示。在不同情况下显示了右肺（曲线 1）和左肺（曲线 2）的测量值。A. 左肺正常的测量结果（曲线 2）。在一个呼吸周期中肺密度变化 > 50HU（Hounsfield 单位）。在右肺中（曲线 1），轻度空气潴留，密度变化振幅较低。B. 大量空气潴留时，肺实质密度只有轻微变化；左肺（曲线 2）比右肺（曲线 1）显示出更严重的空气潴留

病变更加困难。如果临床上需要将重力性磨玻璃影与早期实质性肺疾病区分开来，则可以将患者进行俯卧位 CT 扫描。此时肺实质病变将仍会持续存在，而重力性的磨玻璃影则会消失（图 1-8）。这种区分很重要，尤其是对评估职业性肺病时有帮助（见第 18 章）。

通常，进行几次连续 CT 扫描就可以进行可靠的鉴别诊断。不需要额外的螺旋扫描来显示整个肺部。

4. 动态增强扫描

在某些情况下，动态增强扫描可用于肺结节的鉴别诊断（见第 21 章）。这项技术对于不强化的肺结节而言，不太可能考虑为恶性结节。这种方法的优点是它对良性的预测值高达 96%[22]，但缺点是它的特异性低（58%），因为除了恶性结节外，许多良性结节也表现为具有强化的特点。

首先对结节进行薄层螺旋 CT 平扫，然后静脉注射对比剂（110ml，流速 3ml/s），在 60s、120s、180s 和 240s 后重复扫描。测量结节密度时，涉及区域的大小要占结节的 2/3（图 1-9）。与增强前相比，所有 4 次螺旋扫描的结节密度增加 < 15HU 则被认为是良性可能[22]。该方法适用于直径为 ≥ 8mm 的结节。

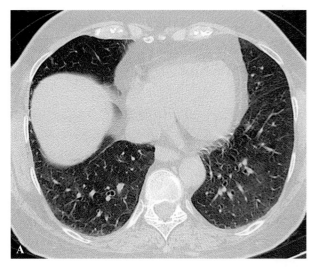
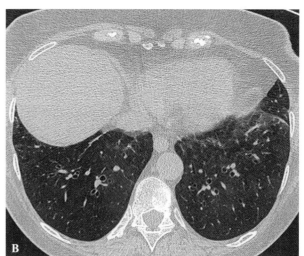

▲ 图 1-8　重力依赖性分布的磨玻璃影
A. 仰卧位：下叶后基底段胸膜下磨玻璃影；B. 俯卧位：发现磨玻璃影消失（旋转 180° 的图像）

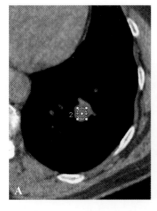
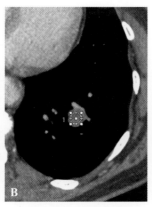
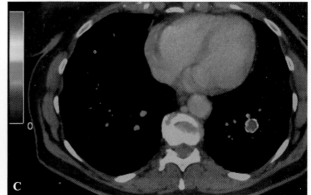

▲ 图 1-9　左肺下叶良性结节（彩图见书末）
A. 平扫，结节平均 CT 值为 18HU；B. 静脉注射对比剂后 60s，无明显强化（CT 值为 26HU）；C. 在多参数图像上看到轻度强化

（四）CT 双能量成像

CT 双能量成像（dual-energy CT imaging，DECT），即利用 2 种不同能量水平的 X 线扫描需要检查的身体部位。通常的做法是使用 140kVp 和 80kVp 的 2 个能级。根据 CT 扫描设备制造商和设备特点，采用不同的技术解决方案。

- 1 次扫描，用 2 套不同管电压的 X 线球管同步成像，偏移 90°。
- 1 次扫描，准同步成像，在一套 X 线球管中使用非常快的电压切换，从而提供了高、低管电压交替采集。
- 1 次扫描，使用一套 X 线球管和不同能谱灵敏度的探测器进行同步成像。
- 2 次扫描，在不同管电压的 2 次螺旋扫描中快速连续采集的非同步成像。

这样获得的数据提供了比常规 CT 成像的更多信息和后处理可能性[23]。

- 碘图：利用一种物质分解算法，可以确定每个体素的碘含量并将其显示在多参数图像中（图 1-10）。这显示了对比增强，可以作为肺灌注的替代参数。
- CT 能谱成像：从 DECT 数据集中，可以计算出不同虚拟管电压的单能量图像。用 120kVp 管电压采集的标准 CT 图像对应于 70kV 时的单能量图像。虚拟管电压较低的单能量图像显示碘对比剂的高辐射吸收。因此，如当在较低的虚拟 kV 水平（如 50kV）解释单能量图像时，血管对比度差的 CTA 可以随后得到改善。
- 虚拟平扫成像：从经静脉注射对比剂获得的原始 CT 数据集中，可以计算出虚拟平扫图像，以便更好地评估肺结节的对比度增强。然而，在某些情况下，在虚拟平扫 CT 图像上测量的密度可能与实际平扫 CT 密度不一致。
- 氙气增强的肺通气成像：类似于上述碘图，可以使用吸入氙气的 DECT 行肺通气成像[24]。

四、磁共振成像

（一）概述

得益于设备和脉冲序列技术的最新发展，磁共振成像（magnetic resonance imaging，MRI）有

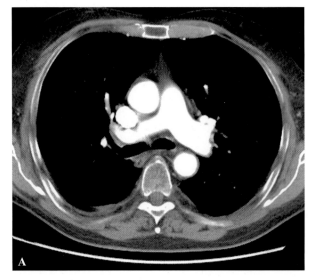
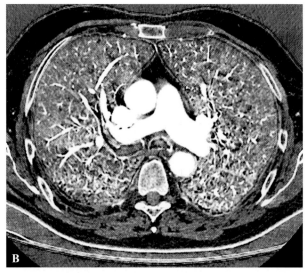

▲ 图 1-10　DECT 的对比增强显影
A. 肺实质图像；B. 每个体素碘含量的可视化参数图像，即"碘图"

望与 X 线摄影和 CT 一起成为用于肺部诊断成像的第三大重要方法。目前的技术水平允许其更广泛应用，而不仅仅是作为年轻患者和孕妇的无辐射选择。与其他成像方式相比，MRI 在单次检查中提供了形态学和功能信息（肺灌注、呼吸动力学）的综合优势。许多人仍然对使用肺部磁共振成像持保留意见，因为目前的技术水平普遍认为，MRI 在日常工作中很难获得可靠和可重复的图像质量。MRI 胸部成像主要有 2 个挑战。

- 首先，磁共振成像要比其他成像方法复杂得多。尝试使用非定制的序列实现肺部的磁共振现象可能是令人失望的。因此，为了成功地开始使用 MRI，建议尽可能使用一些 MRI 设备制造商提供的标准化和预置扫描序列包[25]。目的是概述序列技术、诊断设备和为最常见的临床问题定制的扫描序列包的问题。

- 第二个困难与图像的解释和评估有关。通常一些有经验的胸部放射科医生不熟悉 MRI 的对比度和较低的空间分辨率，可能需要时间来适应这种新的成像方式。因此，除了参加课程和学习相关文献外，建议安排医生到已经使用肺部磁共振成像的放射机构学习。

与 X 线摄影和 CT 不同，磁共振成像不是基于电离辐射，而是基于水和有机化合物中旋转的氢原子核的激发。因此，肺的特殊解剖和生理特性对磁共振成像来说是一个挑战。在通气的肺组织中，仅包含少量组织和液体，由于质子密度低，几乎不显示信号，因此信噪比较差。空气 - 水界面的磁场不均匀性进一步加剧了这一点，致使微弱的信号在毫秒内衰减。为了能够检测到肺组织发出的低信号，需要具有短回波时间的现代序列技术。其他干扰因素包括由呼吸和心搏引起的持续的伪影和胸廓的运动伪影。因此，健康、通气的肺组织没有或最多只能显示低信号，有时

会被搏动伪影导致图像模糊。目前已知的大多数病理结果与较高密度的组织或积液有关。因此，由于其特征性的高信号和良好的软组织对比度，临床疾病相关的 MRI 表现可以与完整的、黑色的肺组织区分开来（图 1-11）[26]。

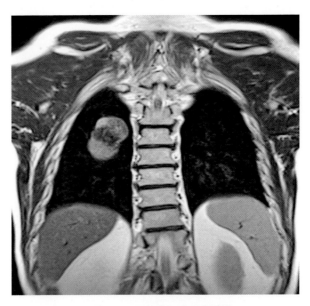

▲ 图 1-11　右肺上叶后段腺癌

MR 图像显示肿瘤具有不同信号强度的区域，反映了具有不同组织病理学分化的肿瘤部分

（二）设备技术

原则上肺部 MRI 可在低场强（≤ 1.0T）或高场强扫描设备（3T）下进行。现代 1.5T MRI 扫描设备的梯度强度＞ 40mT/m，梯度上升时间＞ 200mT/（m·ms），回波时间＜ 1.5ms。由于优越的磁场均匀性、较高的肺部信号和较低的伪影敏感性，低场强扫描设备往往比高场强扫描设备更适合。然而，现代 3T 磁共振扫描设备通常配备有强大的梯度系统，可以抵消在肺部产生的高场强的不良影响（如肺信号减弱、某些序列中液体伪影增加）。在频谱的另一端，低场强扫描设备具有一个不太强大的梯度系统，这意味着在低场强下无法充分利用肺部 MRI 的潜在优势[26]。因此，以下序列协议建议适用于 1.5T 扫描设备，但

也适用于 3T [27]。

多通道线圈系统和并行成像技术在提高现代 MRI 扫描设备的性能方面起着至关重要的作用。在并行成像中，利用多个线圈元件的空间排列，从不同元件的灵敏度分布差异中获得额外的空间信息。利用并行成像，可以缩短成像时间，或者可以在相同的成像时间内实现更高的空间分辨率。此外，高场强（如 3T）的并行成像有助于减少患者体内的能量沉积，并保持在特定吸收率的范围内。

> **提示**
>
> 由于成像速度或空间分辨率的提高是以轻微的信号损失为代价的，所以肺部检查的加速度系数不超过 2 或 3（译者注：原著有误，已修改）。否则，噪声会明显增加。由于肺部运动，敏感性曲线的校准应整合到序列中（如 GRAPPA、auto SENSE、FLEX）。如果不是这样，则存在因灵敏度扫描和实际成像相位之间的空间不一致而产生干扰伪影的风险[26]。

在实践中，事实证明将专用的多元体线圈与扫描设备的背部或脊柱线圈结合使用是有益的。如果可以的话，至少附加使用颈线圈的后部元件可能会对优化肺尖（胸廓入口，臂丛神经）的图像质量有所帮助。

有多种技术可用于控制运动伪影[26]，最简单和最稳健的是屏气技术中的快速成像。在适当的条件下，肺显像可分为几个屏气阶段（多屏气技术）。这是临床上最实用和最快的技术。对于获取高分辨率图像或检查中无法长时间屏气的患者（通常需要 15～20s 的几个屏气阶段），也可以使用呼吸触发序列。在这里，呼吸信号是通过导航

技术机械地（通过气动呼吸带或显示电阻抗变化的皮带）产生，或者通过兼容 MR 的肺活量计产生[28]。在导航仪技术中，一个小的检查体积被放置在一个受呼吸运动影响的元件上，如膈肌的穹顶；在呼吸阶段自动分析对比结构的运动。在呼吸触发序列中，仅在规定的吸气或呼气相采集图像。

任何触发技术的主要缺点都是需要额外的时间[25]。胸部的触发图像可能需要 3～5min 的时间。如果在心脏时相之后包括一个额外的触发步骤（双触发技术），成像时间还将再增加几分钟。因此，呼吸触发序列在日常实践中只起次要作用。

当前一般建议是基于屏气技术中的快速序列。使用这些序列，可以在 15min 内不使用对比剂的情况下对胸部进行例行检查，而在 20min 内进行对比增强扫描[25]。对于无法长时间屏气的患者，或者无法在整个检查过程中配合的儿童，可以选择呼吸触发序列。[29] 在自由呼吸中加入额外的快速序列将使扫描协议完整，并提供患者呼吸力学和心功能受损的相关信息。

原则上检查可以在吸气或呼气时采用屏气法。呼气时的图像采集可用于可视化肺实质信号，因为呼气图像中单位体积内的质子密度更高，信号产生量更大[26]。可以满足大多数地诊断目的，在需要利用肺组织显示的低信号与病理性肺组织改变进行对比时，采用吸气相图像是合适的。

> **提示**
>
> 由于其他标准的胸部成像技术主要是在吸气（X 线检查、CT）中进行的，因此在使用吸气式扫描时，可以方便地将以前的检查结果与 MRI 进行比较[25]。

（三）用于诊断成像的脉冲序列

通过并行成像，可以以高空间分辨率、高信噪比和一次屏气对大体积部位（如胸部）进行成像。通常，快速梯度回波（gradient echo，GRE）序列、稳态 GRE 序列和快速自旋回波序列（fast spin echo，FSE）用于此目的。

1. 快速梯度回波序列

快速 GRE 序列（FLASH、SPGR、FFE）是现代 MRI 扫描设备预设的标准协议的一部分，在实践中应用非常多。

采用并行成像技术和容积内插技术（如容积内插屏气采集），在一个屏气阶段，以 5mm 层厚对整个胸部容积采集是可能的[30]。虽然平扫图像通常可以在不抑制脂肪信号的情况下获得（在平扫的明亮脂肪组织上很好地勾勒出纵隔淋巴结的轮廓），但在注射对比剂后，通常推荐抑制脂肪信号，因为对比剂增强的淋巴结在被抑制的脂肪组织信号的暗背景下非常明显[31]。

2. 稳态梯度回波序列

稳态 GRE 序列（bSSFP、TrueFISP、FIESTA、BFE）用于实现非常短的扫描时间。因此，通常用于心脏 MRI，但也有利于肺部成像。翻转角度通常 > 50°，可提供 T_2W/T_1W（T_2/T_1 加权）图像对比度，并且由于 T_2 较长，液体和血液具有高信号强度。因此，稳态 GRE 序列适合于在不使用对比剂的情况下检查肺血管[32]。

3. 快速自旋回波序列

初始激发后，快速自旋回波序列（FSE）（RARE/HASTE、Turbo FSE、TSE）利用多个 180° 重聚焦脉冲来加快信号读取速度。在极端情况下，多个重聚焦脉冲后的单个激发脉冲足以获得单个层面（RARE 序列）的信息。已知图像信息以冗余形式存储在 k 空间（镜像）中，可通过仅执行部分读出（部分或半傅里叶序列，如 HASTE）来进一步缩短成像时间。由于 180° 重聚焦脉冲，FSE 序列的捕获时间基本上比 GRE 序列或稳态 GRE 序列的捕获时间长。同时，能量沉积更高，因此射频能量吸收率的极限也更快地达到。FSE 序列通常是在多层 2D 模式下获取的[26]。然而，单个层面的采集，例如，仅使用半傅里叶读出（HASTE）可以非常快地获得心搏运动的完全补偿。因此，如果评估心脏附近的胸腔器官，HASTE 序列是一个不错的选择[31]。

FSE 序列提供了一种选择，通过使用旋转相位编码（螺旋桨技术 / 刀锋技术）代替所有层面的恒定平行方向，可以显著降低相位编码方向上心搏和血流伪影的影响[26]。

扩散加权成像（diffusion weighted imaging，DWI）序列也进行了脂肪信号抑制。这些包含不同的基本 SE 序列，在这些序列上叠加了一个信号，使得包含流体的图像发射的信号容易受到水分子布朗运动的影响（扩散性）。低弥散加权时，图像类似于脂肪信号抑制的 T_2W-SE 序列，而弥散加权较高的肿瘤组织，尤其是细胞数量多、细胞外间隙减少、细胞核大、细胞内蛋白质沉积密集的情况下，都会导致布朗分子运动受限，表现为高信号。此外，DWI 序列对于检测具有高信号强度的纵隔淋巴结特别有用。

4. 对比增强序列

对于大多数临床诊断目的（如肿瘤分期），基本的手动静脉注射对比剂和脂肪抑制快速 GRE 序列就足够了（图 1-12）。使用快速 GRE 序列和自动静脉注射使 T_1 时间缩短的对比剂（通常是钆螯合物）可以获得图像质量优异的肺血管成像。充分利用 20s 的屏气时间，可获得与 CT 相当的图像质量（图 1-13）。

作为一种替代方法，现代扫描设备和序列技术还提供了一种更快的对比增强磁共振血管成像（magnetic resonance angiography，MRA）序列，用于肺循环的时间分辨 3D 可视化。以稍差的空间分辨率为代价，可以每隔 1~2s 获得整个胸腔的容积数据。这种 4D 灌注序列的时间分辨率足以分辨动脉期、实质期和静脉期[28, 35]。实质期特别适用于离散性灌注缺陷的检测，或借助适当的软件计算区域肺灌注、区域血容量和通过时间的参

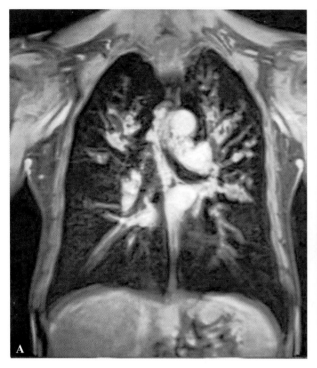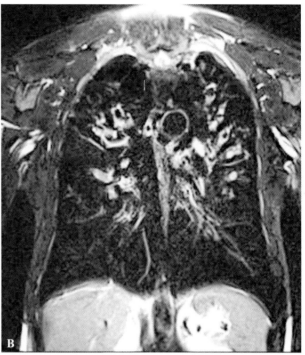

▲ 图 1-12　囊性纤维化

MR 图像显示支气管壁炎性增厚、支气管扩张和分泌性潴留，在双肺上叶明显。A. 冠状位，注射对比剂后脂肪信号抑制的 T_1W GRE 序列；B. 脂肪信号抑制的 T_2W FSE 序列

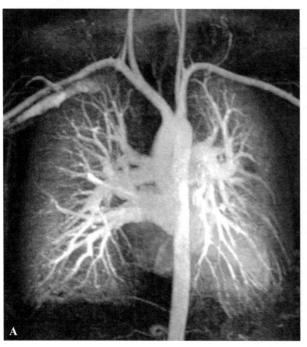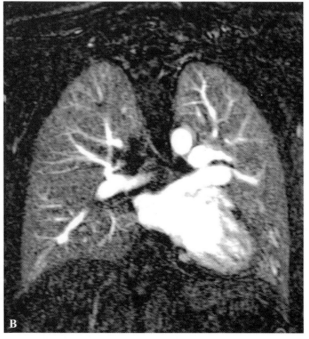

▲ 图 1-13　MRA 经过优化的胸腔的实质期图像，用以排除肺栓塞

A.MIP（最大密度投影）；B. 冠状位，单个层面，无任何血管内血栓或肺实质性灌注不足的证据

数图。

将两种技术结合的最方便的方法可能是先用少量对比剂进行时间分辨灌注序列。除了提供区域肺灌注数据外，也有助于确定注射对比剂的最佳时间点（通常高达 0.2mmol/kg），以便随后获得高分辨率 MRA[36, 37]。

5. 肺的功能磁共振成像

与胸部和肺部诊断成像的其他成像方式相比，MRI 具有结合形态和功能信息的潜力。典型的技术包括呼吸力学的可视化（胸壁、膈肌、纵隔、肺组织和气管的运动；图 1-14），以及用快速 GRE 和稳态自由进动序列对肺灌注进行对比增强诊断评估。

（四）推荐的检查协议

已经发布的这些推荐的检查协议，能够将不同的通用序列名称与各种扫描设备配置相匹配[25]。以下建议是根据该基本概念定制的。

为了在实践中获得认可，一个用于肺部 MRI 的序列协议必须易于应用、可靠，并且在最常用的场强（1.5T）下具有可重复的图像质量和高诊断能力。应尽量避免较复杂的操作，如心电图、呼吸带的放置或静脉注射对比剂。对于一些常见的问题，如患者呼吸急促或是婴幼儿，应制订切实可行的解决办法。

建议为所有重要的临床问题制订一个通用的基本协议，同时允许为特定目的进行模块化补充，如与肺血管和肺灌注有关的肿瘤分期或病理评估。对于紧急情况，如急性肺动脉栓塞，应提供快速有效的程序，如有必要也可将其纳入常规 MRI 成像计划，或者由仅具备有限 MRI 成像经验的夜间值班人员实施。

下面介绍的序列协议的模块化设计还应使用户能够将定制的数据包与附加序列放在一起，如用于心肺成像期间的心脏 MRI，或者用于其他应用的模块相组合。

1. 检查要求及准备

与 X 线摄影或 CT 相比，考虑到所涉及的扫

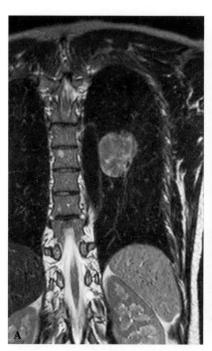
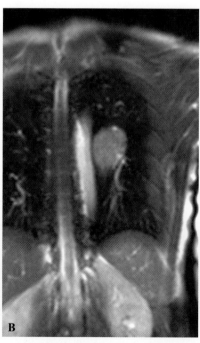
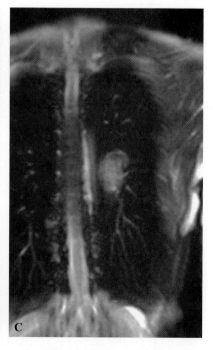

▲ 图 1-14　左肺上叶腺癌

呼吸力学的磁共振成像。A. 呼气相，呼吸门控 T₂W FSE 图像；B. 稳态 GRE 序列呼气相图像，显示出肿瘤的位置与图 A 一样；C. 在吸气时，稳态 GRE 序列图像显示横膈膜位于更低的水平，肿瘤在一定程度上向下移位

描时间较长，MRI 的图像质量本质上更依赖于患者的配合。由于不同序列的临床相关性不同，因此，经过慎重设计的检查协议将允许一定程度的冗余，以补偿任何采集结果的图像质量不足[25]。对于 T_2W FSE 序列，可使用门控技术，因此标准协议中的检查时间将延长 10min。在成像阶段，呼吸束带的使用也有助于控制患者的呼吸运动[31]。

2. 肺部检查基本协议

根据上面的序列，在日常实践中组合成实用的扫描协议。以下概述是基于序列的通用名称。

> **提示**
>
> **肺 MRI 的基本参数（15min）**
>
> - 视野：冠状面 450～500mm，横向 400mm。
> - 矩阵：256～384 像素（门控/触发最多 512 像素）。
> - 像素大小：＜ 2mm×2mm。
> - 层厚
>   - 2D 序列：4～6mm。
>   - 3D 序列：4mm。
>   - MRA：最大 2mm。

可参考文献中的描述，以使这些参数与设备制造商使用的产品名称相一致[25]。作为基本设置，根据患者的体型，视野通常设置为冠状面 450～500mm，横断面为 400mm。矩阵大小为 256～384 像素（对于门控的 FSE 序列，最大为 512 像素）。因此，像素的大小要＜ 2mm×2mm。对于 2D 采集，选择的层厚为 4～6mm，对于 3D 采集，层厚≤ 4mm，对于冠状方向的 MRA，则层厚≤ 2mm[38]。

3. 选择合适的序列

作为肺 MRI 的基本扫描协议，T_1W GRE 序列和 T_2W FSE 序列通常是结合在一起的[25]。建议在 2 个平面上采集图像，通常是冠状面和横断面。为了提高对纵隔淋巴结和骨病变（如转移瘤）发现的敏感性，应使用频率饱和脂肪抑制技术或反转脉冲 [短反转时间反转恢复（short TI inversion recovery，STIR）] 获得≥ 1 个 T_2W FSE 序列，并抑制脂肪信号。由于肋骨骨折和转移瘤在横断面更容易识别，因此建议至少对横断面使用脂肪抑制。标准协议的另一个必要组成部分是在自由呼吸中执行稳态自由进动序列，因为这增加了检测肺动脉栓塞或严重心脏功能不全的敏感性。呼吸束带或导航仪触发的具有高细分辨率的 T_2W FSE 序列仅推荐作为可选组件，因为它们非常耗时，并且导致整个检查时间＞ 5min。但它们大大提高了图像的分辨率，尤其是胸壁的分辨率，如果需要臂丛神经或纵隔的详细显示，则特别推荐使用[36]。

> **提示**
>
> **肺磁共振成像协议。**
>
> - **基本协议（15min）。**
>   - 3D GRE 序列（横向，屏气技术）。
>   - 多层面 2DFSE 序列 [T_2W FSE；冠状和横向（横向脂肪抑制），多次屏气技术]。
>   - 快速稳态 GRE 序列（冠状位，可选横轴位；自由呼吸）。
> - **可选：高分辨率 T_2W FSE 序列（冠状位或横轴位；呼吸带或导航仪触发技术）。**

根据这个基本协议获得的初步结果，可以添加使用 3D 容积内插 GRE 的对比增强序列，但现在使用脂肪抑制技术来改善强化的组织和纵隔淋巴结的显示。除了上述基本协议外，建议将冠状面和横断面的 3D GRE 增强序列作为肿瘤诊断方案。由于 3D GRE 序列的平面分辨率优于层厚分辨率，因此图像采集必须在 2 个平面上进行。这似乎是合理的，因为图像可以在一个单一的屏息阶段获得。还可以选择 DWI 序列用于肿瘤诊断。在基本协议中添加对比增强序列可将整个检查时间延长 5～20min[25]。

> **提示**
>
> 补充到基本协议中的针对肿块的 MRI 协议（额外 5min）。
>
> - DWI 图像（横轴位；多次屏气技术或门控/触发技术）
> - 应用对比剂后的 3D GRE 序列（冠状位和横轴位，脂肪信号抑制；屏气技术）

> **提示**
>
> 肺血管疾病的 MRI 协议（15min）。
>
> - 稳态 GRE 序列（稳态自由进动序列；冠状和横向；自由呼吸）。
> - 3D-MRA 时间分辨（4D GRE 序列；冠状位；小剂量对比剂团注式注射；浅呼吸）。
> - 3D-MRA 高空间分辨率（3D GRE 序列；冠状；k 空间中心填充对比剂团注式注射；浅呼吸）。
> - 3D-MRA 高空间分辨率（3D GRE 序列；冠状位；k 空间中心填充对比剂团注式注射；屏气技术）。
> - 可选：来自基本协议的补充序列。

针对肺血管病变的基本协议，推荐以下三种可用血管序列的组合[29, 36, 39]。

- 非增强稳态自由进动序列。
- 用于肺灌注可视化的实时高分辨率快速 3D GRE 序列。
- 高空间分辨率，血管成像 3D GRE 序列。

实时高分辨率序列可以用来确定对比剂注射的最佳时间点。最后，在脂肪抑制的横断面上进行 3D GRE 序列扫描。如果先前的序列受到了运动伪影的不利影响，则最后的 3D GRE 序列可以获得良好的图像，从而以足够的血管对比度完成检查。

通过上述基本协议，所有与肺有关的重要临床问题都可以得到解决。建议将各个基本序列的补充序列保存为扫描设备上的预设协议，以便在需要时作为解决各种诊断难题的现成标准。除了建议的标准外，鼓励用户根据自己的判断来组合不同的序列，并根据各自的临床情况进行调整。

五、超声检查

超声检查在胸部诊断成像中占有一席之地，尤其是在检测胸膜疾病时。它最常用于诊断胸腔积液和其他胸腔内液体积聚以及气胸[40]。超声也可用于一些侵袭胸膜或造成肺不张的肺部疾病的诊断性检查。

通常使用频率为 2～5MHz 的凸形换能器，也可用于腹部诊断。胸腔积液最好是在患者坐着的情况下进行，这样做比仰卧位更容易被超声检查到。为了增加肋骨之间的距离，检查患者可以将手臂举过头顶。仰卧位适合诊断气胸，因为这会导致胸膜腔内空气向前上升，便于超声检测。

胸壁的病理变化也可以在超声上以高空间分辨率显示。在这里，使用 ≥ 7.5MHz 的高频线性传感器，因为一般只需要很小的穿透深度，并且这些传感器的高空间分辨率将产生很高的图像质量[41]。

六、正电子发射体层成像

正电子发射体层成像/计算机体层成像（positron emission tomography and computed tomography，PET/CT）提供解剖学和功能信息。PET/CT扫描设备结合了计算机体层成像（CT）和正电子发射体层成像（positron emission tomography，PET）。后者用于示踪体内的放射性药物，同时在横截面图像中显示它们的分布。

葡萄糖类似物 ^{18}F-FDG（[18]F-fluorodeoxy-glucose，[18]F-氟代脱氧葡萄糖/氟代脱氧葡萄糖）用于胸部疾病的诊断成像。它被细胞吸收的方式和葡萄糖一样，但是它不能像葡萄糖一样被细胞分解以产生能量。因此，[18]F-FDG在细胞中沉积。

肿瘤细胞和炎症细胞有较高的葡萄糖代谢，因此需要更多的葡萄糖。此外，肿瘤通常是乏氧的。因此，肿瘤细胞必须越来越多地依靠厌氧糖酵解来满足其能量需求。与有氧糖酵解相比，厌氧糖酵解产生的能量基本上更少，反过来又进一步增加了这些细胞的葡萄糖需求。在 ^{18}F-FDG-PET上，这些过程显示为恶性肿瘤和炎症组织中 ^{18}F-FDG的积聚增加。

检查分以下几个步骤进行。

1. 静脉注射放射性 ^{18}F-FDG。接下来患者休息1h。

2. CT扫描采集。这里有两种方法。

- 诊断性CT：一般在静脉注射对比剂后进行，作为全身CT诊断性检查。呼吸基线期间的CT扫描采集确保了与PET的最佳图像融合。对于肿瘤适应证，在深吸气时对肺实质进行额外的低剂量CT扫描将增加肺转移检出的敏感性[42]。

- 低剂量CT：如果临床上没有全身CT的指征，则可行低剂量CT扫描。这为正电子发射体层成像的衰减校正提供了数据，同时也为正电子发射体层成像结果的解

剖学分配提供了数据。

3. PET扫描采集。

提示
^{18}F-FDG-PET在胸部放射学中的典型应用包括如下几个方面。
- 恶性肿瘤的分期，尤其是远处转移和淋巴结转移的检测。
- 肺结节的鉴别诊断。
- 不明原发部位肿瘤的检查。
- 早期大动脉炎的诊断[43]。

七、图像重建

目前工作站为放射科医生提供了多种图像后处理方法，同时也可用于胸部诊断。放射科医生在解释影像学发现、初步诊断结果或计划治疗时可使用该工具。各种后处理程序在胸部诊断中的重要性在表1-3。合适的薄层CT数据集是这些方法实施的前提。

八、计算机辅助诊断

（一）计算机辅助检测

商业软件既可用于胸片的计算机辅助诊断（computer-assisted diagnostic，CAD），也可用于CT数据集[47, 48]。大多数软件解决方案都是为检测肺结节而设计的。放射科医生在这方面只有中等的敏感度，但通过使用合适的软件可以改善这一点。根据所用软件的不同，在诊断工作站上调用该功能时会立即评估成像结果。

可以提高肿瘤CT诊断成像的质量，并可能缩短图像读取时间[49]。此外，它还用于肺转移瘤切除前的术前计划[50]。

表 1-3　图像重建技术及其在胸部诊断成像中的应用 [44, 45, 46]

重建技术	应　用	重要性		
		诊　断	显　示	治疗计划
MIP	• 肺结节检测 • 肺栓塞的检测	++	(+)	-
MinIP	• 肺气肿的检测 • 气管狭窄的显示	++	+	+
MPR	• 血管和支气管结构的显示 • 支气管镜的介入方案	+	+	+
VRT	• 复杂结构的可视化（特别是骨、血管结构、植入物位置）	(+)	++	(+)
虚拟内镜	• 经支气管镜活检术的介入方案	-	+	+

MIP. 最大密度投影；MinIP. 最小密度投影；MPR. 多平面重组；VRT. 容积再现技术

提示

为了保证良好的诊断率，需要重建薄层CT的图像，最薄层厚应该 < 2mm。

（二）容积分析

容积分析现在被确立为肺结节处理的标准诊断程序。至于其他计算机辅助技术，也都需要薄层 CT 图像，层厚应该 < 2mm，并进行重建。

容积测量软件作为许多 CT 扫描设备或诊断工作站的标准软件包的一部分在市场上可以买到。在 CT 图像上标记结节后，软件自动计算其体积。根据特定类型的软件，用户可以选择各种手动校正自动测量结果的选项。例如，从自动计算的结节体积中消除相邻血管。

参考文献

[1] Adler AM, Carlton RR, eds. Introduction to Radiologic & Imaging Sciences & Patient Care. 6th ed. St. Louis, MO: Elsevier Saunders; 2015

[2] Long BW, Rollins JH, Smith BJ. Merrill's Atlas of Radiographic Positioning & Procedures. St. Louis, MO: Mosby Inc.; 2015

[3] Bradley M, Williams C, Walshaw MJ. The value of routine expiratory chest films in the diagnosis of pneumothorax. Arch Emerg Med 1991;8(2):115–116

[4] Seow A, Kazerooni EA, Pernicano PG, Neary M. Comparison of upright inspiratory and expiratory chest radiographs for detecting pneumothoraces. AJR Am J Roentgenol 1996;166(2):313–316

[5] European Commission. European Guidelines on Quality Criteria for Diagnostic Radiographic Images. Luxembourg: Office for Official Publications of the European Communities; 1996

[6] Nason LK, Walker CM, McNeeley MF, Burivong W, Fligner CL, Godwin JD. Imaging of the diaphragm: anatomy and function. Radiographics 2012;32(2):E51–E70

[7] European Commission. Diagnostic reference levels in thirty-six European countries: Part 2/2 (22.12.2014). Available at: https://ec.europa.eu/energy/sites/ener/files/documents/RP180%20part2.pdf

[8] Kalra MK, Sodickson AD, Mayo-Smith WW. CT radiation: key concepts for gentle and wise use. Radiographics 2015;35(6):1706–1721

[9] Viteri-Ramírez G, García-Lallana A, Simón-Yarza I, et al. Low radiation and low-contrast dose pulmonary CT angiography: Comparison of 80 kVp/60 ml and 100 kVp/80 ml protocols. Clin Radiol 2012;67(9):833–839

[10] Todo G, Ito H, Nakano Y, et al. High resolution CT (HR-

CT) for the evaluation of pulmonary peripheral disorders [in Japanese] Rinsho Hoshasen 1982;27(12):1319–1326

[11] Webb WR, Müller NL, Naidich DP. High-Resolution CT of the Lung. 4th ed. Philadelphia, PA: Wolters Kluwer/ Lippincott Williams & Wilkins; 2009

[12] Sundaram B, Chughtai AR, Kazerooni EA. Multidetector high-resolution computed tomography of the lungs: protocols and applications. J Thorac Imaging 2010;25(2):125–141

[13] Garcia-Peña P, Lucaya J. HRCT in children: technique and indications. Eur Radiol 2004;14(Suppl 4):L13–L30

[14] Diederich S, Lenzen H, Windmann R, et al. Pulmonary nodules: experimental and clinical studies at low-dose CT. Radiology 1999;213(1):289–298

[15] Wang R, Sui X, Schoepf UJ, et al. Ultralow-radiation-dose chest CT: accuracy for lung densitometry and emphysema detection. AJR Am J Roentgenol 2015;204(4):743–749

[16] Chiles C. Lung cancer screening with low-dose computed tomography. Radiol Clin North Am 2014;52(1):27–46

[17] The Japanese Society of CT Screening Low-dose CT Lung Cancer Screening Guidelines for Pulmonary Nodules Management Version 2. Available at: http://www.jscts. org/pdf/guideline/NoduleManagement-v2.pdf. Accessed November 16, 2017

[18] Kim Y, Kim YK, Lee BE, et al. Ultra-low-dose CT of the thorax using iterative reconstruction: evaluation of image quality and radiation dose reduction. AJR Am J Roentgenol 2015;204(6):1197–1202

[19] Raghu G, Remy-Jardin M, Myers JL, et al; American Thoracic Society, European Respiratory Society, Japanese Respiratory Society, and Latin American Thoracic Society. Diagnosis of Idiopathic Pulmonary Fibrosis. An Official ATS/ERS/JRS/ALAT Clinical Practice Guideline. Am J Respir Crit Care Med 2018;198(5):e44–e68

[20] Helm E, Talakoub O, Grasso F, et al. Use of dynamic CT in acute respiratory distress syndrome (ARDS) with comparison of positive and negative pressure ventilation. Eur Radiol 2009;19(1):50–57

[21] Baroni RH, Ashiku S, Boiselle PM. Dynamic CT evaluation of the central airways in patients undergoing tracheoplasty for tracheobronchomalacia. AJR Am J Roentgenol 2005;184(5):1444–1449

[22] Swensen SJ, Viggiano RW, Midthun DE, et al. Lung nodule enhancement at CT: multicenter study. Radiology 2000;214(1):73–80

[23] Kang MJ, Park CM, Lee CH, Goo JM, Lee HJ. Dual-energy CT: clinical applications in various pulmonary diseases. Radiographics 2010;30(3):685–698

[24] Zhang LJ, Zhou CS, Schoepf UJ, et al. Dual-energy CT lung ventilation/perfusion imaging for diagnosing pulmonary embolism. Eur Radiol 2013;23(10):2666–2675

[25] Biederer J, Beer M, Hirsch W, et al. MRI of the lung (2/3). Why … when … how? Insights Imaging 2012;3(4):355–371

[26] Wild JM, Marshall H, Bock M, et al. MRI of the lung (1/3): methods. Insights Imaging 2012;3(4):345–353

[27] Fink C, Puderbach M, Biederer J, et al. Lung MRI at 1.5 and 3 Tesla: observer preference study and lesion contrast using five different pulse sequences. Invest Radiol 2007;42(6):377–383

[28] Eichinger M, Puderbach M, Fink C, et al. Contrast-enhanced 3D MRI of lung perfusion in children with cystic fibrosis-- initial results. Eur Radiol 2006;16(10):2147–2152

[29] Biederer J, Mirsadraee S, Beer M, et al. MRI of the lung (3/3)-current applications and future perspectives. Insights Imaging 2012;3(4):373–386

[30] Biederer J, Both M, Graessner J, et al. Lung morphology: fast MR imaging assessment with a volumetric interpolated breath-hold technique: initial experience with patients. Radiology 2003;226(1):242–249

[31] Puderbach M, Hintze C, Ley S, Eichinger M, Kauczor HU, Biederer J. MR imaging of the chest: a practical approach at 1.5T. Eur J Radiol 2007;64(3):345–355

[32] Kluge A, Gerriets T, Müller C, et al. [Thoracic real-time MRI: experience from 2200 examinations in acute and ill-defined thoracic diseases] RoFo Fortschr Geb Rontgenstr Nuklearmed 2005;177(11):1513–1521

[33] Henzler T, Schmid-Bindert G, Schoenberg SO, Fink C. Diffusion and perfusion MRI of the lung and mediastinum. Eur J Radiol 2010;76(3):329–336

[34] Koyama H, Ohno Y, Aoyama N, et al. Comparison of STIR turbo SE imaging and diffusion-weighted imaging of the lung: capability for detection and subtype classification of pulmonary adenocarcinomas. Eur Radiol 2010;20(4):790–800

[35] Heidemann RM, Griswold MA, Kiefer B, et al. Resolution enhancement in lung 1H imaging using parallel imaging methods. Magn Reson Med 2003;49(2):391–394

[36] Biederer J, Bauman G, Hintze C, et al. Magnetresonan-ztomographie. Pneumologe 2011;8:234–242

[37] Puderbach M, Risse F, Biederer J, et al. In vivo Gd-DTPA concentration for MR lung perfusion measurements: assessment with computed tomography in a porcine model. Eur Radiol 2008;18(10):2102–2107

[38] Kauczor H. MRI of the Lung. Berlin: Springer; 2009

[39] Kluge A, Luboldt W, Bachmann G. Acute pulmonary embolism to the subsegmental level: diagnostic accuracy of three MRI techniques compared with 16-MDCT. AJR Am J Roentgenol 2006;187(1):W7–14

[40] Husain LF, Hagopian L, Wayman D, Baker WE, Carmody KA. Sonographic diagnosis of pneumothorax. J Emerg Trauma Shock 2012;5(1):76–81

[41] Koh DM, Burke S, Davies N, Padley SP. Transthoracic US of the chest: clinical uses and applications. Radiographics 2002;22(1):e1

[42] Juergens KU, Weckesser M, Stegger L, et al. Tumor staging using wholebody high-resolution 16-channel PET-CT: does additional low-dose chest CT in inspiration improve the detection of solitary pulmonary nodules? Eur Radiol 2006;16(5):1131–1137

[43] Bossert M, Prati C, Balblanc JC, Lohse A, Wendling D. Aortic involvement in giant cell arteritis: current data. Joint Bone Spine 2011;78(3):246–251

[44] Beigelman-Aubry C, Hill C, Guibal A, Savatovsky J, Grenier PA. Multi-detector row CT and postprocessing techniques in the assessment of diffuse lung disease. Radiographics 2005;25(6):1639–1652

[45] Fishman EK, Ney DR, Heath DG, Corl FM, Horton KM, Johnson PT. Volume rendering versus maximum intensity projection in CT angiography: what works best, when, and why. Radiographics 2006;26(3):905–922

[46] Nair A, Godoy MC, Holden EL, et al. Multidetector CT and postprocessing in planning and assisting in minimally invasive bronchoscopic airway interventions. Radiographics 2012;32(5):E201–E232

[47] Abe H, MacMahon H, Engelmann R, et al. Computer-aided diagnosis in chest radiography: results of large-scale observer tests at the 1996–2001 RSNA scientific assemblies. Radiographics 2003;23(1):255–265

[48] Girvin F, Ko JP. Pulmonary nodules: detection, assessment, and CAD. AJR Am J Roentgenol 2008;191(4):1057–1069

[49] Beyer F, Zierott L, Fallenberg EM, et al. Comparison of sensitivity and reading time for the use of computer-aided detection (CAD) of pulmonary nodules at MDCT as concurrent or second reader. Eur Radiol 2007;17(11):2941–2947

[50] Schramm A, Wormanns D, Leschber G, Merk J. Reliability of a computer-aided detection system in detecting lung metastases compared to manual palpation during surgery. Interact Cardiovasc Thorac Surg 2011;12(1):20–23

第 2 章　基础解剖学
Basic Anatomy

本章没有给出胸部器官解剖的全面描述，而是强调了一些在日常放射学诊断中没有给予充分重视的解剖学标志。

一、纵隔

> 提示
> 纵隔是左、右肺之间的间隙，前界为胸骨，后界为脊柱，上界为上胸廓开口，下界为横膈膜，两侧与胸膜相邻。

把纵隔分成几个间隙（表 2-1）对于纵隔肿瘤的放射学诊断具有重要意义。根据肿瘤的定位，鉴别诊断会有很大的不同。最常见的是三分区法（前、中、后纵隔）和四分区法（如三分法，加上纵隔）[1]。还有其他使用不广泛的纵隔区分法[2]。

由于所描述的纵隔分区之间没有严格的边界，病变可以不受限制地从一个区域侵犯到另一个区域。

（一）血管系统

1. 主动脉

主动脉的胸段分为三段。

- 升主动脉：最大宽度 3.5cm。
- 主动脉弓是升主动脉的延续：最常见的正常变异包括双颈动脉干（头臂干和左颈总动脉共干；图 2-1）。
- 降主动脉：主动脉弓远端的最大宽度为 2.6cm，通过横膈膜的最大宽度为 2.4cm[3]。

主动脉瘤的定义为主动脉扩张到正常最大直径的 1.5 倍以上。升主动脉和胸部降主动脉瘤扩张的最低限值分别为 5cm 和 4.5cm。

表 2-1　基于三分法和四分法的纵隔解剖[2]

纵隔分类方法		分　界
三分法	前纵隔	从胸骨到心包前壁、升主动脉和头臂血管的间隙
	中纵隔	前纵隔和后纵隔之间的间隙
	后纵隔	心包后壁与延伸至胸椎的大血管之间的间隙
四分法 a	加：上纵隔	在主动脉弓上方的间隙

a. 四分法包括三分法中的前纵隔、中纵隔、后纵隔，再加上纵隔

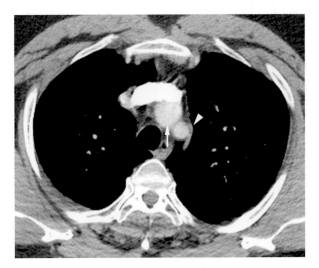

▲ 图 2-1　双颈动脉干

CT 图像显示主动脉弓上方，只有 2 条动脉血管：双颈动脉干（白箭）和左锁骨下动脉（白箭头）

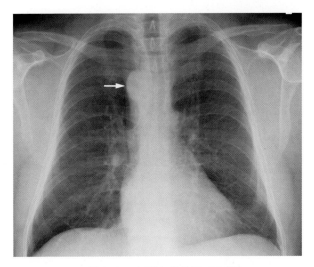

▲ 图 2-2　右侧主动脉弓（白箭）

主动脉弓异常分为以下五类。

- 双主动脉弓：这会导致中央气管受压。
- 右侧主动脉弓伴随镜像分支：X 线检查上可能被误解为纵隔肿块（图 2-2）。
- 右侧主动脉弓伴异常血管分支。
- 左侧主动脉弓伴异常血管分支：最常见的是 lusoria 动脉，即异常的右锁骨下动脉，作为主动脉弓的最后一条动脉分支，沿食管后方向右延伸，可能导致吞咽障碍（图 2-3）。
- 颈主动脉弓。

胚胎期动脉导管是主动脉弓和肺动脉干之间的一种连接，在出生后就消失了，形成动脉韧带，有时可以在计算机体层成像（CT）上看到条索状结缔组织（图 2-4）。除了主动脉瓣水平和主动脉裂孔外，这是胸主动脉的第 3 个固定点。因此，这个部位特别容易因胸部损伤而继发主动脉破裂（见第 15 章）。

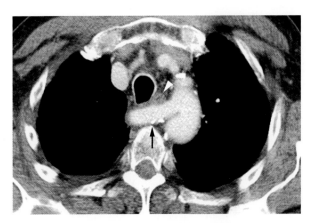

▲ 图 2-3　lusoria 动脉（黑箭）

CT 图像显示右锁骨下动脉在食管（白箭头）后方

2. 肺动脉

与主动脉一样，中央肺动脉是弹性动脉，而肺动脉远端的外周肺动脉是肌性动脉。这就是为什么在压力升高后，中央肺动脉（而不是外周）出现扩张。在 X 线检查上，尤其是存在潜在慢性

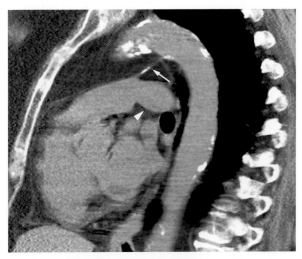

▲ 图 2-4　部分钙化的动脉韧带（白箭）

矢状位 CT MPR 显示动脉韧带的下方是肺动脉干（白箭头），上方是主动脉弓

阻塞性肺疾病的情况下，可以看到肺门截断征。

3. 支气管动脉

肺有双重的血液供应，通过大口径肺动脉（含全部心排血量）和小口径各级支气管动脉供应肺。它们的起源是可变的，但大多数左侧支气管动脉直接起源于胸主动脉，而右侧支气管动脉则起源于右侧第三肋间动脉[4]。它们和支气管伴行向周围延伸。

正常大小的支气管动脉在血管造影上可以看到，但在 CT 上很少能看到。扩张的支气管动脉也可以在 CT 上识别出来（图 14-5），尤其是支气管扩张和慢性血栓栓塞性肺动脉高压。

4. 中心静脉

胸部中心静脉如图 2-5 所示。中心静脉导管放置错误后，通常会引起放射科医师注意胸部器官静脉系统的解剖结构。

一个重要的解剖变异是永存左上腔静脉（图 2-6），主要流入冠状窦。在 X 线检查上如果发现左纵隔边界有一个中心静脉导管或起搏器从左侧插入且在是尾端走行，就提示了这种静脉异常。极少数情况下，它会流入左心房或肺静脉，

从而引起右 - 左分流[5]。

奇静脉的明显扩张表明下腔静脉血流区有阻塞或缺乏血管系统，常伴有下腔静脉各段发育不全（图 2-7）。

5. 肺静脉

2 个肺中的每一个都由 2 个肺静脉引流，这 2 个肺静脉终止于左心房。右肺下叶和中叶共用一个静脉引流系统。图 2-8 显示了中央肺静脉在 CT 上的走行。

下文给出了体静脉中肺静脉部分异常终止，

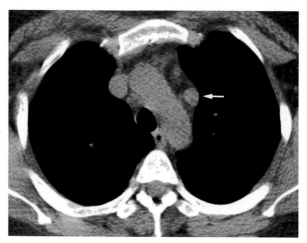

▲ 图 2-6　永存左上腔静脉
CT 图像显示主动脉弓左外侧的大口径静脉血管（白箭）

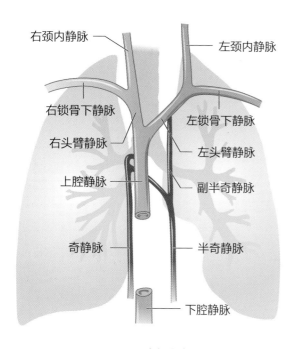

右颈内静脉 —— 左颈内静脉

右锁骨下静脉 —— 左锁骨下静脉

右头臂静脉 —— 左头臂静脉

上腔静脉 —— 副半奇静脉

奇静脉 —— 半奇静脉

下腔静脉

▲ 图 2-5　胸部中央静脉

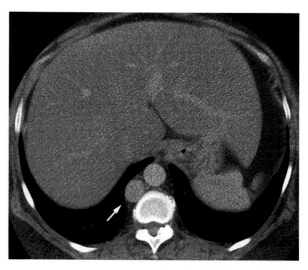

▲ 图 2-7　下腔静脉肝内段发育不全
CT 图像显示主动脉右侧旁的奇静脉（白箭）明显扩张

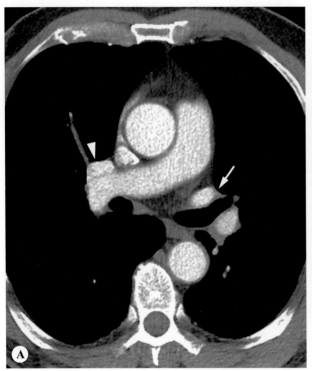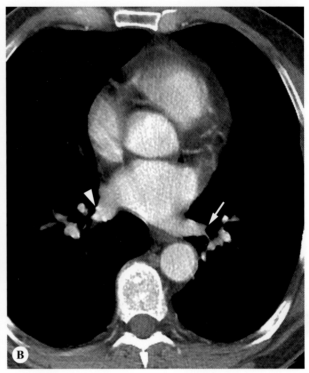

▲ 图 2-8 肺静脉的走行

A. 气管分叉下方：左（白箭）和右上肺静脉（白箭头）；B. 左心房水平切面：左（白箭）右下肺静脉（白箭头）

导致左向右分流的详细情况[5]。

（二）淋巴系统

熟悉肺部淋巴引流系统在胸部肿瘤学中是很重要的。双肺均通过肺门和纵隔淋巴结引流至胸导管，后者在影像学上通常无法辨认，但在 CT 或 MRI 上有时候可以在膈脚之间看到乳糜池，它是一个直径几毫米的囊性结构。胸导管止于左静脉角，即左颈内静脉与锁骨下静脉汇合处。

检查报告中纵隔和肺门淋巴结站的命名应采用国际肺癌研究协会的命名方法（表 2-2 和图 2-9）[6]。

肺内淋巴结常表现为边缘光滑的肺内结节，通常位于胸膜下最大距离 10mm 处，呈纵向椭圆形，圆形少见（图 21-7）。

（三）气管和支气管

16～20 个马蹄形软骨形成气管软骨并稳定气

提示

自 IASLC 命名法第 7 次修订版（2010 年生效）以来，气管旁淋巴结分组的边界与以前的版本不同[6]。此后，气管的左边界作为左、右气管旁淋巴结站的分界（图 2-10）；以前是以气管的中线分界的。

管的前壁和侧壁（软骨部分）。气管后壁（膜状部分）没有软骨，取而代之的是平滑肌。因此这个区域更容易受伤。隆突是气管分叉处的结构，位于气管的远端。在这里它与左、右主支气管合并，右主支气管较左主支气管走行陡直。与外周小支气管不同，中央支气管也含有软骨环。有时放射科医生可以从老年患者的钙化中辨认出这些软骨环。

偶尔，在支气管树的结构中可以观察到变

表 2-2　纵隔及肺门淋巴结站[6]

淋巴结站	左　右	名　称
1		下颈部、锁骨上和胸骨旁淋巴结
2	2L，2R	上气管旁
3a		血管前
3p		气管后
4	4L，4R	下气管旁
5		主动脉下
6		主动脉旁（升主动脉或膈）
7		隆突下
8		食管旁（隆突下淋巴结的下方）
9		肺韧带
10	10L，10R	肺门
11	11L，11R	叶间淋巴结
12	12L，12R	叶淋巴结
13	13L，13R	段淋巴结
14	14L，14R	亚段淋巴结

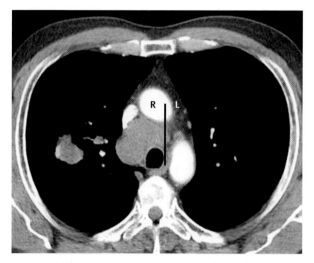

▲ 图 2-10　右气管旁（R）与左气管旁（L）淋巴结站交界处（黑线）
CT 图像显示右肺上叶周围型肺癌

异，其中最常见的是直接起源于气管的右肺上叶尖段支气管（图 2-11）。

（四）胸腺

在幼儿期时，胸腺是前纵隔的一个大的实质性器官。在儿童和青少年时期，在不同个体中胸腺经历了不同程度的退化，变现为胸腺实质向脂肪组织转化的增加（图 2-12）[7]。在 MRI 上胸腺通常比 CT 上稍大。这可能是由于在 MRI 对

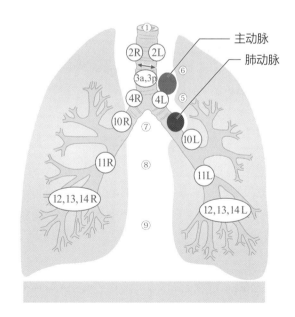

▲ 图 2-9　基于 IASLC 命名法的纵隔和肺门淋巴结站
淋巴结 3a 和 3p 分别位于气管的腹侧（前部）和背侧（后部）

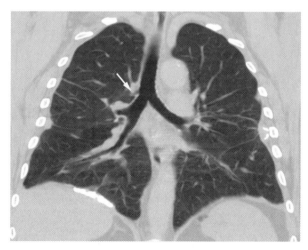

▲ 图 2-11　右肺上叶尖段支气管的起点直接来自气管（白箭）
冠状 CT 图像 MinIP（最小密度投影），双侧胸膜增厚

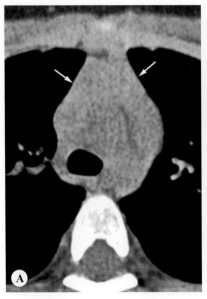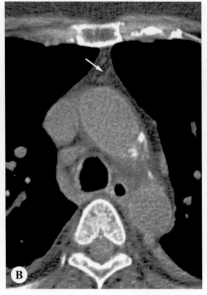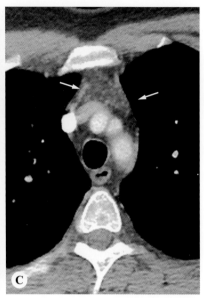

▲ 图 2-12　生理性胸腺退化

存在个体间差异。A. 9 岁男孩的胸腺：较大的软组织密度的胸腺（白箭）；B.14 岁男孩的胸腺：广泛的胸腺退化（白箭）；C. 18 岁男孩的胸腺：仍然较大，有胸腺脂肪残余物（白箭）

转化为脂肪的胸腺组织进行了更好的显示[8]。通过 CT 研究中测量到的胸腺大小在 6—19 岁为（1.1±0.4）cm，在 50 岁以上为（0.5±0.3）cm；20 岁以下胸腺最大为 1.8cm，20 岁以上最大为 1.3cm。在磁共振成像上，成年人的胸腺尺寸较大，为 1.5～2.0cm[10]。

各种外部原因导致的胸腺增大，被称为胸腺增生，在青少年中多见。

二、心脏和心包

早在 20 世纪 20 年代，一本放射学教科书就描述了 20 种不同的心脏形态[11]。随着超声心动图在常规心脏病诊断中的出现，在胸片上对心脏大小和心脏结构评估的重要程度大大降低。相比胸片，超声检查无须寻找心脏腔室扩大的间接征象就可以直接作出诊断。尽管如此，放射科医生应该熟悉一些基本的征象，尽管这些征象在提示病理性的心脏增大中具有中等程度的准确性（图 2-13）。

- 在后前位（PA）X 线检查中的心脏横径与胸廓横径（心胸指数）之比 > 0.5[12, 13]。
- 在 PA 位 X 线检查中心脏右缘距离脊柱右缘 > 2cm 时。
- 在侧位图像中，心脏前缘与胸骨毗邻的长度超过胸骨长度的 1/3 时。
- 在侧位图像中，对比剂增强的食管向后移位[14]。

其他的放射学征象，如侧位图中的腔静脉三角[15]，与心脏大小的相关性较差[14]。

心包是包裹心脏的囊状结构，由坚韧的纤维结缔组织组成。内部活动部分由两个浆膜层构成，包括附着心脏表面的脏层（心外膜）和与心包纤维层融合的壁层。正常情况下，10ml 的液体存在于其间的毛细血管间隙中。心包积液用来表示心包内液体量的显著增加。

心包向上延伸至主动脉弓。通常，在气管分叉前方的 CT 图像上可以看到心包上部的反折。在这个区域有少量心包积液不应被误诊为淋巴结增大（图 2-14）。

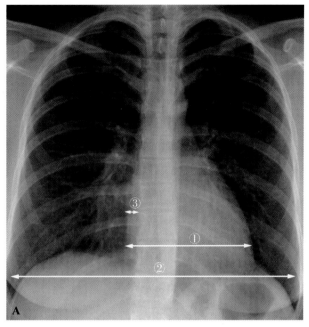
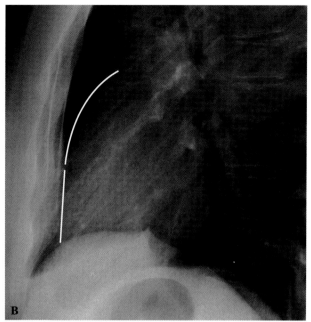

▲ 图 2–13　胸片上显示心脏增大的影像学征象

A. 正位图像中，心胸比为①/②，心脏右缘距胸椎的距离为③；B. 侧位图像中，可见心脏的胸骨接触面

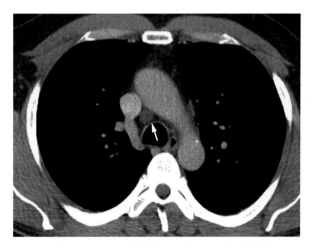

▲ 图 2–14　CT 图像显示心包上隐窝（白箭）

三、肺

（一）肺门结构

肺门是肺内侧表面的凹痕，体循环和肺动静脉，以及支气管、淋巴管和神经通过它进出肺组织。此外，在这个解剖区域有几个淋巴结。所有这些结构都可显示在胸片上[2]。

（二）肺叶和肺段

每个肺都由叶组成，右叶为上、中、下叶，左叶仅为上、下叶。左肺上叶的尾侧部分由舌叶形成，而不是中间叶。肺叶通常不完全被脏胸膜覆盖。每个肺叶包含 2～5 个部分（表 2–3 和图 2–15）。左肺有如下 2 个特点。

- 左肺的 1 段和 2 段有一个共同的支气管起源，许多分类系统将其列为一个单独的节段，即上叶的尖后段（1/2）。在临床实践中，外科医生和支气管镜检查者通常会区分 1 段和 2 段，尽管它们有共同的起源。
- 第 7 段通常在左肺中缺失。特别是在右肺可以发现额外的肺叶，主要是右奇静脉叶（图 2–16），以及更少见的位于右心旁区的心后叶。

（三）肺结缔组织构架

Weibel 描述了一个肺模型，其中把肺结缔组织分为 3 个部分（图 2–17）[16]。

表 2-3 肺段

右 肺		左 肺	
序 数	名 称	序 数	名 称
1R	上叶尖段	1/2L	上叶尖后段
2R	上叶后段		
3R	上叶前段	3L	上叶前段
4R	中叶外侧段	4L	上舌段
5R	中叶内侧段	5L	下舌段
6R	下叶背段	6L	下叶背段
7R	下叶内基底段		
8R	下叶前基底段	8L	下叶前基底段
9R	下叶外基底段	9L	下叶外基底段
10R	下叶后基底段	10L	下叶后基底段

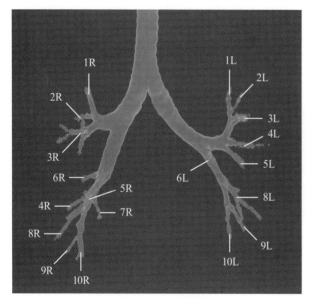

▲ 图 2-15 肺段

CT 图像显示支气管系统的容积再现

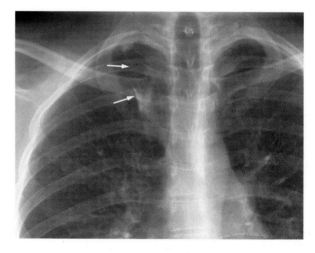

▲ 图 2-16 奇静脉叶（白箭）

X 线检查放大部分

- 中轴结缔组织包围支气管和肺动脉，由肺门伸向外周形成树枝状结构，由两部分组成，包括中央支气管血管周围的结缔组织和其向外周延伸的小叶中心结缔组织。
- 周围结缔组织起源于脏胸膜，在脏胸膜处形成胸膜下结缔组织，小叶间隔从胸膜下结缔组织延续到肺内，形成了肺小叶的软

组织"轮廓"。

- 小叶内结缔组织是肺泡壁间由结缔组织纤维组成的精细网络。它在小叶内，与小叶中心结缔组织和周围结缔组织连通。

（四）肺小叶

肺小叶，也称为次级肺小叶[2]，是一个多边形结构，边缘长度 1～2cm，是包围在结缔组织中的肺的最小结构单位。肺小叶使肺表面呈现明

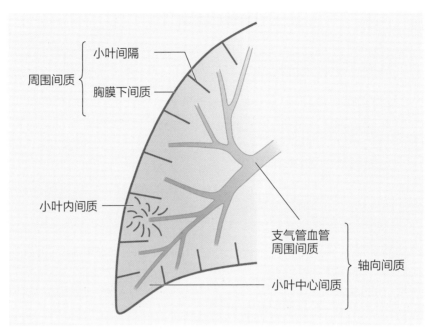

▲ 图 2-17　Weibel 肺结缔组织构架

显的多边形图案。细支气管和伴行的肺动脉位于每个小叶的中心。肺静脉和淋巴管嵌入小叶周围的小叶间隔内（图 2-18）[17]。

尽管高分辨率 CT（HRCT）具有很高的空间分辨率，但它无法显示 100μm 大小的细微结构。相比之下，直径为 0.5mm 的结构通常能被显示出来。因此，在 HRCT 上看不到细支气管壁和小叶间隔。肺动脉位于小叶中心，而肺静脉在小叶周围。如果在 HRCT 上可以发现小叶间隔，这通常

是由于病理性增厚所致，如间质性肺水肿。一个例外情况是在肺下叶（尤其是第 8 段）、中叶和舌叶的前部，这些部位可以识别出孤立的小叶间隔，即使在健康人中也是如此[18]。

四、胸膜

胸膜包括 2 层胸膜，即壁层和脏胸膜。它们形成一个活动的浆膜层，覆盖在肺脏和胸壁表面。在肺门区，壁层胸膜与脏胸膜互相反折延续。壁胸膜由三部分组成，包括肋、膈和纵隔胸膜。每一个都有一个独立的淋巴引流系统，这决定了起源于恶性肿瘤的淋巴结转移的典型定位（表 2-4）[19]。而脏胸膜和肺实质的淋巴一起流入

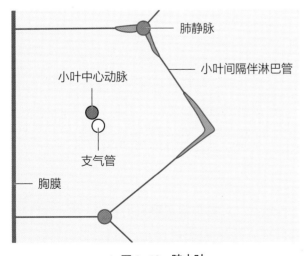

▲ 图 2-18　肺小叶

表 2-4　壁胸膜淋巴引流系统[19]

区　域	淋巴引流系统
肋胸膜	肋间淋巴结，在上部病变中也包括腋窝淋巴结
膈胸膜	膈淋巴结
纵隔胸膜	胸骨旁淋巴结

肺门和纵隔淋巴结。

五、膈肌

横膈膜作为胸腔的底部屏障，是最重要的呼吸肌。正常情况下，右侧横膈膜高于左侧的一个胸椎高度。从深吸气的 X 线检查上看，其右侧位于 T_{11} 水平，左侧位于 T_{12} 水平。在肥胖患者中观察到双侧高位横膈膜，这是因为他们的体质因素造成的。这必须与膈肌麻痹区分开来，后者也会导致膈肌高位。第 13 章介绍了膈肌功能紊乱[20]。

参考文献

[1] Fraser RS, Paré PD. Fraser and Paré's Diagnosis of Diseases of the Chest. 4th ed. Philadelphia, PA: W.B. Saunders; 1999

[2] Hansell DM, Bankier AA, MacMahon H, McLoud TC, Müller NL, Remy J. Fleischner Society: glossary of terms for thoracic imaging. Radiology 2008;246(3):697–722

[3] Posniak HV, Olson MC, Demos TC, Benjoya RA, Marsan RE. CT of thoracic aortic aneurysms. Radiographics 1990; 10(5): 839–855

[4] Leonhardt H, Rauber A, Kopsch F. Anatomie des Menschen: Textbuch und Atlas. Stuttgart: Thieme; 1987/1988

[5] Tahir E, Karul M, Yamamura J. Persistent left superior vena cava with connection to the left superior lung vein: imaging and clinical implications RoFo Fortschr Geb Rontgenstr Nuklearmed 2014;186(11):1037–1038

[6] Rusch VW, Asamura H, Watanabe H, Giroux DJ, Rami-Porta R, Goldstraw P; Members of IASLC Staging Committee. The IASLC lung cancer staging project: a proposal for a new international lymph node map in the forthcoming seventh edition of the TNM classification for lung cancer. J Thorac Oncol 2009;4(5):568–577

[7] Moore AV, Korobkin M, Olanow W, et al. Age-related changes in the thymus gland: CT-pathologic correlation. AJR Am J Roentgenol 1983;141(2):241–246

[8] Nishino M, Ashiku SK, Kocher ON, Thurer RL, Boiselle PM, Hatabu H. The thymus: a comprehensive review. Radiographics 2006;26(2):335–348

[9] Baron RL, Lee JK, Sagel SS, Peterson RR. Computed tomography of the normal thymus. Radiology 1982; 142(1): 121–125

[10] de Geer G, Webb WR, Gamsu G. Normal thymus: assessment with MR and CT. Radiology 1986;158(2):313–317

[11] Schittenhelm A. Textbuch der Röntgendiagnostik. Berlin: Julius Springer; 1924

[12] Browne RFJ, O'Reilly G, McInerney D. Extraction of the two-dimensional cardiothoracic ratio from digital PA chest radiographs: correlation with cardiac function and the traditional cardiothoracic ratio. J Digit Imaging 2004; 17(2): 120–123

[13] Danzer C. The cardiothoracic ratio: an index of cardiac enlargement. Am J Med Sci 1919;157:513–521

[14] Glover L, Baxley WA, Dodge HT. A quantitative evaluation of heart size measurements from chest roentgenograms. Circulation 1973;47(6):1289–1296

[15] Keats TE, Rudhe U, Foo GW. Inferior vena caval position in the differential diagnosis of atrial and ventricular septal defects. Radiology 1964;83:616–621

[16] Weibel ER. Fleischner Lecture. Looking into the lung: what can it tell us? AJR Am J Roentgenol 1979;133(6):1021–1031

[17] Reuter M, Biederer J. Identification of lung architecture using HRCT [in German] Radiologe 2009;49(2):159–172

[18] Zerhouni E. Computed tomography of the pulmonary parenchyma. An overview. Chest 1989;95(4):901–907

[19] Jeong YJ, Kim S, Kwak SW, et al. Neoplastic and nonneoplastic conditions of serosal membrane origin: CT findings. Radiographics 2008;28(3):801–817, discussion 817–818, quiz 912

[20] Nason LK, Walker CM, McNeeley MF, Burivong W, Fligner CL, Godwin JD. Imaging of the diaphragm: anatomy and function. Radiographics 2012;32(2):E51–E70

第3章　基本征象
General Symptomatology

一、X线检查

（一）常见征象

Fleischner学会已经将一些公认的放射学征象纳入其胸部成像术语表（见第25章）。这些征象的例子如下。

- 细支气管充气征。
- 空气新月征。
- 轮廓征。

术语表中未列出的其他一般性征象如下[1]。

- 颈胸征：胸腔内肿块，后前位（PA）片上见肿块上缘突出于锁骨上方，则肿块必位于后纵隔，因为肺尖向后延伸部分多于向前部分。

- 胸膜外征：一种来自胸壁、胸膜或纵隔的肿块，在X线检查上表现为边界模糊、界限不清、边缘逐渐变细且呈钝角，而肺内病变则有更明确的边界和锐角（见第11章中的"胸膜肿瘤"和图11-9）。

- 指套征：扩张、黏液嵌塞的支气管，在放射学上表现为指套样改变。此征象是变应性支气管肺曲菌病和黏液栓塞的典型表现。但是它也可能伴随着许多其他继发于长期中央支气管阻塞的疾病。

- 横S征：指继发于中央性肺肿瘤的肺叶不张的外侧隆起（图9-15）。由此产生的反S形最初被R.Golden用于描述右肺上叶不张的外部轮廓[2]，但这也适用于其他肺叶。

- 深沟征：这是指仰卧位X线检查上所见肋膈角（沟）的透光度异常增加，并延伸至邻近季肋部。这一迹象提示是前部气胸。

（二）单侧胸廓异常

单侧胸廓透光度的增大或减小有几个原因。表3-1给出了重要原因，以及鉴别诊断的提示。图3-1和图3-2举了两个例子。

> **提示**
> 对于带有滤线器的仰卧位X线检查，首先应该确定这是透光度的真实变化还是滤线器伪影。通过对腋窝透光度的分析，可以更容易地作出区分，两个腋窝的透光度相同意味着真实的透光改变。

（三）肺不张

肺不张是指肺实质通气不足，常由支气管阻塞引起。表3-2中列出了引起肺不张的常见原因和其他原因。

整个肺的不张引起"单侧白肺"的影像表现（鉴别诊断见表3-1）。单个肺叶的肺不张具有该

表 3-1　胸片上胸部透光度单侧改变的原因

透光度变化	原　　因	
单侧透光度降低最大（单侧白肺）	大量胸腔积液（图 3-1）	胸腔体积增加
	全肺不张（图 3-2）	胸腔体积缩小
	肺切除术	胸腔体积缩小，可能与纵隔和肺门处的手术夹有关
单侧透光度降低	胸腔积液（特别是在仰卧位图像的后方）	超声
	肺炎	炎性生物标志物
	肺癌	胸腔体积增加
	胸膜癌	胸腔体积增加
	胸膜间皮瘤	胸腔体积缩小
	胸廓成形术	钙化，胸廓畸形
单侧透光度增加	先天性肺叶性肺气肿	患侧肺叶的大量过度换气
	Swyer-James 综合征	肺血管稀疏
	异物	"阀门机制"导致空气潴留
	中央型肺癌	因"阀门机制"导致空气潴留罕见，更常见的是肺不张

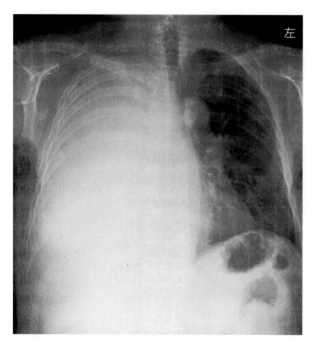

▲ 图 3-1　右侧大量胸腔积液

X 线检查显示纵隔向左移位，右肺完全性压缩性肺不张

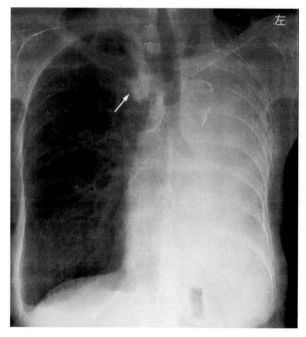

▲ 图 3-2　继发于中央型肺癌的左肺全肺不张

X 线检查显示右上叶肺转移（白箭）

肺叶的特征性形态表现。

• 右肺上叶不张（图 3-3）：右肺上叶向头侧和纵隔方向塌陷。这反过来又会导致水平裂，特别是外侧部分向头侧移位。它还会

导致右侧的横膈膜较高。如果肺不张是由中央性肺肿瘤引起的，那么肿瘤有时可以被认为是肺不张区域的外部轮廓隆起，称为横 S 征。

表 3-2　肺不张的原因

原　因	示　例
支气管阻塞	中央型肿瘤
	炎症（黏液嵌塞）
	异物
	淋巴结病变
挛缩性肺不张	气胸（继发于肺固有弹性回缩）
压迫性肺不张	胸腔积液
	纵隔、胸膜和胸壁的大肿瘤
	膈疝
肺表面活性物质缺乏	成人型呼吸窘迫综合征

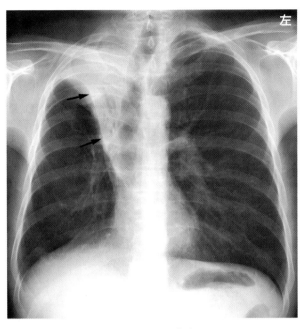

▲ 图 3-3　右上叶肺不张

X 线检查显示肺不张在 PA 位（黑箭）上可以清楚地识别

• 右肺中叶不张（图 3-4）：中叶向下后方向塌陷。在正位片上，这是一个向上的、边界清楚的不透光区，而在侧位片，它表现为前基底部三角形不透光区，尖端指向肺门。

• 右肺下叶不张（图 3-5）：右下叶向中 - 下方向塌陷。在正位片上，它表现为右心旁的、边界清楚的不透光区。如果这被

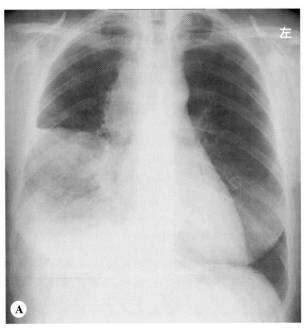

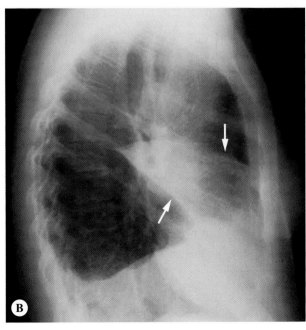

▲ 图 3-4　中叶肺不张

X 线检查显示肺不张在侧位（B，白箭）清晰可见。A. PA 位图像；B. 侧位图像

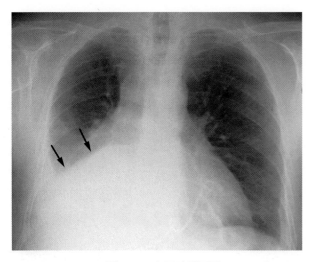

▲ 图 3-5 右下叶肺不张

X线检查显示肺不张在 PA 位（黑箭）上可以清楚地显示

误认为是右心边界，则右下叶不张可以被漏诊。

- 左肺上叶不张（图 3-6）：左肺上叶向前上方向塌陷。在正位片上，可以上、中肺野见到边界模糊的纵隔旁不透光区。上叶不张在侧位片上更容易诊断，在前移位的斜裂前可以看到上叶实变的高密度影。左肺上叶不张常由恶性肿瘤引起。

- 左肺下叶不张（图 3-7）：左肺下叶向内侧塌陷，在心后区出现纵隔旁三角影。左肺下叶肺不张很容易被误认为是主动脉延长，尤其是在重症监护室患者的仰卧位片上。

二、计算机体层成像

（一）线状和网状密度增高影

线状和网状密度增高影是由各种结缔组织构架的病理改变引起的。

- 周围结缔组织：小叶间隔增厚。
- 小叶内结缔组织：小叶内线，蜂窝状改变。
- 中轴结缔组织：支气管血管周围结缔组织增厚。

网状结构是一个集合名词，包括小叶间隔增厚、小叶内线和蜂窝状改变。

1. 小叶间隔增厚

孤立性小叶间隔增厚，特别是在血流动力性肺水肿和癌性淋巴管炎（图 3-8）。血流动力性肺水肿导致液体从毛细血管转移到间质，进而导致小叶间隔增厚；癌性淋巴管炎由于淋巴管内有瘤

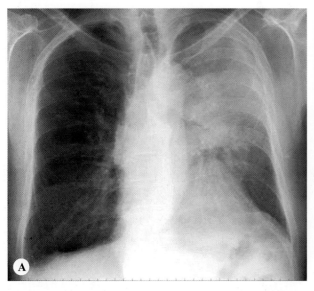
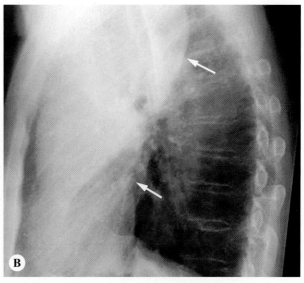

▲ 图 3-6 左上叶肺不张

X线检查显示肺不张可以在侧位片上清楚地识别。A. 在正位片上，左上方和中间区域的弥漫性密度增高影；B. 肺不张在侧位片上更容易识别（白箭）

栓而导致肺实质淋巴引流减少[3]。小叶间隔结节性增厚（串珠征）有时可作为癌性淋巴管炎的鉴别标准。

小叶间隔增厚也可由许多其他疾病引起，例如，常见的间质性肺炎、结节病、肺泡蛋白沉积症、硅沉着病、石棉沉着病，以及慢性过敏性肺炎。在这些疾病中，增厚的小叶间隔既不是最主要也不是唯一的影像学表现。

2. 小叶内线

小叶内结缔组织增厚是纤维化性肺病的一个特征[4,5]，但在许多其他疾病中也可观察到。在CT上，它表现为细小的网状结构（图3-9），在肺实质与脉管系统或胸膜之间正常光滑的界面上呈现锯齿状外观（界面征象）。

这些表现类似于蜂窝状改变，也具有网状结构。但在蜂窝状改变中，网状结构是由透光度很高的含气囊肿的壁形成的。相反，在小叶内线中，在网状结构发现了正常或不透明的肺组织。

3. 蜂窝状改变

蜂窝状改变是继发于肺实质的囊性破坏，主要发生在胸膜下间隙。其特征性的表现来自于囊性破坏的肺组织周围多边形胸膜下磨玻璃影，与蜂巢图像相似（图3-10）。与小叶内线条不同，蜂窝状改变在治疗中是不可逆的。

4. 中轴结缔组织

支气管血管周围结缔组织的增厚是由液体积聚引起的，如间质性肺水肿，或者是由纤维化或

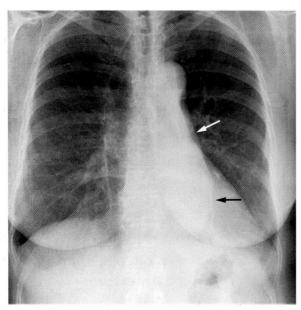

▲ 图 3-7　左下叶肺不张

X 线检查显示在 PA 位上，明显看到心脏后密度增高影（白箭和黑箭）

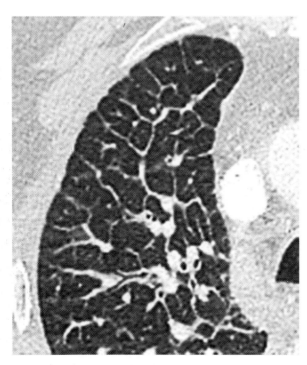

▲ 图 3-8　CT 图像显示小叶间隔增厚

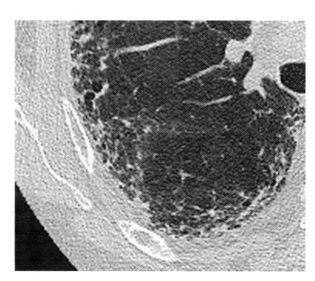

▲ 图 3-9　CT 图像显示小叶内线

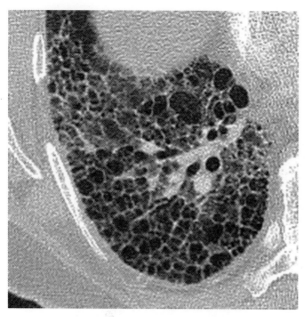

▲ 图 3-10　CT 图像显示蜂窝结构

炎症等病理过程引起的。小叶中心结缔组织的病理改变表现为小叶中心结节和树芽样改变。

"树芽征"（图 3-11）得名于小叶中心气道黏液嵌塞、扩张形成的类似树芽状的结构[6]。这种改变是由于支气管壁增厚、支气管腔内液体积聚（如黏液）或两种病理改变的结合。树芽征通常提示细支气管炎。它在结核病中通常被视为疾病活动的标志，但也可以出现在非活动性肺结核和其他感染中[7]。

（二）磨玻璃密度结节

高分辨率 CT 是鉴别结节类型的理想方法，因为可以根据小叶的结构识别结节[8]。可区分 3 种类型的多发性结节分布（图 3-12）。基于结节形态，进一步区分间质性结节和气腔结节，间质性结节是小的、边界清晰的软组织密度影，而气腔结节边界不清，呈磨玻璃影。这种区别是有用的，特别是对于小叶中心结节。

1. 随机分布

随机分布是由血液传播到肺部的疾病过程引起的。这就是结节随机分布于肺实质的原因。单个结节与小叶中心结构或小叶间隔之间无相关性。通常与血行播散有关的疾病，包括血行播散型肺结核、某些类型的真菌性肺炎（如念珠菌肺炎）和肿瘤引起的血行肺转移，这些肿瘤往往导致弥漫性小结节性肺转移。

2. 淋巴管周围分布

这一系列发现源于沿淋巴管扩散的肺内疾病。在肺周围，结节可见于小叶间隔和胸膜下区

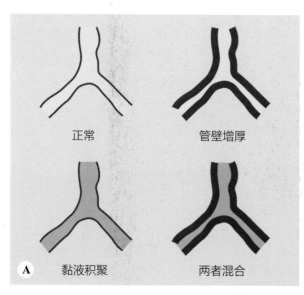

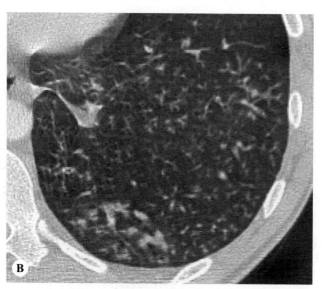

▲ 图 3-11　树芽征模式图
A. 壁增厚和黏液嵌塞的细支气管示意图；B. 具有树芽征的 CT 图像

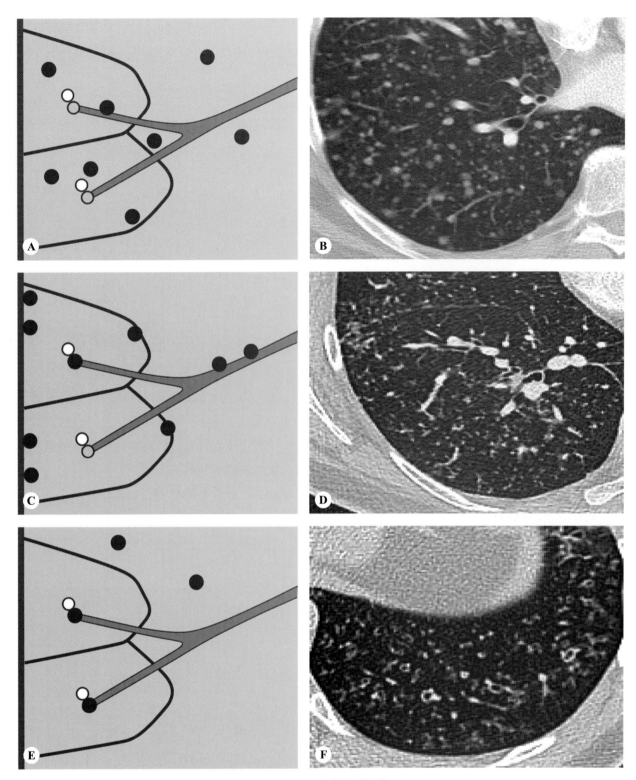

▲ 图 3-12　多发性肺结节

A. 随机分布（示意图）；B. 随机分布（CT）；C. 淋巴管周围分布（示意图）；D. 淋巴管周围分布（CT）；E. 小叶中心型分布（示意图）；F. 小叶中心型分布（CT）

域，而在肺中央，则见于支气管血管周围的结缔组织。这些部位的受累程度因具体疾病而异。淋

巴管周围分布是结节病和硅沉着病最常见的肺部表现[9]。癌性淋巴管炎也表现出淋巴管周围分布，

但这种分布比其他两种疾病更广泛，并伴有小叶间隔增厚。

3. 小叶中心型分布

与上述两种分布模式相比，小叶中心分布包括更广泛的鉴别诊断[10]，因为小叶中心结构可能表现出许多病理变化。该疾病通常起源于细支气管，较少见于脉管系统或小叶中心结缔组织。

小叶中心性结节可见于细支气管炎和支气管肺炎，但细支气管的非感染性疾病也可引起小叶中心结节，如隐源性机化性肺炎和呼吸性细支气管炎[11]。亚急性过敏性肺炎伴有大量小叶中心磨玻璃密度结节，当与广泛的，类似马赛克或弥漫性磨玻璃影一起出现时，可产生相当特征性的CT图像（图7-7）[12]。脉管炎也可能由小叶中心小动脉引起。同样，肿瘤，尤其是鳞状腺癌，会引起小叶中心结节。

临床数据和HRCT上的其他伴随图像模式有助于简化鉴别诊断，甚至可以得出特定的诊断。

（三）肺密度增高

肺实质的浸润性改变导致肺不透光性增加[13]。这些改变可能是炎性的（如肺炎）或肿瘤（如腺癌）。浸润分为实性和磨玻璃影。

- 实变：是指肺实质的病理改变，肺泡内的空气被炎症或肿瘤性浸润完全替代。在HRCT上，正常的肺组织结构不再能从这些病理改变中被显示出来。实变通常是由肺泡病理过程引起的。
- 磨玻璃影：这是一个更广泛的鉴别诊断的疾病谱。当受累肺区域的肺实质密度增加时，增加的幅度并不能使肺结构变得模糊，肺血管在磨玻璃影内仍可辨认。磨玻璃影可能是由肺泡病理过程引起的，就像实变一样，将空气从肺泡腔排出。尽管如此，在显微镜下，实变区附近可看到充气的肺泡。相关疾病的病因学范围从沿着肺泡壁生长的附壁样生长（鳞屑状）肿瘤（如腺癌）到肺炎相关的浸润，到肺泡腔部分填充的肺出血。或者磨玻璃影可能起源于一个间质改变过程，在显微镜下看到结缔组织肥大，进而导致肺实质密度增加。如间质性肺炎或肺泡间隔纤维化。

提示

一般来说，磨玻璃影是一个可逆的病理过程。但是磨玻璃影也可由不可逆的肺泡间隔纤维化引起[14]。

（四）肺密度减低

肺密度减低发生在可逆性和不可逆性肺实质过度通气的情况下，尤其是阻塞性肺疾病。在急性支气管哮喘患者中，可观察到继发于可逆性肺过度通气的弥漫性肺实质密度减低。

在肺气肿中，根据肺气肿的性质可以在CT上确定其特征形态。

- 在腺泡中央型肺气肿中，可发现边界清晰的圆形、小叶中心区肺密度减少。
- 在腺泡周围型肺气肿，肺表面可多见或少见肺大疱。
- 全腺泡型肺气肿的诊断可能是一个挑战。在HRCT上可观察到弥漫性肺密度的降低，但与其他类型的肺气肿相比，这是不明显的。

即使是有严重功能损害的患者，也可能在CT上几乎找不到任何相应形态的证据。

肺和骨髓移植后，闭塞性细支气管炎具有重要的临床意义，可导致肺移植后的慢性排斥反应或干细胞移植后移植物抗宿主病（graft versus host disease，GVHD）。在这两种情况下，肺相关区域可见弥漫性实质密度减低[15]。

（五）囊腔

肺囊腔性疾病相对少见。有如下 2 个重要的疾病产生了 HRCT 上的典型表现[16]。

- 在年轻或年龄较大的吸烟者中发现小结节和囊腔提示肺朗格汉斯细胞组织细胞增生症[17]。
- 在育龄期的女性偶尔会出现肺实质弥漫性囊腔，提示淋巴管平滑肌瘤病。

（六）肺纤维化

纤维化组织重塑导致肺实质囊性破坏，尤其是胸膜下位置，在影像学上表现为"蜂窝肺"。此外，病变肺区的收缩会引发邻近结构的牵拉现象，如牵拉性支气管扩张和牵拉性细支气管扩张。当整个肺的结构发生纤维化改变时，会导致叶间裂移位和柱状支气管结构。这些牵拉现象被视为纤维化的可靠影像学标志，意味着不可逆的纤维化肺破坏。其他图像模式基本上是可逆的[18, 19, 20]。

提示

- CT 上可靠的纤维化征象。
- 蜂窝肺改变。
- 牵拉性支气管扩张和牵拉性细支气管扩张。
- 肺裂移位。
- 柱状支气管结构。

参考文献

[1] Algın O, Gökalp G, Topal U. Signs in chest imaging. Diagn Interv Radiol 2011;17(1):18–29

[2] Golden R. The effect of bronchostenosis upon the roentgen ray shadow in carcinoma of the bronchus. AJR Am J Roentgenol 1925;13:21–30

[3] Rehbock B, Hieckel HG. Diagnostic imaging of pulmonary lymphangiosis carcinomatosis [in German] Radiologe 2004;44(5):465–471

[4] Gotway MB, Freemer MM, King TE Jr. Challenges in pulmonary fibrosis. 1: Use of high resolution CT scanning of the lung for the evaluation of patients with idiopathic interstitial pneumonias. Thorax 2007;62(6):546–553

[5] Souza CA, Müller NL, Flint J, Wright JL, Churg A. Idiopathic pulmonary fibrosis: spectrum of high-resolution CT findings. AJR Am J Roentgenol 2005;185(6):1531–1539

[6] Waitches GM, Stern EJ. High-resolution CT of peripheral airways diseases. Radiol Clin North Am 2002;40(1):21–29

[7] Lee KS, Hwang JW, Chung MP, Kim H, Kwon OJ. Utility of CT in the evaluation of pulmonary tuberculosis in patients without AIDS. Chest 1996;110(4):977–984

[8] Patti A, Tognini G, Spaggiari E, Bnà C, Zompatori M. Diffuse, micronodular lung disease. The high-resolution CT approach. A pictorial essay [in Italian] Radiol Med (Torino) 2004;107(3):139–144

[9] Lynch JP III, Kazerooni EA, Gay SE. Pulmonary sarcoidosis. Clin Chest Med 1997;18(4):755–785

[10] Sharma V, Shaaban AM, Berges G, Gosselin M. The radiological spectrum of small-airway diseases. Semin Ultrasound CT MR 2002;23(4):339–351

[11] Marten K. Smoking-related interstitial lung diseases [in German] RoFo Fortschr Geb Rontgenstr Nuklearmed 2007;179(3):268–275

[12] Glazer CS, Rose CS, Lynch DA. Clinical and radiologic manifestations of hypersensitivity pneumonitis. J Thorac Imaging 2002;17(4):261–272

[13] Lee KS, Kim EA. High-resolution CT of alveolar filling disorders. Radiol Clin North Am 2001;39(6):1211–1230

[14] Nowers K, Rasband JD, Berges G, Gosselin M. Approach to ground-glass opacification of the lung. Semin Ultrasound CT MR 2002;23(4):302–323

[15] Chan A, Allen R. Bronchiolitis obliterans: an update. Curr Opin Pulm Med 2004;10(2):133–141

[16] Hartman TE. CT of cystic diseases of the lung. Radiol Clin North Am 2001;39(6):1231–1244

[17] Tazi A. Adult pulmonary Langerhans' cell histiocytosis. Eur Respir J 2006;27(6):1272–1285

[18] Ellis SM, Hansell DM. Idiopathic interstitial pneumonias: imaging-pathology correlation. Eur Radiol 2002;12(3):610–626

[19] Pipavath S, Godwin JD. Imaging of interstitial lung disease. Clin Chest Med 2004;25(3):455–465, v–vi

[20] Raoof S, Raoof S, Naidich DP. Imaging of unusual diffuse lung diseases. Curr Opin Pulm Med 2004;10(5):383–389

第 4 章 适应证

Indications

本章总结了各种疾病的影像诊断的基本指征。下表中列出的指征旨在作为指南，并不能替代对特定患者进行适当诊断的单独评估作用（表 4-1 至表 4-3）[1-20]。

表 4-1　胸部 X 线检查的适应证

检　查	适应证
初次检查	• 哮喘（有争议）：用于初步诊断，入院时，机械通气前，如果治疗反应差 • 临床疑似肺炎或肺结核 • 咯血 • 疑似弥漫性实质性肺疾病 • 呼吸困难 • 慢性咳嗽 • 慢性阻塞性肺疾病：用于初步诊断或症状改变 • 疑似职业性肺病（硅沉着病、煤工尘肺、石棉沉着病） • 血流动力学不稳定的多发创伤 • 胸外恶性肿瘤患者肺转移的筛查 重症监护患者 • 进入重症监护室时 • 临床上病情恶化 • 放置静脉导管或胸导管后 • 可能在拔除胸导管后 手术前 • 高龄（特别是≥ 70 岁） • 风险增加（与患者或手术相关）
未注明	• 疑似肺栓塞（初次 CTA） • 重症监护室内临床状态稳定患者的常规诊断

CTA. CT 血管成像

表 4-2　胸部 CT 检查的适应证

检　查	适应证
初次检查	• 疑似肺栓塞 • 血流动力学稳定的多发伤 • 疑似急性主动脉综合征
随访检查	• 肺炎 　– 进展性肺炎 　– 对治疗反应迟缓 　– 肺脓肿 　– 免疫抑制患者和疑似机会性感染 • 如果胸片检查结果不明确，怀疑是肺结核 • 弥漫性实质性肺疾病的鉴别诊断 • 疑似胸部肿瘤，胸部肿瘤的分期 • 慢性阻塞性肺疾病：诊断为肺气肿，疑似支气管扩张 • 咯血 • 不明原因胸腔积液 • 复发性自发性气胸 • 肺动脉高压 • 疑似职业性肺病（硅沉着病、煤工尘肺、石棉沉着病） • 胸外恶性肿瘤肺转移的筛查 • 哮喘的非典型表现
未注明	单纯性社区获得性肺炎

041

表 4-3 其他影像学检查的适应证

影像学检查	适应证
胸部 MRI	• Pancoast 瘤（肺上沟瘤） • 纵隔肿瘤或肺癌纵隔浸润 • 胸壁疾病 • 孕妇疑似肺栓塞或 CT 对比剂禁用 • 支气管黏液栓塞的随访
胸部超声	• 胸壁疾病 • 胸腔积液 • 起源于胸膜的疾病
PET/CT	• 胸部肿瘤的分期 • 肺结节的鉴别诊断 • 在某些临床情况下淋巴瘤的再分期 • CUP 综合征的初步诊断探讨

CT. 计算机体层成像；CUP. 原发不明转移瘤；MRI. 磁共振成像；PET/CT. 正电子发射体层成像 / 计算机体层成像

参考文献

[1] American College of Radiology. ACR Appropriateness Criteria: acute respiratory illness in immunocompetent patients. Available at: https:// acsearch.acr.org/docs/69446/Narrative/. Accessed November 9, 2017

[2] American College of Radiology. ACR Appropriateness Criteria: acute respiratory illness in immunocompromised patients. Available at: https://acsearch.acr.org/docs/69447/Narrative/. Accessed November 10, 2017

[3] American College of Radiology. ACR Appropriateness Criteria: blunt chest trauma. Available at: https://acsearch.acr.org/docs/3082590/Narrative/. Accessed November 10, 2017

[4] American College of Radiology. ACR Appropriateness Criteria: imaging of possible tuberculosis. Available at: https://acsearch.acr.org/docs/3099187/Narrative/. Accessed November 10, 2017

[5] American College of Radiology. ACR appropriateness criteria: non-invasive clinical staging of bronchogenic carcinoma. Available at: https://acsearch.acr.org/docs/69456/Narrative/. Accessed November 10, 2017

[6] American College of Radiology. ACR Appropriateness Criteria: nontraumatic aortic disease. Available at: https://acsearch.acr.org/docs/3082597/Narrative/. Accessed November 10, 2017

[7] American College of Radiology. ACR Appropriateness Criteria: occupational lung diseases. Available at: https://acsearch.acr.org/docs/3091680/Narrative/. Accessed November 10, 2017

[8] American College of Radiology. ACR Appropriateness Criteria: radiographically detected solitary pulmonary nodule. Available at: https://acsearch.acr.org/docs/69455/Narrative/. Accessed November 10, 2017

[9] American College of Radiology. ACR Appropriateness Criteria: routine chest radiography. Available at: https://acsearch.acr.org/docs/69451/Narrative/. Accessed November 10, 2017

[10] American College of Radiology. ACR Appropriateness Criteria: screening for pulmonary metastases. Available at: https://acsearch.acr.org/docs/69454/Narrative/. Accessed November 10, 2017

[11] American College of Radiology. ACR Appropriateness Criteria: suspected pulmonary hypertension. Available at: https://acsearch.acr.org/docs/71095/Narrative/. Accessed November 10, 2017

[12] American College of Radiology. ACR Appropriateness Criteria: chronic dyspnea-suspected pulmonary origin. Available at: https://acsearch.acr.org/docs/69448/Narrative/. Accessed November 10, 2017

[13] American College of Radiology. ACR Appropriateness Criteria: intensive care unit patients. Available at: https://acsearch.acr.org/docs/69452/Narrative/. Accessed November 10, 2017

[14] Chung KF, Wenzel SE, Brozek JL, et al. International ERS/ATS guidelines on definition, evaluation and treatment of severe asthma. Eur Respir J 2014;43(2):343–373

[15] Galiè N, Humbert M, Vachiery J-L, et al. 2015 ESC/ERS Guidelines for the diagnosis and treatment of pulmonary

hypertension: The Joint Task Force for the Diagnosis and Treatment of Pulmonary Hypertension of the European Society of Cardiology (ESC) and the European Respiratory Society (ERS): Endorsed by: Association for European Paediatric and Congenital Cardiology (AEPC), International Society for Heart and Lung Transplantation (ISHLT). Eur Respir J 2015;46(4):903–975

[16] Konstantinides SV, Torbicki A, Agnelli G, et al; Task Force for the Diagnosis and Management of Acute Pulmonary Embolism of the European Society of Cardiology (ESC). 2014 ESC guidelines on the diagnosis and management of acute pulmonary embolism. Eur Heart J 2014;35(43):3033–3069, 3069a–3069k

[17] Mandell LA, Wunderink RG, Anzueto A, et al; Infectious Diseases Society of America. American Thoracic Society. Infectious Diseases Society of America/American Thoracic Society consensus guidelines on the management of community-acquired pneumonia in adults. Clin Infect Dis 2007;44(Suppl 2):S27–S72

[18] Galiè N, Humbert M, Vachiery JL, et al. ESC/ERS Guidelines for the diagnosis and treatment of pulmonary hypertension. Eur Respir J 2015;46(4):903–975

[19] National Institute for Health and Care Excellence (NICE). Lung Cancer: Diagnosis and Management [NG122]. London, March 2019

[20] Torres A, Niederman MS, Chastre J, et al. International ERS/ESICM/ESCMID/ALAT guidelines for the management of hospital-acquired pneumonia and ventilator-associated pneumonia: Guidelines for the management of hospital-acquired pneumonia (HAP)/ventilator-associated pneumonia (VAP) of the European Respiratory Society (ERS), European Society of Intensive Care Medicine (ESICM), European Society of Clinical Microbiology and Infectious Diseases (ESCMID) and Asociación Latinoamericana del Tórax (ALAT). Eur Respir J 2017;50(3):1700582

第5章　肺炎

Pneumonia

提示

病理学上,"肺炎"指任何原因引起的肺部炎性反应。在临床上指由病原微生物所引起的肺部感染性病变,不包括物理、化学损伤所导致的肺部炎症反应。

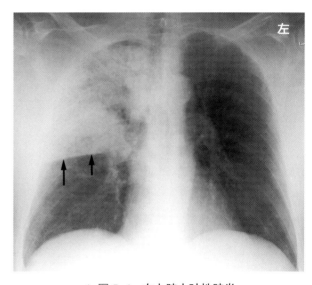

▲ 图 5-1　右上肺大叶性肺炎

X 线检查显示右肺上叶实变影,叶间裂处边界清楚,右肺中叶不受累

如同所有炎症反应过程一样,肺炎在炎症消退后肺实质要么完全恢复,要么出现修复损伤,而后者则表现为肺组织被无功能的瘢痕组织所取代(即机化性肺炎)。

各种病理类型的肺炎具有相应的影像学表现。

• 肺泡性肺炎:炎症反应主要局限于气腔内,有以下三种不同的表现形式。

- 大叶性肺炎:病变累及整个肺叶,病原微生物通过肺泡和 Kohn 孔扩散。大叶性肺炎的病理改变为充血水肿期→红色肝样变期→灰色肝样变期→黄色肝样变期→吸收消散期。影像学上表现为累及一个肺叶的大片肺部实变影(图 5-1)。

- 支气管肺炎:病原微生物沿支气管扩散引起支气管炎、支气管周围炎及肺泡炎。其扩散程度不如大叶性肺炎,是肺炎的最常见类型。影像学检查显示支气管周围磨玻璃影及实变影,与大叶性肺炎相比,病变分布范围较小,不累及整个肺叶,可以在几个肺叶同时出现(图 5-2)。

- 局灶性肺炎:表现为肺部局灶性炎症,未在肺实质内进一步扩散。局灶性肺炎通常无症状或症状较轻,仅表现为局灶性磨玻璃影或实变影,有时不容易与肺癌进行鉴别诊断(图 5-3)。

• 间质性肺炎:炎症反应主要在肺间质中播散,为细胞内病原体(如病毒、衣原体)的特征性改变。影像学主要表现为磨玻璃影(图 5-4)。

根据病原体的数量、毒力和患者的免疫力状

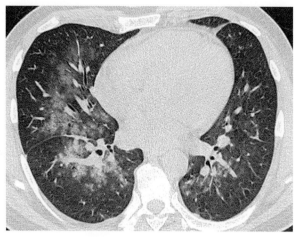

▲ 图 5-2　CT 图像显示右肺中叶和两肺下叶支气管肺炎

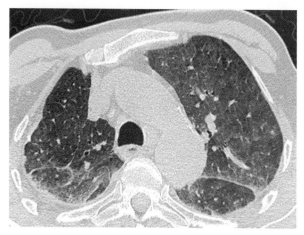

▲ 图 5-4　间质性肺炎
CT 图像显示双肺弥漫性磨玻璃影

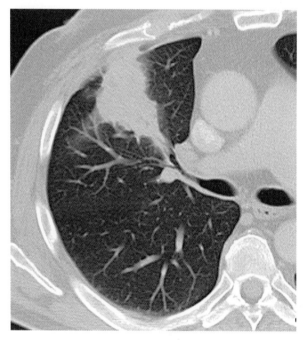

▲ 图 5-3　CT 图像显示右肺上叶局灶性肺炎

况，同一病原体会引起不同类型的肺炎（如肺炎球菌引起大叶性肺炎或局灶性肺炎）。不同病原体会产生相同的影像学表现。例如，金黄色葡萄球菌、克雷伯菌、变形杆菌或假单胞菌等都可引起支气管肺炎。通过影像学表现不可能对病原微生物做出诊断。但是，可以分辨出与肺炎有关的微生物的类型（如细菌性肺炎、病毒性肺炎或真菌性肺炎）。根据特征性表现至少可以怀疑是分枝杆菌病，或是肺孢子菌肺炎。从其他典型的征象中，也可能对病因做出初步推断（表 5-1，图 5-5 至图 5-10）。

并发症的出现可导致抗生素治疗效果不佳，或者愈合后复发。最常见的并发症包括如下几种。

- 胸腔积液：通常表现为中量的胸腔积液，为多房分隔的积液而并非游离性积液。影像学上不能可靠的区分肺炎旁的化脓性胸膜炎还是胸腔积液（请参阅以下提示化脓性胸膜炎的标准）。如果临床症状无改善，一般状况恶化或实验室炎症指标持续升高，则可通过胸腔穿刺术鉴别化脓性胸膜炎和胸腔积液。住院患者胸部侧位片显示胸腔积液 > 5cm 者推荐使用胸腔穿刺术[1]。

- 脓肿形成：早期形成的脓肿 CT 表现为原本肺炎区域的圆形水样低密度区。随着病变进展，坏死组织经支气管引流后，X 线检查上可见空洞形成和气液平面（图 5-5）。由于抗生素难以进入到脓腔内，导致治疗反应延迟，需要延长治疗过程。如果怀疑肺脓肿，应行 CT 检查排除任何肿块、异物及肺梗死所引起的肺炎，或者由支气管阻塞引起的肺炎。如果保守的抗生素治疗无效，CT 或透视引导下引流可能是有必要的[2]。

表 5-1　肺炎和典型微生物谱的特征性表现[11]

影像表现	典型病原体
肺实变（图 5-1）	主要是肺炎球菌
	偶见克雷伯菌（受累肺叶体积增加）
	金黄色葡萄球菌
	嗜肺军团菌
	分枝杆菌
实变合并空洞（图 5-5）	金黄色葡萄球菌
	革兰阴性菌
	克雷伯菌
	变形杆菌
	假单胞菌
	厌氧菌
	分枝杆菌
	支原体或病毒
脓肿（图 5-6）	主要是厌氧菌
局灶性肺炎（图 5-7）	肺炎球菌
	军团菌
	贝纳柯克斯体（Q 热）
	机会性感染：真菌
	多发的，以血行分布为特点的肺结节
网状改变（图 5-8）	病毒
	支原体
粟粒样改变（图 5-9）	结核
	念珠菌肺炎
肺气囊／囊肿（图 5-10）	金黄色葡萄球菌
	肺炎球菌
	克雷伯菌
	肺孢子菌肺炎

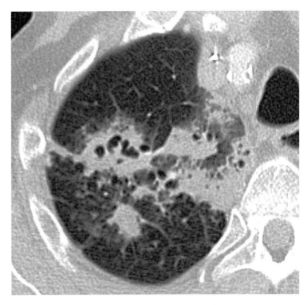

▲ 图 5-5　右肺上叶肺炎
CT 图像右肺上叶实变中出现多发小空洞影

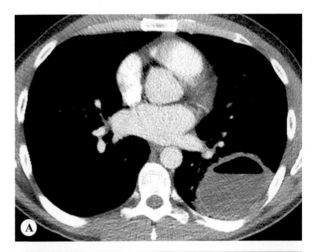

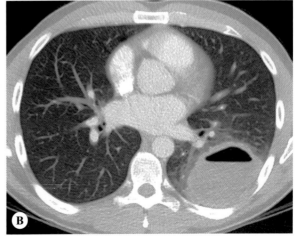

▲ 图 5-6　左肺下叶肺脓肿
A. 纵隔窗可见薄壁空洞；B. 肺窗可见脓腔内气液平面

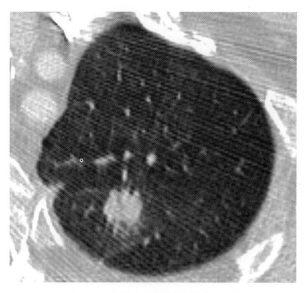

▲ 图 5-7　左肺上叶局灶性肺炎 CT 图像

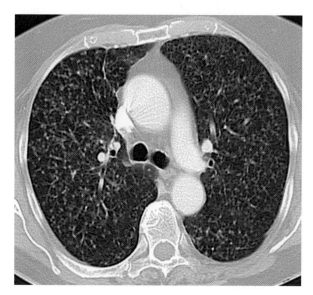

▲ 图 5-9　CT 图像显示血行播散型肺结核

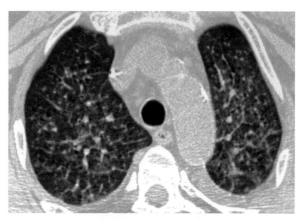

▲ 图 5-8　病毒性肺炎
CT 图像显示双肺网状改变

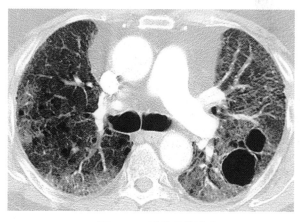

▲ 图 5-10　肺孢子菌肺炎
CT 表现为磨玻璃影中可见囊腔

提示

胸腔积脓的特征如下。

- 大量，有可能是有多房分隔的胸腔积液。
- 肺炎相关的临床症状延迟出现。
- 超声具有相应表现。
- 在 CT 上脏、壁层胸膜增厚并强化（胸膜分裂征）。
- 肺内炎症吸收消散，但实验室炎症指标高居不下或持续升高。

一、社区获得性肺炎

社区获得性肺炎被定义为下呼吸道的急性感染性疾病，影像学表现有异常发现，听诊时可能无阳性发现[1]（图 5-11）。

在临床上典型的肺炎和非典型病原体肺炎之间有所区别，涉及不同病原微生物。表 5-2 中说明了两种肺炎之间的差别，包括临床及影像学特点。

社区获得性非典型病原体肺炎包括病毒性肺炎，它经常引起流行性暴发。除了由甲型和

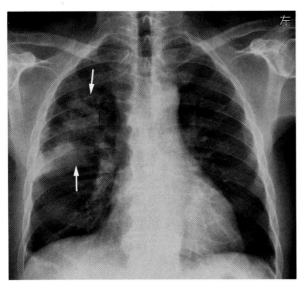

▲ 图 5-11　社区获得性肺炎

X 线表现为右上肺肺炎（白箭）

提示

病毒性肺炎的典型影像学表现如下[3]。

- 双肺磨玻璃影。
- 双肺边缘不清的结节影。
- 双肺融合实变影。
- 网格样磨玻璃影。
- 小叶中心性结节。
- 肺实质过度充气。
- 胸腔积液。
- 肺门淋巴结肿大（儿童）。

表 5-2　典型和非典型病原体肺炎的特征性表现

参　数	典型肺炎	非典型病原体肺炎
微生物谱	细菌 • 肺炎球菌 • 葡萄球菌	胞内菌 • 衣原体 • 支原体 • 军团菌 病毒
临床表现	急性 • 发热 • 寒战 • 咳嗽 • 脓痰 • 全身状态不佳	非急性 • 中度发热 • 头痛 • 关节疼痛
炎症部位	肺泡	肺间质
影像表现	实变	磨玻璃影

乙型流行性感冒病毒引起的季节性流感流行之外，近年来的严重急性呼吸综合征（severe acute respiratory syndrome，SARS），以及禽流感和猪流感也引起了人们的关注。各种类型病毒性肺炎的影像表现相似，因此影像学难以确定致病病毒。

可以根据以下临床标准（CRB-65 指数[4]）来确定风险等级，以确定是否需要入院或进行进一步的药物治疗[4]。

- 呼吸频率≥ 30 次 / 分。
- 舒张压≤ 60mmHg。
- 收缩压≤ 90mmHg。
- 意识模糊。
- 年龄≥ 65 岁。

满足每个条件得 1 分；CRB-65 指数是所有分数的总和。

影像诊断时原则上应在 2 个位置进行摄片并进行诊断（表 5-3）。目前没有充分的证据支持在治疗完成后需要拍摄 X 线检查进行随访。重症患者可以考虑结束治疗 2 周后随访。CT 检查对于诊断不是必需的。

治疗失败可表现为进展性肺炎，或者非进展性治疗效果不佳的肺炎。

- 进展性肺炎：发病 72h 内 X 线显示肺野实变范围增大，同时发生临床恶化。
- 治疗效果不佳的肺炎：72h 内没有临床稳定的证据，则必须考虑其他原因，包括非微生物性病原体导致的肺部实变。

在这两种情况下，通常都需要进行 CT 检查[5, 6]。

表 5-3 社区获得性肺炎的风险分级和诊断[1]

治 疗	CRB-65 指数	需要胸片诊断	需要胸片随访
门诊患者	0～1 无危险因素 [a]	推荐	存在肿瘤危险因素的可选择性随访，时间可最早在治疗结束后 2 周
	0～1 有危险因素 [a]	必须	
普通病房或门诊患者 [b]	2	必须	正在吸烟者推荐随访
特护病房	≥3	必须	年龄＞65 岁，严重伴随疾病，最早在结束治疗后 2 周随访

a. 风险因素：①过去 3 个月进行抗生素治疗；②疗养院的居民；③严重的伴随疾病（充血性心力衰竭、肝硬化、终末期肾病、中枢神经功能障碍）
b. CRB-65 指数仅供参考，不能代替特定患者的临床决策

提示

在社区获得性肺炎的治疗过程中 CT 检查的适应证[1] 如下。

- 治疗失败
  - 肺炎进展
    ○ 临床状态恶化（呼吸功能不全，严重的败血症或脓毒性休克）。
    ○ 影像表现进展与临床进展同时发生。
  - 肺炎治疗效果不佳：开始治疗后 72h 内未观察到临床稳定性表现（稳定性标准：心率≤ 100 次 / 分；呼吸频率≤ 24 次 / 分；收缩压≥ 90 mmHg；体温≤ 37.8℃；氧分压≥ 60mmHg；氧饱和度≥ 90%）。
- 怀疑肺脓肿。

二、医院获得性肺炎

医院获得性肺炎的定义是在患者入院≥ 48h 出现的肺炎，且入院时未出现肺炎[7]。这是第二大常见的医院获得性感染，发病率和死亡率高，特别是在重症监护室。它通常与免疫抑制剂治疗、化学药物治疗有关，此类治疗过程中出现的医院获得性肺炎是由机会致病菌引起的，将在下文"机遇性肺炎"中进行讨论。

医院获得性肺炎的致病微生物谱不同于社区获得性肺炎。在长期机械通气的重症患者中，感染主要归因于医院特有的细菌病原体。由于细菌的种类繁多，加上治疗期间出现的新的疾病，使医院获得性肺炎的临床和影像诊断更具挑战性。多灶性浸润和随病情进展反复变化为其特点（图 5-12）。

医院获得性肺炎与其他肺实变进行鉴别是比较困难的，特别是在机械通气患者中。表 5-4 总结了各种潜在原因，而仅凭临床特征做出正确的诊断是比较困难的。例如，脓痰或气管分泌物通常是由上呼吸道感染引起的，而重症监护患者炎性指标的升高可能由许多原因导致。因此，对影像学图像进行细致分析并获得有关临床过程的全面信息非常重要。理想情况下，应与主管医生进行讨论。

三、机遇性肺炎

机遇性肺炎是由于患者免疫系统受损而引起

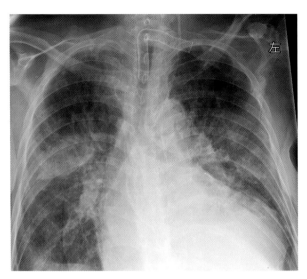

▲ 图 5–12　医院获得性肺炎，仰卧位摄片

双肺多发实变影。心影大，可见气管插管，中心静脉导管，导管尖端位于左头臂静脉中

表 5–4　重症监护室医院获得性肺炎 X 线表现与鉴别诊断[8]

鉴别诊断	特　点
肺不张	常见，周围解剖结构移位提示肺体积缩小
胸腔积液	仰卧位两肺底分布高密度影，提示游离性胸腔积液
肺水肿	主要表现为对称性，可能伴有心脏增大，提示充血性心力衰竭或其他原因（如肾衰竭、败血症）
肺梗死	为肺栓塞的继发表现；胸膜下的三角形实变影，可呈多发
成人型呼吸窘迫综合征	弥漫性双肺实变；严重的呼吸功能不全且没有实验室检查结果支持细菌性肺炎
肺泡出血	由治疗（药物毒性）或潜在疾病引起
药物毒性	影像学表现与某些药物的使用或停用之间的时间具有一致性，则提示药物毒性的可能，多表现为双侧肺部实变范围持续增大
术后变化	胸外科手术后继发，肺内血肿，淋巴引流受损，肺静脉引流受损

的肺部感染。机遇性肺炎有关的微生物谱不同于社区获得性肺炎及免疫力正常的医院获得性肺炎。

表 5–5 概述了各种与免疫抑制有关的疾病和治疗方式、相应的免疫应答机制，以及可能导致机遇性肺炎的典型病原体。

能够引起机遇性肺炎的相关临床疾病如下[9]。

- 再生障碍性贫血：通常继发于肿瘤放射治疗和（或）化学药物治疗之后，中性粒细胞计数 < 500/μl 或白细胞计数 < 1000/μl，细胞吞噬作用减弱。初始阶段的肺部感染通常为革兰阳性球菌（尤其是金黄色葡萄球菌），以及革兰阴性菌（如铜绿假单胞菌）。如果再生障碍性贫血持续≥ 5 天，则会发生真菌感染，在欧洲以曲霉菌和念珠菌最常见[9]。

- 获得性免疫缺陷综合征：T 辅助细胞（CD_4^+ T 淋巴细胞）减少，进而导致特异性细胞免疫下降。最常见的肺部感染是肺孢子菌肺炎，有时可能是获得性免疫缺陷综合征的首发症状。较少见的肺部感染是肺结核和肺弓形虫病[9]。

- 器官移植：器官移植导致免疫功能受到抑制，淋巴细胞功能降低，增加了患者细胞内病原体（如嗜肺军团菌、衣原体）、病毒（特别是巨细胞病毒），以及分枝杆菌、诺卡菌和曲霉病的感染机会。在心脏移植患者中，曲霉菌和诺卡菌占感染总数的 2/3。接受肺移植患者感染巨细胞病毒的风险较高[9]。

- 干细胞移植：大剂量化学药物治疗和全身照射破坏骨髓，使患者在此阶段特别易患肺炎球菌肺炎。干细胞移植后，机遇性肺炎的风险与再生障碍性贫血患者所面临的风险相似。

表 5-5　免疫应答机制及导致机遇性肺炎的免疫缺陷性疾病 [11, 12]

免疫机制	介　导	损　伤	机会微生物谱
适应性细胞免疫应答	T 细胞系统	• 器官移植 • 干细胞移植 • 可的松治疗 • 获得性免疫缺陷综合征 • 霍奇金淋巴瘤 • 慢性淋巴细胞白血病	• 肺孢子菌 • 病毒（巨细胞病毒、单纯疱疹病毒） • 分枝杆菌 • 军团菌
适应性体液免疫应答	免疫球蛋白类	• 化学药物治疗 • 恶性黑色素瘤 • 慢性淋巴细胞白血病 • 获得性免疫缺陷综合征 • 低丙球蛋白血症	• 肺炎球菌 • 革兰阴性菌 • 分枝杆菌 • 念珠菌 • 肺孢子菌 • 病毒（巨细胞病毒、单纯疱疹病毒）
固有细胞免疫应答	巨噬细胞 / 单核细胞粒细胞、自然杀伤细胞	• 化学药物治疗 • 放射治疗 • 干细胞移植 • 血液系统疾病 • 骨髓瘤	• 金黄色葡萄球菌 • 革兰阴性菌 • 真菌
固有体液免疫应答	补体系统、裂解素系统、单核细胞因子 / 淋巴细胞因子	• 多发性骨髓瘤 • 非霍奇金淋巴瘤 • 慢性淋巴细胞白血病	• 肺炎链球菌 • 流感嗜血杆菌

AIDS. 获得性免疫缺陷综合征

• 大剂量皮质类固醇激素治疗：这会导致粒细胞功能受损，从而损害其趋化活性。患者罹患肺孢子菌肺炎的风险增加。先前潜在的结核分枝杆菌可能会被重新激活[9]。

机遇性感染的 X 线表现可以是正常的，或者仅表现为非特异性改变[10]。如果怀疑是机遇性肺炎，但在影像学检查中未发现肺炎的证据，则需要行 CT 检查。患者如有再生障碍性贫血的风险，例如，接受化学药物治疗或干细胞移植后，通常表现为发热。在这种情况下 CT 上可以有异常发现。针对这一类患者，应尽可能选择低剂量 CT 检查，以满足多次复查 CT 的需要。

（一）真菌性肺炎

曲霉菌和念珠菌无处不在，是真菌性肺炎的主要致病菌。

曲霉菌根据感染程度的不同，其特征千差万别。非侵袭性肺曲菌病、侵袭性肺曲霉病和半侵袭性肺曲霉病之间影像表现各有不同[13]。由曲霉菌引起的另一种疾病——变应性支气管肺曲菌病将在第 7 章 "一、过敏性肺病" 中讨论。

1. 肺曲霉球

肺曲霉球是由菌丝组成的类似瘤样结构。换句话说，它就像一个圆形的真菌球。它在本身存在的空洞中生长，通常与长期的结核病或结节病有关（图 5-13）。当患者改变体位时，肺曲霉球可以在空洞内移动，在重力作用下，随着体位改变而改变，这一特点可以作为其诊断标准。有时，曲霉菌可能会填满整个空洞，无法与空洞壁区分开，而表现为整个相对均匀的实性区域（图 5-14）。非侵袭性肺曲霉球可以在免疫功能低下的患者中进展为侵袭性曲霉菌感染。

2. 侵袭性肺曲霉病

严重血液系统疾病继发再生障碍性疾病，以

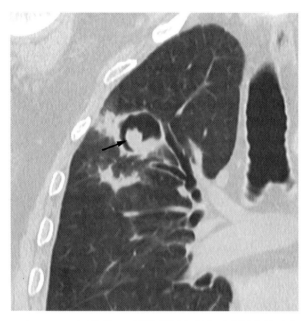

▲ 图 5-13　冠状位 CT 图像显示右肺上叶空洞中的肺曲霉球（黑箭）

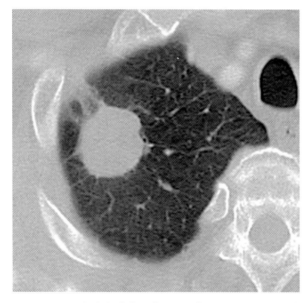

▲ 图 5-14　右肺上叶曲霉菌 CT 图像显示真菌球与洞壁无法区分开。整个病变表现为均匀结节

及随后治疗过程中，患者通常会发生危及生命的侵袭性肺曲霉病。而在没有严重的免疫功能低下的患者中很少见到这种疾病[10]。

除了气管侵袭性以外，曲霉菌也会导致血管侵袭性肺曲霉病，引起肺出血和肺实质梗死[14]。典型的影像学表现见表 5-6。

表 5-6　侵袭性肺曲霉病的 CT 特征 [13, 18]

血管侵袭性肺曲霉病	呼吸道侵袭性曲霉病
• 少数带晕环征的结节影 • 三角形实变影伴或不伴有晕环征 • 邻近血管的结节 • 病灶内支气管征（细支气管充气征） • 晚期征象：空气新月征	• 支气管周围实变影 • 小叶中心结节（＜ 5mm） • 树芽征 • 磨玻璃影 • 部分实变

• 少数带有晕环征的结节（病灶周围有磨玻璃影）（图 5-15），反映了病灶周围的出血区域[15]。

• 伴 或 不 伴 晕 环 征 的 三 角 形 实 变 影（图 5-16）：通常结节与周围血管邻近。

空气新月征是由于白细胞功能的恢复，继发于肺梗死或坏死组织排出后所形成的[16]。约有一半患者出现这种征象[17]。

提示

随着白细胞计数增加，曲霉菌结节增大可能反映患者免疫反应的恢复（图 5-15）。因此，在没有更多临床信息的情况下，不能将其解释为侵袭性肺曲霉病的进展。

在不足 1/3 的患者中，曲霉菌菌丝侵入支气管壁，引起急性气管侵袭性曲霉病[14]（图 5-17）。根据部位的不同，会引起急性气管支气管炎、渗出性细支气管炎或支气管肺炎[13]。X 线检查的主要发现是基底部的实变和边缘不规则的结节。表 5-6 总结了 CT 表现[18]。

在极少数情况下，气道侵袭性曲霉病表现为慢性病程，即慢性坏死性曲霉病。从局灶实变开始，逐渐中央实变发生坏死液化，再形成空洞，最终表现类似于肺曲霉球。然而，两者发病机制并不一样[19-21]。

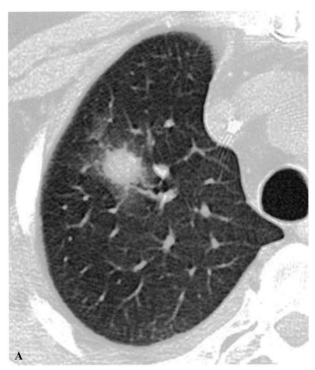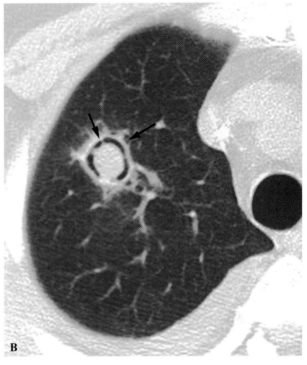

▲ 图 5-15　CT 图像右肺上叶侵袭性肺曲霉病，病程 > 2 周

A. 进展期患者，右肺上叶圆形实变影，周围有磨玻璃影，即晕环征；B. 2 周后，患者病情不再进展：新出现的空气新月征（黑箭），结节稍增大

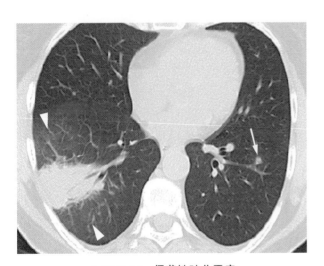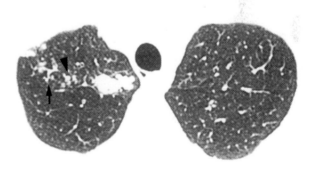

▲ 图 5-16　侵袭性肺曲霉病

CT 图像显示右肺下叶有大片三角形实变影，伴有明显的晕征（白箭头）；左肺下叶的另一个较小的曲霉菌结节（白箭）

▲ 图 5-17　急性呼吸道侵袭性曲霉病

CT 图像显示右肺上叶实变，小叶中心结节（黑箭头）和树芽征改变（黑箭）

1. 念珠菌肺炎

念珠菌属菌种通常是在胃肠道发现的酵母菌。当免疫应答减弱时，念珠菌会突破肠壁屏障，导致念珠菌酵母菌通过血液传播到肺部。影像学常表现为肺野散在小的局限性病灶。病变常多发，且以小结节为主。在 CT 图像上，还可以发现粟粒结节影随机分布[11]（图 5-18）。此外，还可经常看到磨玻璃影和小片状实变影。

提示

念珠菌肺炎的影像学表现如下。

- 粟粒样结节（多发、随机分布、小结节）。
- 磨玻璃影。
- 小片状实变影。

囊或网状改变相对少见[24, 25]。部分患者胸片表现是正常的，与其严重的呼吸困难明显不符，相应的 CT 图像显示出广泛的磨玻璃影[26]（图 5-20）。表 5-7 总结了典型的影像学表现[27]。在非获得性免疫缺陷综合征患者中很少观察到典型的气囊样改变[28, 29]（图 5-10）。因此，不能仅根据 X 线胸片结果做出肺孢子菌肺炎的诊断（图 5-21）。

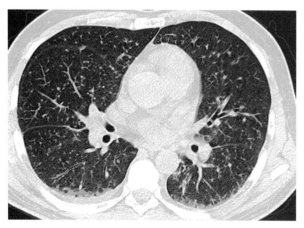

▲ 图 5-18 念珠菌肺炎
CT 图像显示双侧多发小结节，随机分布

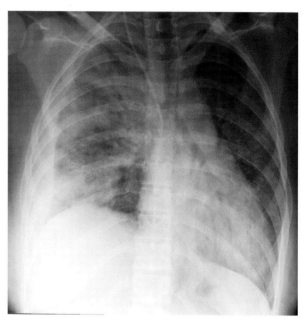

▲ 图 5-19 肺孢子菌肺炎
X 线检查显示双侧弥漫性磨玻璃影，右胸腔积液

2. 肺孢子菌肺炎

这种病原体被归类为子囊菌类（囊真菌），属于肺孢子虫属，目前已更名为肺孢子菌肺炎[22]。而最初由 Otto Jirovec 发现并命名的肺孢子虫不再使用[23]。以前，人类将肺孢子菌感染称为卡氏肺孢子虫肺炎，实际上这是肺孢子虫的另一个亚种。

肺孢子菌肺炎通常是获得性免疫缺陷综合征的最初表现，2/3 的获得性免疫缺陷综合征患者，在病程中会受到肺孢子菌肺炎的影响。临床表现为进行性呼吸困难、呼吸急促、心动过速和低热，但听诊结果一般正常[24]。

X 线表现为随着感染的进展，双侧肺门周围的高密度影范围越来越分散，密度越来越均匀[25]（图 5-19）。局部浸润，多发性结节，肺气

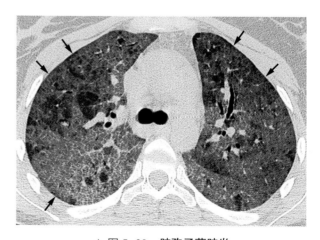

▲ 图 5-20 肺孢子菌肺炎
CT 图像显示两侧弥漫性磨玻璃影，部分可见胸膜前间隙（黑箭）

表 5-7 肺孢子菌肺炎的影像学表现

影像学检查	影像表现
X线表现	• 双肺外周密度增高影 • 弥漫性密度增高影 • 局部高密度影 • 多发高密度结节 • 气囊 • 网格状改变 • 气胸
CT表现	• 双肺不规则或弥漫分布磨玻璃影，胸膜下可见 • 小叶间隔增厚 • 胸膜下线 • 实变 • 气囊 • 气胸

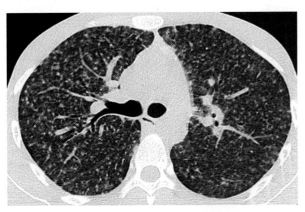

▲ 图 5-21 非典型性肺孢子菌肺炎

CT 图像显示弥漫性分布的双侧小叶结节和境界清楚的磨玻璃影

（二）病毒性肺炎

病毒性肺炎可表现为机会性感染，还可以影响免疫力正常的患者，引起社区获得性肺炎。免疫力低下的患者，发生机遇性病毒性肺炎时，发病率和死亡率较高[30]。

呼吸道合胞病毒是干细胞和器官移植者发生重症肺炎的主要原因[31, 32]。其他引起机遇性病毒性肺炎的病原体包括如下几种。

- 器官移植和获得性免疫缺陷综合征患者中的巨细胞病毒感染（图 5-22）。
- 获得性免疫缺陷综合征和重症监护室的成

人型呼吸窘迫综合征患者中的单纯疱疹病毒感染（图 5-23）。

- 水痘–带状疱疹病毒：其影像学发现与免疫力正常患者的相似。此外，水痘–带状疱疹病毒性肺炎表现出特征性的随机分布的结节，大小为 1～10mm[3, 11]。

> **提示**
> 对于机会性感染的病毒性肺炎，影像学诊断最重要的是排除抗生素治疗有效的典型细菌性肺炎。

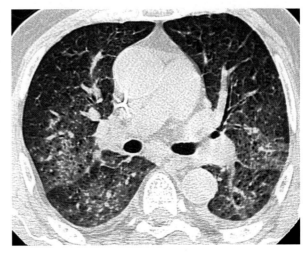

▲ 图 5-22 巨细胞病毒肺炎

CT 图像显示双侧磨玻璃影和小叶间隔增厚

病原体的鉴定对于鉴别诊断和治疗很重要。如果存在双肺磨玻璃影，则鉴别诊断中必须考虑肺孢子菌肺炎，并通过支气管镜检查和支气管肺泡灌洗排除。而不能仅靠影像学区分出不同类型的病毒性肺炎。

四、分枝杆菌病

由分枝杆菌引起的分枝杆菌肺炎在发达国家相对少见。结核病的致病菌是结核分枝杆菌。非

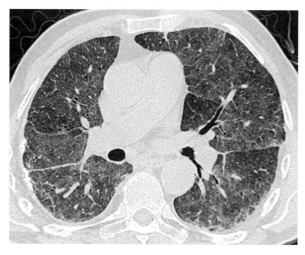

▲ 图 5-23　单纯疱疹病毒性肺炎
CT 图像显示双肺弥漫性磨玻璃影

结核分枝杆菌病是由结核分枝杆菌和麻风分枝杆菌以外的分枝杆菌引起的，被称为非结核分枝杆菌（MOTT）。与分枝杆菌病有关的所有分枝杆菌病原体在人体内外均表现出很高的稳定性。

（一）结核病

结核病、人类免疫缺陷病毒、疟疾是全球最常见的传染病。结核病虽然在发达国家相对少见，但其发病率在未来几年内可能会由于各种原因而增加。对常规结核病治疗耐药的耐多药结核病（multidrug resistant tuberculosis，MDR-TB）变得越来越常见。

此外，在欧洲也发现了广泛耐药结核病（extensively drug-resistant tuberculosis，XDR-TB）患者。耐多药结核病最早于 2006 年在南非出现。这些病原体极难治疗，因为它们对所有已知的抗结核药均表现出多重耐药性[33]。由于耐药菌从高流行地区（特别是撒哈拉以南非洲和中亚）的迁移，结核分枝杆菌耐药株也越来越多地传播到发达国家。新出现的基因型（北京基因型）极大地增加了分枝杆菌的传染性和毒力[34]。暴露于狭窄空间内的感染者，甚至在几分钟之内就可能使他人受到感染，而常规基因型结核的传播则需要连续暴露数小时。

1. 发病机制

分枝杆菌通过气溶胶吸入，经空气传播到肺部。继而引起局部炎症反应，并在肺泡内被肺泡巨噬细胞吞噬。但是，巨噬细胞并不能杀死分枝杆菌。相反，它们可以在巨噬细胞内生长，此后可以再次被释放。沿淋巴管引流，并首先累及区域淋巴结中的特定（适应性）免疫系统，从而导致 T 淋巴细胞致敏。随后发生特异性免疫反应，通过肉芽肿形成将病灶控制。在肉芽肿病变中，分枝杆菌被上皮样细胞、朗格汉斯细胞和淋巴细胞（结核球）包裹，然后形成干酪样坏死的中央区域。虽然分枝杆菌被包含在肉芽肿中，但它们可以在这些肉芽肿中存活数十年，当患者的免疫力下降，结核分枝杆菌可以再次被激活。其传播途径如下。

- 直接蔓延。
- 通过淋巴管引流。
- 通过血液传播。
- 支气管内传播。

结核分枝杆菌可以在不同时间、不同程度通过相关的传播途径，在体内传播。临床症状和影像学检查结果也具有相应表现（图 5-24）。

2. 原发感染

原发感染首先表现为肺实质的散在炎症，即局灶性肺炎，为原发灶。局部淋巴结的免疫反应引起同侧肺门淋巴结肿大。原发病灶、朝向肺门的淋巴管炎和肺门淋巴结炎，这种征象被称为原发复合征。在成年人中，肺部浸润的发生率高于肺门淋巴结肿大（图 5-25），而在儿童中则相反。该过程通常无症状，或者表现出轻度感染的临床体征。

病程随着肉芽肿的形成而消退。原发灶处的干酪样坏死和受累的肺门淋巴结可钙化，因此已愈合的原发感染的残留灶可以持续数十年（图 5-26）。原发病灶也表现为软组织密度结节

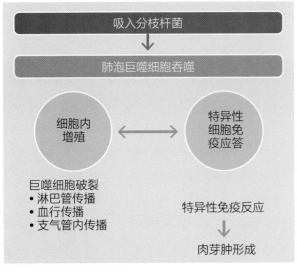

▲ 图 5-24　肺结核的发病机制示意图

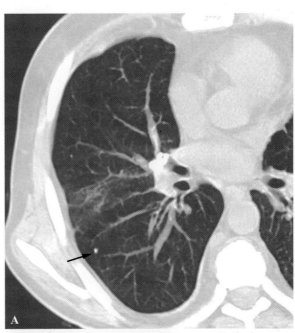

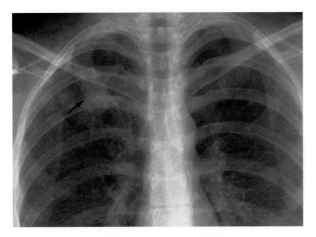

▲ 图 5-25　原发性肺结核

X 线检查病灶放大部分。右上叶原发病灶（黑箭）。X 线检查上无肺门淋巴结炎的证据

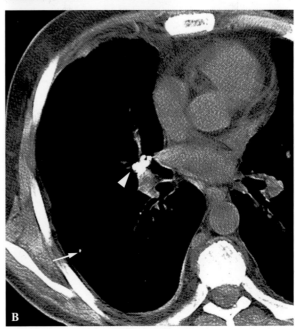

▲ 图 5-26　原发复合征

CT 图像显示原发灶（黑箭和白箭）和右肺门淋巴结钙化（B，白箭头）。A. 肺窗；B. 纵隔窗

（结核球）阴影。此时，需要与其他孤立性肺结节进行鉴别（图 5-27）。这些残留的病灶在进行免疫抑制药（如肿瘤坏死因子 -α 抑制药）治疗时，还可能会导致结核病病灶的重新活化。

3. 原发性肺结核进展

在 5% 的患者中，原发感染没有被控制，而是继续进展恶化。可出现临床症状（咳嗽、咳痰、咯血、呼吸困难、体重减轻、发热、盗汗、嗜睡、恶病质），尤其是在存在大量或高毒性分枝杆菌，或者免疫力降低的情况下疾病表现形式各异。

• 淋巴结结核（图 5-28）：随着肺门淋巴结被感染，它可以继续扩散到纵隔淋巴结。在 CT 上，可以在受影响的淋巴结中发现中央坏死的特征性低密度区。儿童的支气管壁较软，因此，支气管旁淋巴结肿大造

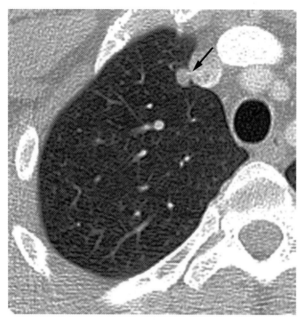

▲ 图 5-27　右肺上叶结核（黑箭）
CT 图像显示陈旧性原发性肺结核

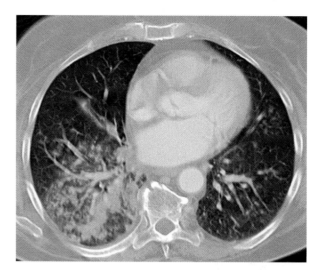

▲ 图 5-29　进展性原发病灶
CT 图像显示右肺下叶广泛实变影和磨玻璃影

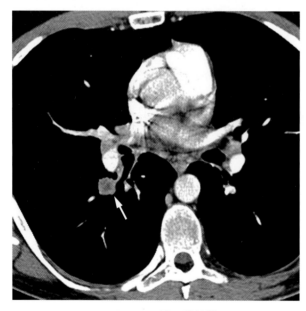

▲ 图 5-28　淋巴结结核
CT 图像显示淋巴结肿大的特征改变中央坏死（白箭）

成的管壁受压更易导致管腔狭窄和肺不张。气管不完全阻塞形成活瓣引起的肺过度充气较少见。

• 原发灶进展（图 5-29）：如果免疫系统无法将原发灶局限于初始的感染部位，则感染可能扩散，引起肺组织进行性破坏。

4. 继发性肺结核

原发性肺结核进展可演变为继发性肺结核，分枝杆菌在肺和其他器官内的传播越来越广泛。继发性肺结核包括以下两个阶段。

• 原发病灶的传播阶段：主要为血行播散，通过淋巴管和胸导管引流入静脉血。一旦进入血流，分枝杆菌就会再次分布在肺中。一旦分枝杆菌进入支气管系统，可能发生支气管播散。

• 器官定植阶段：这一阶段是由于结核分枝杆菌在肺实质中扩散和进行性肺破坏。

5. 传播

取决于分枝杆菌的数量及其毒力，可能有不同的传播途径。

• 较为局限的传播：根据患者的免疫反应，可导致渗出性炎症（图 5-30）或肉芽肿形成，并可能发生钙化（图 5-31）。

• 血行播散型肺结核（图 5-32）：大量分枝杆菌的血行播散会在肺部形成粟粒大小的

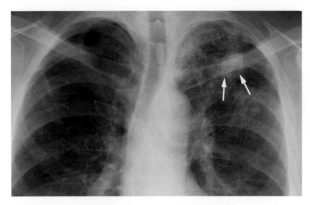

▲ 图 5-30　渗出性肺结核

X 线检查放大图显示左上肺锁骨下边界不清的实变影（白箭）

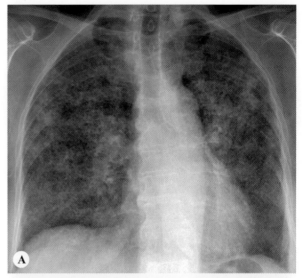

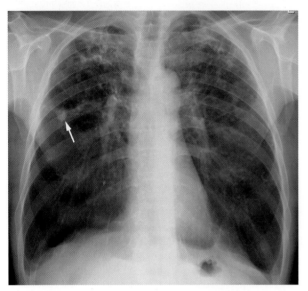

▲ 图 5-31　两上肺结核渗出性病变

X 线检查显示两上肺野多发边缘锐利的高密度结节影；可见到原发病灶也集中在右肺中间区域（白箭）

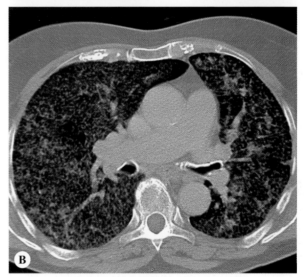

▲ 图 5-32　两肺血行播散型肺结核

A. X 线检查显示双侧弥漫性粟粒样结节影；B. CT 图像显示大量的边缘清晰随机分布的微结节

病灶，被称为血行播散型肺结核。在 CT 上表现为随机分布的肺小结节（粟粒样）。

- 败血症：在无免疫反应应答的情况下，即使没有结核病的影像学发现，急性分枝杆菌败血症通常也是致命的。但是，一般可以观察到与败血症相关的放射学改变。

- 结核性胸膜炎（图 5-33）：在 5% 的患者中，胸腔积液是结核分枝杆菌感染的唯一表现[35]。在这些患者中，有 20% 可以通过胸腔穿刺术分离出结核分枝杆菌。随着病

程的延长，增厚的胸膜可能会发生大量钙化，并持续数十年。这会导致受影响的胸腔明显缩小（图 5-34）。

如上所述，在随后的感染过程中，疾病以两种方式传播。

- 后期的血行播散：结核分枝杆菌可以从原有的肺结核的感染区域，或者从感染的肺门或纵隔淋巴结经胸导管进入血液。通过这种途径，结核分枝杆菌可传播到其他器官（通常是胸椎和腰椎，较少见于其他骨

骼、脑膜、肝、肾、肾上腺、尿道、生殖道）。此外，大量菌血症可引起血行播散型肺结核（见上文）。

- 后期支气管播散：分枝杆菌可通过形成的干酪性坏死物进入支气管，引起炎症改变（干酪样支气管炎）。此外，感染的肺门淋巴结可能会浸润支气管系统（图5-35），并导致结核分枝杆菌从淋巴结扩散到支气管。支气管内扩散的影像学表现包括主支气管壁增厚（图5-36）和由于小支气管和

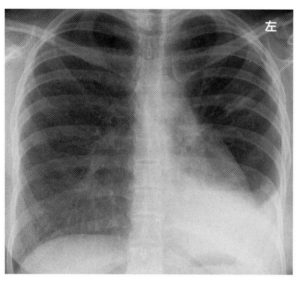

▲ 图 5-33　结核性胸膜炎
X 线显示左侧胸腔积液

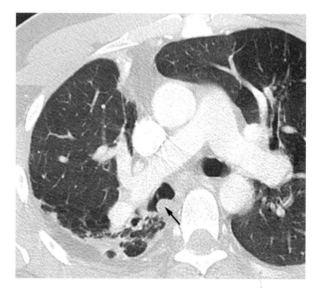

▲ 图 5-35　结核支气管传播
CT 图像显示肿大的淋巴结结核压迫右主支气管（黑箭），右肺因纤维化而变小

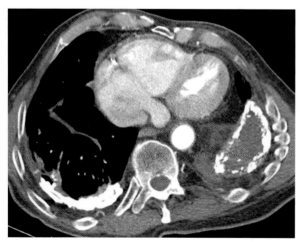

▲ 图 5-34　钙化的结核性胸膜炎
CT 图像显示双侧脏胸膜广泛钙化。左肺大面积萎缩

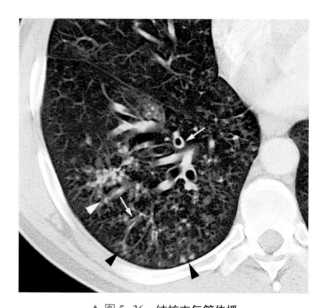

▲ 图 5-36　结核支气管传播
CT 图像显示干酪样支气管炎，支气管壁增厚（白箭），右肺下叶有树芽征，表明小支气管和细支气管炎症（黑箭头和白箭头）

细支气管的参与而形成的树芽征。

6. 组织器官定植阶段

肺结核进展为组织器官定植阶段通常反映了上述传播途径的混合存在。以下四种类型传播途径可以并存。

- 渗出性肺结核：感染不能局限于肉芽肿，常会引起干酪样肺炎，表现为广泛的实变和磨玻璃影（图5-37）。
- 增殖性肺结核：完善的免疫系统能够把感染控制在肉芽肿中，形成结核球，在影像学上表现为多个边缘明显的结节（图5-38）。

- 空洞性肺结核：干酪坏死物质通过支气管排出导致空洞形成，空洞的长度可达数厘米（图5-39）。同时，腔内容物的排出引起分枝杆菌的支气管播散。
- 纤维化性肺结核：慢性炎症会引起粗大的纤维化形成，继而导致受累肺区域的萎缩（图5-40），伴有瘢痕性肺气肿和支气管扩张。

7. 复发和再次感染

分枝杆菌可以在肉芽肿内存活数年至数十年，而不会引起临床上明显的症状。即使经过很

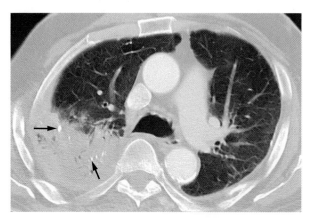

▲ 图 5-37　渗出性肺结核

CT 图像显示右肺下叶大面积实变。实变内可见小钙化性肉芽肿（黑箭）

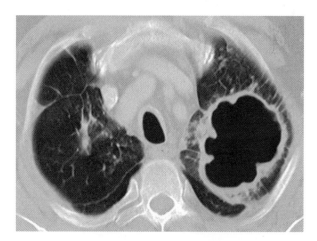

▲ 图 5-39　空洞性肺结核

CT 图像显示左肺上叶空洞

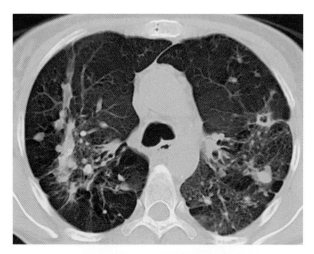

▲ 图 5-38　增殖性肺结核

CT 图像显示两肺上叶多发边缘锐利的结节影

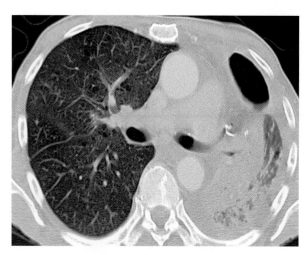

▲ 图 5-40　纤维化性肺结核

CT 图像显示左肺萎缩合并纵隔左移位

长时间，患者免疫反应受损仍会引起结核病复发。在大多数发达国家，原发性肺结核的复发是结核病最常见的形式。相比之下，来自结核病流行地区的年轻患者会更容易再次发生外源性的感染。

与原发性肺结核相比，无 AIDS 疾病的患者和保留了正常细胞免疫力的 AIDS 患者的继发性肺结核表现出一些特殊征象。

- 淋巴结结核罕见，仅在 5% 的患者中可见[36]。
- 结核浸润灶通常位于下叶背段[37]（图 5-41）。
- 空洞在继发性肺结核中（50%）比原发性感染（＜ 30%）更为常见[36]。

细胞免疫反应降低的 AIDS 患者实际上没有免疫记忆。这意味着淋巴结病在感染过程中不会消退，而通常会持续导致继发性肺结核（图 5-42）。空洞在这些患者中很少见。

8. 活动性和开放性肺结核

如果分枝杆菌感染引起临床症状（咳嗽、咯血、发热、盗汗或体重减轻），则表明存在活动

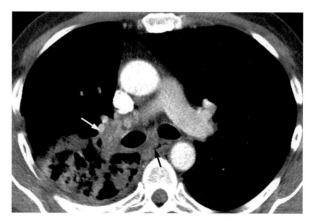

▲ 图 5-42 获得性免疫缺陷综合征患者的原发型淋巴结结核
CT 图像显示右肺门和气管隆突下淋巴结（黑箭和白箭）。右肺上叶广泛实变

性结核。如果患者尚未开始抗结核治疗，则在诊断时可在痰液、气管和支气管分泌物或胃液中发现分枝杆菌。最灵敏的检测方法是细菌培养，这是诊断活动性肺结核的金标准。但是在 2～6 周后才能获得培养结果。尽管可以在显微镜下快速鉴定出体液中的分枝杆菌，但这种方法比细菌培养的灵敏度低得多。结核菌素皮肤试验和 γ 干扰素释放试验（interferon-γ release assay，IGRA）是 2 种间接免疫测定，可在数小时至数天之内得出结果。但是它们的敏感性和特异性低于培养物分离技术。

如果在患者的体液中发现分枝杆菌的数量很高，以至于在显微镜下已经可以检测到，则该感染被归类为开放性结核病。由于病原体以气溶胶的形式散布到周围空气中，可以在感染状态下存活数小时。因此，必须将这种情况视为潜在的高度传染病，故而临床上定义了开放性结核病这一术语。如果在未治疗的结核病中发现有空洞征象，则可从影像学上怀疑为开放性肺结核。空洞内容物带有分枝杆菌，如果经支气管引流，则可以咳出到周围环境中。通常，在开始治疗的 3 周内，开放性结核病将演变为不再具有高度传染性的非开放性结核病。

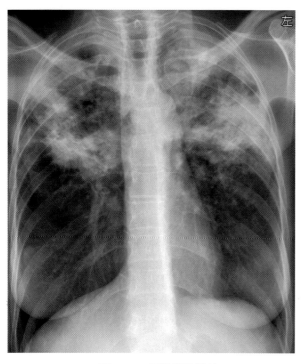

▲ 图 5-41 原发性肺结核
X 线检查显示两肺上叶实变

肺结核的活动性很难通过放射学进行评估。表 5-8（左列）总结了根据临床指标定义的活动性结核病的影像学表现，临床指标判断活动性肺结核的敏感性为 87%，特异性为 89%。如果另外考虑表 5-8（右列）中列出的影像学特征，灵敏度会上升到 98%，但会以降低特异性为代价，其将下降到 75%[38]。影像学上 ≥ 4~6 个月的稳定则被认为是结核稳定的可靠迹象[37, 39, 40]。在特殊情况下，如果影像学检查结果在更长的时间内保持不变，疾病仍然可以活跃[37]。

> **提示**
>
> CT 上活动性肺结核的特征性表现如下[37, 41]。
>
> - 小叶中心及其分支的异常密度。
> - 肺小叶实变。
> - 小叶中心结节。
> - 树芽征。
> - 空洞。
> - 磨玻璃影。
>
> 然而，在非活动性肺结核的部分患者中，也可以看到这些征象。因此，不能通过影像学区分活动性和非活动性结核。取而代之的是需要鉴定临床标本（如痰液）中的分枝杆菌[37]。

表 5-8　**X 线上活动性结核病与非活动性结核病的影像表现**

活动性肺结核	非活动性肺结核
<ul><li>实变</li><li>磨玻璃影</li><li>空洞</li><li>边缘不清的结节</li><li>胸腔积液</li><li>肺门或纵隔淋巴结肿大</li><li>粟粒影</li></ul>	<ul><li>非钙化结节</li><li>线样影（纤维瘢痕）</li><li>体积减小和收缩</li><li>支气管扩张</li><li>钙化结节 a</li></ul>

a. 钙化结节可以被认为是完全不活动的；转变为活动性肺结核的可能性不大

9. 并发症

作为真菌定植的后遗症，曲霉菌可在旧的结核空洞中生长，而在支气管扩张区域中生长的可能性较小。出现咯血症状时引起临床关注，5% 的患者中会出现致命的咯血[37, 42]。

空洞会侵蚀肺动脉，引起称为 Rasmussen 动脉瘤的假性动脉瘤（图 5-43）。动脉瘤破裂有时会导致致命性咯血[37, 43, 44]。空洞导致的胸膜破裂会导致自发性气胸，进而引起支气管胸膜瘘（图 5-44）。

肺的广泛结核破坏导致肺毛细血管床稀少。这会导致肺动脉高压和慢性肺源性心脏病。化脓性胸膜炎侵犯胸壁可导致广泛的化脓性炎症，称为自溃性化脓性胸膜炎[45, 46]（图 5-45）。

10. 评估治疗反应

痰液检查最初呈阳性的患者是否对治疗有反应，最好通过重复痰液分析来确定。痰液测试阴性可解释为治疗成功。相反，在治疗过程中进行影像学随访用处不大。但是，建议在治疗完成后获得影像学证据，因为这记录了治疗效果，并作为将来评估诊断结核病再发的基线资料[37, 47]。

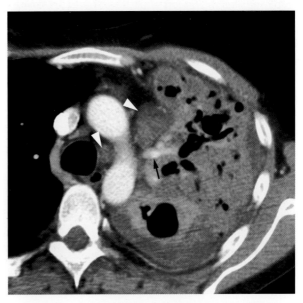

▲ 图 5-43　**左肺上叶肺动脉假性动脉瘤（黑箭）**
显示大片实变和广泛的空洞。纵隔淋巴结肿大（白箭头）

如果痰液检查最初是阴性的，则影像学随访是临床评估治疗反应的最重要参数。在 1/3 的儿童患者和部分成人患者中，会在最初 3 个月出现肺部实变和进行性淋巴结炎[48]。总体而言，X 线表现转归较慢。3 个月后，影像学检查结果缺乏改善可以解释为治疗失败，提示需要进行结核菌

耐药检测或介入性病理学检查，如重叠感染[37]。影像学表现的转归最多需要 2 年的时间，淋巴结肿大可能持续更长时间[37, 48]。

11. 与旧治疗方法相关的影像学发现

自 20 世纪 40 年代开始出现抗结核药物。在此之前，人们努力通过阻止感染来治愈肺结核。这种治疗手段的后遗症至今仍然可见，下面简单介绍。

• 充填法（图 5-46）：大量石蜡的胸膜下充填以压迫患病的肺部，以期可以阻止感染。

• 胸廓成形术（图 5-47）：进行了外科肋骨切除术以减小患侧胸腔的大小，从而阻止患病肺部的感染。可以通过影像学发现一侧胸廓缩小和多处肋骨切除。

通常，这些发现会与残留的肺内结核病灶共存。

（二）非结核分枝杆菌病

非结核分枝杆菌病是由分枝杆菌引起的，与引起结核病和轻型流感的分枝杆菌不同。除结核病以外，这些也被称为分枝杆菌。结核病以外

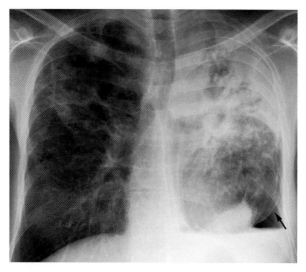

▲ 图 5-44 继发于左肺上叶支气管胸膜瘘的自发性气胸（黑箭）

X 线检查显示左肺上野广泛破坏

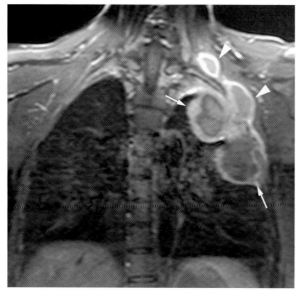

▲ 图 5-45 继发于化脓性胸膜炎（白箭）的胸壁脓肿（白箭头）

冠状位 T_1WI MRI 增强图像。脓肿壁和胸腔积液周围可见明显强化特点

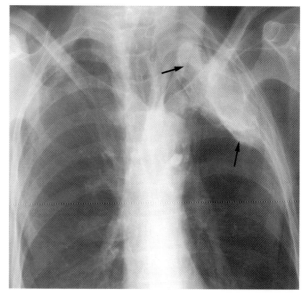

▲ 图 5-46 左上肺受压的气管（黑箭）

X 线检查放大部分左上方区域高密度影，边缘平滑

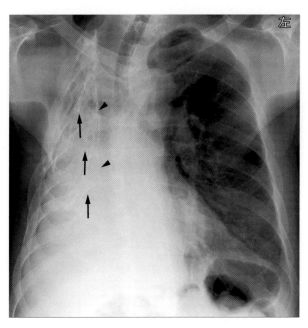

▲ 图 5-47 右胸腔胸廓成形术

X线检查。后外侧切除的肋骨段可识别（黑箭）；此外，钙化胸膜炎是肺结核残留（黑箭头）

的分枝杆菌（mycobacteria other than tuberculosis，MOTT）无处不在，大多数是腐生菌。肺部感染主要由堪萨斯分枝杆菌或鸟分枝杆菌复合群（mycobacterium avium complex，MAC）的分枝杆菌引起[49-52]。感染通过空气传播途径从周围环境传播。与结核病不同，人与人之间的传播很少见。除了在获得性免疫缺陷综合征患者中，肺部感染可来自于胃肠道感染引起的菌血症[50, 52]。

非致病性定植是常见的，特别是与支气管扩张和肺气肿有关。

因此，阳性的微生物检测结果不足以作为治疗的依据。

有免疫力的患者可以表现出 2 种不同的特征性临床及影像学表现（表 5-9）。他们的症状相似，主要表现为隐匿性发作的咳嗽和咯血[50-54]。

- 经典的 MOTT 感染（图 5-48）：这种感染类似结核病的表现。它主要影响患有潜在肺部疾病（慢性阻塞性肺疾病）或其他危险因素（吸烟、酗酒）的 50—70 岁的患者，有发热和体重减轻。血行播散型肺结核中

表 5-9 具有免疫功能的非结核分枝杆菌病的影像学表现[50-55]

经典 MOTT 感染	非经典 MOTT 感染
• 尖段实变和结节 • 尖段瘢痕 • 空洞 • 胸膜增厚 • 支气管内传播（树芽征，小叶中心结节） • 偶尔有胸腔积液和淋巴结肿大	• 多发，双侧，边缘不光，随机分布的结节 • 不常见于尖段 • 支气管扩张，尤其是在中叶和舌段

弥漫性的血行播散很少见。

- 非典型的 MOTT 感染（图 5-49）：在 20%～30% 的患者中，不存在易感疾病。这种疾病主要发生在 70 岁左右的女性中，发热罕见。这种疾病通常是由 MAC 病原体引起。

放射学上所发现的免疫抑制患者，尤其是获得性免疫缺陷综合征患者和原发性结核相似。MAC 感染的一部分起源于胃肠道。因此，在广泛血行播散的情况下常常表现粟粒型，如血行播

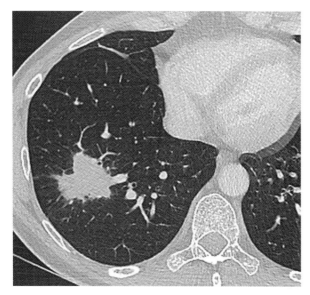

▲ 图 5-48　非结核分枝杆菌病 CT 图像

如右肺下叶原发性结核病所见，典型的 MOTT 感染具有实变区域

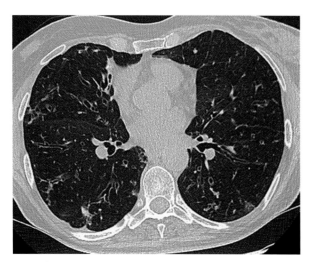

▲ 图 5-49　非结核分枝杆菌病 CT 图像

非典型 MOTT 感染，具有支气管扩张、树芽征和多个小结节

散型肺结核。

五、总结

肺炎是一种涉及肺实质的微生物感染性疾病。它可以治愈而不会产生任何后遗症，或者导致肺实质被无功能的瘢痕组织所代替。根据其来源，分为社区获得性肺炎、医院获得性肺炎和机遇性肺炎。

- 社区获得性肺炎：通常分为典型或非典型病原体肺炎。典型肺炎的临床表现为发热、寒战、咳嗽、脓性痰、一般状况较差。涉及的病原体通常是细菌（肺炎球菌、葡萄球菌）。非典型病原体肺炎表现为流感样症状，仅中度发热，主要病原体为细胞内细菌（衣原体、支原体、军团菌）或病毒（尤其是甲型和乙型流行性感冒病毒）。肺炎的诊断需要在胸部 X 线正侧位上以显示肺内感染。除病程较轻外，可在治疗结束的两周后考虑进行影像学随访检查。CT 仅在发生并发症（进展性肺炎、延迟反应性肺炎和疑似肺脓肿）时才具有诊断作用。大量胸腔积液需要胸腔穿刺术。难治性肺脓肿可通过影像学引导下（CT 或透视检查）引流。

- 医院获得性肺炎 / 医院（内）肺炎：指在患者入院后 ≥ 48h 出现的肺炎。它在重症监护室中特别常见，是机械通气的一种并发症。医院获得性肺炎的致病微生物谱与社区获得性肺炎不同。医院获得性肺炎主要是医院特有的、通常具有多重耐药性的细菌性病原体。很难将其与其他原因的肺部异常阴影进行鉴别，尤其是在重症监护患者中（表 5-4）。临床和实验室指标对于鉴别诊断很有用。临床医生和放射科医生的共同讨论会更容易做出正确的诊断。

- 机遇性肺炎：主要影响免疫缺陷患者。机会性病原体因免疫抑制的原因而异（如获得性免疫缺陷综合征、放射治疗、化学药物治疗或高剂量可的松治疗），这也取决于随后的免疫功能状态。罕见病原体的鉴定也很常见。典型疾病表现如下。

－粒细胞缺乏患者中的真菌性肺炎（尤其是侵袭性肺曲霉病和念珠菌肺炎）。

－肺孢子菌肺炎通常是 AIDS 患者肺炎的首发表现。

－移植患者中的病毒性肺炎。

分枝杆菌病在世界各地都有发现，结核病和疟疾、获得性免疫缺陷综合征是最常见的传染病。但是在发达国家，很少有新的结核病患者。疾病过程包括以下三个阶段。

• 原发性结核：表现为肺部原发灶，伴有淋巴结炎（原发复合征）。在 95% 的患者中，它在没有症状的过程中自愈。在 5% 的患者中，它演变为继发性感染，表现为肺门淋巴结结核或原发灶的进行性感染。

• 播散：播散最初是血源性的，通常是两肺多发，有时是弥漫的（血行播散型肺结核）。

其他器官也可能受到影响。结核病也可以通过支气管传播。

• 增殖：在此阶段，结核病继续在肺中扩散，通常表现为血源性、淋巴源性、支气管源性和持续扩散的混合型。仅在此阶段才能诊断出结核病。

最后两个阶段统称为"继发性肺结核"。现在淋巴结结核的发病率已大大降低，但与原发性肺结核相比，空洞现象更为普遍。在 X 线检查上常见的表现是陈旧结核灶，尤其表现为钙化的原发病灶或钙化的胸膜增厚。如果免疫防御能力下降，则可以随时从这些残留病灶中重新发病。

非结核分枝杆菌病在免疫功能不全的患者中有两种模式：一个类似于结核病（经典），另一个以结节和支气管扩张为特征（非经典）。免疫功能低下的患者表现出与原发性结核相似的疾病模式。

参考文献

[1] Mandell LA, Wunderink RG, Anzueto A, et al; Infectious Diseases Society of America. American Thoracic Society. Infectious Diseases Society of America/American Thoracic Society consensus guidelines on the management of community-acquired pneumonia in adults. Clin Infect Dis 2007;44(Suppl 2):S27–S72

[2] van Sonnenberg E, D'Agostino HB, Casola G, Wittich GR, Varney RR, Harker C. Lung abscess: CT-guided drainage. Radiology 1991;178(2):347–351

[3] Kim EA, Lee KS, Primack SL, et al. Viral pneumonias in adults: radiologic and pathologic findings. Radiographics 2002;22(Spec No):S137–S149

[4] Lim WS, van der Eerden MM, Laing R, et al. Defining community acquired pneumonia severity on presentation to hospital: an international derivation and validation study. Thorax 2003;58(5):377–382

[5] Franquet T. Imaging of pneumonia: trends and algorithms. Eur Respir J 2001;18(1):196–208

[6] Tomiyama N, Müller NL, Johkoh T, et al. Acute parenchymal lung disease in immunocompetent patients: diagnostic accuracy of high-resolution CT. AJR Am J Roentgenol 2000;174(6):1745–1750

[7] Torres A, Niederman MS, Chastre J, et al. International ERS/ESICM/ESCMID/ALAT guidelines for the management of hospital-acquired pneumonia and ventilator-associated pneumonia: Guidelines for the management of hospital-acquired pneumonia (HAP)/ventilator-associated pneumonia (VAP) of the European Respiratory Society (ERS), European Society of Intensive Care Medicine (ESICM), European Society of Clinical Microbiology and Infectious Diseases (ESCMID) and Asociación Latinoamericana del Tórax (ALAT). Eur Respir J 2017;50(3):1700582

[8] Wormanns D. Chest radiography: performance, indications and interpretation. In: Barr RG, Parr D, Vogel-Claussen J, eds. Imaging (ERS Monograph). Sheffield: European Respiratory Society; 2015

[9] Beigelman-Aubry C, Godet C, Caumes E. Lung infections: the radiologist's perspective. Diagn Interv Imaging 2012; 93(6): 431–440

[10] Herbert PA, Bayer AS. Fungal pneumonia (Part 4): invasive pulmonary aspergillosis. Chest 1981;80(2):220–225

[11] Beyer F, Wormanns D. Imaging of pneumonia Radiologe 2011;51(5):405–416, quiz 417–418

[12] Tuengerthal S. The radiology of opportunistic pneumonias. I: Epidemiological, laboratory and clinical background Radiologe 2005;45(4):373–383, quiz 384

[13] Buckingham SJ, Hansell DM. Aspergillus in the lung: diverse and coincident forms. Eur Radiol 2003;13(8):1786–

1800

[14] Orr DP, Myerowitz RL, Dubois PJ. Patho-radiologic correlation of invasive pulmonary aspergillosis in the compromised host. Cancer 1978;41(5):2028–2039

[15] Kuhlman JE, Fishman EK, Siegelman SS. Invasive pulmonary aspergillosis in acute leukemia: characteristic findings on CT, the CT halo sign, and the role of CT in early diagnosis. Radiology 1985;157(3):611–614

[16] Albelda SM, Talbot GH, Gerson SL, Miller WT, Cassileth PA. Pulmonary cavitation and massive hemoptysis in invasive pulmonary aspergillosis. Influence of bone marrow recovery in patients with acute leukemia. Am Rev Respir Dis 1985;131(1):115–120

[17] Kim MJ, Lee KS, Kim J, Jung KJ, Lee HG, Kim TS. Crescent sign in invasive pulmonary aspergillosis: frequency and related CT and clinical factors. J Comput Assist Tomogr 2001;25(2):305–310

[18] Logan PM, Primack SL, Miller RR, Müller NL. Invasive aspergillosis of the airways: radiographic, CT, and pathologic findings. Radiology 1994;193(2):383–388

[19] Binder RE, Faling LJ, Pugatch RD, Mahasaen C, Snider GL. Chronic necrotizing pulmonary aspergillosis: a discrete clinical entity. Medicine (Baltimore) 1982;61(2):109–124

[20] Franquet T, Müller NL, Giménez A, Domingo P, Plaza V, Bordes R. Semiinvasive pulmonary aspergillosis in chronic obstructive pulmonary disease: radiologic and pathologic findings in nine patients. AJR Am J Roentgenol 2000;174(1):51–56

[21] Gefter WB, Weingrad TR, Epstein DM, Ochs RH, Miller WT. "Semi-invasive" pulmonary aspergillosis: a new look at the spectrum of aspergillus infections of the lung. Radiology 1981;140(2):313–321

[22] Frenkel JK. Pneumocystis jiroveci n. sp. from man: morphology, physiology, and immunology in relation to pathology. Natl Cancer Inst Monogr 1976;43:13–30

[23] Vanek J, Jirovec O. Parasitäre Pneumonie. Interstitielle Plasmazellenpneumonie der Frühgeborenen, verursacht durch Pneumodystis Carinii. Zentralbl Bakteriol Orig 1952;158(1)(–)(2):120–127

[24] Thomas CF Jr, Limper AH. Pneumocystis pneumonia. N Engl J Med 2004;350(24):2487–2498

[25] DeLorenzo LJ, Huang CT, Maguire GP, Stone DJ. Roentgenographic patterns of Pneumocystis carinii pneumonia in 104 patients with AIDS. Chest 1987;91(3):323–327

[26] Gruden JF, Huang L, Turner J, et al. High-resolution CT in the evaluation of clinically suspected Pneumocystis carinii pneumonia in AIDS patients with normal, equivocal, or nonspecific radiographic findings. AJR Am J Roentgenol 1997;169(4):967–975

[27] Kanne JP, Yandow DR, Meyer CA. Pneumocystis jiroveci pneumonia: high-resolution CT findings in patients with and without HIV infection. AJR Am J Roentgenol 2012;198(6):W555–61

[28] Hardak E, Brook O, Yigla M. Radiological features of Pneumocystis jirovecii Pneumonia in immunocompromised patients with and without AIDS. Hai 2010;188(2):159–163

[29] Kovacs JA, Hiemenz JW, Macher AM, et al. Pneumocystis carinii pneumonia: a comparison between patients with the acquired immunodeficiency syndrome and patients with other immunodeficiencies. Ann Intern Med 1984;100(5):663–671

[30] Rohmann K, Drömann D. Viruspneumonie bei immuninkompetenten Patienten. Pneumologe 2013;10:335–340

[31] Boeckh M. The challenge of respiratory virus infections in hematopoietic cell transplant recipients. Br J Haematol 2008;143(4):455–467

[32] Ison MG, Hayden FG. Viral infections in immunocompromised patients: what's new with respiratory viruses? Curr Opin Infect Dis 2002;15(4):355–367

[33] Mitnick CD, Shin SS, Seung KJ, et al. Comprehensive treatment of extensively drug-resistant tuberculosis. N Engl J Med 2008;359(6):563–574

[34] Lillebaek T, Andersen AB, Dirksen A, Glynn JR, Kremer K. Mycobacterium tuberculosis Beijing genotype. Emerg Infect Dis 2003;9(12):1553–1557

[35] Choyke PL, Sostman HD, Curtis AM, et al. Adult-onset pulmonary tuberculosis. Radiology 1983;148(2):357–362

[36] Woodring JH, Vandiviere HM, Fried AM, Dillon ML, Williams TD, Melvin IG. Update: the radiographic features of pulmonary tuberculosis. AJR Am J Roentgenol 1986;146(3):497–506

[37] Leung AN. Pulmonary tuberculosis: the essentials. Radiology 1999; 210(2):307–322

[38] World Health Organization. Systematic Screening for Active Tuberculosis: Principles and Recommendations. Geneva: World Health Organization; 2013

[39] American Thoracic Society. American Thoracic Society. Diagnostic standards and classification of tuberculosis. Am Rev Respir Dis 1990;142(3):725–735

[40] Miller WT, MacGregor RR. Tuberculosis: frequency of unusual radiographic findings. AJR Am J Roentgenol 1978;130(5):867–875

[41] Lee KS, Hwang JW, Chung MP, Kim H, Kwon OJ. Utility of CT in the evaluation of pulmonary tuberculosis in patients without AIDS. Chest 1996;110(4):977–984

[42] Fraser RS. Pulmonary aspergillosis: pathologic and pathogenetic features. Pathol Annu 1993;28(Pt 1):231–277

[43] Ramakantan R, Bandekar VG, Gandhi MS, Aulakh BG,

Deshmukh HL. Massive hemoptysis due to pulmonary tuberculosis: control with bronchial artery embolization. Radiology 1996;200(3):691–694

[44] van den Heuvel MM, van Rensburg JJ. Images in clinical medicine. Rasmussen's aneurysm. N Engl J Med 2006;355(16):e17

[45] Kellie SP. Empyema necessitatis. Chest 2010;138:39A

[46] Lee WS, Jean SS, Bai KJ, Lam C, Hsu CW, Chen RJ. Empyema necessitatis due to Mycobacterium tuberculosis. J Microbiol Immunol Infect 2015;48(4):461–462

[47] Bass JB Jr, Farer LS, Hopewell PC, et al; American Thoracic Society and The Centers for Disease Control and Prevention. Treatment of tuberculosis and tuberculosis infection in adults and children. Am J Respir Crit Care Med 1994;149(5):1359–1374

[48] Leung AN, Müller NL, Pineda PR, FitzGerald JM. Primary tuberculosis in childhood: radiographic manifestations. Radiology 1992;182(1):87–91

[49] Haque AK. The pathology and pathophysiology of mycobacterial infections. J Thorac Imaging 1990;5(2):8–16

[50] Miller WT Jr. Spectrum of pulmonary nontuberculous mycobacterial infection. Radiology 1994;191(2):343–350

[51] Webb WR, Müller NL, Naidich DP. High-Resolution CT of the Lung. 4 ed. Philadelphia, PA: Wolters Kluwer/Lippincott Williams & Wilkins; 2009

[52] Woodring JH, Vandiviere HM. Pulmonary disease caused by nontuberculous mycobacteria. J Thorac Imaging 1990;5(2):64–76

[53] Wallace RJ, O'Brien R, Glassroth J, et al. Diagnosis and treatment of disease caused by nontuberculous mycobacteria. Am Rev Respir Dis 1990;142(4):940–953

[54] Christensen EE, Dietz GW, Ahn CH, et al. Pulmonary manifestations of Mycobacterium intracellularis. AJR Am J Roentgenol 1979;133(1):59–66

[55] Christensen EE, Dietz GW, Ahn CH, Chapman JS, Murry RC, Hurst GA. Radiographic manifestations of pulmonary Mycobacterium kansasii infections. AJR Am J Roentgenol 1978;131(6):985–993

第6章 弥漫性实质性肺疾病

Diffuse Parenchymal Lung Diseases

弥漫性实质性肺疾病的影像学鉴别诊断思维和方法将会在第 24 章给予系统的阐述。

弥漫性实质性肺疾病可分为以下四组[1]。

- 已知病因的肺实质疾病：由环境、职业和药物原因引起的各种疾病，以及全身性疾病的肺部表现，如胶原血管疾病。

- 特发性间质性肺炎（idiopathic interstitial pneumonia，IIP）：组织学上表现为间质性

炎症或肺纤维化。它们可能与第一组疾病表现为相同的组织学特点，但其原因尚不清楚。最新的国际 IIP 分类可追溯到 2012 年，包括普通 IIP、罕见 IIP 和无法分类的 IIP（图 6-1）。此外，2%～20% 的 IIP 是由基因介导的，被归类为家族性 IIP。

- 肉芽肿性疾病：本类最常见的疾病是结节病，其发病病因不明，其最显著的特征是

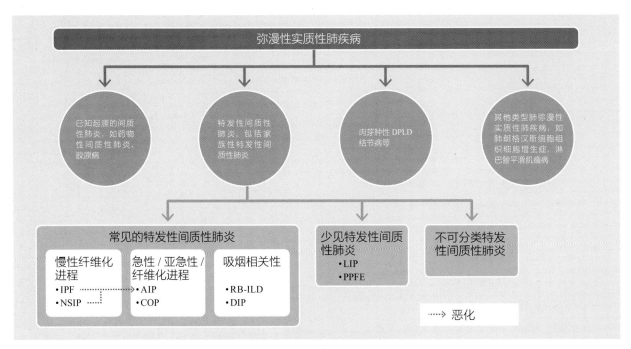

▲ 图 6-1 弥漫性实质性肺疾病的分类

AIP. 急性间质性肺炎；COP. 隐源性机化性肺炎；DIP. 脱屑性间质性肺炎；DPLD. 肺弥漫性实质疾病；IPF. 特发性肺间质纤维化；LIP. 淋巴细胞性间质性肺炎；NSIP. 非特异性间质性肺炎；PPFE. 胸膜肺弹力纤维增生症；RB-ILD. 呼吸性细支气管炎相关间质性肺疾病

肉芽肿的形成。

• 其他形式的弥漫性实质性肺疾病：肺朗格汉斯细胞组织细胞增生症、淋巴管平滑肌瘤病、肺泡蛋白沉积症、弥漫性嗜酸性肺炎，以及各种类型的血管炎肺受累。

一、特发性间质性肺炎

特发性间质性肺炎是一种具有高度异质性、罕见的非感染性肺部炎性疾病，其病因不明，通常是发生在肺间质的一系列病理过程。根据组织学表现可以对该疾病进行分类，且预后差异很大。主要临床表现是渐进性呼吸困难。

美国胸科学会和欧洲呼吸学会2012年的IIP分类依照临床表现和不同组织学类型进行结构化分类。

• 普通IPF。
  - 慢性纤维化性特发性间质性肺炎。
    ○ 特发性肺间质纤维化（IPF）。
    ○ 特发性非特异性间质性肺炎。
  - 急性或亚急性纤维化性特发性间质性肺炎。
    ○ 急性间质性肺炎（AIP）。
    ○ 隐源性机化性肺炎（COP）。
  - 吸烟相关特发性间质性肺炎。
    ○ 呼吸性细支气管炎相关间质性肺疾病（RB-ILD）。
    ○ 脱屑性间质性肺炎（DIP）。
• 罕见IPF。
  - 淋巴细胞性间质性肺炎（LIP）。
  - 胸膜肺弹力纤维增生症（PPFE）。
• 无法分型IPF。
• 家族性IPF。

然而，这种基于组织学表现的分类方法会导致临床难以对实际疾病进行分类。如寻常型间质性肺炎（usual interstitial pneumonia, UIP）是特发性肺间质纤维化的组织学特征。此外，UIP型也见于胶原血管疾病的肺部表现，特别是类风湿关节炎。因此，UIP模式的发现不足以诊断特发性肺间质纤维化。鉴别诊断必须排除引起UIP的其他原因。相反，一种临床上确定的疾病可以多种组织学模式。例如，在类风湿关节炎中，UIP和NSIP可同时发生。

表6-1总结了常见的特发性间质性肺炎的组织学类型及其相应的临床疾病。

> **提示**
>
> 在这个分类系统中，影像表现与病理密切相关，因为两者都注重区别疾病类型而不是疾病本身。在某些疾病中，CT表现可能是组织学病理特征的反应。此外，临床信息可将组织学及放射学与特定疾病联系起来。

表6-1 常见特发性间质性肺炎的病理分型和临床表现[1]

病理分型	临床表现
寻常型间质性肺炎	特发性肺间质纤维化
非特异性间质性肺炎	特发性非特异性肺间质纤维化
机化性肺炎	隐源性机化性肺炎（旧称闭塞性细支气管炎伴机化性肺炎）
弥漫性肺泡损伤	急性间质性肺炎
呼吸性细支气管炎	呼吸性细支气管炎相关间质性肺疾病
脱屑性间质性肺炎	脱屑性间质性肺炎

（一）影像学检查的作用

胸片表现异常加上肺功能检查阳性通常会提示特发性间质性肺炎。CT是诊断肺弥漫性实质疾病的重要组成部分，具有重要的临床意义。CT最重要的贡献是对UIP类型的识别，不需要肺活检来确定。CT对其他弥漫性实质性肺疾病（如淋巴管平滑肌瘤病）也能作出可靠的诊断。

而对于其他一些患者，肺活检以确定临床病理诊断通常是必要的，仅凭 CT 表现不能将鉴别诊断缩小到单一的疾病[1]。支气管肺泡灌洗对诊断的意义不大，而对鉴别诊断有帮助。有时经支气管的肺活检可以得到足够的肺组织进行组织学诊断，特别是在冰冻活检时。经支气管镜肺活检术的优点是能够排除其他诊断，如结节病、感染性疾病或恶性疾病[2]。胸腔镜下的楔形切除被认为是特发性间质性肺炎的标准肺活检技术，因为它与开放性手术肺活检相比具有相当低的发病率和死亡率[3]。然而，所有的外科操作都有加重病情的风险，尤其是对于肺纤维化的患者。CT 成像对于确定合适的活检靶区是必不可少的。应从活动性病变区域获取组织学标本，而从晚期肺纤维化的区域很难确定潜在的疾病。

肺弥漫性实质疾病的诊断探索是一个动态的过程，需要临床医生、放射学医生和病理学医生进行多学科的讨论（图 6-2）。有时，诊断可能需要根据疾病过程中新的临床方面或组织学表现重新评估。

（二）特发性肺间质纤维化

特发性肺间质纤维化（Idiopathic pulmonary fibrosis，IPF）是以寻常型间质性肺炎（UIP）为组织学特征的疾病，表现为肺结构破坏、肺纤维化，常伴有蜂窝肺、散在的纤维条索灶、散在的斑片密度增高影、肺小叶间隔增厚[1]。发病年龄主要为 50 岁以上的患者，诊断的中位年龄在 60 岁以上。特发性肺间质纤维化可以通过排除任何已知的常见间质性肺炎来诊断。这种疾病通常为阶段性进展，很难治疗。在所有特发性间质性肺炎中，其预后较差，仅次于急性间质性肺炎，5 年生存率为 20%～40%。

在 1/2 的患者中，HRCT 表现具有特征性，

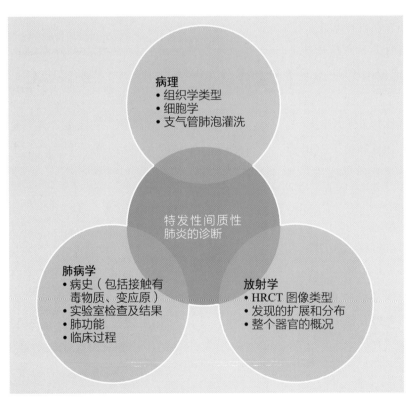

▲ 图 6-2　关于特发性间质性肺炎诊断的多学科（呼吸，放射及病理医师）讨论，又称为 "CRP" 诊断：临床 + 放射 + 病理

HRCT. 高分辨率 CT

以至于被认为可以提示寻常型间质性肺炎的病理诊断。该图像类型在下文被称为"UIP样"表现。

提示

"UIP样"的CT表现[4, 5]如下。

- 两侧肺小囊样肺破坏，蜂窝状（图6-3）。
- 以小叶间隔线影为主（图6-4）。
- 磨玻璃影的出现仅次于小叶间隔线影（图6-4）。
- 胸膜下，基底部分布为主的胸膜下线。
- 牵拉性支气管扩张（图6-4）。
- 肺内实质结构扭曲，支气管结构及叶裂扭曲、变形。

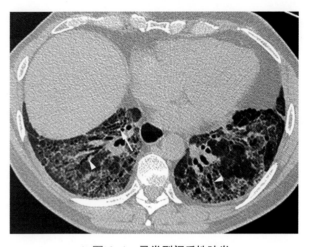

▲ 图6-4 寻常型间质性肺炎

CT图像显示两肺下叶磨玻璃影和小叶间隔线影，牵拉性支气管扩张（白箭头），右肺下叶蜂窝影（白箭）

Fleischner协会不建议在HRCT上出现可能的UIP型时进行肺活检[7]。

鉴别诊断

重要的鉴别诊断包括非特异性间质性肺炎（NSIP）、慢性过敏性肺炎、石棉沉着病和Ⅳ期结节病。最有帮助的鉴别诊断特征见表6-3。区分UIP和纤维性NSIP是困难的，后者胸膜下相对不累及，主要为牵拉性细支气管扩张而无明显蜂窝，以及明显的磨玻璃影提示NSIP。一项研究报道了相对罕见的山丘状胸膜下钙化，偶尔见于UIP，而不是NSIP[4]。慢性过敏性肺炎常以肺尖纤维化为主，常发现空气潴留。Ⅳ期结节病通常有邻近肺气肿区的粗纤维化灶。有时，无法区分特发性肺间质纤维化和石棉尘引起的肺部疾病（石棉沉着病）。然而，石棉沉着病常伴有胸膜病变（胸膜斑块、胸膜钙化）[8]。

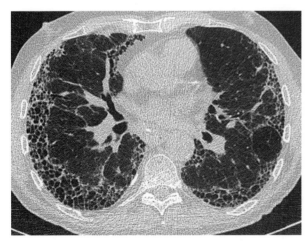

▲ 图6-3 寻常型间质性肺炎

CT图像显示小囊性肺的破坏导致广泛的蜂窝表现，特别是在两肺下叶的胸膜下区域

通过特征性的CT表现，HRCT鉴别寻常型间质性肺炎可信度颇高（表6-2）。在这些患者中，不建议通过肺活检来确诊[6]。HRCT上的其他肺纤维化类型与寻常型间质性肺炎诊断的相关性较低（按降序排列）。因此，为了在HRCT图像存在的情况下得到确定合适的诊断，美国胸科协会、欧洲呼吸协会、日本呼吸协会和拉丁美洲胸科协会所推荐使用肺活检来确诊[6]。相反，

（三）特发性非特异性间质性肺炎

NSIP与UIP一样，是根据其组织学表现来定义的。有如下2种类型。

- 细胞型：轻至中度慢性间质炎症伴病变区域Ⅱ型肺泡上皮细胞增生。
- 纤维化型：相对均匀的间质性纤维化。

表 6–2 肺纤维化的 HRCT 表现形式 [6]

肺纤维化类型	HRCT 表现		
UIP 样	• 胸膜下及基底部为主，分布不均匀（分布多样：偶尔广泛分布，可能不对称） • 蜂窝影伴或不伴周围牵拉性支气管扩张或细支气管扩张 a		
可能 UIP 样	• 胸膜下和基底为主，分布往往不均匀 • 网状分布，伴有外周牵引性支气管扩张或细支气管扩张 • 可能有轻度磨玻璃密度		
不确定的 UIP	• 胸膜下和基底为主 • 细网格影，可能有轻微的磨玻璃密度或扭曲（"早期 UIP 样"） • 肺纤维化的 CT 特征和（或）分布不提示任何特定病因（"真正不确定"）		
提示有其他诊断的发现	CT 特征	• 囊腔 • 明显的马赛克灌注 • 以磨玻璃影为主 • 多发微结节 • 小叶中心型结节 • 结节 • 实变	
	主要分布	• 支气管血管束周围 • 淋巴管周围 • 肺上叶或中叶	
	其他	• 胸膜斑（考虑石棉沉着病） • 食管扩张（考虑结缔组织病）远端锁骨侵犯（考虑类风湿性关节炎） • 广泛淋巴结肿大（考虑其他病因） • 胸腔积液，胸膜增厚（考虑结缔组织病 / 药物）	

CT. 计算机体层成像；UIP. 寻常型间质性肺炎。a. 其他 CT 表现，包括淡的磨玻璃影，网状影，肺骨化

表 6–3 常见间质性肺炎的影像学鉴别诊断

鉴别诊断	与 UIP 有鉴别意义的征象
非特异性间质性肺炎	• 磨玻璃影较少 • 更多的蜂窝影及少见的牵拉性支气管扩张 • 主要位于胸膜下区域
石棉沉着病（石棉肺）	无胸膜斑及胸膜钙化
慢性过敏性肺炎	• 基底部及外周为主 • 更多的蜂窝影 • 无空气潴留
Ⅳ期结节病	• 无微结节 • 无大的肺大疱

两种分型混合的图像并不少见。这种非特异性间质性肺炎见于胶原血管疾病、过敏性肺炎、药物性肺病，以及感染和免疫缺陷环境（如人类免疫缺陷病毒感染）[1, 9]。如无病因，临床表现为特发性 NSIP。据认为，部分被诊断为特发性疾病的患者可归因于潜在的、迄今为止临床上不明显的、未分化的结缔组织病 [10, 11]。这样的患者并不真的构成特发性肺病，而是亚临床胶原血管疾病的肺部表现。

非特异性间质性肺炎的临床病程有很大的变化。细胞型对治疗的反应比纤维型好，因此预后更好。平均发病年龄为 50 岁 [12, 13]，在儿童中也可以发现 [14]。对治疗最常见的反应是没有变化或改善，甚至观察到完全恢复，而复发也并不少见 [12]。进展并致死的结局也是可能的，特别是纤维化的 NSIP [1]。

典型的胸片显示不规则的两侧、基底部网状密度增高阴影 [14]。CT 上有特征性表现，磨玻璃影是活动性炎症或细微的间质纤维化的反映，这些区域可出现牵拉性支气管扩张。

由于 NSIP 的 CT 表现与其他疾病广泛重叠，因此 CT 成像不能对其作出可靠的诊断。因此，必须考虑活检来确定诊断。

鉴别诊断

非特异性间质性肺炎 CT 表现多样，与许多

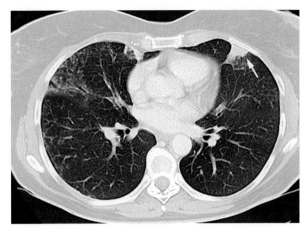

▲ 图 6-7　非特异性间质性肺炎，细胞型

CT 图像显示磨玻璃影，轻微的小叶内间隔线和肺周围实变（白箭）

提示

CT 表现为非特异性间质性肺炎[12, 15]。

- 小叶间隔线影（图 6-5）。
- 牵拉性支气管扩张伴网状影（图 6-6）。
- 1/3 的患者中仅有以基底部和外周为主的对称的、两侧磨玻璃影（图 6-6）。
- 胸膜下区域可以相对不受影响，小范围的实变（图 6-7）。
- 蜂窝征。

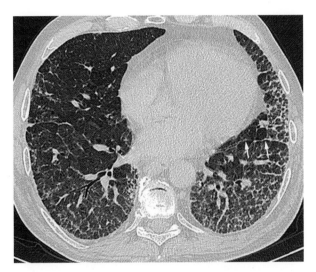

▲ 图 6-5　非特异性间质性肺炎

CT 图像显示广泛的网状影和磨玻璃影，但没有蜂窝征，只有轻微的实质扭曲（左侧叶间裂区域扭曲：白箭）

疾病表现重叠，鉴别诊断较为复杂（图 6-7）。最常见的鉴别诊断和用于鉴别的特征见表 6-4。如果仅可见磨玻璃影，影像学上与脱屑性间质性肺炎很难区分。蜂窝影在寻常型间质性肺炎与纤维型非特异性间质性肺炎很难区分。慢性过敏性肺炎可有同样的放射学和组织学图像，偶尔仅根据其临床表现可与特发性非特异性间质性肺炎鉴别。这同样适用于侵犯肺的胶原血管疾病。

（四）隐源性机化性肺炎

机化性肺炎是肺实质对不同病理条件下的一种常见反应类型，如感染或肿瘤性病变，以及多种物理和化学刺激后的反应。不同疾病的肺受累（如胶原血管疾病和炎性肠病）可表现为机化性肺炎[18]。肺脓肿、肉芽肿性多血管炎或韦格纳肉芽肿病的不全性修复也可表现为机化性肺炎[1]。

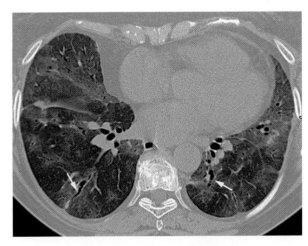

▲ 图 6-6　非特异性间质性肺炎

CT 图像显示广泛的双侧磨玻璃影伴牵拉性支气管扩张（白箭）

表 6-4　需要与 NSIP 鉴别诊断的疾病及鉴别要点[16, 17]

鉴别诊断疾病	NSIP 的显著特征
寻常型间质性肺炎	更多磨玻璃影，患者更年轻
慢性过敏性肺炎	无肺尖分布优势
隐源性机化性肺炎	不仅仅有肺实变
脱屑性间质性肺炎	不仅仅有磨玻璃影

与其他形式的特发性间质性肺炎一样，隐源性机化性肺炎（COP）的病因不明，其组织学类型尚无法解释。

> **提示**
>
> 与隐源性机化性肺炎（COP）同义的闭塞性细支气管炎伴机化性肺炎（BOOP）不再被推荐使用。

本病典型的发病年龄在 60 岁。病程较短，常＜ 3 个月，并伴有不同程度的咳嗽和呼吸困难。通常，最初怀疑是下呼吸道感染，但抗生素治疗无效。针对发现了持续存在的肺部异常密度阴影继续进行诊断，最终诊断为隐源性机化性肺炎。这种疾病通常预后良好，大多数患者在接受口服类固醇治疗后几周内就完全恢复。然而，在停止或减少类固醇药物治疗的前 3 个月复发的患者也很常见。很少能发现危及生命的疾病进展期状况[1]。不及时处理的话，病灶偶尔会消失，但常被其他区域的新病灶所取代。

胸部 X 线通常表现单侧或两侧病变，偶尔也有单发实变。它们的位置可能会在几周内发生变化。在某些情况下，可见局灶性病变[1]。较少见的是网状结节型，它与对类固醇反应较差和肺纤维化进展风险增加有关[19]。

虽然隐源性机化性肺炎与任何特定的 CT 表现无关，但特征性的表现是常见的[20, 21, 22]。

90% 的患者为单肺或两肺实变，有些患者伴有支气管充气征。磨玻璃影主要出现在实变周围（图 6-8）。大多数实变边缘不规则，但只有少数显示毛刺[23]。偶尔可见轻度柱状支气管扩张。COP 具有两种分布模式，包括外周或胸膜下（图 6-8）和支气管周围（图 6-9）。10% 的患者只出现实变（图 6-10）。半数患者可见支气管周围结节影。15% 的患者会发现多个边缘不规则的

大结节，常伴有支气管充气征[23]。

对于隐源性机化性肺炎的诊断，临床发现使

> **提示**
>
> 隐源性机化性肺炎的 CT 表现如下。
>
> • 位于外周或支气管血管束周围的实变，两肺多见。
> • 边缘不清的结节，有时伴有支气管充气征。
> • 柱状支气管扩张伴实变。
> • 罕见但具有提示意义的征象是反晕征。

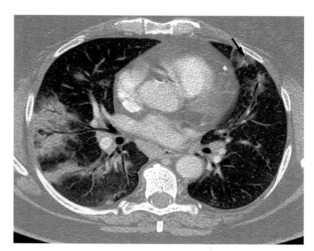

▲ 图 6-8　隐源性机化性肺炎
CT 图像显示两肺外周实变及淡薄磨玻璃影（黑箭）

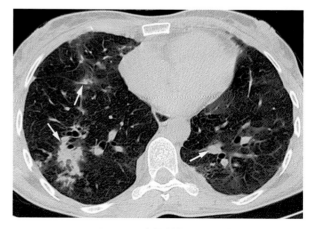

▲ 图 6-9　隐源性机化性肺炎
CT 图像显示两侧支气管血管束周围密度增高影（白箭）

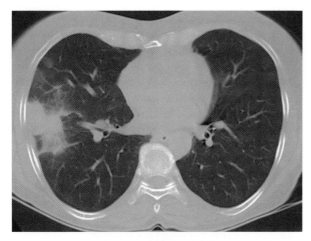

▲ 图 6-10　隐源性机化性肺炎

CT 图像显示周围为磨玻璃影的孤立实变，CT 未见其他病变

用抗生素后仍进展的持续数周的肺部异常密度阴影，CT 表现为双侧胸膜下或支气管周围实变时，应高度怀疑隐源性机化性肺炎。然而，通过影像学并不能作出明确的诊断。在 2/3 的患者中，经支气管活检标本的组织学检查是确诊的必要手段。否则，可能需要额外的经胸或外科肺活检。

鉴别诊断

抗生素难治性肺部病变的鉴别诊断在第 23 章会详细描述，这取决于每个患者的 CT 表现类型。对于孤立性肺实变，鉴别诊断包括肿瘤（肺癌，特别是腺癌、淋巴瘤）、肺部感染（包括脓毒性栓塞）、梗死性肺炎及慢性嗜酸性粒细胞性肺炎。对于多发实变，鉴别诊断还包括血管炎和结节病。如果有多发结节，还必须考虑肺转移[1]。这些疾病可能的鉴别诊断都可以通过临床或实验室检查的基础上排除，如果不能排除，须经支气管活检。

（五）急性间质性肺炎

急性间质性肺炎（acute interstitial pneumonia，AIP）是弥漫性实质性肺疾病中预后最差的一种严重疾病。本病进展迅速，弥漫性间质性肺炎的组织学表现为弥漫性肺泡损伤（diffuse alveolar damage，DAD）[24-26]。本病与其他类型的特发性间质性肺炎一样，如果没有发现潜在的病因，与弥漫性肺泡损伤相关的表现可被定义为急性间质性肺炎。早期渗出期以弥漫性水肿、透明膜形成和急性间质炎症为特征。在随后的机化阶段，肺内出现纤维组织增生，特别是肺泡间隔和 II 型肺泡细胞增生[25]。继而就是疾病的消失，或者是进展性肺纤维化。这种组织学类型与成人型呼吸窘迫综合征（adult respiratory distress syndrome，ARDS）不易鉴别。在 1944 年被描述为 Hamman-Rich 综合征的许多患者，实际上很可能是急性间质性肺炎[25, 27]。

急性间质性肺炎主要发生在 60 岁的患者。患病率与性别、吸烟无关。病毒性呼吸道感染的症状在几天内进展为严重的劳力性呼吸困难，而 AIP 通常在几周内可被诊断。大多数患者表现为成人型呼吸窘迫综合征，需要机械通气。目前尚无有效的针对病因的治疗方法，死亡率 ≥ 50%，大多数死亡发生在发病后的第 1~2 个月[24]。如果患者存活下来，可能发生肺纤维化或疾病复发[1, 28, 29]。

胸片示两肺分布片状阴影伴支气管充气征[30]，通常肋膈角不受影响，没有心力衰竭迹象，胸腔积液少见。两肺弥漫性实变随时间增加而增加。病变渗出期出现磨玻璃影[32]。此后，随着渗出期进展到机化期，实变消退，表现为网状影[1]。牵拉性支气管扩张和支气管血管束的扭曲标志着向纤维化期过渡。

鉴别诊断

急性间质性肺炎的表现类似于成人型呼吸窘迫综合征，但后者病变倾向于对称分布、基底部多发为主[33]。无引起成人型呼吸窘迫综合征的病因有助于临床鉴别。例如，肺部感染，特别是肺孢子菌肺炎中，也可出现两肺广泛磨玻璃影伴呼吸功能不全，经常需要机械通气。弥漫性肺出血在 CT 上也有相似的表现，支气管镜检查有助于

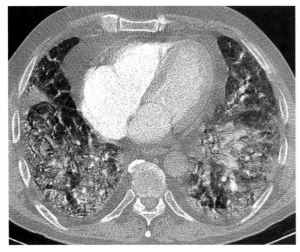

▲ 图 6-11　急性间质性肺炎
CT 图像显示两肺广泛实变和磨玻璃影

鉴别诊断。脱屑性间质性肺炎也可表现为双侧磨
玻璃影，但临床病程较轻。静脉性肺水肿（肺瘀
血）会出现心脏增大、胸腔积液、支气管血管周
围间质增厚，以及小叶间隔增厚，或者存在其他
引起静脉性肺水肿（肺瘀血）的临床症状，如肾

衰竭。肺泡蛋白沉积症表现为典型的铺路石征，
即小叶间隔增厚及磨玻璃影的小叶内间隔线影。
进展期两肺多灶性腺癌，可能有相似的 CT 表现，
但其临床病程较长[1]。

（六）呼吸性细支气管炎相关间质性肺疾病

呼吸性细支气管炎（respiratory bronchiolitis,
RB）和呼吸性细支气管炎相关间质性肺疾病
（respiratory bronchiolitis-associat-ed interstitial lung
disease，RBILD）只在吸烟者中发现。

通常呼吸道细支气管炎在活检偶然发现。它
存在于所有吸烟者中[34]，组织学显示在一级和
二级呼吸性细支气管中有吞噬色素颗粒的巨噬
细胞。

一般来说，呼吸性细支气管炎不会引起任何
症状[35]。仅很少部分患者出现逐渐加重的呼吸
困难、咳嗽和肺功能受限。这些症状同样被认为
是呼吸性细支气管炎相关间质性肺疾病的临床表
现。呼吸性细支气管炎相关间质性肺疾病主要发
病人群为年龄在 40—50 岁、每年 30 包以上的吸
烟者（每天吸烟量 × 吸烟年数）。戒烟可以改善
症状，对类固醇治疗有反应。然而，在少数情况
下，即使戒烟也可能导致疾病进展。呼吸性细支
气管炎相关间质性肺疾病不会进展为肺纤维化，
是否会转为脱屑性间质性肺炎尚不清楚。

部分患者的胸片显示正常，3/4 的患者中可
见支气管壁增厚，2/3 的患者可见磨玻璃影[1, 36]。
CT 上最显著的征象为细支气管炎（图 6-12）。

在戒烟或治疗后，CT 表现可出现好转。此外，
常可见腺泡中央型肺气肿，尤其是在肺尖区[36, 39]。
目前尚不清楚这是否与吸烟后遗症同时存在[34]。

鉴别诊断

由于从 RBILD 到脱屑性间质性肺炎具有一定
的组织学连续性（见下文），这两种疾病的影像学
表现存在广泛的重叠[36]。然而，小叶中心结节并不
是脱屑性间质性肺炎的典型表现。在非特异性间质

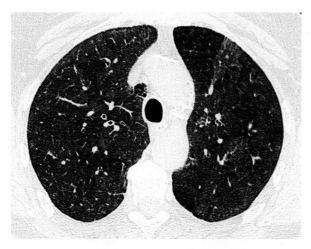

▲ 图 6-12　呼吸性细支气管炎相关间质性肺疾病
CT 图像显示广泛磨玻璃影及微小小叶中心磨玻璃结节

提示

呼吸性细支气管炎及呼吸性细支气管炎相关间质性肺疾病有如下 CT 表现[34, 37, 38]。

- 小叶中心结节，常为磨玻璃结节。
- 中央和周围支气管壁增厚。
- 斑片状磨玻璃影。
- 空气潴留及区域性肺密度降低。
- 通常可表现为正常。

性肺炎中，磨玻璃影可能也是最显著的特征。小叶中心磨玻璃结节与亚急性过敏性肺炎相似[1]。

（七）脱屑性间质性肺炎

脱屑性间质性肺炎（desquamative interstitial pneumonia，DIP）也与吸烟有关，但不像呼吸性细支气管炎那样仅由吸烟引起。受影响的患者中有 20% 是不吸烟者。组织学显示肺泡内吞噬色素颗粒的巨噬细胞聚集。最初认为肺泡内细胞是脱落的上皮细胞。这就解释了在特发性间质性肺炎的新分类中保留了这个容易引起误解的疾病名称的原因。巨噬细胞的渗出比呼吸性细支气管炎更明显，后者局限于呼吸性细支气管。戒烟后该病

很大程度上可以消退。不过仍有 1/4 的患者在接受治疗后病情仍有进展[40-42]。

胸片不能可靠地诊断脱屑性间质性肺炎，在活检诊断的疾病中，几乎有 1/4 没有病理阳性发现[1, 40, 43, 44]。DIP 表现为斑片状、两肺磨玻璃影为主，以肺基底部分布为主。

CT 表现为特征性的巨噬细胞积聚，导致肺泡腔不完全闭塞，肺实质密度增加（图 6-13）。肺内的磨玻璃影是最显著的特征[45]。这些改变在 3/4 的患者中以肺基底部为主，1/2 的患者中，以外周带分布为主，1/4 的患者分布不均匀。常可见小叶内线，但不像磨玻璃影那么明显；这些表现被认为是反映了散在的肺纤维化。蜂窝肺很少见，即便看到也是很局限的。

鉴别诊断

有时脱屑性间质性肺炎的影像表现不能与呼吸性细支气管炎区分。鉴别诊断应包括其他主要表现为磨玻璃影的疾病，如亚急性过敏性肺炎、结节病和感染、肺孢子菌肺炎[1]或病毒性肺炎。

（八）罕见的特发性间质性肺炎

淋巴细胞性间质性肺炎（lymphoid interstitial

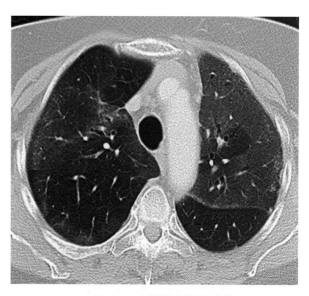

▲ 图 6-13　脱屑性间质性肺炎
CT 图像显示两肺弥漫性磨玻璃影

pneumonia，LIP）是一种以弥漫性肺淋巴组织增生为特征的淋巴细胞增生性疾病。在组织学上很难与肺原发性淋巴瘤区分。它通常影响有免疫缺陷的患者，也与一些系统性和自身免疫性疾病有关[1]。

- 获得性免疫缺陷综合征。
- 类风湿关节炎。
- 干燥综合征。
- 系统性红斑狼疮。
- 桥本甲状腺炎。
- 恶性贫血。
- 溶血性贫血。
- 低丙球蛋白血症。
- 慢性活动性肝炎。
- 原发性胆汁性肝硬化。
- 重症肌无力。

胸部 X 线摄影对鉴别诊断没有帮助。CT 通常表现为特征性而非病理表现（图 6-14）。

胸膜肺弹力纤维增生症（pleuroparenchymal fibroelastosis，PPFE）是另一种病理学上定义的罕见的特发性间质性肺炎，到目前为止，对该病的影像学或 CT 形态的研究很少。影像表现为胸膜下实变和以肺尖为主的结节（图 6-15）[47]。

在最新的分类中，还有其他组织学分型，但并不被认为是特发性间质性肺炎的特征性表现；它们更可能代表已知的特发性间质性肺炎，或者其他已知起源的疾病，如胶原血管疾病、过敏性

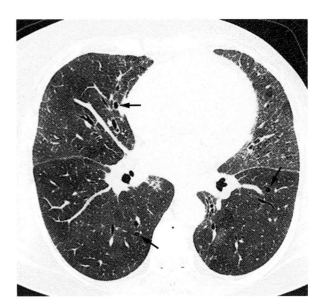

▲ 图 6-14 淋巴细胞性间质性肺炎

CT 图像显示为磨玻璃影，孤立的支气管血管束周围囊肿（黑箭）及舌段细的小叶内线影

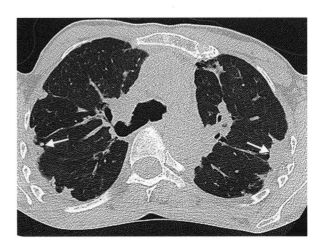

▲ 图 6-15 胸膜肺弹力纤维增生症

CT 图像显示左肺上叶胸膜下实变（白箭）

肺炎或药物性肺病[22]。这些罕见疾病的一个共同特征是缺乏特征的影像表现。它们都是通过活检标本的组织学检查确诊的。

（九）家族性特发性间质性肺炎

20%的特发性间质性肺炎患者表现有家族史。20%的患者有基因缺陷。特发性肺间质纤维化比其他类型的特发性间质性肺炎更常见（图6-16）。

因此，应该从所有疑似特发性间质性肺炎患者身上追溯相关的家族史[22]。

（十）未分类的特发性间质性肺炎

在10%的特发性间质性肺炎中，由于临床、放射学和病理表现不一致，即使经过广泛的多学科讨论，也无法作出明确的诊断。由于组织学分型重叠而无法分类的患者，通常与胶原血管疾病或药物引起的肺部疾病有关，而不是真正的特发性疾病[22]。在未来，可能会从一个至今无法分类的患者子集中，分出罕见的特发性间质性肺炎的新病种。

这种异质性的疾病并没有统一的影像学特征。

对于未分类的特发性间质性肺炎，在经过多学科讨论后得到的最有可能诊断给出实用的处理意见，根据最可能的疾病诊断给出临床病程的评估表格，该表决定了治疗的程度（表6-5）[48]。

二、已知起源的弥漫性实质性肺疾病

（一）系统性自身免疫性疾病肺部表现

多种系统性疾病都可以累及肺部。在自身免疫相关疾病中，胶原血管疾病累及肺部的发生率最高。这些肺部疾病与特发性间质性肺炎的组织学类型相同。表6-6给出了胶原血管疾病中间质性肺炎的定义和概述。

在一些患者中，临床和实验室检查结果提示胶原血管疾病，但不能确定肺部改变表现为间质性肺炎。如果影像表现与间质性肺炎一致，且具备某些临床或血清学特征，此类弥漫性实质性肺疾病称为具有自身免疫特征的间质性肺炎（interstitial pneumonia with autoimmune features,

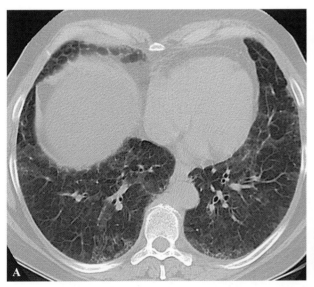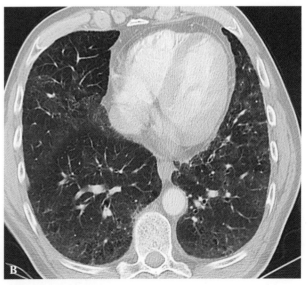

▲ 图 6-16 家族性特发性间质性肺炎

CT图像显示非特异性间质性肺炎的影像学特征主要表现为两肺基底部磨玻璃影及小叶内线影，有家族遗传特点

A. 患者为61岁的姐姐；B. 患者为59岁的弟弟

表 6-5　特发性间质性肺炎的实际分类 [22]

病　程	已知的特发性间质性肺炎举例
可逆性及自限性	呼吸性细支气管炎相关间质性肺疾病
可逆性但有进展风险	• 细胞型及一些纤维化的非特异性间质性肺炎 • 脱屑性间质性肺炎 • 隐源性机化性肺炎
残留疾病稳定	一些纤维化的非特异性间质性肺炎
进展但有稳定可能的不可逆性	一些纤维化的非特异性间质性肺炎
尽管治疗但不可逆、进展	• 特发性肺间质纤维化 • 一些纤维化的非特异性间质性肺炎

表 6-6　系统性自身免疫性疾病 [10, 50] 弥漫性实质性肺疾病的肺组织学反应类型及发病率

疾　病	组织学类型							文　献
	UIP	NSIP	DAD	OP	RB	DIP	LIP	
类风湿关节炎	+++	++	(+)	+		(+)	(+)	[10], [50–55]
系统性硬化	+	+++		(+)	(+)			[50], [56–58]
多发性肌炎 – 皮肌炎	(+)	+++	+	+			+	[50], [54], [59–61]
干燥综合征	+	+++		+		+	+	[50], [54], [62], [63]
红斑狼疮	+	++	+			+	+	[10]
难以界定的结缔组织病		++++						[11], [50]

DAD. 弥漫性肺泡损伤；DIP. 脱屑性间质性肺炎；LIP. 淋巴细胞性间质性肺炎；NSIP. 非特异性间质性肺炎；OP. 机化性肺炎；RB. 呼吸性细支气管炎；UIP. 寻常型间质性肺炎
++++. 几乎全部；+++. 超过 50%；++. 超过 25%；+. 超过 10%；（+）. 少于 10% 或孤立病例

IPAF) [49]。表 6-7 总结了 IPAF 的复杂定义。

1. 类风湿关节炎

1/5 的类风湿关节炎患者累及肺部。通常在确诊后的 5 年内出现 [10]。有时，肺部疾病的发生比类风湿关节炎的临床症状早几年。肺部表现有 3 种类型。

- 弥漫性实质性肺疾病：最常见的表现为寻常型间质性肺炎（UIP，图 6-17），不常见的为非特异性间质性肺炎（NSIP）、机化性肺炎或淋巴细胞性间质性肺炎 [10, 64, 65]。其他病变如弥漫性肺泡损伤、脱屑性间质性肺炎和肺泡蛋白沉积症在组织学上偶尔被发现 [51]。UIP 较 NSIP 预后差 [50, 66]，但优于寻常型间质性肺炎的特发患者（特发性肺

间质纤维化) [10]。

- 小气道病变：特别是闭塞性细支气管炎和淋巴细胞性细支气管炎 [51]。它们的特征是小叶中心微结节，没有明确的位置特征，树芽征，有时有广泛的空气潴留、柱状支气管扩张。

- 类风湿结节（图 6-18）：组织学上很难与肉芽肿性感染或肉芽肿性多血管炎（韦格纳肉芽肿病）区分。但是，已知的类风湿关节炎患者有多发性、中央区坏死或空洞性结节的肺内背景改变提示诊断 [10]。注射对比剂后，CT 经常能发现结节中央坏死。如果类风湿关节炎患者出现新的肺部症状或现有的肺部病变恶化，鉴别诊断还应考

表 6-7 具有自身免疫特征的间质性肺炎（IPAF）的诊断标准[49]

• CT 或外科肺活检发现间质性肺炎	
• 排除其他病因	
• 不符合结缔组织病的标准	
• 以下 3 项中至少满足 2 项中的 1 个及以上特征	
临床特点	– 手指末梢开裂（即"技工手"） – 手指末梢溃疡 – 炎症性关节炎或多关节晨间僵硬≥ 60min – 手掌毛细血管扩张 – 雷诺现象 – 原因不明的手指水肿 – 指伸肌表面不明原因的固定皮疹（Gottron 征）
血清学检查特点	– ANA ≥ 1：320 滴度，弥漫，斑点状，均匀的或 ANA 核仁型（任何效价）/ANA 着丝点型（任何效价） – 类风湿因子≥ 2 倍正常上限 – 抗 CCP – 抗 dsDNA – 抗 Ro（SS-A） – 抗 La（SS-B） – 抗核糖核蛋白 – 抗 Smith – 抗拓扑异构酶（Scl-70） – 抗 tRNA 合成酶（如 Jo-1、PL-7、PL-12；EJ、OJ、KS、Zo、tRS） – 抗 PM-Scl – 抗 MDA-5
形态特点	– HRCT 提示放射学类型，如 NSIP、OP、NSIP 和 OP 均有、LIP – 外科肺活检有组织病理学类型或特征，如 NSIP、OP、NSIP 和 OP 均有、LIP、淋巴间质聚集（有生发中心）、弥漫性淋巴浆细胞浸润（有或无淋巴滤泡） – 多隔累及（除了间质性肺炎），如不明原因的胸腔积液或胸膜增厚、不明原因的心包积液或心包增厚、不明原因的内源性气管疾病（PFT、影像学或病理学）、不明原因的肺血管病变

ANA. 抗核抗体；LIP. 淋巴细胞性间质性肺炎；NSIP. 非特异性间质性肺炎；OP. 机化性肺炎；PFT. 肺功能测试

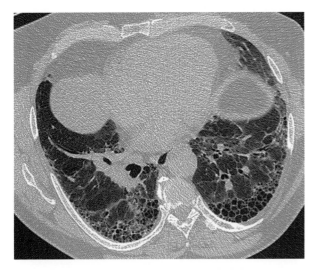

▲ 图 6-17 类风湿关节炎肺部表现
CT 图像显示寻常型间质性肺炎，肺外周的小叶内线影及蜂窝肺

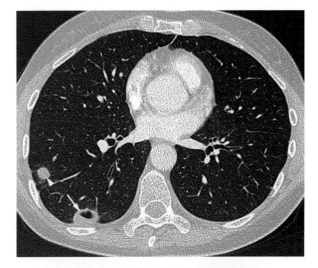

▲ 图 6-18 类风湿关节炎肺部表现
CT 图像显示类风湿结节。右肺下叶一个空洞性结节（白箭）及实性结节（白箭头）

虑机遇性感染、药物引起的肺部疾病，特别是由甲氨蝶呤和英夫利昔单抗引起[10]。

2. 系统性硬化病

系统性硬化病（systemic sclerosis，SS）的两

个病程截然不同，包括自限性伴皮下钙化、雷诺现象、食管运动障碍、指端硬皮病、毛细血管扩张及更罕见的弥漫性伴有皮肤表现[10]。肺受累在两个病程中都很常见，通常表现为间质性肺炎。NSIP（图 6-19）是最主要的组织学表现[56]，其次是 UIP。

血管受累后引起肺动脉高压是系统性硬化病引起死亡的主要原因。这在自限性系统性硬化病中尤为明显[10]。

食管受累是常见的。CT 常可见充气扩张的食管腔（图 6-19）。食管钡餐吞咽检查显示食管蠕动及管腔扩张减少，尤其是食管下部。

3. 干燥综合征

干燥综合征常常伴有外分泌腺的淋巴细胞浸润，通过腺体功能受损而引起干燥综合征。原发型（原发性干燥综合征）需要与其他疾病如类风湿关节炎、系统性红斑狼疮或系统性硬化病相关的继发性综合征相鉴别[10]。文献中肺受累患者比例的报道差异很大，为 9%～75%[10, 62, 68-70]。广泛的肺部表现包括间质性肺炎（特别是非特异性间质性肺炎、较少见的间质性肺炎、机化性肺炎或淋巴细胞样间质性肺炎）、肺原发性淋巴瘤、弥漫性间质淀粉样变性（图 6-20）和小气管

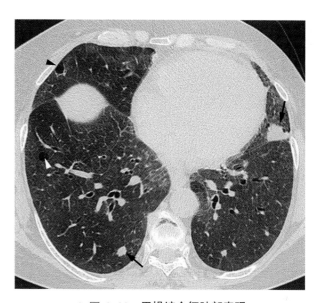

▲ 图 6-20 干燥综合征肺部表现
CT 图像显示结节（黑箭），确诊为淀粉样变性，表现为囊腔（黑箭头）及磨玻璃影的淋巴细胞性间质性肺炎

疾病[10, 71]。

CT 显示特征性改变是位于肺基底部的间质性肺炎，特别是非特异性间质性肺炎表现为磨玻璃影和网格影，淋巴组织增生性疾病（淋巴细胞性间质性肺炎）表现为小叶中央结节、实变、磨玻璃影和血管周围的囊腔。

4. 多发性肌炎 - 皮肌炎

在多发性肌炎 - 皮肌炎中，2/3 的患者在疾病的早期出现肺部受累，甚至在皮肤和肌肉症状之前或同时发生[10, 72-75]。肺部受累常引起危及生命的并发症，影响预后，特别是在多发性肌炎 - 皮肌炎的急性期。

NSIP 是最常见的肺部表现（图 6-21），常与机化性肺炎相关，不太常见的为寻常型间质性肺炎或淋巴细胞性间质性肺炎。此外，伴随弥漫性肺泡损伤而皮质类固醇治疗效果不佳患者的死亡率较高[10]。

影像学表现以非特异性间质性肺炎为主的相关组织学类型一致。此外，50% 以上的患者出现肺实变[59, 76, 77]，可能是机化性肺炎的一种表现。胸腔积液占 20%[10, 59]。不会出现蜂窝肺[10]。

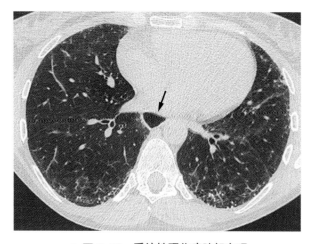

▲ 图 6-19 系统性硬化病肺部表现
CT 图像显示非特异性间质性肺炎：两肺胸膜下小叶内线及磨玻璃影；明显扩张的食管（黑箭）

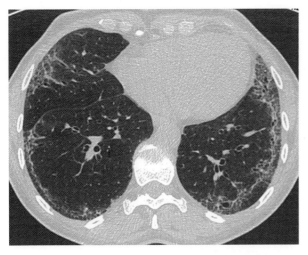

▲ 图 6-21 多发性肌炎 - 皮肌炎肺部受累

CT 图像显示表现为胸膜下磨玻璃影及小叶内线的非特异性间质性肺炎

5. 系统性红斑狼疮

系统性红斑狼疮（systemic lupus erythematosus，SLE）临床相关的肺累及比其他形式的结缔组织病少见。然而，严重的肺部并发症可以决定预后。肺受累情况多样。

1/3 的系统性红斑狼疮患者出现弥漫性肺部疾病（图 6-22）[78, 79]。主要为无症状的轻微病理改变。一般来说，影像学表现与非特异性间质性肺炎一致[80]。不常见但严重的并发症如下。

- 急性狼疮性肺炎，发生率＞4%。在组织学和影像学上，它表现为弥漫性肺泡损伤，伴有广泛的两肺实变和磨玻璃影（图 6-23）。
- 弥漫性肺泡出血是中性粒细胞性毛细血管炎的后遗症，2% 的患者出现该并发症，本病预后不良，致死率高达 90%。影像学表现与急性狼疮性肺炎出血相似[10]。
- 抗磷脂综合征的预后也很差，其表现为成人型呼吸窘迫综合征，伴有肺栓塞、肺动脉血栓形成、原位微血栓和肺泡出血（图 6-24）[81]。

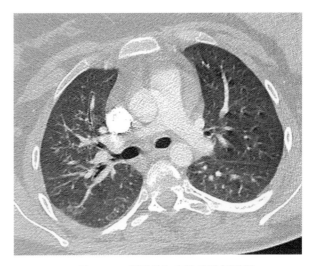

▲ 图 6-23 系统性红斑狼疮肺部受累

CT 图像可见狼疮性肺炎，两肺弥漫磨玻璃影

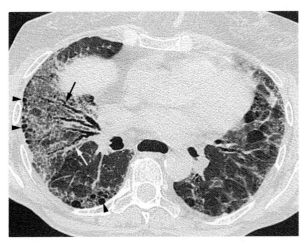

▲ 图 6-22 系统性红斑狼疮肺部表现

CT 图像显示非特异性间质性肺炎，广泛的两肺磨玻璃影、小叶内线影及轻度牵拉性支气管扩张（黑箭），胸膜下细蜂窝影也可见，尤其在右肺下叶胸膜下区域（黑箭头）

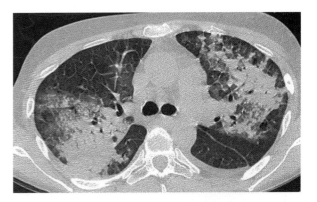

▲ 图 6-24 系统性红斑狼疮肺受累

CT 图像显示抗磷脂抗体综合征 - 弥漫性肺泡出血，胸膜下大部分区域未累及

肺不张综合征是一种非常罕见的胶原血管疾病并发症，主要出现在系统性红斑狼疮[82, 83]，但它也见于干燥综合征[84]、系统性硬化病、结缔组织病及类风湿关节炎。双侧膈肌无力引起膈肌抬高，常伴有基底部肺不张。其原因尚不清楚，但被认为与膈肌或肋间肌的肌病有关[83, 86, 87]。

系统性红斑狼疮的其他表现包括肺血管炎、闭塞性细支气管炎和肺动脉高压[87, 88]。

6. 混合性结缔组织病

混合性结缔组织病（mixed connective tissue disease，MCTD）具有系统性硬化病、系统性红斑狼疮和多发性肌炎的特点。肺受累极为常见（80%的患者）[89]。除肺弥漫性实质性肺疾病外，一半的患者会出现胸腔积液，4%的患者出现肺动脉高压[10]。其他少见情况包括血管炎、肺血栓栓塞症、肺出血、肺结节、肺囊肿、淋巴结病和膈肌运动障碍[10, 90]。与肺部有关的主要死亡原因是肺动脉高压和继发于肺纤维化的呼吸功能不全。

到目前为止，对混合性结缔组织病的影像学表现的研究很少。影像学特征主要取决于潜在的间质性肺炎，最常见的是非特异性或寻常型间质性肺炎。

（二）药物相关肺病

许多药物都有可能诱发肺部疾病[91]。与药物预期效果相关的肺部并发症（如抗凝药物治疗继发肺出血）和作为药物不良反应的肺毒性是有区别的。后者更为常见，是由多种药物引起的。一般而言，如上文所述，药物可继发各种类型的特发性间质性肺炎，直至急性弥漫性肺泡损伤（图6-25）。最常见的药物诱导的间质性肺炎为非特异性间质性肺炎和机化性肺炎（图6-26）。其他由药物不良反应引发的情况包括嗜酸性肺炎、肺出血、闭塞性细支气管炎、肺水肿、肺静脉闭塞症和肺动脉高压。甲氨蝶呤也有引起淋巴结病

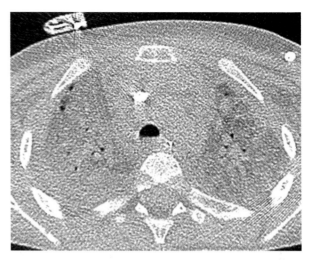

▲ 图 6-25　博来霉素引起的幼儿弥漫性肺泡损伤
CT 图像显示急性间质性肺炎，必须机械通气，两肺弥漫性、密集磨玻璃影

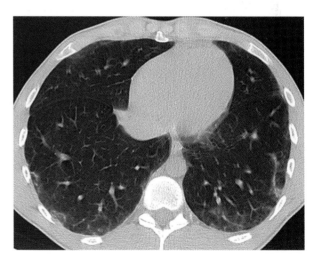

▲ 图 6-26　英夫利昔单抗引起的机化性肺炎
CT 图像显示两肺胸膜下实变及磨玻璃影

的报道[92-95]。

最常见的肺药物毒性类型及其特征诱因（表6-8，图6-27）。在 www.pneumotox.com 网站上可以查阅一份定期更新、已发表的肺部药物不良反应清单。

（三）由外源性物质引起的弥漫性实质性肺疾病

许多化学及物理毒性物质可以引起弥漫性实质性肺疾病。这里简要介绍一些常见原因。

表 6-8　药物肺毒性及诱因[91]

肺疾病	典型药物
弥漫性肺泡损伤	博来霉素、白消安、环磷酰胺、金盐
非特异性间质性肺炎	胺碘酮（图 6-27）、甲氨蝶呤、苯丁酸氮芥
机化性肺炎	博来霉素、金盐、甲氨蝶呤、胺碘酮、呋喃妥因、青霉胺、柳氮磺吡啶、环磷酰胺
嗜酸性肺炎	青霉胺、柳氮磺吡啶、呋喃妥因、非甾体抗炎药
肺出血	抗凝药，两性霉素 B，阿糖胞苷，青霉胺，环磷酰胺

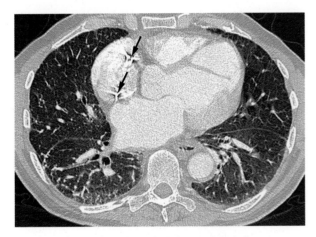

▲ 图 6-27　胺碘酮诱发的肺部疾病
CT 图像显示非特异性间质性肺炎，伴有小叶内线和磨玻璃影。此外，心脏肥大，可见植入型心律转复除颤器在右心房的电极（黑箭）

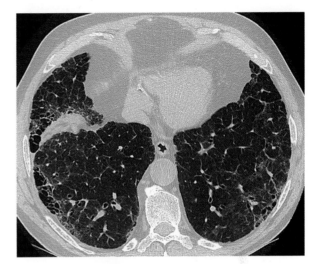

▲ 图 6-28　石棉沉着病
CT 图像显示基底段及胸膜下为主的肺纤维化

1. 化学病原

在职业环境中，无机粉尘常常造成肺损伤，石棉粉尘和石英粉尘是主要的致病物。石棉粉尘导致肺纤维化和胸膜改变（图 6-28），而石英粉尘导致肉芽肿性疾病（图 6-29），其影像表现与结节病相似。主要是偶然吸入大量的化学物质可对肺实质造成化学刺激（图 6-30）。

过敏反应在有机物引起的肺损伤中起着关键作用。过敏性肺炎是由许多有机物质引起的，与许多职业病有关。肺药物毒性也可以被认为是肺对化学物质的反应。

2. 物理病原

电磁或粒子辐射是引起肺实质损害的最常见

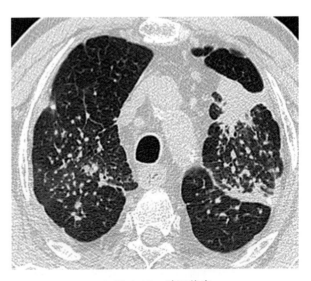

▲ 图 6-29　硅沉着病
CT 图像显示多发淋巴管周围分布小结节及左肺上叶实变（大片纤维化进展）

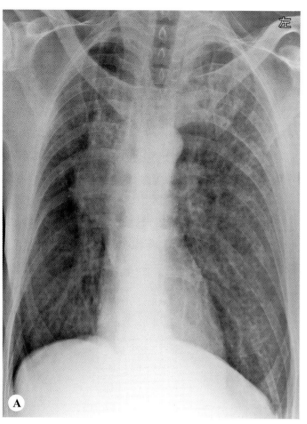 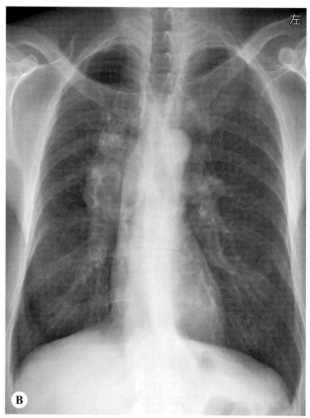

▲ 图 6-30　急性烟雾中毒

A. 胸片显示除了右肺中央型肺癌以外，还有烟雾吸入第 1 天后形成弥漫的磨玻璃影；B. 4 天后恢复正常

的物理病原。这是放射治疗的一种不良反应，具有重要的实际意义。20Gy 的阈值剂量有发生放射性肺炎的风险，> 40Gy 就极有可能发生放射性肺炎[96-98]。大多数情况下，本病的发病在肺照射后 4～12 周（图 6-31）。在急性期放射后的肺组织中发现磨玻璃影和实变，并在几个月内发展为放射性纤维化（图 6-32）。

影像学发现可能会持续 2 年之久，直到达到稳定状态[96]。放射性肺纤维化的特征是肺组织的实变、体积减小和牵拉性支气管扩张。作为一种放射治疗的后果，由于辐射剂量在肺组织分布不均匀，放射性肺炎可能不规则。放射性肺炎的组织学表现与机化性肺炎相似，主要是无症状的，局限于受照射的肺区。在某些情况下，肺部照射可引发机化性肺炎，这种肺炎并不局限于受照射的肺部，且通常有症状[99]。

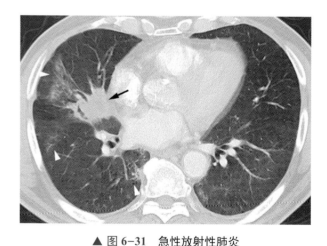

▲ 图 6-31　急性放射性肺炎

CT 图像显示右肺中叶中央型肺癌（黑箭），右肺中叶、下叶磨玻璃影（白箭头）

三、肉芽肿性肺实质疾病

（一）结节病

结节病是一种起源不明的全身性疾病，其组

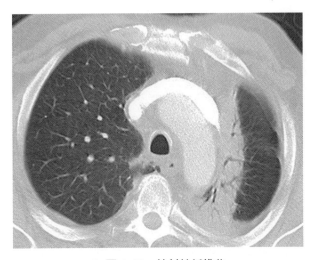

▲ 图 6-32　放射性纤维化

CT 图像显示左肺下叶纵隔旁实变，继发于左肺上叶切除术及辅助放射治疗

织学特征为非干酪样、上皮样细胞肉芽肿。

结节病被认为与遗传易感性有关[100]。已知多种诱因，如由各种微生物（如结核分枝杆菌、其他分枝杆菌、立克次体、螺旋体、支原体和不同病毒）引起的感染，以及由有机和无机物（铝、锆、矿物纤维、硅酸盐、黏土、滑石、松花粉和淀粉）引起的感染[101-105]。结节病还与其他疾病有关，如慢性炎性肠病[18]和睾丸癌[106]。

由于过度的免疫反应，结节病会导致特征性肉芽肿形成。组织学上，肉芽肿可见上皮样组织细胞，偶有多核巨细胞、活化的 T 淋巴细胞、单核细胞和成纤维细胞。上皮样细胞产生 40 多种酶，包括血管紧张素转换酶。这项实验室检查通常被用来了解疾病活动程度。

在活动性疾病中，有活化的 T 辅助细胞（CD_4^+ 细胞）繁殖，然后可以在支气管肺泡灌洗液中发现 CD_4/CD_8 升高。

结节病多见于中、青年人，1/2 的患者为偶然发现。21% 有呼吸道症状，16% 发现结节性红斑，而眼睛症状（葡萄膜炎）和其他形式的皮肤水疱较少见，分别为 7%、4%[100]。偶尔会观察到不典型的一般症状（虚弱、体重减轻、发热或关节疼痛）。快速出现严重症状的急性病程往往比慢性病程预后更好，20% 的慢性病程进展为肺纤维化。

> **提示**
> Löfgren 综合征以两肺门淋巴结肿大、结节性红斑和关节痛为特征性三联病变，病程特别急[107]。

结节病主要表现为两肺门淋巴结肿大、肺受累、眼及皮肤病变，其他脏器累及较少见[108]。90% 以上的患者出现肺和胸内淋巴结的结节样病变[109]。诊断必须有非干酪样上皮样细胞肉芽肿的证据，并伴有特征性的临床和影像学特征，必须排除引起肉芽肿的其他原因；总体死亡率＜5%[103]。主要死亡原因是进行性肺纤维化，较少见的是急性累及心脏和中枢神经系统。

1. 分期

过去曾使用过几种结节病的影像分期系统（表 6-9）。自 1999 年以来使用的目前的 ATS/ERS/WASOG 分类系统，源自于一些以前的分级系统，在日常实践中仍然会遇到，在一些文献中也会遇到。

所有的系统都使用是否两肺门淋巴结病变、肺受累进行分期。一些较老的分期系统，如 DeRemee（表 6-9），不能标记任何晚期明显的肺纤维化的存在。同样，并不是所有的分类都包含正常的影像学表现。目前使用的分级系统是美国胸科学会、欧洲呼吸学会、世界结节病和其他肉芽肿疾病协会的分级系统。该系统综合了早期的分类方案，包括如下 5 期[113]。

0 期：无结节病的影像学征象。

Ⅰ 期：两肺门及可能的气管旁淋巴结肿大，无肺受累的影像学证据（尽管活检常可以识别）。

表 6-9　不同时期的分期系统与目前推荐的分类（**1999 年美国胸科学会、欧洲呼吸学会和世界结节病和其他肉芽肿疾病协会联合声明**）[110-113]

影像学表现	Scadding 1961	DeRemee 1983	Chrétien 1983	美国胸科协会 ATS 1999
正常		0		0
双侧淋巴结肿大	1	I	I	I
肺受累伴双侧淋巴结肿大	2	II	II a	II
肺受累不伴双侧淋巴结肿大	3	III	II b	III
肺纤维化	4		III	IV

Ⅱ期：肺门淋巴结肿大和肺阴影。

Ⅲ期：肺阴影，无淋巴结病变迹象。

Ⅳ期：伴有蜂窝、肺门变形、肺大疱、囊肿和肺气肿的进展期肺纤维化。

根据疾病在胸片上的表现进行分期，但不能根据 CT 表现而改变胸片上已确定的分期[113]。

个别患者不一定经历上述疾病分期。分期的主要作用是帮助评估预后，而预后主要是由诊断时的分期所决定。因此，病情较晚期缓解的可能性较小（例如，Ⅰ期为 65%，Ⅲ期仅为 20%[108]）。

2. 影像学表现

淋巴结肿大：以两肺门淋巴结肿大为特征的Ⅰ、Ⅱ期通常在 X 线检查上很容易检出（图 6-33）。但胸片往往不能显示并存的纵隔淋巴结肿大。CT 上，1/3 的患者仅见两肺门淋巴结增大，无纵隔淋巴结肿大。单独的气管旁或主肺动脉旁淋巴结肿大少见，而仅累及后纵隔更是罕见。

结节病几乎总是双侧对称的肺门淋巴结肿大，而与其他同样会引起淋巴结肿大的疾病需要鉴别（如淋巴瘤、肺结核或转移）。淋巴结肿大几乎总是先于皮肤或眼睛病变。如果发现特征性的皮肤或眼睛表现，无两肺门淋巴结肿大仍须排除结节病。

在某些情况下，结节病消退后淋巴结肿大可能一直存在。因此，淋巴结肿大并不能说明疾病处于活动期。肿大的淋巴结可钙化，偶尔呈蛋壳

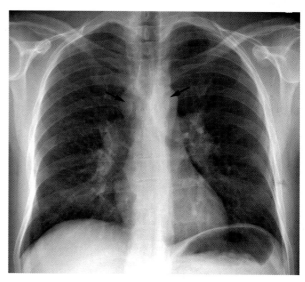

▲ 图 6-33　结节病 Ⅰ 期
胸片显示两肺门及纵隔淋巴结肿大（黑箭）及双侧、增大及边界清晰的多环形肺门

样外观，这也可能在硅沉着病中出现。

3. 肺部阴影

在＞ 3/4 的患者中，最显著的 X 线表现为结节型，肺尖多见（图 6-34）。CT 可见大量边界清楚的淋巴管周围小结节（图 6-35）。

较少见的是肺实质内随机分布的小结节，有时可见磨玻璃影，但这并不是肺泡的炎症反应，而是肺实质无数微小的肉芽肿。由于空间分辨率有限，结节太小 CT 无法显示。它们的存在导致肺密度增高（图 6-36）。偶尔可见小叶间隔增厚（图 6-37），但并不是唯一也不是最主要的表现。

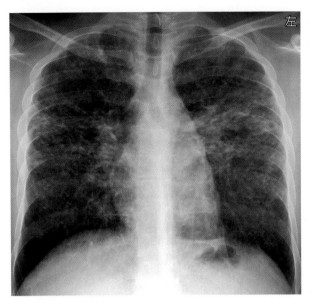

▲ 图 6-34　Ⅱ期结节病

胸片显示小结节型，以肺尖为主，两肺门、纵隔淋巴结肿大

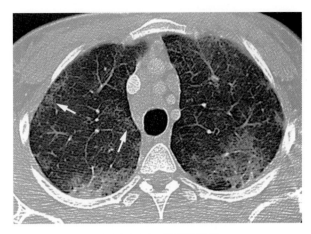

▲ 图 6-36　Ⅱ期结节病

CT 图像显示非典型影像学表现，主要为磨玻璃影，少有淡薄的微结节（白箭）

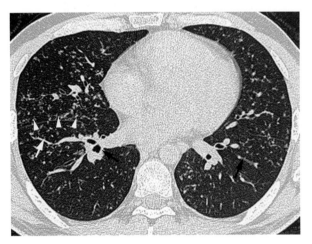

▲ 图 6-35　Ⅱ期结节病

CT 图像显示淋巴管周围分布型无数边界清楚的微结节沿支气管血管结构（黑箭）及胸膜下叶裂分布（白箭头）

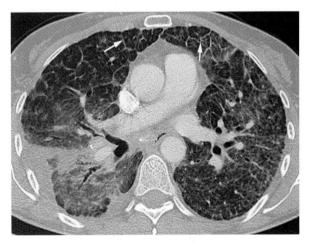

▲ 图 6-37　Ⅳ期结节病

CT 图像显示小叶间隔增厚（白箭）及右侧肺门周围进行性的大量纤维化

10%～20% 的患者可见个别小肉芽肿融合成的较大的融合实变。随着时间的推移，这些实变可能会发生纤维性收缩，形成进行性大块纤维化（progressive massive fibrosis，PMF）。在罕见情况下，肺结节病也可仅表现为较大的单个结节或中央型肿块。

Ⅳ期纤维化的特征性表现为肺门抬高，肺叶裂、血管结构扭曲以及牵拉性支气管扩张。此外，大纤维化实变也很常见（进行性大块纤维化）。肺气肿性肺实质破坏也可见（图 6-38）。

4. 鉴别诊断

在硅沉着病中也可观察到淋巴结肿大和蛋壳样钙化淋巴结，两者影像学表现非常相似。两种疾病均可见特征性的淋巴管周围分布小结节。在个例中很难区分硅沉着病和结节病的影像学表现，特别是在晚期，这两种疾病往往会导致进行

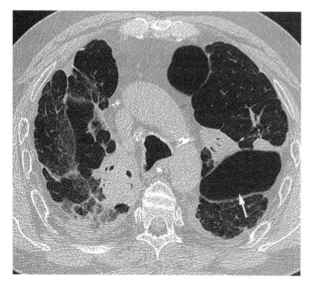

▲ 图 6-38　Ⅳ期结节病
CT 图像显示肺气肿及肺大疱（白箭）

性的大量纤维化。有助于鉴别诊断的是硅沉着病倾向于影响肺外周，而结节病最初见于肺中央区域。

在鉴别诊断中需要考虑的其他重要情况是恶性肿瘤和恶性淋巴瘤的转移。转移可引起纵隔和肺门淋巴结肿大。与结节病不同的是肺转移瘤通常表现为基底部为主，在肺实质中呈随机分布，而不是淋巴管周围分布。癌性淋巴管炎还伴有淋巴管周围型肺结节分布，以及光滑或不规则的小叶间隔增厚，与结节病不同，其最主要的表现是线状阴影，尤其是小叶间隔增厚。

（二）其他肉芽肿性肺实质疾病

其他特发性、非感染性的肉芽肿性肺实质疾病少见。

坏死性结节样肉芽肿是另一种疾病。虽然其组织学表现与结节病相似，但由于肉芽肿坏死及不同的影像学、血清学和免疫学表现，它被认为与结节病无关。临床表现由肺受累程度决定。其范围从无症状的影像学偶然发现到严重的一般症状，如发热、盗汗、体重减轻、全身无力、胸痛和咳嗽[115]。同样眼睛（葡萄膜炎）、肝和中

枢神经系统也可能受累[116-118]。特征性影像学表现为单发或多发肺结节及实变，以肺上叶为主（图 6-39）[119]。与结节病不同。同时发生淋巴结肿大罕见[117, 120, 121]。常通过肺结节活检得到最终诊断。

四、其他类型弥漫性实质性肺疾病

本类疾病分组多样化，包括以囊变为特征的相对罕见的疾病，包括肺朗格汉斯细胞组织细胞增生症和淋巴管平滑肌瘤病。此外，各种无法用其他方法分类的弥漫性肺部疾病都归入这一组，特别是肺泡蛋白沉积症、血管炎肺累及和弥漫性嗜酸性肺炎。

（一）肺朗格汉斯细胞组织细胞增生症

肺朗格汉斯细胞组织细胞增生症（pulmonary langerhans cell histiocytosis，PLCH）的病因尚不清楚，病理表现为朗格汉斯细胞的结节状增生。本病在儿童时期表现为多器官受累综合征（表 6-10）或为一种独立疾病。在后一种情况下，它主要影响年轻、重度吸烟者。诊断时的平均年

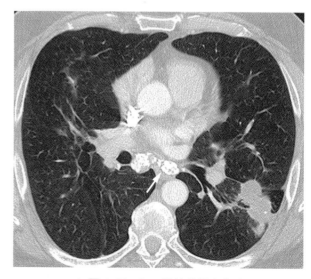

▲ 图 6-39　坏死性结节样肉芽肿
CT 图像显示少数结节形状不规则，纵隔淋巴结钙化（白箭）

表 6-10 肺朗格汉斯细胞组织细胞增生症的表现形式[100]

发作时期	疾病名称	特 点
儿童时期	Abt-Letterer-Siwe 病	幼儿, 暴发性多器官受累 (肝、脾、淋巴结、肺、骨)
	Hand-Schüller-Christian 综合征	儿童, 慢性疾病播散; 典型三联征 (骨溶解、眼球突出、尿崩症); 30% 的患者累及全身器官, 包括肺
	嗜酸性肉芽肿 (组织细胞增多症 X)	骨 (骨质溶解) 或肺孤立或多发结节
成人期	肺朗格汉斯细胞组织细胞增生症	20—40 岁的吸烟者, 一般只累及肺部

龄在 20—40 岁[123]。

最常见的肺部症状是咳嗽、劳力性呼吸困难和胸痛。1/4 的患者在确诊前仍无症状。在 20% 的患者中, 自发性气胸是最初的临床特征。

影像学上肺朗格汉斯细胞组织细胞增生症的特征是多处边界不清的结节, 直径大小可达 10mm, 它们通常表现为中央液化坏死导致空洞形成 (图 6-40), 最后形成囊肿 (图 6-41)。影像显示肺尖为主, 肋膈角区少见。在某些情况下, 肺内结节在戒烟后会退化。肺朗格汉斯细胞组织细胞增生症极少表现为单发结节或肿块 (图 6-43)[124]。

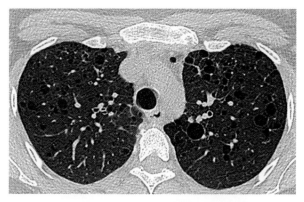

▲ 图 6-41 肺朗格汉斯细胞组织细胞增生症
CT 图像显示两肺多发、薄壁囊肿; 该图无结节

(二) 淋巴管平滑肌瘤病

淋巴管平滑肌瘤病 (lymphangio-leiomyomatosis, LAM) 几乎只发生于中年女性人群中。它的特征是多发性肺囊性病灶, 该病被认为是一种低级别

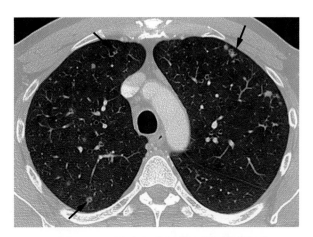

▲ 图 6-40 肺朗格汉斯细胞组织细胞增生症
CT 图像显示两肺多发、边界不清结节, 部分有空洞 (黑箭)

的、破坏性的、转移性的类肿瘤性病变[125]。已知有 2 种类型, 包括散发型和结节性硬化症相关型[126]。确诊时组织学活检不是必要的。诊断标准基本上是基于影像学和一些特征性的临床表现 (表 6-11)。通常淋巴管平滑肌瘤病是在自发性气胸发病后首次诊断。吸烟可加重现有的淋巴管平滑肌瘤病。

当淋巴管平滑肌瘤病只发生轻微的囊变时 X 线表现正常, 或者可以看到网状影, 伴气胸或胸腔积液。CT 表现为特征性的多发性薄壁囊腔。肾血管平滑肌脂肪瘤和腹膜后淋巴管平滑肌瘤通常在腹部 CT 上被发现 (图 6-42), 上述表现与胸部 CT 的特征性表现相结合, 有助于确诊淋巴管平滑肌瘤病 (表 6-11)。

(三) 肺泡蛋白沉积症

肺泡蛋白沉积症 (pulmonary alveolar protei-

表 6-11 肺淋巴管平滑肌瘤病诊断标准 [127]

疾病诊断	胸部 CT [a]	其他发现
明确	肺淋巴管平滑肌瘤病的特点或符合肺淋巴管平滑肌瘤病	肺活检符合肺淋巴管平滑肌瘤病
	肺淋巴管平滑肌瘤病的特点	肾血管平滑肌脂肪瘤或乳糜性胸腔积液腹水，或者淋巴管平滑肌瘤病和淋巴结累及，明确或可能的结节性硬化综合征 [b]
很有可能的	肺淋巴管平滑肌瘤病的特点	一致的临床表现（气胸或淋巴管平滑肌瘤，典型的限制性肺通气障碍）
	符合肺淋巴管平滑肌瘤病	肾血管平滑肌脂肪瘤或乳糜性胸腔积液或腹水
可能的	肺淋巴管平滑肌瘤病的特点或符合肺淋巴管平滑肌瘤病	

a. 淋巴管平滑肌瘤病的胸部 CT 特点，结节性硬化症患者有 > 10 个薄壁囊腔，可能有小叶中心微结节，无其他肺间质性疾病。胸部 CT 符合淋巴管平滑肌瘤病：有 2 ~ 10 个囊腔
b. 如果满足 ≥ 1 个主要或次要标准，可能是结节性硬化症综合征
有关标准的定义可参阅欧洲呼吸协会 [128]

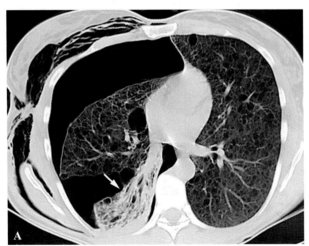
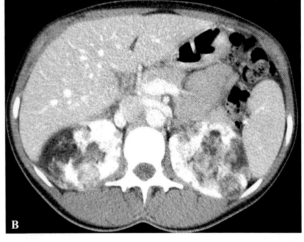

▲ 图 6-42 肺淋巴管平滑肌瘤病

A. 胸部 CT 图像显示双侧多发薄壁囊腔。右侧自发性气胸，有张力，纵隔向左侧移位和胸壁气肿，右肺下叶广泛肺不张（白箭）；B. 腹部 CT 显示双肾血管平滑肌脂肪瘤：双肾低密度、含脂肪肿块

nosis, PAP）是一种罕见的疾病，可分为如下三种类型 [129]。

• 最常见的是成人特发型。

• 偶尔继发于一些基础疾病或吸入有毒物质（硅酸盐、水泥尘、铝尘、二氧化钛、二氧化氮、玻璃纤维、基础恶性血液病；免疫缺陷，例如，由于免疫抑制或细胞毒性治疗，病毒感染）。

• 很少是先天性的。

PAP 是由表面活性物质产生和清除之间不平衡所引起，导致类似表面活性蛋白质在肺泡中沉积 [130-132]。粒细胞 - 巨噬细胞集落刺激因子调节表面活性物质平衡和免疫反应 [129]。外周血和支气管肺泡灌洗中粒细胞 - 巨噬细胞集落刺激因子水平升高可作为诊断标准。

肺泡蛋白沉积症临床表现为进行性呼吸困

难，持续数月至数年，干咳或少痰咳嗽。较少见的表现是体重减轻、低热、疲惫、胸痛和咯血[133, 134]。成人特发型多见于中年吸烟者。肺弥散能力受损，肺功能轻至中度受损。

在 X 线检查上大多数患者可见对称性两肺阴影，肺尖和肋膈角处相对未受影响（图 6-43）。偶尔也能发现不对称阴影或广泛的弥散实变，但没有特异性。病变从磨玻璃影到伴有支气管气相的实变阴影。X 线检查上变化明显与相当轻微的症状之间经常存在差异。

CT 图像很有特点，最显著的表现是边界清

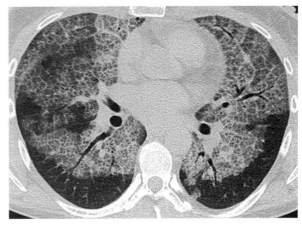

▲ 图 6-44　肺泡蛋白沉积症
CT 图像显示地图样改变的两肺铺路石征

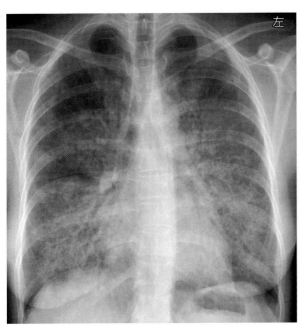

▲ 图 6-43　肺泡蛋白沉积症
胸片显示两肺弥漫磨玻璃影，肺尖和肋膈角区未受累

楚的两肺磨玻璃影，通常有地图样轮廓，表现为小叶间隔增厚和这些区域的小叶内线[129]，被称为铺路石征（图 6-44）。

特发性肺泡蛋白沉积症的主要治疗方法是全肺灌洗，两肺均进行同步或连续的灌洗。影像学显示灌洗后肺部阴影迅速而广泛的消退。一般来说，这种方法可以达到 1 年以上的症状缓解，但通常需要重复灌洗。

> 提示
>
> 铺路石征的鉴别诊断如下[129, 135]。
> - 肺泡蛋白沉积症。
> - 与充血性心力衰竭相关的静液性肺水肿。
> - 肺炎，特别是肺孢子菌肺炎。
> - 肺泡出血。
> - 附壁生长的腺癌。
> - 癌性淋巴管炎。
> - 弥漫性肺泡损伤。
> - 放射性肺炎。
> - 药物性肺病。
> - 肺静脉闭塞症。
> - 脂性肺炎。

（四）血管炎和其他肺部自身免疫性疾病

累及肺的特发性大血管炎，在影像学上表现为明显的血管性疾病（见第 14 章）。本章的重点是小血管炎，在影像学上只能根据肺实质的改变来确定。

目前已知几种形式的血管炎伴随肺受累发生率较高。这里只讨论那些肺部受累率高的疾

病。一般影响肺的所有类型的血管炎都伴有抗中性粒细胞胞质抗体（antineutrophil cytoplasmic antibody，ANCA），包括肉芽肿性多血管炎（韦格纳肉芽肿病）、嗜酸性肉芽肿性多血管炎（Churg-Strauss 综合征）和显微镜下多血管炎。

1. 肉芽肿性多血管炎（韦格纳肉芽肿病）

肉芽肿性多血管炎（韦格纳肉芽肿病，已不再被一些美国医学协会推荐）[136] 是一种起源不明的全身性疾病。90% 的患者肺受累，几乎都影响上呼吸道，肾脏受累也很常见[137]。诊断要求至少满足下列 4 个标准中的 2 个。

> **提示**
>
> 肉芽肿性多血管炎（韦格纳肉芽肿病）的诊断标准，必须满足以下 ≥ 2 个[138]。
> - 口腔溃疡或鼻分泌物。
> - 异常胸片（结节、空腔或固定浸润）。
> - 镜下血尿。
> - 活检显示肉芽肿性炎症。

肉芽肿性多血管炎影响中、小血管，通常首先出现在呼吸道，并有扩散的趋势。肺部症状包括咳嗽、呼吸困难、发热和胸痛，也可出现咯血[139]。90% 的活动性肉芽肿性多血管炎患者的诊断标准是 C-ANCA（胞质 ANCA）水平升高[141, 144]。在极少数情况下，有嗜酸性粒细胞增多，诊断主要依靠活检[142]。

影像学显示肺受累的两种主要类型[137]。

- 70% 的患者可见肺结节或 10cm 大肿块。多发肿块常见，但结节数 ≤ 10 个，多发结节仅在特殊情况下可见。在病程中结节反反复复。结节消退常造成肺瘢痕。许多结节可以形成空洞（图 6-45），这些结节常常边界不清或有毛刺，结节偶尔被磨玻璃

影包绕（晕征），证实为局灶周围出血。

- 肺出血后出现弥漫性两肺磨玻璃影（图 6-46），胸膜下区域常不受累。大量出血的区域还包括因受病变影响所致的肺泡腔内空气完全被出血置换而引起的实变。

CT 上还可发现气管、主支气管壁增厚，中央气管狭窄。胸腔积液并不少见[137]。

2. 嗜酸性肉芽肿性多血管炎

嗜酸性肉芽肿性多血管炎（以前称 Churg-Strauss 综合征）以哮喘、嗜酸性粒细胞增多和坏疽性血管炎三联征为特征。诊断要求至少满足以下 6 项标准中的 4 项[143]。

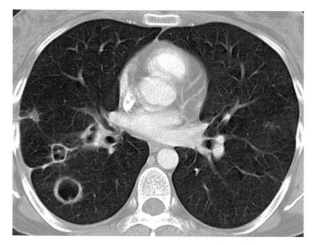

▲ 图 6-45　肉芽肿性多血管炎（韦格纳肉芽肿病）
CT 图像显示右肺多发空洞结节

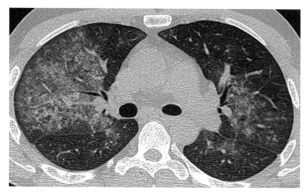

▲ 图 6-46　肉芽肿性多血管炎（韦格纳肉芽肿病）
CT 图像图示两肺弥漫磨玻璃影，胸膜下区未受累，符合弥漫性肺泡出血

嗜酸性肉芽肿性多血管炎患者哮喘的发病比
正常人群要迟，一般从 40 岁开始，除皮肤外，
肺是最常受影响的器官。导致死亡的病程通常是
由心脏受累所引起的冠状动脉炎和心肌炎。该病
死亡率低于其他形式的血管炎。肺出血和肾小
球肾炎较少见。实验室检查常显示 P-ANCA（核
ANCA）升高。伴多血管炎的嗜酸性肉芽肿病有
3 个不同的临床阶段，进展和强度不同[146]。

第一阶段：前驱期，哮喘和变应性鼻炎可持
续数年。

第二阶段：大量血嗜酸性粒细胞和嗜酸性组
织浸润，表现为嗜酸性肺炎。

第三阶段：血管炎危及生命阶段。

组织学上，有坏死性小血管炎和坏死性肉芽
肿伴嗜酸性粒细胞浸润。

在第 2 期和第 3 期，胸片显示两侧、非节
段性实变，无明显特征。此图像类似于 Loffler
综合征、慢性嗜酸性粒细胞性肺炎或机化性肺
炎[143, 147]。CT 上最显著的表现为两肺磨玻璃影
及实变，几乎呈对称性分布。这些表现多见于肺
周围区，很少见于支气管周围区或呈斑片状分布

（图 6-47）[146-149]。1/2 的患者 CT 可出现小叶间
隔增厚[147]。哮喘几乎经常出现，它还会引起第 7
章所述的影像学表现。

3. 显微镜下多血管炎

显微镜下多血管炎是一种非肉芽肿性、全身
性坏死性血管炎，主要影响肾脏，肺部较少见。
本病是导致肾小球肾炎和肺出血的 Goodpasture
综合征的主要原因。临床症状包括呼吸困难、
咯血，以及皮肤损害、周围神经炎和胃肠道出
血。在实验室检查中 70% 的患者为 P-ANCA
阳性。一般来说 P-ANCA 具有抗髓过氧化物酶
（myeloperoxidase，MPO）特异性，因此被称为
MPO 血管炎[150]。影像学常常表现为或多或少的广
泛两肺分布磨玻璃影，与弥漫性肺出血相关。弥漫
性肺出血主要由显微镜下的多血管炎和肉芽肿性多
血管炎（韦格纳肉芽肿病）引起[143]。在 1/4 的肺受
累患者中发现有肺纤维化形成（图 6-48）[151]。

4. Goodpasture 综合征

Goodpasture 综合征由 Ⅱa 型过敏反应引起
（表 7-1），该病对血管基底膜抗原形成抗体，引
起肾小球肾炎和弥漫性肺出血。这种罕见的疾病
主要影响年轻男性，可以通过检测外周血中的抗

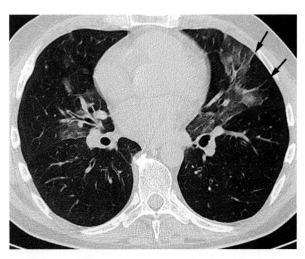

▲ 图 6-47　嗜酸性肉芽肿性多血管炎（Churg-Strauss
综合征）

CT 图像显示两肺磨玻璃影及小叶间隔增厚（黑箭）

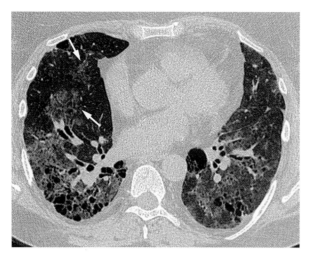

▲ 图 6-48　显微镜下多血管炎
CT 图像显示最突出的发现是肺纤维化征象（牵拉性支气管扩张，肺下叶蜂窝及小叶内线），磨玻璃影符合轻度弥漫性肺泡出血（白箭）

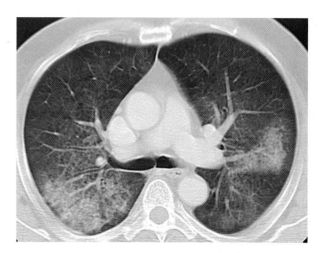

▲ 图 6-49　Goodpasture 综合征
CT 图，弥漫性肺泡出血及两肺磨玻璃影，胸膜下区域未受累

肾小球基底膜抗体而诊断[152]。

影像学通常表现为典型的弥漫性肺泡出血，两肺广泛分布的磨玻璃影，胸膜下区域通常不受累（图 6-49 和图 6-50）。

五、总结

肺弥漫性实质疾病可分为 4 大类。
- 特发性间质性肺炎。
- 已知病因的弥漫性实质性肺疾病。
- 肺部肉芽肿性实质疾病。
- 其他肺实质疾病。

（一）特发性间质性肺炎

就预后而言，特发性间质性肺炎是一组具有异质性的弥漫性实质性肺疾病。分为常见的、罕见的、家族性的和无法分类的间质性肺炎。通常情况下可以进一步分为慢性纤维化、急性纤维化、亚急性纤维化，以及吸烟相关间质性肺炎。

CT 在特发性间质性肺炎的诊断中起关键作用。寻常型间质性肺炎（UIP）的特征性 CT 表现如下。

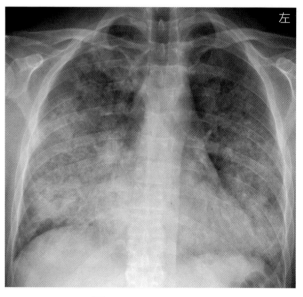

▲ 图 6-50　弥漫性肺泡出血
X 线检查显示两肺广泛磨玻璃影

- 网状影。
- 以胸膜下，基底部分布为著。
- 蜂窝肺。

以下结果被认为与寻常型间质性肺炎不一致。
- 主要为上、中叶区域。
- 支气管血管周围区为著。
- 主要为磨玻璃影（多于网状影）。

- 数目众多的微小结节（两肺尖为主）。

- 多发囊肿（伴随蜂窝改变）。

- 弥漫性马赛克灌注，空气潴留。

- 节段性实变。

符合所有特征性寻常型间质性肺炎的诊断不需要肺活检。如果仅仅没有蜂窝肺表现，则可能是寻常型间质性肺炎，但不明确（可能 UIP 型）。

一些其他类型的特发性间质性肺炎表现出典型的影像学表现时，鉴别诊断不像寻常型间质性肺炎那样明确。因此，建议对此类患者进行外科肺活检以确定诊断。

影像学表现如下。

特发性非特异性间质性肺炎（NSIP）：常表现为磨玻璃影和小叶内线，通常只有轻度或无蜂窝肺，这是与寻常型间质性肺炎的鉴别诊断标准。

隐源性机化性肺炎（COP）：典型表现为抗生素耐药，主要为两肺实变。然而，在 10% 的患者中，只有单发的肺实变。

急性间质性肺炎（AIP）：一种死亡率高的严重急性疾病。影像表现两肺磨玻璃影和实变，类似于成人型呼吸窘迫综合征。

吸烟相关的特发性间质性肺炎：根据病变损害的组织学类型不同，包括病变局限于小气管，则为呼吸性细支气管炎相关间质性肺疾病（RBILD），RBILD 表现以小叶中心小结节为主，病变局限于肺泡，则为脱屑性间质性肺炎（DIP），DIP 表现为两肺磨玻璃影。

特发性间质性肺炎有 90% 左右的患者可以通过完整的分类系统进行诊断。但至少还有 10% 的疾病无法分类。

（二）已知病因的弥漫性实质性肺疾病

胶原血管疾病经常累及肺部。NSIP 是最常见的影像学和病理表现。类风湿关节炎是一个例外，类风湿关节炎主要与 UIP 有关。更为少见的

情况是几乎所有其他间质性肺炎的发病率都是可变化的（表 6-6），尤其是小气管和血管的受累和肺动脉高压，肺部受累常常决定预后。

对于胶原血管疾病的肺部并发症，CT 检查明显优于胸片，常用于排除并发症[10]。CT 检查可能会对年轻的患者造成相当大的辐射。因此，应尽可能地采用降低辐射剂量的技术手段。

大量的化学和物理因素可引起弥漫性或局灶性肺损伤。临床上重要的是肺药物毒性所引起的药物性肺病。关于近 1000 种物质对肺部造成不良影响的最新信息可以在 www.pneumotox.com 网站上查阅。职业性弥漫性实质性肺疾病，特别是那些由无机和有机粉尘引起的疾病，将在 18 章中讨论。

最常见的物理性肺损伤是放射性肺炎。＞20Gy 的肺部辐射剂量可引发放射性肺炎，＞40Gy 的剂量常常会发生放射性肺炎。

（三）肉芽肿性实质性肺疾病

结节病是一种起源不明的系统性肉芽肿性疾病。常常有纵隔淋巴结肿大并伴随肺内受累。与预后相关的分期（表 6-9）是基于胸片的病理改变，而不是 CT 表现。胸片典型的表现为以肺尖为主的小结节型，CT 表现为典型的淋巴管周围分布的小结节。常见的不典型表现为广泛的磨玻璃影和小叶间隔增厚。在病变晚期，个别肉芽肿汇合形成大的实变（进行性大范围纤维化）。晚期可以表现为肺纤维化。

其他肉芽肿性疾病，如坏死性结节样肉芽肿病罕见，但应该纳入肺结节和肿块的鉴别诊断。坏死性结节样肉芽肿病没有特征性的影像学表现。

（四）其他弥漫性实质性肺疾病

2 种相对罕见的肺实质疾病以多发肺囊性病变为特征，包括肺朗格汉斯细胞组织细胞增生

症（PLCH）和淋巴管平滑肌瘤病（LAM）。自发性气胸通常是这两种疾病的首要表现。最重要的 CT 表现见表 6-12。

肺朗格汉斯细胞组织细胞增生症发生在年轻的吸烟者，也可以见于儿童，这与某些综合征有关。除肺囊肿外，主要有小叶中心型小结节影，可发生空洞并可形成囊肿。这些表现以肺尖为著，肋膈角处不受累。

淋巴管平滑肌瘤病只发生于中年女性。肺外表现，如肾血管平滑肌脂肪瘤和淋巴管平滑肌瘤病。一部分患者偶尔出现错构瘤，而另一部分则见于结节性硬化症。

归入其他弥漫性实质性肺疾病的还有肺泡蛋白沉积症和弥漫性嗜酸性肺炎等疾病。

肺泡蛋白沉积症主要发生于中年吸烟者。潜在的发病机制与表面活性物质清除障碍有关，导致表面活性物质样蛋白在肺泡中累积。CT 表现为两肺磨玻璃影，呈地图样轮廓改变或伴随网状影，这种征象被称为铺路石征。

血管炎很难诊断，因为症状和影像学表现都是非特异性的，其常常与感染、胶原血管疾病和恶性疾病混淆。鉴别诊断重要性是血管炎本身的正确诊断和治疗，以下临床表现提示血管炎。

• 上呼吸道溃疡或变形。

• 多发性或单发的神经炎。

• 快速进展的肾小球肾炎。

• 弥漫性肺泡出血。

• 多发肺结节，尤其是空洞结节。

不同形式的小血管炎表现出不同范围的影像学表现（表 6-13）。

肉芽肿性多血管炎（韦格纳肉芽肿病）：空洞性结节、两肺磨玻璃影和实变是两种典型的影像学表现。一般来说，检测 C-ANCA 滴度的升高。

嗜酸性肉芽肿性多血管炎（Churg-Strauss 综合征）：哮喘、嗜酸性粒细胞增多和肺阴影可以提示该病。与嗜酸性肺炎不同，肺外症状常表现为其他的症状（如神经病变）。P-ANCA 滴度升高可以支持诊断。

显微镜下多血管炎：1/4 的患者可见肺纤维化。

Goodpasture 综合征：病变好发于年轻男性患者，常常表现快速进展的肾衰竭伴两肺磨玻璃影（弥漫性肺出血）。弥漫性肺泡出血是小血管炎的典型表现，但并不是特异性的。

影像学上弥漫性肺泡出血表现为两肺弥漫性磨玻璃影（图 6-50），而 CT 上胸膜下区域常不受累。

表 6-12　肺朗格汉斯细胞组织细胞增生症及淋巴管平滑肌瘤病的 CT 表现

肺朗格汉斯细胞组织细胞增生症	淋巴管平滑肌瘤病
• 薄壁囊腔 • 小叶中央结节，可能有空洞 • 肺尖为著，肋膈角不受累	• 薄壁囊腔 • 肾血管平滑肌脂肪瘤（低密度、含脂肿块） • 腹膜后淋巴管肌瘤病（囊腔或软组织密度肿块）

表 6-13　血管炎影像学表现

肉芽肿性多血管炎（韦格纳肉芽肿病）	嗜酸性肉芽肿性多血管炎（Churg-Strauss 综合征）	显微镜下多血管炎
• 结节、肿块，常有空洞 • 两肺弥漫性磨玻璃影 • 少见：气管及主支气管壁增厚、管腔狭窄 • 胸腔积液	• 两肺磨玻璃影，肺外围多见，支气管周围少见 • 小叶间隔增厚 • 哮喘征象	• 两肺弥漫性磨玻璃影 • 肺纤维化征象：小叶内线，蜂窝影，牵拉性支气管扩张

提示

弥漫性肺泡出血的鉴别诊断[143, 153, 154]

- 肉芽肿性多血管炎（韦格纳肉芽肿病）。
- 显微镜下多血管炎。
- 嗜酸性肉芽肿性多血管炎（Churg-Strauss综合征）（相对少见）。

免疫复合物血管炎

- Goodpasture综合征。
- 紫癜。
- Cryoglobulinemic血管炎。

自身免疫性疾病中的继发性血管炎

- 系统性红斑狼疮。
- 类风湿关节炎。
- 抗磷脂抗体综合征。
- 混合性结缔组织病。
- 多发性肌炎–皮肌炎。
- 凝血功能受损。
- 干细胞移植。
- 肺移植。
- 二尖瓣狭窄。
- 肺药物毒性。
- 吸入性损伤。

参考文献

[1] American Thoracic Society. European Respiratory Society. International multidisciplinary consensus classification of the idiopathic interstitial pneumonias. Am J Respir Crit Care Med 2002;165(2):277–304

[2] Fishbein MC. Diagnosis: to biopsy or not to biopsy: assessing the role of surgical lung biopsy in the diagnosis of idiopathic pulmonary fibrosis. Chest 2005;128(5, Suppl 1):520S–525S

[3] Bensard DD, McIntyre RC Jr, Waring BJ, Simon JS. Comparison of video thoracoscopic lung biopsy to open lung biopsy in the diagnosis of interstitial lung disease. Chest 1993;103(3):765–770

[4] Kim TS, Han J, Chung MP, Chung MJ, Choi YS. Disseminated dendriform pulmonary ossification associated with usual interstitial pneumonia: incidence and thin-section CT-pathologic correlation. Eur Radiol 2005;15(8):1581–1585

[5] Webb WR, Müller NL, Naidich DP. High-Resolution CT of the Lung. 4th ed. Philadelphia, PA: Wolters Kluwer/Lippincott Williams & Wilkins; 2009

[6] Raghu G, Remy-Jardin M, Myers JL, et al; American Thoracic Society, European Respiratory Society, Japanese Respiratory Society, and Latin American Thoracic Society. Diagnosis of Idiopathic Pulmonary Fibrosis. An Official ATS/ERS/JRS/ALAT Clinical Practice Guideline. Am J Respir Crit Care Med 2018;198(5):e44–e68

[7] Lynch DA, Sverzellati N, Travis WD, et al. Diagnostic criteria for idiopathic pulmonary fibrosis: a Fleischner Society White Paper. Lancet Respir Med 2018;6(2):138–153

[8] Copley SJ, Wells AU, Sivakumaran P, et al. Asbestosis and idiopathic pulmonary fibrosis: comparison of thin-section CT features. Radiology 2003;229(3):731–736

[9] Travis WD, Matsui K, Moss J, Ferrans VJ. Idiopathic nonspecific interstitial pneumonia: prognostic significance of cellular and fibrosing patterns: survival comparison with usual interstitial pneumonia and desquamative interstitial pneumonia. Am J Surg Pathol 2000;24(1):19–33

[10] Antoniou KM, Margaritopoulos G, Economidou F, Siafakas NM. Pivotal clinical dilemmas in collagen vascular diseases associated with interstitial lung involvement. Eur Respir J 2009;33(4):882–896

[11] Kinder BW, Collard HR, Koth L, et al. Idiopathic nonspecific interstitial pneumonia: lung manifestation of undifferentiated connective tissue disease? Am J Respir Crit Care Med 2007;176(7):691–697

[12] Cottin V, Donsbeck AV, Revel D, Loire R, Cordier JF. Nonspecific interstitial pneumonia. Individualization of a clinicopathologic entity in a series of 12 patients. Am J Respir Crit Care Med 1998;158(4):1286–1293

[13] Daniil ZD, Gilchrist FC, Nicholson AG, et al. A histologic pattern of nonspecific interstitial pneumonia is associated with a better prognosis than usual interstitial pneumonia in patients with cryptogenic fibrosing alveolitis. Am J Respir Crit Care Med 1999;160(3):899–905

[14] Katzenstein AL, Fiorelli RF. Nonspecific interstitial pneumonia/fibrosis. Histologic features and clinical

significance. Am J Surg Pathol 1994;18(2):136–147

[15] Kim TS, Lee KS, Chung MP, et al. Nonspecific interstitial pneumonia with fibrosis: high-resolution CT and pathologic findings. AJR Am J Roentgenol 1998;171(6):1645–1650

[16] Hartman TE, Swensen SJ, Hansell DM, et al. Nonspecific interstitial pneumonia: variable appearance at high-resolution chest CT. Radiology 2000;217(3):701–705

[17] MacDonald SL, Rubens MB, Hansell DM, et al. Nonspecific interstitial pneumonia and usual interstitial pneumonia: comparative appearances at and diagnostic accuracy of thin-section CT. Radiology 2001;221(3):600–605

[18] Black H, Mendoza M, Murin S. Thoracic manifestations of inflammatory bowel disease. Chest 2007;131(2):524–532

[19] Cordier JF, Loire R, Brune J. Idiopathic bronchiolitis obliterans organizing pneumonia. Definition of characteristic clinical profiles in a series of 16 patients. Chest 1989;96(5):999–1004

[20] Lee KS, Kullnig P, Hartman TE, Müller NL. Cryptogenic organizing pneumonia: CT findings in 43 patients. AJR Am J Roentgenol 1994;162(3):543–546

[21] Müller NL, Staples CA, Miller RR. Bronchiolitis obliterans organizing pneumonia: CT features in 14 patients. AJR Am J Roentgenol 1990;154(5):983–987

[22] Travis WD, Costabel U, Hansell DM, et al; ATS/ERS Committee on Idiopathic Interstitial Pneumonias. An official American Thoracic Society/European Respiratory Society statement: Update of the international multidisciplinary classification of the idiopathic interstitial pneumonias. Am J Respir Crit Care Med 2013;188(6):733–748

[23] Akira M, Yamamoto S, Sakatani M. Bronchiolitis obliterans organizing pneumonia manifesting as multiple large nodules or masses. AJR Am J Roentgenol 1998;170(2):291–295

[24] Katzenstein AL, Myers JL, Mazur MT. Acute interstitial pneumonia. A clinicopathologic, ultrastructural, and cell kinetic study. Am J Surg Pathol 1986;10(4):256–267

[25] Olson J, Colby TV, Elliott CG. Hamman-Rich syndrome revisited. Mayo Clin Proc 1990;65(12):1538–1548

[26] Tomashefski JF Jr. Pulmonary pathology of the adult respiratory distress syndrome. Clin Chest Med 1990;11(4):593–619

[27] Askin FB. Back to the future: the Hamman-Rich syndrome and acute interstitial pneumonia. Mayo Clin Proc 1990;65(12):1624–1626

[28] Bouros D, Nicholson AC, Polychronopoulos V, du Bois RM. Acute interstitial pneumonia. Eur Respir J 2000;15(2):412–418

[29] Vourlekis JS, Brown KK, Cool CD, et al. Acute interstitial pneumonitis. Case series and review of the literature. Medicine (Baltimore) 2000;79(6):369–378

[30] Primack SL, Hartman TE, Ikezoe J, Akira M, Sakatani M, Müller NL. Acute interstitial pneumonia: radiographic and CT findings in nine patients. Radiology 1993;188(3):817–820

[31] Johkoh T, Müller NL, Taniguchi H, et al. Acute interstitial pneumonia: thin-section CT findings in 36 patients. Radiology 1999;211(3):859–863

[32] Ichikado K, Johkoh T, Ikezoe J, et al. Acute interstitial pneumonia: high-resolution CT findings correlated with pathology. AJR Am J Roentgenol 1997;168(2):333–338

[33] Tomiyama N, Müller NL, Johkoh T, et al. Acute respiratory distress syndrome and acute interstitial pneumonia: comparison of thin-section CT findings. J Comput Assist Tomogr 2001;25(1):28–33

[34] Marten K. Interstitielle Lungenerkrankungen bei Rauchern. Fortschr Röntgenstr 2007;179:268–275

[35] Niewoehner DE, Kleinerman J, Rice DB. Pathologic changes in the peripheral airways of young cigarette smokers. N Engl J Med 1974;291(15):755–758

[36] Heyneman LE, Ward S, Lynch DA, Remy-Jardin M, Johkoh T, Müller NL. Respiratory bronchiolitis, respiratory bronchiolitis-associated interstitial lung disease, and desquamative interstitial pneumonia: different entities or part of the spectrum of the same disease process? AJR Am J Roentgenol 1999;173(6):1617–1622

[37] Gruden JF, Webb WR. CT findings in a proved case of respiratory bronchiolitis. AJR Am J Roentgenol 1993;161(1):44–46

[38] Turner-Warwick M. Connective tissue disorders and the lung. Aust N Z J Med 1986;16(2):257–262

[39] Moon J, du Bois RM, Colby TV, Hansell DM, Nicholson AG. Clinical significance of respiratory bronchiolitis on open lung biopsy and its relationship to smoking related interstitial lung disease. Thorax 1999;54(11):1009–1014

[40] Carrington CB, Gaensler EA, Coutu RE, FitzGerald MX, Gupta RG. Natural history and treated course of usual and desquamative interstitial pneumonia. N Engl J Med 1978;298(15):801–809

[41] Hartman TE, Primack SL, Kang EY, et al. Disease progression in usual interstitial pneumonia compared with desquamative interstitial pneumonia. Assessment with serial CT. Chest 1996;110(2):378–382

[42] Yousem SA, Colby TV, Gaensler EA. Respiratory bronchiolitis-associated interstitial lung disease and its relationship to desquamative interstitial pneumonia. Mayo Clin Proc 1989;64(11):1373–1380

[43] Gaensler EA, Goff AM, Prowse CM. Desquamative interstitial pneumonia. N Engl J Med 1966;274(3):113–128

[44] Liebow AA, Steer A, Billingsley JG. Desquamative

interstitial pneumonia. Am J Med 1965;39:369–404

[45] Hartman TE, Primack SL, Swensen SJ, Hansell D, McGuinness G, Müller NL. Desquamative interstitial pneumonia: thin-section CT findings in 22 patients. Radiology 1993;187(3):787–790

[46] Ichikawa Y, Kinoshita M, Koga T, Oizumi K, Fujimoto K, Hayabuchi N. Lung cyst formation in lymphocytic interstitial pneumonia: CT features. J Comput Assist Tomogr 1994;18(5):745–748

[47] Reddy TL, Tominaga M, Hansell DM, et al. Pleuroparenchymal fibroelastosis: a spectrum of histopathological and imaging phenotypes. Eur Respir J 2012;40(2):377–385

[48] Antoniou KM, Margaritopoulos GA, Tomassetti S, Bonella F, Costabel U, Poletti V. Interstitial lung disease. Eur Respir Rev 2014;23(131):40–54

[49] Fischer A, Antoniou KM, Brown KK, et al; "ERS/ATS Task Force on Undifferentiated Forms of CTD-ILD". An official European Respiratory Society/American Thoracic Society research statement: interstitial pneumonia with autoimmune features. Eur Respir J 2015;46(4):976–987

[50] Kim EJ, Collard HR, King TE Jr. Rheumatoid arthritis-associated interstitial lung disease: the relevance of histopathologic and radiographic pattern. Chest 2009;136(5):1397–1405

[51] Tanaka N, Kim JS, Newell JD, et al. Rheumatoid arthritis-related lung diseases: CT findings. Radiology 2004;232(1):81–91

[52] Inui N, Enomoto N, Suda T, Kageyama Y, Watanabe H, Chida K. Anti-cyclic citrullinated peptide antibodies in lung diseases associated with rheumatoid arthritis. Clin Biochem 2008;41(13):1074–1077

[53] Lee HK, Kim DS, Yoo B, et al. Histopathologic pattern and clinical features of rheumatoid arthritis-associated interstitial lung disease. Chest 2005;127(6):2019–2027

[54] Tansey D, Wells AU, Colby TV, et al. Variations in histological patterns of interstitial pneumonia between connective tissue disorders and their relationship to prognosis. Histopathology 2004;44(6):585–596

[55] Yoshinouchi T, Ohtsuki Y, Fujita J, et al. Nonspecific interstitial pneumonia pattern as pulmonary involvement of rheumatoid arthritis. Rheumatol Int 2005;26(2):121–125

[56] Bouros D, Wells AU, Nicholson AG, et al. Histopathologic subsets of fibrosing alveolitis in patients with systemic sclerosis and their relationship to outcome. Am J Respir Crit Care Med 2002;165(12):1581–1586

[57] Fujita J, Yoshinouchi T, Ohtsuki Y, et al. Non-specific interstitial pneumonia as pulmonary involvement of systemic sclerosis. Ann Rheum Dis 2001;60(3):281–283

[58] Kim DS, Yoo B, Lee JS, et al. The major histopathologic pattern of pulmonary fibrosis in scleroderma is nonspecific interstitial pneumonia. Sarcoidosis Vasc Diffuse Lung Dis 2002;19(2):121–127

[59] Douglas WW, Tazelaar HD, Hartman TE, et al. Polymyositis-dermatomyositis-associated interstitial lung disease. Am J Respir Crit Care Med 2001;164(7):1182–1185

[60] Cottin V, Thivolet-Béjui F, Reynaud-Gaubert M, et al; Groupe d'Etudes et de Recherche sur les Maladies "Orphelines" Pulmonaires. Interstitial lung disease in amyopathic dermatomyositis, dermatomyositis and polymyositis. Eur Respir J 2003;22(2):245–250

[61] Won Huh J, Soon Kim D, Keun Lee C, et al. Two distinct clinical types of interstitial lung disease associated with polymyositis-dermatomyositis. Respir Med 2007;101(8):1761–1769

[62] Ito I, Nagai S, Kitaichi M, et al. Pulmonary manifestations of primary Sjogren's syndrome: a clinical, radiologic, and pathologic study. Am J Respir Crit Care Med 2005;171(6):632–638

[63] Parambil JG, Myers JL, Lindell RM, Matteson EL, Ryu JH. Interstitial lung disease in primary Sjögren syndrome. Chest 2006;130(5):1489–1495

[64] Lamblin C, Bergoin C, Saelens T, Wallaert B. Interstitial lung diseases in collagen vascular diseases. Eur Respir J Suppl 2001;32:69s–80s

[65] Nicholson AG, Colby TV, Wells AU. Histopathological approach to patterns of interstitial pneumonia in patient with connective tissue disorders. Sarcoidosis Vasc Diffuse Lung Dis 2002;19(1):10–17

[66] Biederer J, Schnabel A, Muhle C, Gross WL, Heller M, Reuter M. Correlation between HRCT findings, pulmonary function tests and bronchoalveolar lavage cytology in interstitial lung disease associated with rheumatoid arthritis. Eur Radiol 2004;14(2):272–280

[67] Altman RD, Medsger TA Jr, Bloch DA, Michel BA. Predictors of survival in systemic sclerosis (scleroderma). Arthritis Rheum 1991;34(4):403–413

[68] Cain HC, Noble PW, Matthay RA. Pulmonary manifestations of Sjögren's syndrome. Clin Chest Med 1998;19(4):687–699, viii

[69] Davidson BK, Kelly CA, Griffiths ID. Ten year follow up of pulmonary function in patients with primary Sjögren's syndrome. Ann Rheum Dis 2000;59(9):709–712

[70] Deheinzelin D, Capelozzi VL, Kairalla RA, Barbas Filho JV, Saldiva PH, de Carvalho CR. Interstitial lung disease in primary Sjögren's syndrome. Clinical-pathological evaluation and response to treatment. Am J Respir Crit Care Med 1996;154(3 Pt 1):794–799

[71] Kim EA, Lee KS, Johkoh T, et al. Interstitial lung diseases associated with collagen vascular diseases: radiologic and histopathologic findings. Radiographics 2002;22(Spec No):S151–S165

[72] Fathi M, Dastmalchi M, Rasmussen E, Lundberg IE, Tornling G. Interstitial lung disease, a common manifestation of newly diagnosed polymyositis and dermatomyositis. Ann Rheum Dis 2004;63(3):297–301

[73] Hirakata M, Nakamura K, Kaburaki J, et al. [Interstitial lung disease in patients with connective tissue diseases] Nihon Kyobu Shikkan Gakkai Zasshi 1995;33(Suppl):268–276

[74] Marie I, Hachulla E, Chérin P, et al. Interstitial lung disease in polymyositis and dermatomyositis. Arthritis Rheum 2002;47(6):614–622

[75] Marie I, Hatron PY, Hachulla E, Wallaert B, Michon-Pasturel U, Devulder B. Pulmonary involvement in polymyositis and in dermatomyositis. J Rheumatol 1998;25(7):1336–1343

[76] Akira M, Hara H, Sakatani M. Interstitial lung disease in association with polymyositis-dermatomyositis: long-term follow-up CT evaluation in seven patients. Radiology 1999;210(2):333–338

[77] Mino M, Noma S, Taguchi Y, Tomii K, Kohri Y, Oida K. Pulmonary involvement in polymyositis and dermatomyositis: sequential evaluation with CT. AJR Am J Roentgenol 1997;169(1):83–87

[78] Bankier AA, Kiener HP, Wiesmayr MN, et al. Discrete lung involvement in systemic lupus erythematosus: CT assessment. Radiology 1995;196(3):835–840

[79] Fenlon HM, Doran M, Sant SM, Breatnach E. High-resolution chest CT in systemic lupus erythematosus. AJR Am J Roentgenol 1996;166(2):301–307

[80] Devaraj A, Wells AU, Hansell DM. Computed tomographic imaging in connective tissue diseases. Semin Respir Crit Care Med 2007;28(4):389–397

[81] Asherson RA, Cervera R, Piette JC, et al. Catastrophic antiphospholipid syndrome. Clinical and laboratory features of 50 patients. Medicine (Baltimore) 1998;77(3):195–207

[82] Hoffbrand BI, Beck ER. "Unexplained" dyspnea and shrinking lungs in systemic lupus erythematosus. BMJ 1965;1(5445):1273–1277

[83] Jeanmenne T, Singh NK, Pick M. Shrinking lung syndrome. BMJ Case Rep 2009;2009:bcr08.2008.0825

[84] Tavoni A, Vitali C, Cirigliano G, Frigelli S, Stampacchia G, Bombardieri S. Shrinking lung in primary Sjögren's syndrome. Arthritis Rheum 1999;42(10):2249–2250

[85] Ahmed S, Herrick A, O'Driscoll BR. Shrinking lung syndrome in patients without systemic lupus erythematosus: comment on the concise communication by Tavoni et al.

Arthritis Rheum 2001;44(1):243–245

[86] Hardy K, Herry I, Attali V, Cadranel J, Similowski T. Bilateral phrenic paralysis in a patient with systemic lupus erythematosus. Chest 2001;119(4):1274–1277

[87] Hemmati I, Blocka K. Shrinking lung syndrome masked by pleuropericarditis: a case report and review of the literature. Clin Rheumatol 2012;31(12):1741–1744

[88] Murin S, Wiedemann HP, Matthay RA. Pulmonary manifestations of systemic lupus erythematosus. Clin Chest Med 1998;19(4):641–665, viii

[89] Sharp GC, Irvin WS, Tan EM, Gould RG, Holman HR. Mixed connective tissue disease--an apparently distinct rheumatic disease syndrome associated with a specific antibody to an extractable nuclear antigen (ENA). Am J Med 1972;52(2):148–159

[90] Kozuka T, Johkoh T, Honda O, et al. Pulmonary involvement in mixed connective tissue disease: high-resolution CT findings in 41 patients. J Thorac Imaging 2001;16(2):94–98

[91] Rossi SE, Erasmus JJ, McAdams HP, Sporn TA, Goodman PC. Pulmonary drug toxicity: radiologic and pathologic manifestations. Radiographics 2000;20(5):1245–1259

[92] Carson CW, Cannon GW, Egger MJ, Ward JR, Clegg DO. Pulmonary disease during the treatment of rheumatoid arthritis with low dose pulse methotrexate. Semin Arthritis Rheum 1987;16(3):186–195

[93] Hacking JC, Flower CD. Causes and investigation of increasing dyspnoea in rheumatoid arthritis. Ann Rheum Dis 1995;54(1):17–19

[94] Kremer JM, Alarcón GS, Weinblatt ME, et al. Clinical, laboratory, radiographic, and histopathologic features of methotrexate-associated lung injury in patients with rheumatoid arthritis: a multicenter study with literature review. Arthritis Rheum 1997;40(10):1829–1837

[95] Padley SP, Adler B, Hansell DM, Müller NL. High-resolution computed tomography of drug-induced lung disease. Clin Radiol 1992;46(4):232–236

[96] Choi YW, Munden RF, Erasmus JJ, et al. Effects of radiation therapy on the lung: radiologic appearances and differential diagnosis. Radiographics 2004;24(4):985–997, discussion 998

[97] Libshitz HI, Southard ME. Complications of radiation therapy: the thorax. Semin Roentgenol 1974;9(1):41–49

[98] Movsas B, Raffin TA, Epstein AH, Link CJ Jr. Pulmonary radiation injury. Chest 1997;111(4):1061–1076

[99] Oie Y, Saito Y, Kato M, et al. Relationship between radiation pneumonitis and organizing pneumonia after radiotherapy for breast cancer. Radiat Oncol 2013;8:56

[100] Du Bois RM, Richeldi L. Interstitial Lung Diseases.

Sheffield: European Respiratory Society; 2009

[101] Baughman RP, Lower EE, du Bois RM. Sarcoidosis. Lancet 2003;361(9363):1111–1118

[102] Drent M, Bomans PH, Van Suylen RJ, Lamers RJ, Bast A, Wouters EF. Association of man-made mineral fibre exposure and sarcoidlike granulomas. Respir Med 2000;94(8):815–820

[103] Hunninghake GW, Costabel U, Ando M, et al. ATS/ERS/WASOG statement on sarcoidosis. American Thoracic Society/European Respiratory Society/World Association of Sarcoidosis and other Granulomatous Disorders. Sarcoidosis Vasc Diffuse Lung Dis 1999;16(2):149–173

[104] McGrath DS, Goh N, Foley PJ, du Bois RM. Sarcoidosis: genes and microbes--soil or seed? Sarcoidosis Vasc Diffuse Lung Dis 2001;18(2):149–164

[105] Nilsson K, Påhlson C, Lukinius A, Eriksson L, Nilsson L, Lindquist O. Presence of Rickettsia helvetica in granulomatous tissue from patients with sarcoidosis. J Infect Dis 2002;185(8):1128–1138

[106] Leatham EW, Eeles R, Sheppard M, et al. The association of germ cell tumours of the testis with sarcoid-like processes. Clin Oncol (R Coll Radiol) 1992;4(2):89–95

[107] Löfgren SH, Lundberg G. Erythema Nodosum. Studies on Etiology and Pathogenesis in 185 Adult Cases. Stockholm: Kungl. Boktryckeriet, P. A. Norstedt; 1946

[108] James DG, Turiaf J, Hosoda Y, et al. Description of sarcoidosis: Report of the Subcommittee on Classification and Definition. Ann N Y Acad Sci 1976;278:742

[109] Morgenthau AS, Iannuzzi MC. Recent advances in sarcoidosis. Chest 2011;139(1):174–182

[110] Scadding JG. Prognosis of intrathoracic sarcoidosis in England. A review of 136 cases after five years' observation. BMJ 1961;2(5261):1165–1172

[111] DeRemee RA. The roentgenographic staging of sarcoidosis. Historic and contemporary perspectives. Chest 1983;83(1):128–133

[112] Chrétien J, Marsac J, Saltiel JC, eds. Ninth International Conference on Sarcoidosis and Other Granulomatous Disorders. Paris: Pergamon Press; 1983

[113] American Thoracic Society. Statement on sarcoidosis. Joint Statement of the American Thoracic Society (ATS), the European Respiratory Society (ERS) and the World Association of Sarcoidosis and Other Granulomatous Disorders (WASOG) adopted by the ATS Board of Directors and by the ERS Executive Committee, February 1999. Am J Respir Crit Care Med 1999;160(2):736–755

[114] Costabel U. Seltene Lungenkrankheiten. Grosshansdorf: Inter-PneuVerlag; 2002

[115] Claussen M, Kirsten D, Amthor M, Magnussen H.

Epitheloidzellige Granulomatose mit beidseitigen grossflächigen Lungenverschattungen. Med Klin (Munich) 1996;91(4):199–204

[116] Baur X, Büchele W, Gokel M, Hacker H, Remberger K, Sunder-Plassmann L. 25jähriger Mann mit multiplen Lungenrundherden. Internist (Berl) 1987;28(2):128–133

[117] Koss MN, Hochholzer L, Feigin DS, Garancis JC, Ward PA. Necrotizing sarcoid-like granulomatosis: clinical, pathologic, and immunopathologic findings. Hum Pathol 1980;11(5, Suppl):510–519

[118] Rosen Y, Moon S, Huang CT, Gourin A, Lyons HA. Granulomatous pulmonary angiitis in sarcoidosis. Arch Pathol Lab Med 1977;101(4):170–174

[119] Niimi H, Hartman TE, Müller NL. Necrotizing sarcoid granulomatosis: computed tomography and pathologic findings. J Comput Assist Tomogr 1995;19(6):920–923

[120] Chittock DR, Joseph MG, Paterson NA, McFadden RG. Necrotizing sarcoid granulomatosis with pleural involvement. Clinical and radiographic features. Chest 1994;106(3):672–676

[121] Churg A. Pulmonary angiitis and granulomatosis revisited. Hum Pathol 1983;14(10):868–883

[122] Wells AU. Managing diagnostic procedures in idiopathic pulmonary fibrosis. Eur Respir Rev 2013;22(128):158–162

[123] Abbott GF, Rosado-de-Christenson ML, Franks TJ, Frazier AA, Galvin JR. From the archives of the AFIP: pulmonary Langerhans cell histiocytosis. Radiographics 2004;24(3):821–841

[124] Khoor A, Myers JL, Tazelaar HD, Swensen SJ. Pulmonary Langerhans cell histiocytosis presenting as a solitary nodule. Mayo Clin Proc 2001;76(2):209–211

[125] McCormack FX, Travis WD, Colby TV, Henske EP, Moss J. Lymphangioleiomyomatosis: calling it what it is: a low-grade, destructive, metastasizing neoplasm. Am J Respir Crit Care Med 2012;186(12):1210–1212

[126] Xu KF, Lo BH. Lymphangioleiomyomatosis: differential diagnosis and optimal management. Ther Clin Risk Manag 2014;10:691–700

[127] Johnson SR, Cordier JF, Lazor R, et al; Review Panel of the ERS LAM Task Force. European Respiratory Society guidelines for the diagnosis and management of lymphangioleiomyomatosis. Eur Respir J 2010;35(1):14–26

[128] European Respiratory Society. ERS LAM Task force diagnostic criteria and recommended assessments for patients with tuberous sclerosis complex (TSC), Appendix 2. Available at: http://www.erj.ersjournals.com/content/suppl/2010/06/01/35.1.14.DC1/ERS_LAM_guidelines_appendix_2.doc

[129] Frazier AA, Franks TJ, Cooke EO, Mohammed TL, Pugatch RD, Galvin JR. From the archives of the AFIP: pulmonary alveolar proteinosis. Radiographics 2008;28(3):883–899, quiz 915

[130] Doerschuk CM. Pulmonary alveolar proteinosis--is host defense awry? N Engl J Med 2007;356(6):547–549

[131] Katzenstein AA. Katzenstein and Askin's Surgical Pathology of Non-Neoplastic Lung Disease. 4th ed. Edinburgh: Elsevier Saunders; 2006

[132] Uchida K, Beck DC, Yamamoto T, et al. GM-CSF autoantibodies and neutrophil dysfunction in pulmonary alveolar proteinosis. N Engl J Med 2007;356(6):567–579

[133] Ioachimescu OC, Kavuru MS. Pulmonary alveolar proteinosis. Chron Respir Dis 2006;3(3):149–159

[134] Presneill JJ, Nakata K, Inoue Y, Seymour JF. Pulmonary alveolar proteinosis. Clin Chest Med 2004;25(3):593–613, viii

[135] Hansell DM, Bankier AA, MacMahon H, McLoud TC, Müller NL, Remy J. Fleischner Society: glossary of terms for thoracic imaging. Radiology 2008;246(3):697–722

[136] Falk RJ, Gross WL, Guillevin L, et al. Granulomatosis with polyangiitis (Wegener's): an alternative name for Wegener's granulomatosis. J Am Soc Nephrol 2011;22(4):587–588

[137] Martinez F, Chung JH, Digumarthy SR, et al. Common and uncommon manifestations of Wegener granulomatosis at chest CT: radiologic-pathologic correlation. Radiographics 2012;32(1):51–69

[138] Leavitt RY, Fauci AS, Bloch DA, et al. The American College of Rheumatology 1990 criteria for the classification of Wegener's granulomatosis. Arthritis Rheum 1990;33(8):1101–1107

[139] Olivencia-Simmons I. Wegener's granulomatosis: symptoms, diagnosis, and treatment. J Am Acad Nurse Pract 2007;19(6):315–320

[140] Pretorius ES, Stone JH, Hellman DB, Fishman EK. Wegener's Granulomatosis: CT evolution of pulmonary parenchymal findings in treated disease. Crit Rev Computed Tomogr 2004;45(1):67–85

[141] Uehara A, Sato T, Iwashiro A, Yokota S. PR3-ANCA in Wegener's granulomatosis prime human mononuclear cells for enhanced activation via TLRs and NOD1/2. Diagn Pathol 2009;4:23

[142] Seo P, Stone JH. The antineutrophil cytoplasmic antibody-associated vasculitides. Am J Med 2004;117(1):39–50

[143] Castañer E, Alguersuari A, Gallardo X, et al. When to suspect pulmonary vasculitis: radiologic and clinical clues. Radiographics 2010;30(1):33–53

[144] Masi AT, Hunder GG, Lie JT, et al. The American College of Rheumatology 1990 criteria for the classification of Churg-Strauss syndrome (allergic granulomatosis and angiitis). Arthritis Rheum 1990;33(8):1094–1100

[145] Solans R, Bosch JA, Pérez-Bocanegra C, et al. Churg-Strauss syndrome: outcome and long-term follow-up of 32 patients. Rheumatology (Oxford) 2001;40(7):763–771

[146] Kim YK, Lee KS, Chung MP, et al. Pulmonary involvement in ChurgStrauss syndrome: an analysis of CT, clinical, and pathologic findings. Eur Radiol 2007;17(12):3157–3165

[147] Worthy SA, Müller NL, Hansell DM, Flower CD. Churg-Strauss syndrome: the spectrum of pulmonary CT findings in 17 patients. AJR Am J Roentgenol 1998;170(2):297–300

[148] Choi YH, Im JG, Han BK, Kim JH, Lee KY, Myoung NH. Thoracic manifestation of Churg-Strauss syndrome: radiologic and clinical findings. Chest 2000;117(1):117–124

[149] Silva CIS, Müller NL, Fujimoto K, Johkoh T, Ajzen SA, Churg A. ChurgStrauss syndrome: high resolution CT and pathologic findings. J Thorac Imaging 2005;20(2):74–80

[150] Schnabel A, Gross WL. Pulmonale Vaskulitis. Lungenbeteiligung bei systemischen Gefässentzündungen. Pneumologie 2000;54(6):232–242

[151] Tzelepis GE, Kokosi M, Tzioufas A, et al. Prevalence and outcome of pulmonary fibrosis in microscopic polyangiitis. Eur Respir J 2010;36(1):116–121

[152] Salama AD, Levy JB, Lightstone L, Pusey CD. Goodpasture's disease. Lancet 2001;358(9285):917–920

[153] Brown KK. Pulmonary vasculitis. Proc Am Thorac Soc 2006;3(1):48–57

[154] Marten K, Schnyder P, Schirg E, Prokop M, Rummeny EJ, Engelke C. Pattern-based differential diagnosis in pulmonary vasculitis using volumetric CT. AJR Am J Roentgenol 2005;184(3):720–733

第 7 章　免疫相关性肺病

Immunologic Diseases of the Lung

免疫相关性肺病可表现为支气道病变、肺实质病变和肺血管病变。本章中使用的分类系统将其分为过敏性肺病、嗜酸细胞性肺疾病和血管性肺疾病。也存在其他分类方法，都不可避免存在重叠。例如，变应性支气管肺曲菌病可以被分为过敏性肺病和嗜酸细胞性肺疾病，这些重叠部分将在各章节的介绍中指出。

一、过敏性肺病

过敏反应主要涉及 4 种不同的免疫机制（表 7-1）。这些不同类型的过敏反应在不同程度上解释了这里所列出的疾病。

（一）哮喘

哮喘是以短时间内呼吸道的反应为特点，表现为可逆性支气管收缩、黏液分泌增加和支气管黏膜水肿，导致可逆性的气管扩张。在哮喘患者中，有 2/3 归因于过敏性支气管哮喘，是由 I 型过敏性反应引起的支气管改变。其余 1/3 的哮喘患者有非过敏性内源性哮喘。

主要临床表现为咳嗽、发作性气短、吸气喘鸣、白色黏稠痰，常在夜间和清晨发作。肺功能检查表现为肺容积和功能残气量增加，伴随着肺活量的降低，提示周围气道阻塞性病变，并由此可造成空气潴留。严重的并发症非常罕见。气胸或纵隔气肿在儿童中尤为常见。由于支气管内黏

表 7-1　过敏反应类型及相关过敏性肺病

过敏类型	注　解	肺部疾病
I 型	典型的急性过敏 • 免疫球蛋白 E 介导 　– 肥大细胞激活 　– 组胺释放 • 反应在几秒至几分钟	• 变应性支气管肺曲菌病 • 哮喘
II 型	细胞毒性：抗体产生→自体结构的调理（抗体标记）	
• II a 型	免疫系统破坏	Goodpasture 综合征
• II b 型	激活	
III 型	免疫复合物的形成：抗可溶性抗原的抗体 • 多价络合物形成 • 毛细血管沉积或补体激活	• 过敏性肺炎 • 变应性支气管肺曲菌病
IV 型	延迟型：可溶性抗原激活 T 细胞→巨噬细胞激活	过敏性肺炎

液黏度增加形成活瓣作用可能会导致肺的过度膨胀，其临床表现与张力性气胸相似。

在不同指南中采用胸片尚存在争议[1, 2]。下列情况可视为胸片检查的指征。

- 因哮喘入院的患者。
- 疑似肺炎或气胸。
- 机械通气前。
- 对治疗反应不佳。
- 是否进行甲氨蝶呤治疗。

在 1/4 的患者中，在影像上可以观察到与治疗相关的征象。有时 CT 适用于严重哮喘来排除其他疾病，尤其是排除胸廓畸形、肺发育不良、肿瘤、细支气管炎、支气管扩张、肺栓塞和各种弥漫性实质性肺疾病[1, 3]。

哮喘的影像学表现总结参考表 7-2，图 7-1 和图 7-2。

（二）变应性支气管肺曲菌病

在工业化国家中变应性支气管肺曲菌病是最常见的嗜酸细胞性肺疾病。它主要发生在长期哮喘患者和囊性纤维化患者。曲霉菌抗原属于烟曲霉，在支气管黏膜中引起 I 型和 III 型过敏反应[4]。I 型过敏反应引起支气管痉挛，常见于哮喘和血嗜酸性粒细胞增多症。III 型反应可以引起支气管

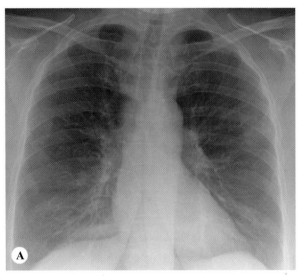

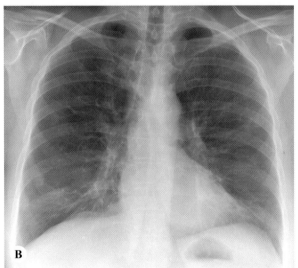

▲ 图 7-1　哮喘患者的肺过度膨胀

A. 临床进展时，双侧低肋膈角作为肺过度膨胀的一个征象；
B. 临床改善后，结果恢复正常

壁的损害，随着时间进展可引起支气管扩张。

一般来说，变应性支气管肺曲菌病的诊断是临床怀疑并通过放射学和血清学检查证实[5]。诊断标准见表 7-3。该病诊断很少同时满足所有标准。

变应性支气管肺曲菌病分为以下 5 个临床阶段[7]。

- 第 1 阶段：急性期（最初表现为咳嗽、发热、短暂性肺浸润和支气管阻塞）。
- 第 2 阶段：临床和免疫学指标缓解。

表 7-2　哮喘的影像学表现

诊　断	影像表现
胸片（图 7-1）	• 过度肺膨胀征象 　－ 低肋膈角 　－ 膈肌变平 　－ 肋间隙增宽 • 亚段支气管壁增厚 • 肺门突出（血管、淋巴结病变）
CT（图 7-2）	• 支气管壁增厚 • 线状影 • 肺密度减低 • 黏液栓塞 • 小叶中心性阴影 • 柱状支气管扩张 • 罕见实变

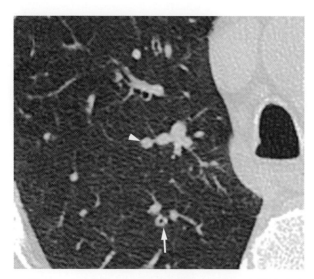

▲ 图 7-2　哮喘患者支气管壁增厚（白箭）和黏液栓塞（白箭头）

表 7-3　变应性支气管肺曲菌病的诊断标准 [4, 6]

检查方法	诊断标准
临床检查	• 哮喘 • 对曲霉菌抗原的急性皮肤反应
血清学	• 血嗜酸性粒细胞增多 • 抗曲霉菌抗原的解析抗体 • 血清免疫球蛋白 E 水平升高（与疾病活动性相关）
影像学	• 肺浸润 • 中央支气管扩张

表 7-4　变应性支气管肺曲菌病的影像学表现

急性期表现	慢性期表现
• 实变（通常在同一位置复发） • 黏液栓塞（牙膏征或指套征） • 肺不张 • 胸腔积液	• 中央支气管扩张 • 纤维化 • 支气管源性囊肿 • 肺曲霉球（特别是在中间区域）

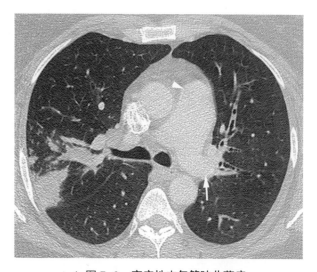

▲ 图 7-3　变应性支气管肺曲菌病
CT 图像显示右肺上叶实变（白箭头）；左肺上叶黏液样栓塞（白箭）

• 第 3 阶段：进展恶化。

• 第 4 阶段：皮质类固醇依赖性。

• 第 5 阶段：纤维化。

早期病变可能没有影像学改变。影像学表现包括短暂性肺浸润和黏液栓塞，管状（牙膏征）、分支状实变阴影（指套征），尤其是在肺尖和肺中央区域，偶尔出现小叶或节段性肺不张 [4, 8]。在晚期病变还可观察到中央型支气管扩张和肺纤维化。影像学征象（表 7-4）可分为短暂性（图 7-3）和慢性表现（图 7-4）。

（三）过敏性肺炎

已知＞ 200 种吸入性变应原会引发肺部过敏反应。表 7-5 简要概述了这些疾病，它们通常是职业病。肺超敏反应包括Ⅲ型过敏反应（免疫复合物的形成）和Ⅳ型过敏反应（T 细胞介导的，迟发型）[9]。

过敏性肺炎的临床发作包括急性、流感样症状、咳嗽和接触变应原后 4～12h 发生的呼吸急促。病理表现包括嗜中性粒细胞和淋巴细胞性肺泡炎和肺泡损伤。肺泡炎可以消散或进展为肺纤维化。

过敏性肺炎可分为 3 个阶段，它们可以并发或共存于单个患者中，这些取决于变应原暴露的持续时间和程度，以及免疫反应类型。

• 急性过敏性肺炎：接触变应原后数小时内出现流感样症状。如果没有进一步接触变应原，症状会在几天内消失。这个阶段通

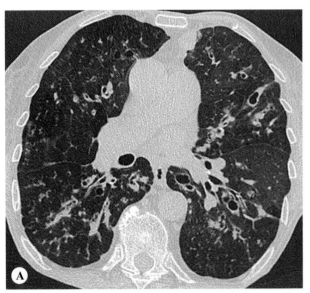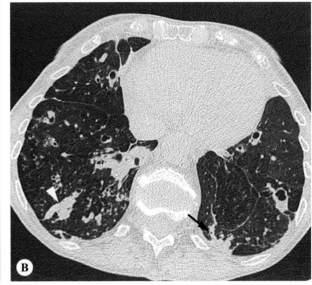

▲ 图 7-4　变应性支气管肺曲菌病

CT 图像显示慢性表现；A. 多发性中央支气管扩张；B. 纤维化（白箭头和黑箭）

表 7-5　在 ICD-10 代码 J67 疾病分类中列举了各种过敏性肺炎 [10]

病　种	示　例
农夫肺	• 干草工人肺病 • 收割工人肺 • 干草霉菌病
养鸟人肺	• 养鸽子人肺 • 养鹦鹉人肺
软木尘肺	• 软木操作者肺 • 软木工人肺
甘蔗渣尘肺	
麦芽工人肺	
蘑菇工人肺	
剥枫树皮工人尘肺病	
空调和加湿器肺	
由于其他有机粉尘导致的过敏性肺炎	• 鱼粉工人尘肺病 • 乳酪工人尘肺病 • 咖啡工人尘肺病 • 毛皮工人尘肺病 • 红杉尘肺病

常患者不会接受影像学检查。如果进行了胸片检查，它可能表现为双侧、多发或小范围实变和小结节阴影（图 7-5）[11]。

• 亚急性过敏性肺炎：该病急性期在几天内消散，或者在几个急性发作的间隔内，胸片上观察到散在结节状改变（图 7-6）。CT 表现具有特征性，多发小叶中心型磨玻璃结节和弥漫性磨玻璃影或马赛克样改变（图 7-7），偶尔也会发现小气囊。在远离变应原的情况下，这些征象可以完全消散。

• 慢性过敏性肺炎：长期过敏性肺炎可引起肺纤维化（图 7-8）。如果持续接触变应原，可出现亚急性和急性期的表现，后者是可逆的。而慢性过敏性肺炎继发的肺纤维化是不可逆的。肺功能表现为限制性通气功能障碍。影像学表现为大量肺纤维化（蜂窝状、小叶内线状影、牵引性支气管扩张）和磨玻璃影（表 7-6）。与其他形式的肺纤维化不同（见第 6 章），慢性过敏性肺炎不具有肺底分布的优势，肋膈角也很少受累（表 7-7）。

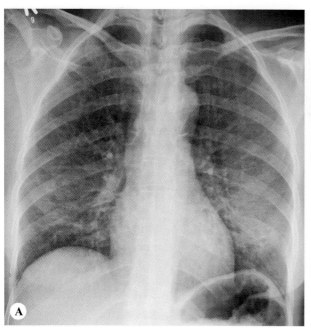
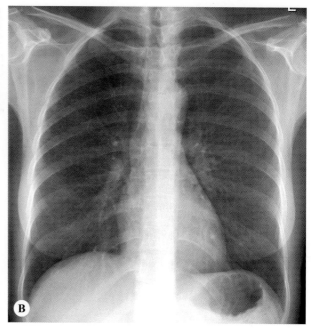

▲ 图 7-5 急性过敏性肺炎

A. X 线检查显示双侧中下肺野实变；B. 2 周后，实变完全消散

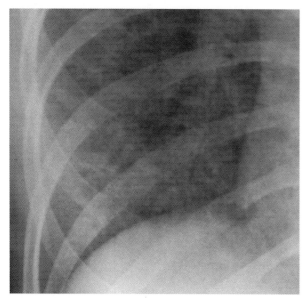

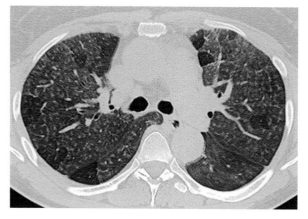

▲ 图 7-7 亚急性过敏性肺炎

CT 图像显示马赛克样改变和多发性小叶中心型磨玻璃结节

▲ 图 7-6 亚急性过敏性肺炎

X 线检查部分放大图像显示微结节改变和弥漫性磨玻璃影

二、嗜酸细胞性肺疾病

嗜酸细胞性肺疾病的特征是肺浸润或组织内嗜酸性细胞增多。疾病的临床特点分为急性和慢

性。嗜酸细胞性肺疾病的诊断必须至少符合下列诊断标准之一[4, 14]。

- 肺浸润影和外周血嗜酸性粒细胞增多。
- 经支气管镜活检术或经支气管镜肺活检术发现组织内嗜酸性粒细胞增多。
- 支气管肺泡灌洗液中嗜酸性粒细胞计数升高。

本章包括急性嗜酸性粒细胞性肺炎（acute

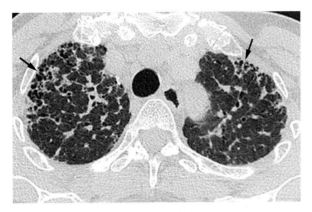

▲ 图 7-8　慢性过敏性肺炎

CT 图像显示双肺上叶胸膜下蜂窝状影（黑箭），小叶内线状影和少量小叶间隔增厚；这些征象并不局限于肺周围或没有基础病变

表 7-6　过敏性肺炎的影像学表现，不同表现形式可能重叠

过敏性肺炎的类型	影像学表现
急性过敏性肺炎	• 双侧弥漫性实变 • 小圆形阴影
亚急性过敏性肺炎	• 马赛克样改变或弥漫性磨玻璃影 • 小叶中心型磨玻璃结节（气腔结节） • 偶发气囊
慢性过敏性肺炎	• 纤维化征象 　– 小叶内线状影 　– 蜂窝状 　– 牵引性支气管扩张 　– 小叶间隔增厚 • 磨玻璃影 • 随机分布的征象 • 无肺底或周围分布优势

表 7-7　慢性过敏性肺炎与特发性肺间质纤维化的区别：CT 征象的发生率 [12, 13]

CT 征象	慢性过敏性肺炎	特发性肺间质纤维化
蜂窝征	+	+++
牵引性支气管扩张	++	+++
肺底分布	+/-	+++
外周分布	+	+++

eosinophilic pneumonia，AEP）和慢性嗜酸性粒细胞性肺炎（chronic eosinophilic pneumonia，CEP），以及特发性高嗜酸性粒细胞增多综合征。与嗜酸性粒细胞增多症相关的其他疾病在其他章讨论。

- 变应性支气管肺曲菌病：已在过敏性肺疾病中介绍。
- 嗜酸性肉芽肿合并血管炎或 Churg-Strauss 综合征：将在血管炎部分讨论。
- 药物肺毒性：也可表现为嗜酸性粒细胞增多。
- 肺寄生虫病：发达国家罕见，也可导致肺嗜酸性粒细胞增多症，原因可能是寄生虫直接入侵或继发于过敏反应。血清学通常用于检测致病的寄生虫，而放射学发现通常是非特异性的。在 Jeong 和合著者的出版物中可以查阅以热带和亚热带为主的肺寄生虫病的介绍[4]。

（一）单纯性肺嗜酸细胞浸润症（Loffler 综合征）

单纯性肺嗜酸细胞浸润症（simple pulmonary eosinophilia，SPE）或 Loffler 综合征是一种 AEP 的良性表现形式。肺部常无症状，或者只是轻微症状并在 1 个月内自然消退，但外周血嗜酸性粒细胞增多持续存在。这种疾病的病因尚不清楚，但在某些情况下可能与寄生虫感染、变应性支气管肺曲菌病或肺部药物毒性有关[4, 15]。

在 SPE 中观察到最典型的 X 线表现是暂时性和游走性的非节段性实变阴影。病变通常位于肺外围、境界不清，以肺尖为著（图 7-9）。CT 常常表现为磨玻璃影。结节周围的磨玻璃影是 SPE 另一种的影像学表现（图 7-10）[4, 14, 16-18]。

（二）急性嗜酸性粒细胞性肺炎

急性嗜酸性粒细胞性肺炎（AEP）表现以持

续几天的急性发热为特征，伴有低氧血症和肺部阴影的影像学征象，常常病因不明。支气管肺泡灌洗液中嗜酸性粒细胞计数＞25%，但最初外周血嗜酸性粒细胞通常改变不明显，在随后的病程中外周血嗜酸性粒细胞有增高。该病对皮质类固醇反应迅速，且停止治疗后往往不会复发。早期 AEP 在影像学和临床检查中难以诊断。该病鉴别诊断较多，包括非典型细菌性或病毒性肺炎、急性间质性肺炎、肺水肿和成人型呼吸窘迫综合征[4, 21]。

在 X 线检查上可见典型的双侧网状阴影，常伴有磨玻璃样阴影，不常合并实变或边缘不清的结节（图 7-11）。通常可见胸腔积液。CT 扫描可见双侧随机分布磨玻璃影，也可见小叶间隔增厚（图 7-12）[4, 21, 22]。

（三）慢性嗜酸性粒细胞性肺炎

慢性嗜酸性粒细胞性肺炎（CEP）起病隐匿，

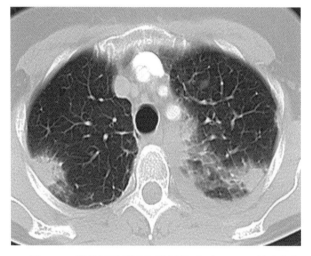

▲ 图 7-9　单纯性肺嗜酸细胞浸润症（Loeffler 综合征）
CT 图像显示双肺周围分布的边缘不清的实变影；左肺上叶可见磨玻璃影

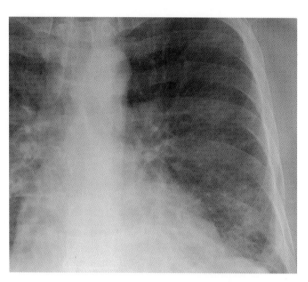

▲ 图 7-11　急性嗜酸性粒细胞性肺炎
放大的 X 线检查显示弥漫性网状影伴磨玻璃影

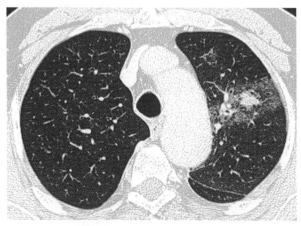

▲ 图 7-10　单纯性肺嗜酸细胞浸润症（Loeffler 综合征）
CT 图像显示左肺上叶结节伴周围磨玻璃影环绕

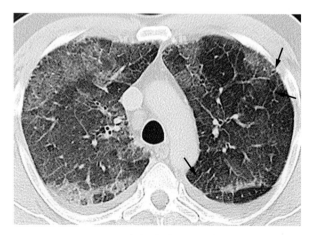

▲ 图 7-12　急性嗜酸性粒细胞性肺炎
CT 图像示双侧斑片状磨玻璃影，此外可见少量小叶间隔增厚（黑箭）

伴有发热、盗汗、咳嗽、食欲不振和体重下降。1/2 的患者有哮喘病史[23]。可能过几个月才能诊断为 CEP。外周血嗜酸性粒细胞增多通常为轻度至中度，偶尔为重度。2/3 的患者血清免疫球蛋白 IgE 水平升高。支气管肺泡灌洗液中大量嗜酸性粒细胞增多是提示诊断的一个重要征象[24, 25]。

典型的影像学表现为双侧肺上叶的外周性实变（图 7-13），然而，只有 < 1/2 的患者中可以看到以上典型征象[26]。其余少见征象还包括双侧外周性非节段性实变（图 7-14），磨玻璃影、结节和小叶内线状影（表 7-8），偶尔可见胸腔积液[4]。

（四）支气管中心性肉芽肿病

在组织学上支气管中心性肉芽肿病（bronchocentric granulomatosis，BG）可引起支气管和细支气管上皮坏死性肉芽肿性炎和周围肺实质慢性炎症。一些 BG 患者有哮喘和外周血嗜酸性粒细胞增多。临床表现可能与变应性支气管肺曲菌病类似。

BG 的影像学表现包括空洞性结节、肿块或实

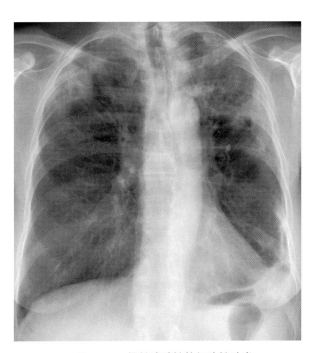

▲ 图 7-13　慢性嗜酸性粒细胞性肺炎
X 线检查显示双肺尖周围型实变

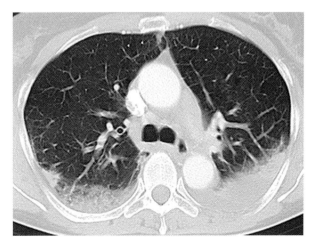

▲ 图 7-14　慢性嗜酸性粒细胞性肺炎
CT 图像示双肺周围型实变

变（图 7-15）。大多数征象都是单侧的，非特异性的。因此，很少能够根据影像学表现怀疑这种疾病诊断，BG 通常是通过组织活检来诊断的[4, 27-29]。

（五）特发性嗜酸细胞增多综合征

特发性嗜酸细胞增多综合征（idiopathic hypereosinophilic syndrome，IHS）的病因尚不清楚。除了外周血嗜酸性粒细胞（≥ 6 个月的嗜酸性粒细胞计数 > 1500/mm[3]）外，还存在嗜酸性粒细胞的组织浸润，导致组织损伤[4, 30, 31]。IHS 主要累及 30—40 岁的男性[32]，容易累及心脏和中枢神经系统。有 40% 的患者出现肺部受累[4]。支气管肺泡灌洗发现嗜酸性粒细胞计数升高。主要组织学表现为受累器官的嗜酸性粒细胞浸润、结构破坏和坏死[30]。

影像学表现通常是非特异性的，包括局灶性或弥漫性、非节段性阴影，通常与肺水肿相混淆，后者是由充血性心力衰竭引起。CT 表现双侧结节伴或不伴周围磨玻璃影，以及局灶性或弥漫性磨玻璃影（图 7-16）[4]。

三、总结

过敏性肺部疾病包括哮喘、变应性支气管肺

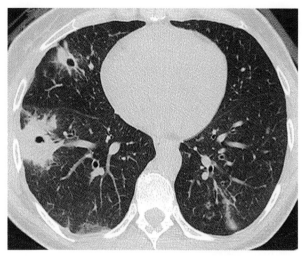

▲ 图 7-15 支气管中心性肉芽肿病
CT 图像示双侧结节、实变合并中心空洞

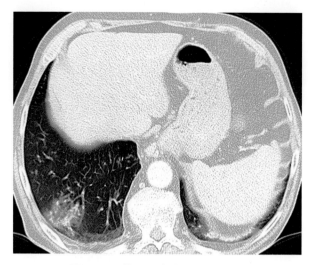

▲ 图 7-16 特发性嗜酸细胞增多综合征
CT 图像示右肺下叶结节，周围可见磨玻璃影

曲菌病和过敏性肺炎。

- 哮喘：影像学在哮喘诊断中的作用有限，通常仅限于需要住院治疗，甚至机械通气的患者。影像学特别用于鉴别诊断和排除并发症。
- 变应性支气管肺曲菌病：这是最常见的嗜酸细胞性肺疾病，主要见于长期哮喘患者。是通过检测抗曲霉菌抗原的抗体来诊断的。影像学表现为双侧肺浸润、黏液栓塞、肺不张和中央性支气管扩张。
- 过敏性肺炎：亚急性过敏性肺炎在 CT 上表现出高度特征性表现，弥漫性或双侧磨

玻璃影或马赛克样改变、小叶中心结节，偶尔可见小囊肿。它可能成为慢性病并导致肺纤维化。与其他形式的肺纤维化不同，它具有肺尖好发的特点。

嗜酸性肺炎以嗜酸性细胞浸润肺实质为特征，影像学表现为游走性肺浸润。在单纯性肺嗜酸细胞浸润症（SPE）（Loffler 综合征）和慢性嗜酸性粒细胞性肺炎（CEP）中，血嗜酸性粒细胞增多提示诊断。SPE 表现为病程短、症状少的为急性嗜酸性粒细胞性肺炎（AEP），而慢性嗜酸性粒细胞性肺炎（CEP）病程隐匿，多持续数月以上。主要的放射学发现见表 7-8。

表 7-8 嗜酸性肺炎的影像学表现

影像学检查	单纯性肺嗜酸细胞浸润症（Loeffler 综合征）	急性嗜酸性粒细胞性肺炎	慢性嗜酸性粒细胞性肺炎
胸片	• 周围性实变，单侧或双侧，肺尖为主 • 结节伴周围磨玻璃影	• 网状改变 • 磨玻璃影 • 少见实变和边界不清结节	• 双侧周围型肺实变
CT		• 斑点状磨玻璃影 • 小叶间隔增厚	• 非节段性双侧实变 • 肺尖多见 • 不常见：磨玻璃影、结节、小叶内线状影

参考文献

[1] Chung KF, Wenzel SE, Brozek JL, et al. International ERS/ATS guidelines on definition, evaluation and treatment of severe asthma. Eur Respir J 2014;43(2):343–373

[2] American College of Radiology. ACR appropriateness criteria - acute respiratory illness in immunocompetent patients. Available at: https://acsearch.acr.org/docs/69446/Narrative/. Accessed November 9, 2017

[3] Lommatzsch M, Virchow JC. Severe asthma: definition, diagnosis and treatment. Dtsch Arztebl Int 2014;111(50):847–855

[4] Jeong YJ, Kim KI, Seo IJ, et al. Eosinophilic lung diseases: a clinical, radiologic, and pathologic overview. Radiographics 2007;27(3):617–637, discussion 637–639

[5] Rosenberg M, Patterson R, Mintzer R, Cooper BJ, Roberts M, Harris KE. Clinical and immunologic criteria for the diagnosis of allergic bronchopulmonary aspergillosis. Ann Intern Med 1977;86(4):405–414

[6] Ricketti AJ, Greenberger PA, Patterson R. Serum IgE as an important aid in management of allergic bronchopulmonary aspergillosis. J Allergy Clin Immunol 1984;74(1):68–71

[7] Patterson R, Greenberger PA, Radin RC, Roberts M. Allergic bronchopulmonary aspergillosis: staging as an aid to management. Ann Intern Med 1982;96(3):286–291

[8] Franquet T, Müller NL, Giménez A, Guembe P, de La Torre J, Bagué S. Spectrum of pulmonary aspergillosis: histologic, clinical, and radiologic findings. Radiographics 2001;21(4):825–837

[9] Ando M, Suga M, Kohrogi H. A new look at hypersensitivity pneumonitis. Curr Opin Pulm Med 1999;5(5):299–304

[10] American Medical Association. ICD-10-CM, 2018 – The Complete Official Codebook. Chicago, IL: American Medical Association; 2017

[11] Silver SF, Müller NL, Miller RR, Lefcoe MS. Hypersensitivity pneumonitis: evaluation with CT. Radiology 1989;173(2):441–445

[12] Adler BD, Padley SP, Müller NL, Remy-Jardin M, Remy J. Chronic hypersensitivity pneumonitis: high-resolution CT and radiographic features in 16 patients. Radiology 1992;185(1):91–95

[13] Grenier P, Chevret S, Beigelman C, Brauner MW, Chastang C, Valeyre D. Chronic diffuse infiltrative lung disease: determination of the diagnostic value of clinical data, chest radiography, and CT and Bayesian analysis. Radiology 1994;191(2):383–390

[14] Allen JN, Davis WB. Eosinophilic lung diseases. Am J Respir Crit Care Med 1994;150(5 Pt 1):1423–1438

[15] Ford RM. Transient pulmonary eosinophilia and asthma. A review of 20 cases occurring in 5,702 asthma sufferers. Am Rev Respir Dis 1966;93(5):797–803

[16] Bain GA, Flower CD. Pulmonary eosinophilia. Eur J Radiol 1996;23(1):3–8

[17] Johkoh T, Müller NL, Akira M, et al. Eosinophilic lung diseases: diagnostic accuracy of thin-section CT in 111 patients. Radiology 2000;216(3):773–780

[18] Kim Y, Lee KS, Choi DC, Primack SL, Im JG. The spectrum of eosinophilic lung disease: radiologic findings. J Comput Assist Tomogr 1997;21(6):920–930

[19] Ogawa H, Fujimura M, Matsuda T, Nakamura H, Kumabashiri I, Kitagawa S. Transient wheeze. Eosinophilic bronchobronchiolitis in acute eosinophilic pneumonia. Chest 1993;104(2):493–496

[20] Philit F, Etienne-Mastroïanni B, Parrot A, Guérin C, Robert D, Cordier JF. Idiopathic acute eosinophilic pneumonia: a study of 22 patients. Am J Respir Crit Care Med 2002;166(9):1235–1239

[21] Cheon JE, Lee KS, Jung GS, Chung MH, Cho YD. Acute eosinophilic pneumonia: radiographic and CT findings in six patients. AJR Am J Roentgenol 1996;167(5):1195–1199

[22] King MA, Pope-Harman AL, Allen JN, Christoforidis GA, Christoforidis AJ. Acute eosinophilic pneumonia: radiologic and clinical features. Radiology 1997;203(3):715–719

[23] Fox B, Seed WA. Chronic eosinophilic pneumonia. Thorax 1980;35(8):570–580

[24] Dejaegher P, Demedts M. Bronchoalveolar lavage in eosinophilic pneumonia before and during corticosteroid therapy. Am Rev Respir Dis 1984;129(4):631–632

[25] Naughton M, Fahy J, FitzGerald MX. Chronic eosinophilic pneumonia. A long-term follow-up of 12 patients. Chest 1993;103(1):162–165

[26] Jederlinic PJ, Sicilian L, Gaensler EA. Chronic eosinophilic pneumonia. A report of 19 cases and a review of the literature. Medicine (Baltimore) 1988;67(3):154–162

[27] Katzenstein AL, Liebow AA, Friedman PJ. Bronchocentric granulomatosis, mucoid impaction, and hypersensitivity reactions to fungi. Am Rev Respir Dis 1975;111(4):497–537

[28] Liebow AA. The J. Burns Amberson lecture--pulmonary angiitis and granulomatosis. Am Rev Respir Dis 1973;108(1):1–18

[29] Robinson RG, Wehunt WD, Tsou E, Koss MN, Hochholzer L. Bronchocentric granulomatosis: roentgenographic manifestations. Am Rev Respir Dis 1982;125(6):751–756

[30] Chusid MJ, Dale DC, West BC, Wolff SM. The hypereosinophilic syndrome: analysis of fourteen cases with review of the literature. Medicine (Baltimore) 1975;54(1):1–27

[31] Winn RE, Kollef MH, Meyer JI. Pulmonary involvement in the hypereosinophilic syndrome. Chest 1994;105(3):656–660

[32] Spry CJ, Davies J, Tai PC, Olsen EG, Oakley CM, Goodwin JF. Clinical features of fifteen patients with the hypereosinophilic syndrome. Q J Med 1983;52(205):1–22

第 8 章　慢性阻塞性肺疾病

Chronic Obstructive Pulmonary Disease

慢性阻塞性肺疾病（chronic obstructive pulmonary disease，COPD）是一种进行性气管阻塞性慢性疾病，应用支气管扩张药或糖皮质激素不能完全逆转，包括慢性支气管炎和肺气肿[1]。

COPD 是世界范围内主要致死疾病之一。到目前为止，吸烟是 COPD 的主要危险因素，其次是环境影响，如空气污染，以及职业病相关有机或无机粉尘。在极少数情况下，基因缺陷导致 α_1 抗胰蛋白酶缺乏引起肺气肿的进展。

COPD 的主要症状如下。

• 慢性咳嗽：尤其发生在早晨，通常持续数月或数年。

• 咳痰：肺气肿患者的痰量比慢性支气管炎或支气管扩张患者少。如果出现咯血，必须进行鉴别诊断，排除肺肿瘤或分枝杆菌病。

• 呼吸困难：疾病早期，仅出现劳力性呼吸困难，随着疾病发展会进一步恶化，出现静息性呼吸困难。

慢性阻塞性肺疾病是一种全身性疾病。除了运动障碍导致的肌肉萎缩外，增加的呼吸运动也会产生更高的能量消耗，这也增加了心血管系统的负荷。此外，血氧饱和度水平的降低会导致慢性心肌缺血。如此恶性循环导致患者更加虚弱，最终进展为严重的静息性呼吸困难。

基于肺功能测定，将 COPD 分为不同阶段（表 8-1）。

慢性阻塞性肺疾病有 3 种表现形式，分别为肺气肿、慢性支气管炎和支气管扩张，这 3 种表现形式也可能重叠。

表 8-1　根据全球慢性阻塞性肺疾病指南基于肺功能参数对慢性阻塞性肺疾病的分期[1]

分　期	FEV_1/FVC	FEV_1
I	< 0.7	≥ 80% 预计值
II	< 0.7	50%～80% 预计值
III	< 0.7	30%～50% 预计值
IV	< 0.7	< 30% 预计值或 < 50% 预计值合并慢性呼吸衰竭

FEV_1. 第 1 秒用力呼气容积；FVC. 用力肺活量

一、肺气肿

肺气肿是一种不可逆的疾病，其病理基础是终末细支气管扩张及肺泡壁的破坏，进而导致肺毛细血管床稀疏。由此引起的肺循环阻力的增加，引起肺动脉高压。

计算机体层成像（CT）能够比 X 线检查更清晰显示肺气肿潜在的病理形态变化。在下文中将对基于 CT 形态学的不同肺气肿类型进行阐述。

（一）肺气肿的计算机体层成像

通常在终末支气管扩张的同时肺实质发生破坏，导致 CT 上病变区肺组织密度减低。尽管这在大多数非均匀性肺气肿中明显可见，但对于弥漫性肺气肿有时则很难识别。

肺气肿最好在窄的肺窗下观察（如窗宽700HU，窗位 –700HU；图 8–1）。肺气肿部分可以显示在窗宽为 1 的双窗下观察。体素的密度在 CT 窗位以上的为白色，其余体素为黑色。选择 CT 窗位，使肺气肿区呈黑色，正常肺组织呈白色（图 8–2）。对于薄层图像（1～2mm），窗位

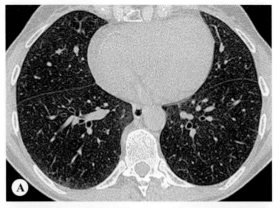

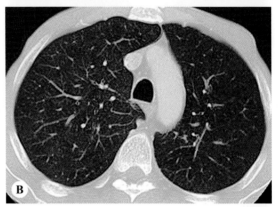

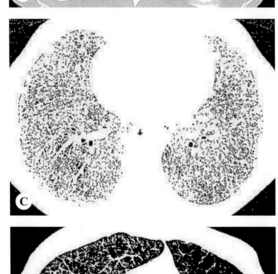

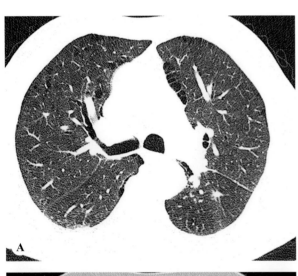

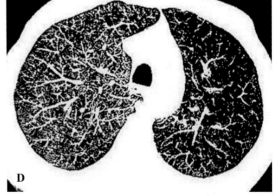

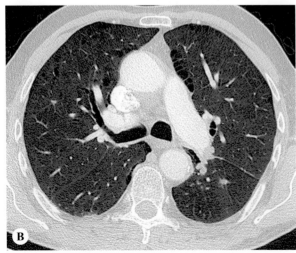

▲ 图 8–1　腺泡中央型肺气肿和腺泡周围型肺气肿
A. CT 图像显示较窄的肺窗（700/–700HU）；B. 标准肺窗（1700/–500HU）

▲ 图 8–2　重度腺泡中央型肺气肿
CT 图像显示肺窗（1/–950HU）。A. 正常的肺窗图像；B. 肺气肿的肺窗图像；C. 图 A 的双窗；D. 图 B 的双窗

一般选择 –950HU [3]；对于厚层 –910HU 更为合适 [4]。已经证实最小密度投影对检测微小的腺泡中央型肺气肿是有用的（表 1–3）。

根据肺气肿在肺小叶内的分布，可分为 3 种主要类型。

- 腺泡中央型肺气肿：这是一种主要由吸烟引起的肺气肿，从腺泡的中心部位开始，然后影响整个肺小叶。腺泡中央型肺气肿以肺尖部为主。在 CT 上可以看到类圆形低密度区域，直径为 1cm，小叶结构保存（图 8–3）。

严重程度划分如下。

- 轻度：范围 ＜ 0.5%
- 中度：范围 0.5%～5%
- 重度：范围 ＞ 5%

胸部 CT 可显示腺泡中央型肺气肿 [1]，但随着疾病的进展，腺泡中央型肺气肿在 CT 上越来越难以识别。因此，有 2 种新的亚分型 [1]。

- 全腺泡中央型肺气肿：肺气肿的小叶中心分布在 CT 上不能显示。多数情况下，低密度区无明显边界（图 8–4）。低密度区域间正常的肺组织能够显示，肺结构的扭曲还未发生。
- 进展性破坏型肺气肿：这是腺泡中央型

肺气肿最晚期，肺实质密度均匀降低，肺结构明显变形、肺血管稀疏。在影像学上，这种情况可能与全腺泡型肺气肿难以区分（图 8–5）。

- 全腺泡型肺气肿：全腺泡型肺气肿导致肺实质的弥漫性破坏，小叶结构不能显示。这种类型的肺气肿是由于基因缺陷导致 α_1 抗胰蛋白酶缺乏所造成的。病灶主要位于肺的基底部和前部，甚至在年轻的患者中也能见到（图 8–6）。持续的替代疗法可以阻止病变进展。
- 腺泡周围型肺气肿：肺实质的破坏开始于

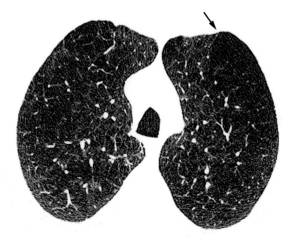

▲ 图 8-4　全腺泡中央型肺气肿
CT 图像显示较大的融合低密度区位于左肺上叶（黑箭）

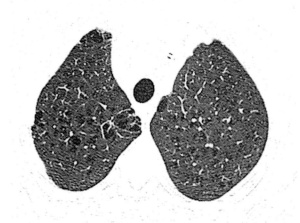

▲ 图 8-3　腺泡中央型肺气肿
CT 图像显示早期的腺泡中央型肺气肿表现为圆形低密度区

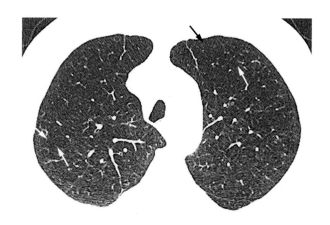

▲ 图 8-5　进展型破坏性肺气肿
CT 图像显示肺实质密度弥漫性减低，小叶结构破坏（黑箭）

胸膜下间隙或小叶间隔（图8-7），尤其是在肺尖区域。腺泡周围型肺气肿常引起自发性气胸。如果胸膜旁的透亮区直径≤1cm，则为轻度，随着病灶区域的增加，程度也随之加重[1]。这种类型的肺气肿与身材瘦小有关，由于重力对肺组织的影响，在肺尖部会承受较大的胸膜腔负压。反过来又增加了对胸膜下肺实质的机械应力。因此，在肺尖部引起腺泡周围型肺气肿[5-7]。一般腺泡周围型肺气肿与上述2种类型混合存在。在年轻的不吸烟者患者中，小的腺泡周围型肺气肿也可被偶然发现。因此，肺尖部胸膜下＜5个区域（≤1cm）的腺泡周围型肺气肿可以被忽略[1,8,9]。

肺大疱是肺气肿的一个亚型，与腺泡周围型肺气肿有关[6]。肺大疱的定义是指＞1cm的含气腔隙，有完整的薄壁（图8-8）。肺大疱偶尔也可见于无肺气肿的患者。在年轻的患者中，自发性气胸主要是由肺大疱引起的，发病部位位于肺尖和下叶背段。消失肺综合征临床上罕见，多发生于青年男性患者，其主要特征是经常发生的不对称的肺大疱，占据≥1/3的胸腔；有时伴有腺泡中央型肺气肿或支气管扩张。其病因包括吸烟、麻醉药物的滥用和α_1抗胰蛋白酶缺乏等[10,11]。

另一种特殊类型的局灶性肺气肿（也称瘢痕旁型肺气肿）主要位于瘢痕区域或附近，一般是由结节病、硅沉着病或肺结核引起[12]。

肺气肿定量是非常必要，可以说明很多问题，如支气管内瓣膜置入术和肺减容术前评估等。以下有几种肺气肿定量方法可供选择[6]。

• 阈值法主要是通过计算密度低于一定阈值

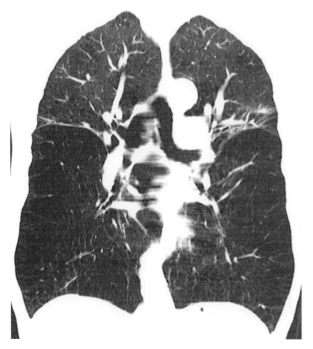

▲ 图8-6 α_1抗胰蛋白酶缺乏肺气肿
冠状位CT重建图像显示全腺泡型肺气肿，以双肺基部为主

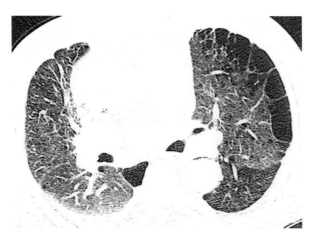

▲ 图8-7 腺泡周围型肺气肿
CT图像显示此外还伴有轻度腺泡中央型肺气肿

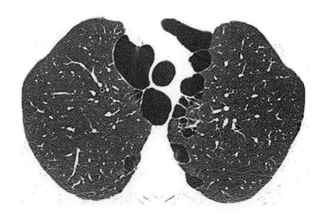

▲ 图8-8 肺大疱
CT图像示双肺多发肺大疱

（一般是 –950HU）的体素所占肺总容积的比例（图 8–9）。这里，我们假设阈值以下的体素代表肺气肿区域。

- 基于肺密度直方图的技术显示了 CT 值的频率分布。肺密度直方图可以定义多种参数，主要包括平均肺密度、肺气肿指数、第 15 百分位数肺密度（PD15，随肺气肿的增加而减少）[6, 13]。

- 肺实质的整体 CT 值是能够描述肺气肿的一个概括性参数，像直方图分析一样，它并不能描述肺气肿的空间分布。

- 评估肺气肿的新方法是基于 CT 图像纹理分析，它能够定量评估不同类型的肺气肿及其区域分布[14]。

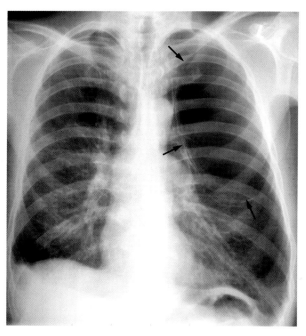

▲ 图 8–10　肺大疱
X 线检查可见左上肺大疱（箭）

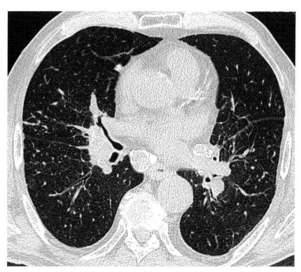

▲ 图 8–9　肺气肿（彩图见书末）
CT 图像显示基于软件进行肺气肿定量分析，图中蓝色部分为 CT 值＜ –950HU 的体素

表 8–2　肺气肿在 X 线检查上直接及重要的间接征象

直接征象	间接征象
肺大疱	• 血管改变 　– 血管稀疏 　– 血管口径减小，靠近外周逐渐变细 • 肺实质的明显膨胀 　– 横膈变扁 　– 胸骨后间隙扩大 　– 胸部畸形：桶状胸或钟形胸

（二）肺气肿胸片表现

肺大疱是胸片上唯一直接可见的肺气肿征象（图 8–10）[6]。根据肺实质的膨胀程度和肺血管结构的改变，可在 X 线检查上间接发现肺气肿（表 8–2、图 8–11 至图 8–13）。肺血管结构的改变诊断肺气肿的敏感性为 40%，而肺实质的膨胀

程度诊断肺气肿的特异性比较低[6]。在有症状的患者中，肺实质明显膨胀合并血管结构的改变对肺气肿存在有很好的阳性预测价值。然而，这并不适用于无症状患者[15]。

此外，肺气肿后遗症或治疗不良反应也常在 X 线检查上观察到。

- 在漫长的病史中，除了影像学所见的肺气肿外，长期的皮质类固醇药物治疗的后遗症，尤其是胸椎的骨质疏松或可能伴有椎体骨折等这些均可以在 X 线检查上显示。
- 肺动脉高压的发展是伴随着相应 X 线征象

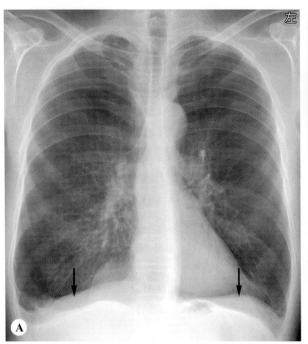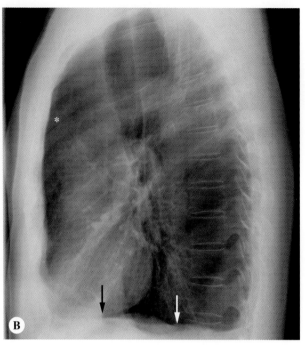

▲ 图 8-11　肺气肿

A. 后前位；B. 侧位片。双侧膈肌降低、扁平（黑箭和白箭）；胸骨后间隙扩大（B 图，星号）；肺血管稀疏

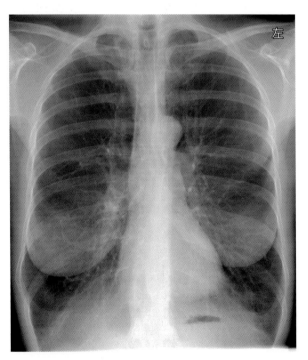

▲ 图 8-12　肺气肿
X 线检查显示"桶状胸"

的，如肺动脉主干增粗、中央肺动脉增粗，由肺动脉主干向周围发展。

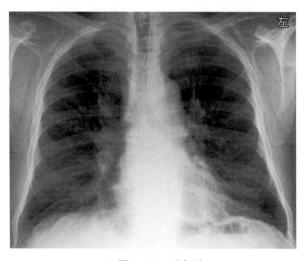

▲ 图 8-13　肺气肿
X 线检查显示"钟形胸"

二、慢性支气管炎

慢性支气管炎的主要症状是慢性咳嗽和咳痰，咳痰比肺气肿更为严重。大多数患者不发生阻塞性肺功能障碍，这种情况被称为单纯型慢性支气管炎。

支气管管壁增厚是慢性支气管炎的影像学特征。在＜1/2的患者中，可以在X线检查上发现支气管管壁增厚，尤其是射线与支气管垂直时[18]。支气管管壁增厚在CT上更容易显示（图8-14），支气管管壁增厚也可以在CT上使用适当的软件进行量化。管壁的厚度及其所引起的管腔狭窄在疾病的发展中是不同的。管壁不规则性增厚在薄层CT上能够显示[19]。

仅根据临床表现，慢性阻塞性肺疾病的急性加重期与肺炎不能完全区分。在具有临床表现及胸片的情况下，需要住院的患者必须排除社区获得性肺炎[20]。

除了区分肺炎和慢性阻塞性肺疾病急性发作期外，影像学还可以排除慢性咳嗽和咳痰的其他原因，如恶性肿瘤或支气管扩张。但是，影像学对慢性支气管炎本身的诊断价值有限。

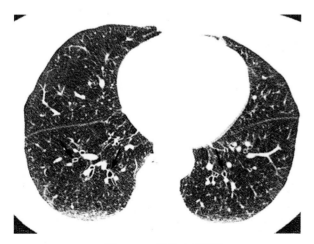

▲ 图8-14 慢性支气管炎

CT图像显示双肺下叶支气管管径正常，但管壁增厚（黑箭）

小气道病变是慢性阻塞性肺疾病的常见特征，可与任何形式的肺气肿合并出现。但也是不合并肺气肿的慢性阻塞性肺疾病的主要特征。CT能直接显示小气管炎性病变，主要表现为周围分布的小叶中心型模糊小结节影。阻塞性小气道疾病可以通过空气潴留反应，尤其是呼气相CT扫描[1]。

三、支气管扩张

支气管扩张是一种以支气管腔不可逆扩张和支气管壁增厚为特征的疾病[21, 22]。

常见原因包括如下几个方面[23, 24]。

• 儿童感染病毒。
• 变应性支气管肺曲菌病。
• 囊性纤维化。
• 闭塞性细支气管炎。
• 肺纤维化（牵拉性支气管扩张）。

牵拉性支气管扩张主要是由慢性或吸收期炎症引起。

牵拉性支气管扩张是支气管扩张的一种特殊类型，支气管腔扩张是由支气管壁的牵引引起的，而不是由支气管壁本身的慢性炎症过程所引起的。肺纤维化会导致支气管周围结缔组织挛缩。

根据支气管壁畸形的程度支气管扩张可划分为3种类型[23]。

• 柱状支气管扩张（图8-15）：支气管由中心向外周没有逐渐变细，而是较平滑的扩张。

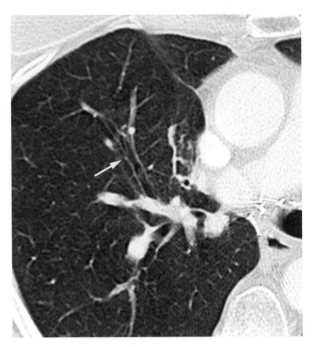

▲ 图 8-15　右肺中叶柱状支气管扩张（白箭）

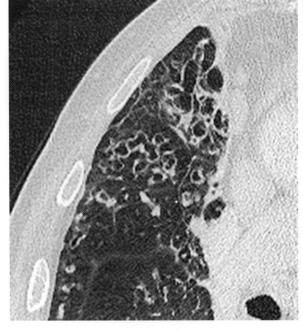

▲ 图 8-16　右肺中叶曲张型支气管扩张

- 曲张型支气管扩张（图 8-16）：支气管不规则扩张。
- 囊状支气管扩张（图 8-17）：支气管扩张管腔＞1cm，类似囊肿样结构（非常大的卵圆形囊腔，有时称为囊状支气管扩张）。

这种分型只是针对病理或影像进行了描述，并且提供了此病病理程度的分级，但与治疗无直接关系。

在 X 线检查上增厚的支气管管壁和不典型增宽的管腔称为"轨道征"，表现为与扩张支气管平行的粗线（图 8-18）。广泛的支气管扩张，特别是囊性在正位投影时，主要 X 线表现为环状不透明或类似空泡的结节（图 8-19）。

CT 可以直接显示支气管扩张和管壁增厚。其特征性表现为"印戒征"。横断面时扩张的支气管呈环状，而其伴行的肺动脉直径正常类似于戒指上的小戒面（图 8-20）。支气管扩张的假阳性可能是由于肺动脉直径减少而引起（如慢性肺栓塞引起的局部肺血减少），而假阴性则可能是

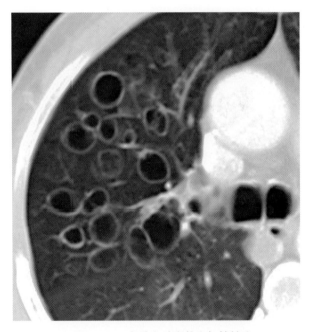

▲ 图 8-17　右肺上叶囊状支气管扩张

由于肺动脉扩张所致[23]。不连续的柱状支气管扩张可以通过仔细分析图像来确定支气管周围结构有没有变细。一般在 CT 上可以看到小气管（树芽状）和邻近组织的炎症（支气管周围高密度阴影，图 8-21）。支气管动脉扩张偶尔会出现在

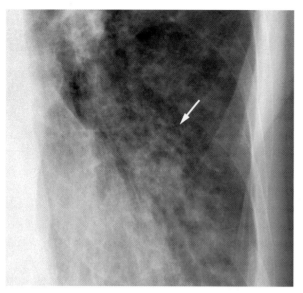

▲ 图 8-18　X 线放大图像显示支气管扩张

柱状支气管扩张，支气管壁增厚、管腔扩张，可见轨道征（白箭）

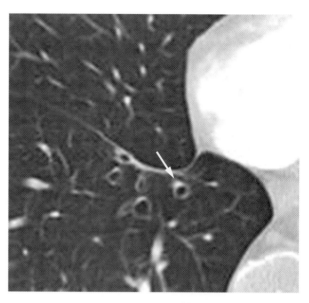

▲ 图 8-20　支气管扩张

CT 图像显示印戒征，支气管扩张其伴行肺动脉直径正常（白箭）

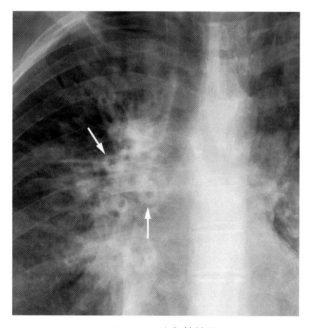

▲ 图 8-19　支气管扩张

X 线放大图像显示高密度环形结构对应支气管扩张正位投影（白箭）

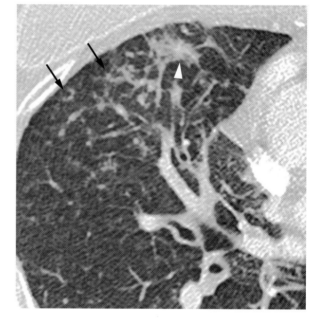

▲ 图 8-21　支气管扩张伴肺实质炎症

CT 图像显示与图 8-15 是同一患者的不同时间点。右肺中叶见树芽征（黑箭）和磨玻璃影（白箭头），这些是小气管和肺实质急性炎症的标志

严重的支气管扩张中（图 8-22），而且经常引起咯血。

　　支气管扩张有时会表现出某些遗传 / 基因介导综合征的特征性表现。

• 囊性纤维化或黏液黏稠病（mucoviscidosis）（图 8-23）：这是最常见的遗传性疾病，生产时的存活比例为 1∶2000。由于基因缺陷，人体产生高黏性黏液，导致肺支气管

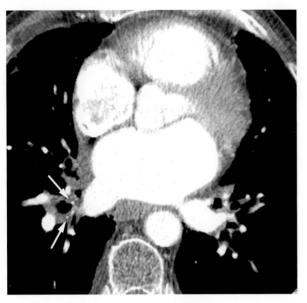

▲ 图 8-22　支气管扩张

CT 图像显示右肺门支气管动脉增粗（白箭）

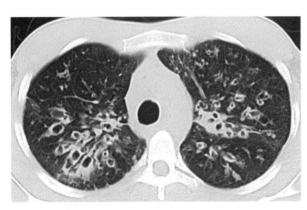

▲ 图 8-23　囊性纤维化

CT 图像显示双肺多发曲张型支气管扩张

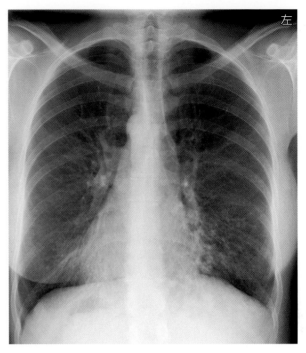

▲ 图 8-24　原发性纤毛运动不良症

X 线检查显示内脏转位、支气管扩张及肺炎所引起的肺实变

四、总结

COPD 是一种比较常见的疾病。吸烟是慢性阻塞性肺疾病的主要危险因素，其次是环境影响，如空气污染。COPD 由三种疾病构成，包括肺气肿、慢性支气管炎和支气管扩张，在个别病例中，可以在不同程度上解释临床情况。慢性阻塞性肺疾病的特征性症状是慢性咳嗽、咳痰和呼吸困难。

在肺气肿中，根据肺气肿小叶的病理改变和分布规律肺气肿可分为三种类型。

- 腺泡中央型肺气肿：此类型主要由吸烟引起。
- 全腺泡型肺气肿：这种类型的肺气肿病灶主要位于肺的基底部和前部，是由于基因缺陷导致 α_1 抗胰蛋白酶缺乏所造成的。
- 腺泡周围型肺气肿：它可以与上述 2 种类型同时出现，也可以单独出现。

特别是腺泡周围型肺气肿往往会引起大的肺大疱形成。在病变早期，肺气肿很难通过 X 线检

清除力降低。这种疾病最初见于儿童时期。常见的并发症包括黏液阻塞、肺不张和炎性实变，肺气肿和肺大疱是其继发性表现。

- 原发性纤毛运动不良症或卡塔格内综合征（Kartagener syndrome，KS），又称家族性支气管扩张症（图 8-24），这是一种罕见的疾病，特征为内脏转位和支气管扩张；它是由遗传介导的支气管黏膜纤毛运动不良，并伴有支气管清除力降低。

查发现。肺大疱是肺气肿的唯一征象。肺组织明显膨胀和血管稀疏是肺气肿的间接征象。以上所述的肺气肿类型在 CT 上均可直接显示。早期的肺气肿最好在较窄的肺窗上观察。有几种方法被用于量化肺气肿，这些都是基于肺密度分析的特殊软件。

慢性支气管炎的定义是连续 2 年持续咳嗽和咳痰，每年 ≥ 3 个月，排除引起持续咳嗽和咳痰的其他原因后进行临床诊断。影像学检查一方面用于排除咳嗽和咳痰的其他原因，另一方面用于肺炎和 COPD 急性加重期之间的鉴别诊断。支气管壁增厚是慢性支气管炎和支气管腔变异性收缩共同作用下的影像学表现。

不可逆转的支气管腔扩张，主要伴随受影响的支气管壁增厚，称为支气管扩张。支气管扩张

区域是反复性肺部感染的易发部位。这些主要由儿童病毒性感染、变应性支气管肺曲菌病、囊性纤维化和闭塞性细支气管炎引起。根据病变程度，划分为 3 种类型，柱状支气管扩张、曲张型支气管扩张和囊状支气管扩张。表 8-3 总结了支气管扩张的影像学表现。

表 8-3　支气管扩张的影像学表现

X 线表现	CT 表现
• 轨道征 • 环形高密度影 • 网格影	• 印戒征 • 支气管扩张 • 支气管管壁增厚 • 支气管向外周没有逐渐变细的趋势 • 囊状扩张 • 伴有炎症 　－磨玻璃影 　－实变影融合 　－树芽征

参考文献

[1] Lynch DA, Austin JHM, Hogg JC, et al. CT-definable subtypes of chronic obstructive pulmonary disease: a statement of the Fleischner Society. Radiology 2015;277(1):192–205

[2] Rabe KF, Hurd S, Anzueto A, et al; Global Initiative for Chronic Obstructive Lung Disease. Global strategy for the diagnosis, management, andprevention of chronic obstructive pulmonary disease: GOLD executive summary. Am J Respir Crit Care Med 2007;176(6):532–555

[3] Gevenois PA, Koob MC, Jacobovitz D, De Vuyst P, Yernault JC, Struyven J. Whole lung sections for computed tomographic-pathologic correlations. Modified Gough-Wentworth technique. Invest Radiol 1993;28(3):242–246

[4] Müller NL, Staples CA, Miller RR, Abboud RT. "Density mask". An objective method to quantitate emphysema using computed tomography. Chest 1988;94(4):782–787

[5] Churg A, Wright JL. Proteases and emphysema. Curr Opin Pulm Med 2005;11(2):153–159

[6] Litmanovich D, Boiselle PM, Bankier AA. CT of pulmonary emphysema--current status, challenges, and future directions. Eur Radiol 2009;19(3):537–551

[7] Wright JL, Churg A. Advances in the pathology of COPD. Histopathology 2006;49(1):1–9

[8] Barr RG, Berkowitz EA, Bigazzi F, et al; COPDGene CT Workshop Group. A combined pulmonary-radiology workshop for visual evaluation of COPD: study design, chest CT findings and concordance with quantitative evaluation. COPD 2012;9(2):151–159

[9] Mets OM, van Hulst RA, Jacobs C, van Ginneken B, de Jong PA. Normal range of emphysema and air trapping on CT in young men. AJR Am J Roentgenol 2012;199(2):336–340

[10] Stern EJ, Webb WR, Weinacker A, Müller NL. Idiopathic giant bullous emphysema (vanishing lung syndrome): imaging findings in nine patients. AJR Am J Roentgenol 1994;162(2):279–282

[11] Davies P, Bradley C. Vanishing lung syndrome: giant bullous emphysema. Lancet 2017;390(10112):2583

[12] Jeong YJ, Lee KS, Chung MP, Han J, Johkoh T, Ichikado K. Chronic hypersensitivity pneumonitis and pulmonary sarcoidosis: differentiation from usual interstitial pneumonia using high-resolution computed tomography. Semin Ultrasound CT MR 2014;35(1):47–58

[13] Ley-Zaporozhan J, Ley S, Kauczor HU. Morphological and functional imaging in COPD with CT and MRI: present and future. Eur Radiol 2008;18(3):510–521

[14] Yang J, Angelini ED, Smith BM, et al. Explaining

radiological emphysema subtypes with unsupervised texture prototypes: MESA COPD study. Paper presented at: Medical Computer Vision and Bayesian and Graphical Models for Biomedical Imaging: MICCAI 2016 International Workshops, MCV and BAMBI. Athens, Greece, October 21, 2016, Revised selected papers. MCV (Workshop) (2016 Athens, Greece) 2017:69–80

[15] Sutinen S, Christoforidis AJ, Klugh GA, Pratt PC. Roentgenologic criteria for the recognition of nonsymptomatic pulmonary emphysema. Correlation between roentgenologic findings and pulmonary pathology. Am Rev Respir Dis 1965;91:69–76

[16] World Health Organization. Chronic cor pulmonale. Report of an expert committee. World Health Organ Tech Rep Ser 1961;213:35

[17] Hartman TE, Tazelaar HD, Swensen SJ, Müller NL. Cigarette smoking: CT and pathologic findings of associated pulmonary diseases. Radiographics 1997;17(2):377–390

[18] DiMango EA, Lubetsky H, Austin JHM. Assessment of bronchial wall thickening on posteroanterior chest radiographs in acute asthma. J Asthma 2002;39(3):255–261

[19] Zompatori M, Sverzellati N, Gentile T, Spaggiari L, Laporta T, Fecci L. Imaging of the patient with chronic bronchitis: an overview of old and new signs. Radiol Med (Torino) 2006;111(5):634–639

[20] Wedzicha JA, Miravitlles M, Hurst JR, et al. Management of COPD exacerbations: a European Respiratory Society/ American Thoracic Society guideline. Eur Respir J 2017;49(3):1600791

[21] Grenier P, Maurice F, Musset D, Menu Y, Nahum H. Bronchiectasis: assessment by thin-section CT. Radiology 1986;161(1):95–99

[22] Naidich DP, McCauley DI, Khouri NF, Stitik FP, Siegelman SS. Computed tomography of bronchiectasis. J Comput Assist Tomogr 1982;6(3):437–444

[23] Hartman TE, Primack SL, Lee KS, Swensen SJ, Müller NL. CT of bronchial and bronchiolar diseases. Radiographics 1994;14(5):991–1003

[24] Teel GS, Engeler CE, Tashijian JH, duCret RP. Imaging of small airways disease. Radiographics 1996;16(1):27–41

第 9 章 肺肿瘤

Tumors of the Lung

一、错构瘤

错构瘤（亦称软骨样错构瘤、软骨瘤型错构瘤、软骨错构瘤）是最常见的良性肺肿瘤，占所有肺肿瘤的 8%。作为一种发育异常肿瘤，错构瘤可包含脂肪组织、软骨、上皮组织和结缔组织，比平滑肌瘤型错构瘤更常见[1]。在中年患者中 2/3 的错构瘤无症状，常由胸片偶然发现，男性发生率是女性的 2～3 倍。1/3 的患者可出现由支气管阻塞引起的症状，并伴有慢性咳嗽、咯血和发热[2]。

错构瘤通常发生在肺实质，发生在支气管腔内者较少（3%～20%）[2]。一般出现在肺的外周，边缘光整，偶呈多环状，多为 1～2.5cm，最大直径 4cm。支气管腔内的错构瘤可引起炎性改变和肺不张，从而导致不典型影像学表现。错构瘤含有大量软骨组织，典型表现为"爆米花样"软骨基质钙化（图 9-1）。在 CT 图像上，有 50% 的较大结节可见"爆米花样"钙化[3]。极少数出现弥漫性钙化[4]。1/2 的错构瘤含有脂肪，CT 图像上的密度在 –120～–40HU（图 9-2），上述是良性结节的可靠征象[1]。在边缘光整的结节中，看到脂肪几乎可以确诊为错构瘤。肺部其他含脂结节少见，特别是良性肺脂肪瘤和脂性肺炎。

1/2 的错构瘤表现出可识别的生长变化，通常生长缓慢，直径每年增加 3mm[2]。快速生长的错构瘤罕见，其倍增时间 < 1 年。常因怀疑结节

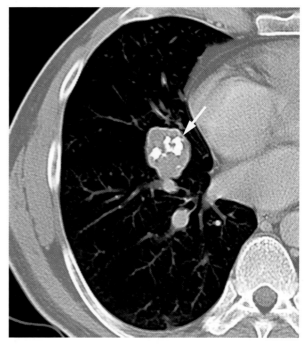

▲ 图 9-1　错构瘤，CT 图像显示典型的爆米花样钙化（白箭）

为恶性，病变增大是手术切除指征。

若在 CT 上发现特征性表现，边缘光整的结节、脂肪密度、爆米花样钙化，以及不生长或仅生长缓慢，则无须活检。尤其是在缺乏特征性 CT 表现，或者快速生长提示恶性肿瘤时，则需要活检或切除。

治疗尽可能在保留肺组织的基础上切除错构瘤。然而，只有在有症状、不能活检或无法确诊时怀疑恶变的患者才需要手术切除[2]。

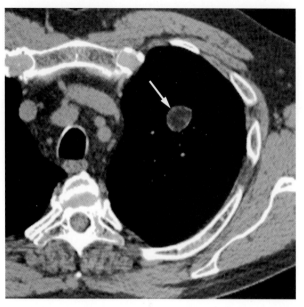

▲ 图 9-2 错构瘤，CT 图像显示含脂低密度成分（白箭）

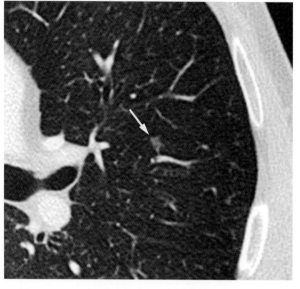

▲ 图 9-3 不典型腺瘤样增生。CT 图像示小的磨玻璃结节（白箭）

二、不典型腺瘤样增生

不典型腺瘤样增生（atypical adenomatous hyperplasia，AAH）是肺腺癌一种浸润前病变。表现为Ⅱ型肺泡上皮或 Clara 细胞沿肺泡壁增殖，偶尔沿呼吸性细支气管增殖。从 AAH 到原位腺癌（adenocarcinoma in situ，AIS）的转化机制尚不明确（译者注：目前将 AAH 和原位癌归类为前驱病变）。通常，AAH 病灶位于腺癌附近，但只在手术标本的病理学评价中偶然发现。

胸片不能用来识别 AAH，因为它引起的肺实质密度变化太小。CT 上表现为很小且密度很低的磨玻璃结节（图 9-3）。其直径通常 < 5mm，但也有报道可 > 1cm [5-7]。大多在手术标本中发现的 AAH 小结节即使在 CT 上也难以定位[7]。AAH 结节在几年内可能都无变化，或者生长非常缓慢[8]。AAH 结节在 CT 上表现为磨玻璃结节，进展为肺腺癌的概率很低[5]。

AAH 应纳入局灶性磨玻璃结节的鉴别诊断。长期监测这类病变主要原因是有可能发展为肺腺癌。因磨玻璃结节恶变征象非常缓慢，其进展为实性结节需 2 年以上。因此，建议随访 5 年[9]。

三、肺癌

肺癌是全球恶性肿瘤相关死亡的主要原因。目前已知的易感因素，包括吸烟导致的肺癌占80%。9%～15% 的肺癌是由于职业性接触有害物质所致[10]。最有说服力的证据是石棉粉尘接触与肺癌的关系，额外吸烟会成倍增加患肺癌风险。其他物理和化学有害物质包括如下几种。

- 氡和其他放射性同位素。
- 石英粉尘。
- 铬。
- 镍和镍化合物。
- 铍。
- 砷。
- 镉。
- 含钨和钴的粉尘。
- 多环芳烃。
- 二氯二甲醚。

• 柴油机废气排放。

遗传易感性被认为与肺癌有关，尤其在年轻患者中。

肺癌以男性为主，发达国家男性发病率是女性的 2.5 倍。但近年来性别差异有所减小，无疑是女性吸烟习惯的改变。肺癌多见于 60 岁以上人群，40 岁之前少见。

肺癌早期无症状。当出现明显临床症状时，往往已有淋巴或血行转移，因此通常肿瘤到晚期时才能确诊。这就是肺癌预后不良的原因。总体 5 年生存率 < 18%[11]。早期癌预后较好，ⅠA1 期的 5 年生存率为 92%[12]。因肺癌分期与预后之间关系密切，以及早期缺乏临床症状，表明在高危人群中进行肺癌筛查有潜在的益处。

（一）分类

根据肺癌组织学特征，将其分为 2 大类，小细胞肺癌和非小细胞肺癌，它们的预后有很大差别，且治疗方法不同。其中，80% 的患者为非小细胞肺癌，20% 为小细胞肺癌。

1. 非小细胞肺癌

2004 年 WHO 肺肿瘤分类确认了 5 种非小细胞肺癌[10]。

• 腺癌。

• 鳞状细胞癌。

• 大细胞癌。

• 腺鳞癌（鳞状细胞癌和腺癌的混合型）。

• 肉瘤样癌。

以往的细支气管肺泡癌是一组临床高度异质性肿瘤。而现在细支气管肺泡癌被归类为各种类型的腺癌（见下文）。这种分类方法有助于确定治疗方案和预后评估[13]。

(1) 腺癌：最常见的非小细胞肺癌，主要发生在肺外周。越来越多地发生在不吸烟者和无典型危险因素的年轻患者中，尤其是女性。

绝大多数为浸润性腺癌。然而，近年来非浸润性或微浸润性腺癌引起了人们的关注，尤其在肺癌筛查临床试验的结果中。因此，腺癌目前的组织学分类如下。而与放射科医生有关的是腺癌的 CT 形态学和组织学之间存在一定的关系[14]。

由于对偶然发现的小腺癌生物学行为有了新的认识，因此有必要修正以前腺癌的分类，特别是在治疗和预后方面。因此，2011 年由国际肺癌研究协会、美国胸科学会和欧洲呼吸学会联合编制的新的肺腺癌分类系统出版[8]。对于其他实体肿瘤，重要的是肿瘤浸润性和非浸润性。在浸润性癌中，肿瘤破坏基底膜。沿肺泡壁生长，而受影响的肺泡仍保持通气，称为"附壁生长"。附壁生长模式的识别并不排除肿瘤的浸润性。不同类型的腺癌根据肿瘤的大小和浸润性来区分（图 9-4）。

• 浸润前病变：原位腺癌是指没有浸润成分的癌；它与上述支气管肺泡癌相对应。原位腺癌通常 < 2cm，根据其定义，大小 ≤ 3cm；无侵袭性成分，生长缓慢。严格地说，AAH 也被归类为浸润前病变，然而它

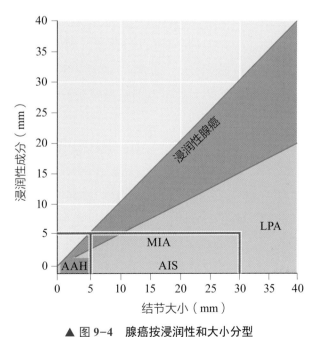

▲ 图 9-4 腺癌按浸润性和大小分型
AAH. 不典型腺瘤样增生；AIS. 原位腺癌；LPA. 附壁生长型浸润性腺癌；MIA. 微浸润性腺癌

是一种癌前病变，而不是腺癌。

- 微浸润性腺癌（minimally invasive adenoca-rcinoma，MIA）：达3cm的肿瘤呈附壁生长，浸润成分＜5mm。
- 浸润性腺癌：此类腺癌呈实性或附壁生长，浸润性成分＞5mm。以贴壁生长为主的罕见肿瘤称为附壁生长型浸润性腺癌（LPA），其预后优于其他浸润性腺癌。相比之下，组织学上被归类为实性或微乳头状腺癌的预后较差[13]。浸润性腺癌占临床常见肺腺癌的绝大多数。

不同生长方式有不同的影像学表现。原则上，附壁生长方式通常在图像上表现为磨玻璃影。实性生长方式在CT上表现为实性或密度逐渐增高的磨玻璃结节[5]。结节表现为纯磨玻璃影并不能排除浸润性癌[14]。

不同生长方式（图9-4）有不同的影像表现。

- 实性结节：通常边缘有毛刺（图9-5）：＞2mm的粗毛刺结节，淋巴转移和血管侵犯的概率较高，并且与较差的预后相关[5, 16]。结节内有充气的支气管，即支气管充气征（图9-6），尤其在腺癌中多见[16-19]，可作为与肺良性肿瘤鉴别诊断标准[20, 21]。
- 磨玻璃结节（图9-7）：具有磨玻璃影的局灶性病变。通常代表具有附壁生长模式的腺癌，这种生长模式累及肺泡壁，肿瘤细胞在气腔内排列，而肺泡仍持续充气。
- 部分实性结节（图9-8）：是实性成分和磨玻璃成分的局灶性病变，后者通常是由附壁生长方式导致（图9-9）。这种CT形态多见于实性和附壁生长方式混合的腺癌（常为3cm左右的MIA，或者较大的LPA）。
- 肺叶分布的异常密度（图9-10）：肺叶内或多个肺叶内实性和磨玻璃样密度，是肺炎型肺腺癌的特征性表现[22]。肺实质密度增加是由于肿瘤的生长和黏液成分的作用，

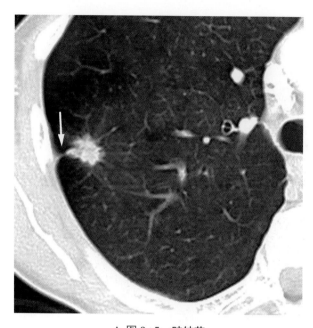

▲ 图 9-5　肺结节

CT 图像显示小细胞肺癌，粗毛刺呈"放射状"可作为恶性的征象。远端呈亚段性肺不张，即"胸膜指状突起"（白箭）

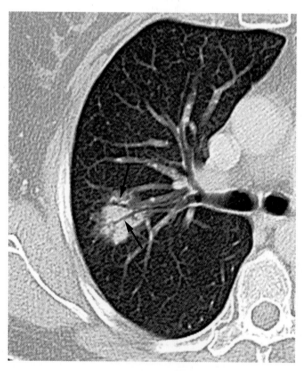

▲ 图 9-6　腺癌

CT 图像显示细支气管充气征（箭）

导致肺实变在 CT 上的密度低于肌肉[8]。经静脉注射对比剂后，在 CT 上可发现肺部血管穿过肿瘤瘤体，表现为 CT 血管

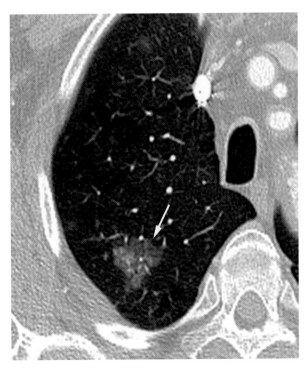

▲ 图 9-7　磨玻璃结节
CT 图像显示具有附壁生长方式的腺癌（箭）

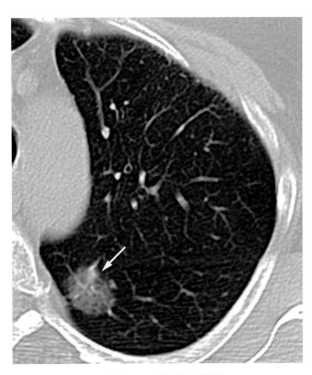

▲ 图 9-8　部分实性结节
CT 图像显示具有小实性成分（箭），位于较大磨玻璃结节内的腺癌

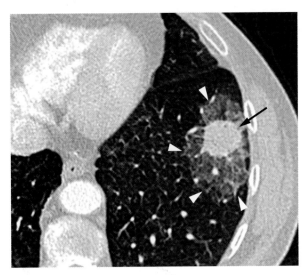

▲ 图 9-9　附壁生长为主的腺癌
CT 图像显示中央实性肿瘤成分（箭）被广泛磨玻璃样密度包围（箭头）

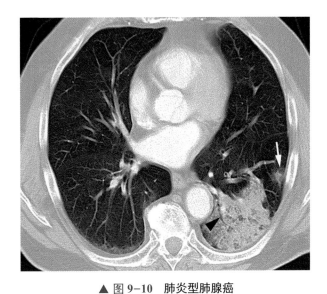

▲ 图 9-10　肺炎型肺腺癌
CT 图像显示左肺下叶实性成分及磨玻璃影，呈多灶性（箭）。支气管充气征阳性（箭头）

造影征[23-26]。

同步多灶性腺癌并不少见；8%～22% 切除的肺腺癌中，组织学发现了 AAH → AIS →浸润性腺癌等多种病变[27, 28]。磨玻璃结节远处转移极为

罕见。因此，这种多发性腺癌往往被认为是多原发性肿瘤而不是肺转移[8, 29]。

（2）鳞状细胞癌：过去鳞状细胞癌是非小细胞肺癌中最常见的一种，但目前腺癌更为多见，这可能是吸烟习惯改变有关。鳞状细胞癌常位于肺门区。病灶中心可以发生坏死液化后而形成厚壁空洞。因其位于中央，故纵隔侵犯常见。某些鳞癌可以通过手术很容易从周围结构（如血管或支气管）中分离出来。因此，鳞状细胞癌在影像学分期时，并不是与血管相接就认为是血管被侵犯。

位于肺周围的鳞状细胞癌表现为实性或空洞性结节，通常伴有毛刺而与腺癌不同，因为不表现为附壁生长方式，鳞状细胞癌不会呈亚实性结节。

鳞状细胞癌可以生长非常快。文献报道生长最快的肺癌是鳞状细胞癌，肿瘤倍增时间仅为7.5 天[30]。然而对于其他肺癌，其倍增时间通常在 1 个月至 2 年[31-33]。

(3) 其他非小细胞肺癌：腺鳞癌、大细胞癌和肉瘤样癌的共同特征是以周围型为主，呈结节状或肿块状。

组织学上腺鳞癌同时具有腺癌和鳞状细胞癌的特征，在影像学上无法区分这两种肿瘤。

大细胞肺癌是指不同组织学起源的未分化非小细胞肺癌的统称。通常这些癌症已高度去分化，以至于腺癌或鳞状细胞癌的细胞特点在光镜下不能识别。神经内分泌大细胞癌是神经内分泌肿瘤的一种，与典型、非典型类癌及小细胞肺癌相似[34]。根据其组织病理学上的分化，它们被分为类癌和小细胞肺癌[35, 36]。在影像学上大细胞神经内分泌癌通常表现为周围型结节或肿块。肺中央区域较少见，可引起肺不张或黏液潴留[37]。周围型大细胞癌常边缘平滑和分叶状，偶有毛刺。坏死很常见，钙化也不少见[38]。

肉瘤样癌罕见，以周围型为主，呈侵袭性生长，诊断时相对较大。常有广泛的中央坏死区，并易侵犯胸膜和胸壁。

2. 小细胞肺癌

小细胞肺癌占所有肺癌的 20%[34]。由于肿瘤生物学行为，治疗和预后与上述非小细胞肺癌有很大不同。由于其常与异位激素分泌有关，常引起副肿瘤综合征，特别是库欣综合征或 Schwartz-Bartter 综合征（抗利尿激素分泌失调综合征）[39-41]。

小细胞肺癌生长速度快，通常比非小细胞肺癌对化学药物治疗和放射治疗有更好的反应。缓解率为 90%，完全缓解并不少见[42]。但是不幸的是，成功治疗后的早期复发非常普遍。无远处转移时，当疾病局限于单个胸腔（局限性疾病）时，20%～25% 的患者长期缓解，可视为治愈。相比之下，更晚期的肿瘤（广泛转移）仍然无法治愈，但通过姑息治疗，预期寿命可以延长[42]。

1/5 的小细胞肺癌含有非小细胞肺癌的成分，通常是鳞状细胞癌[43]。

90% 的小细胞肺癌见于肺中央区，起源于主支气管或叶支气管黏膜[21]。早期可发生广泛的淋巴和血行转移。周围型小细胞肺癌较少见，通常在诊断时已有大的肺门和纵隔淋巴结转移[44]。

（二）影像表现

肺癌的影像学表现取决于位置和生物学特征。半数的肺癌在外周被发现。这些肿瘤一旦到一定的大小，就可以在 X 线检查上直接看到，而中央型肺癌通常只能通过间接征象来鉴别。典型的影像学表现如图 9-11。

1. 周围型肺癌

周围型肺癌常表现为位于肺外围的一种圆形或不规则的实性或亚实性密度（部分实性或磨玻璃样）肺结节[45, 46]。有时由于组织学异质性和不同的生长速度，结节可呈分叶状（图 9-12）[21]。其边界不清，边缘可有毛刺或棘突征（图 9-5），可能由于肿瘤侵犯周围肺组织、机体对肿瘤的成纤维反应或间质水肿所引起[21, 47-49]。这就解释了为什么在影像图像上描述肿瘤边缘和确定其确切大小存在困难。除此以外，还有其他征象。胸膜

	结节	周围型肿块	空洞	渗出	胸膜增厚	中央型肿块	肺不张	胸膜腔积液
位置	周围型					中央型		周围型或中央型
示意图	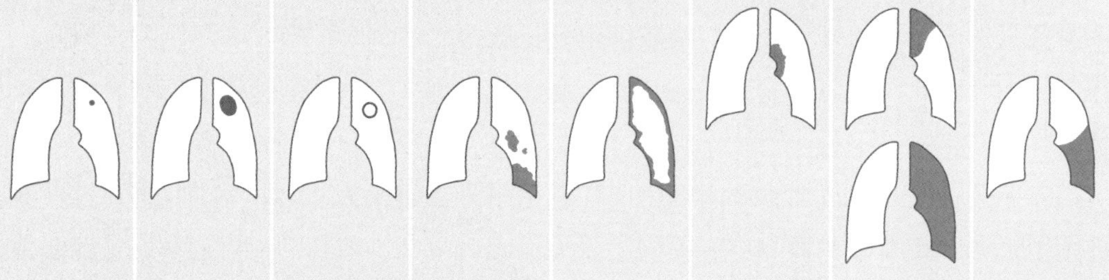							
腺癌	++	++	(+)	+	(+)	(+)	(+)	++
鳞状细胞癌	+	+	+	−	−	++	++	+
大细胞肺癌	+	++	−	−	−	+	(+)	+
小细胞肺癌	(+)	(+)	−	−	−	+++	+	+

▲ 图 9-11 周围型和中央型肺癌的 X 线表现，不同组织学类型的发生率

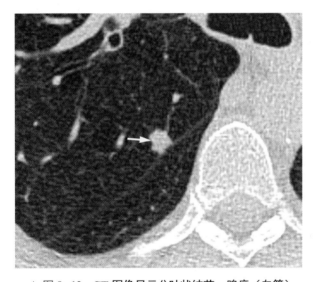

▲ 图 9-12 CT 图像显示分叶状结节，腺癌（白箭）

凹陷征（图 9-5）是由肿瘤引起的亚段性肺不张，在 CT 上表现为从结节向胸膜延伸的线性阴影。脐凹征（Rigler 征）是指血管进入肿瘤的入口处肿瘤轮廓的凹陷[50]。对于肺结节的鉴别诊断见第 21 章。小结节通常在 X 线检查不容易被发现，而只能在 CT 上诊断。对磨玻璃结节或部分实性

结节尤其如此。小的肿瘤往往偶然发现，且常无症状。

肺肿块是指＞ 3cm 的局灶性病变，是周围型较大肺癌的典型表现。这类肺癌的影像学特征与上文所述并无不同。肿块越大，越有可能损害远端肺区域的通气功能。偶尔腺癌可含有较大的磨玻璃成分。

空洞（或空腔）一词用来指肺结节或肿块中心充满空气的腔隙。在胸片上表现为空洞阴影（图 9-13），这是由中央坏死区连接并引流支气管系统而形成。鳞状细胞癌倾向于形成厚壁空洞[51, 52]。与鳞状细胞癌相比，腺癌也可有更薄的洞壁。空洞在小细胞肺癌中并不常见。

腺癌，尤其是肺炎型腺癌，可表现为实变，形似肺炎（图 9-10）。在进展期肺癌，偶尔可看到多发性甚至双侧的实变。通常 CT 上在结节周围可发现磨玻璃成分。这些应该与炎性渗出（如中央型肺癌中的阻塞性肺炎）相鉴别。

弥漫性胸膜侵犯是腺癌的罕见表现，肿瘤

沿胸膜直接扩散（图 9–14）。通常导致胸膜不规则增厚，见于胸膜间皮瘤或其他肿瘤的胸膜播散[21, 43]。同时可以看到胸膜腔积液，但这不是必要条件。

偶尔组织学上在肺癌周围可以看到广泛的瘢痕，这就产生了瘢痕癌在原有瘢痕中发展的概念。但也有人认为，瘢痕可能是由于癌细胞对成纤维组织反应而形成的。因此瘢痕癌的存在仍是有争议的[21, 40, 44, 53–55]。

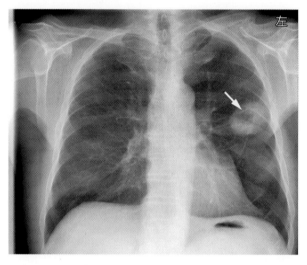

▲ 图 9–13　X 线检查上显示空洞
左肺上叶鳞状细胞癌的厚壁空洞（白箭）

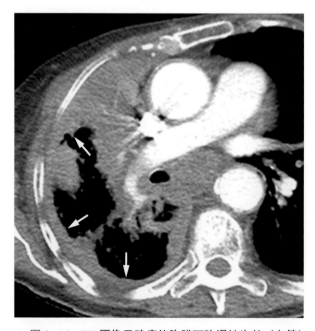

▲ 图 9–14　CT 图像示腺癌伴胸膜下弥漫性生长（白箭）

2. 中央型肺癌

大多数小细胞肺癌和鳞状细胞癌起源于中央支气管系统。后者往往表现为向支气管腔内生长，并可导致远端肺不张。相反，前者倾向于引起支气管系统外在压迫。由于肿瘤常位于肺中央，常早期就侵犯纵隔、大血管及神经。靠近肺门的膈神经偶尔被中央型肺癌侵犯。胸部 X 线检查上可观察到膈肌抬高。中央型肺癌和纵隔淋巴结转移常常很难区分。因此，当试图区分原发性肿瘤（T_4）侵犯纵隔和纵隔淋巴结转移（N_2）时，可能对分期出现分歧。除肺不张外，支气管和血管狭窄，还可能有其他的并发症。支气管不完全阻塞可形成阻塞性肺炎。除此之外，支气管不完全阻塞形成活瓣机制导致远端肺过度充气，形成阻塞性肺气肿。肿瘤引起的中央区肺动脉重度狭窄可以导致肺灌注不足。CT 能直接显示肺动脉狭窄。偶尔即使是 X 线检查也能显示肺动脉宽度缩小和肺血管的稀疏。

中央型肺癌的支气管内生长导致肿瘤远端肺实质通气不足。主支气管肿瘤可导致整个肺不张，而叶支气管的肿瘤导致整个肺叶不张。在 X 线检查上通常只能发现肺不张而不能发现肿瘤。如果肺不张外部轮廓突出，在影像学上可在肺不张内看到右肺上叶中央型肿瘤（图 9–15）。这种表现被称为"横 S 征（Golden-S 征）"，其最初由 Ross Golden 描述[56, 27]。即使在胸片上没有发现肿瘤的直接征象，左上叶肺不张也提示有肿瘤。CT 上肿瘤与肺不张的鉴别诊断也很有挑战性。正电子发射体层成像 / 计算机体层成像（PET/CT）常常被认为可以提高对肺不张内肿瘤的显示。

3. 其他肿瘤表现

胸腔积液与上述所有肿瘤表现相关，是胸膜播散的迹象。但也可以由肺不张引起，而这种情况不是恶性的。因此，在分期时出现胸腔积液不能认为胸膜播散（M_1a）。胸膜的软组织密度结节通常提示恶性胸膜疾病。

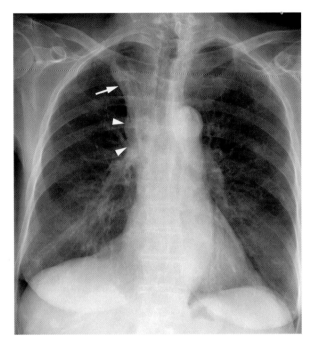

▲ 图 9-15　右肺上叶中央型肺癌

X 线检查显示右肺上叶肺不张（白箭），且右膈抬高。中央型肿瘤比肺不张的侧面突出，即 Golden-S 征（白箭头）

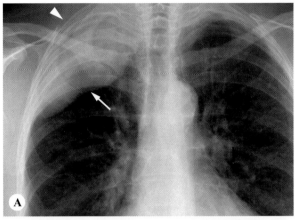

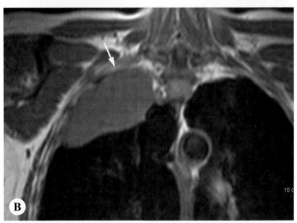

▲ 图 9-16　Pancoast 瘤。右肺上叶肿瘤向胸廓入口生长

A. X 线显示右肺尖肿瘤（黑箭和白箭）和胸廓入口软组织肿瘤影（白箭头）；B. 冠状位 T_1 加权 MRI 平扫图像显示肿瘤侵犯其上胸廓入口脂肪组织（白箭）

Pancoast 瘤是一种从肺尖向胸廓方向生长并侵犯上胸廓软组织的肿瘤（图 9-16）。亦称肺上沟瘤。其最初症状常是患侧难治性肩臂疼痛。其次是肿瘤侵犯臂丛神经引起的神经功能缺失。

淋巴结转移表现为淋巴结肿大或中心低密度。在 X 线检查上可见肺门增大、纵隔肿块或上纵隔广泛的增宽（图 9-17）。小细胞肺癌通常与广泛的纵隔淋巴结转移相关。上腔静脉淤血是由外周血管压迫、肿瘤相关血栓形成或直接血管侵犯（如果上腔静脉或头臂静脉受到影响）引起的。

（三）分期

影像诊断学在肺癌的无创分期中起着重要作用。侵入性分期以支气管镜检查和外科手术为主，特别是在确定支气管系统肿瘤范围和淋巴结分期方面。评估分期的目的是确定原发性肿瘤范围及其与邻近结构的关系，以及淋巴结转移和是否存在远处转移和程度。

国际抗癌联盟（Union for International Control

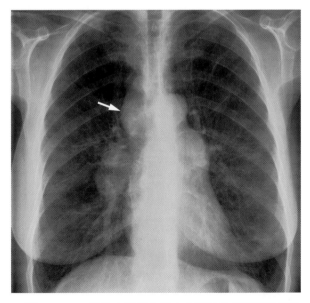

▲ 图 9-17　X 线检查显示右侧中央型肺腺癌纵隔淋巴结转移（白箭）

Cancer，UICC）设计的 TNM 分类系统用于肿瘤分期。目前的第 8 版于 2016 年出版[58]。TNM 分期见表 9-1。根据 TNM 分期方案（表 9-2）确定适当的分期相关治疗。

表 9-3 列出了肺癌完整分期推荐的影像学方法，欧洲和美国指南之间存在显著差异，尤其是在远处转移的分期方面[59, 60]。对于临床上可疑发现或目前尚不明确的影像学结果，可能需要额外

> **提示**
> 过去小细胞肺癌采用简化的分期系统分为非常局限的疾病、局限的疾病和广泛的疾病。这种分类方法被认为已经过时，而根据 TNM 肿瘤分期方案，小细胞肺癌也需要完整分期。

表 9-1　基于 UICC 第 8 版的临床 TNM 分期[58]

分　期	定　义
T（原发肿瘤）	
Tx	仅有肿瘤的细胞学证据，但影像学及支气管镜检查未发现
T_0	无原发肿瘤证据
Tis	原位癌
T_1	肿瘤最大尺寸＜ 3cm，周围包绕且组织及脏胸膜，未累及叶支气管近端以上位置
T_1a（mi）	微浸润性腺癌
T_1a	肿瘤最大尺寸≤ 1cm
T_1b	肿瘤最大尺寸≤ 2cm，且＞ 1cm
T_1c	肿瘤最大尺寸≤ 3cm，且＞ 2cm
T_2	肿瘤最大尺寸≤ 5cm，且＞ 3cm • 或侵及脏胸膜 • 或侵犯主支气管，但未及隆突 • 或阻塞性肺炎或部分肺不张
T_2a	肿瘤最大尺寸≤ 4cm，且＞ 3cm
T_2b	肿瘤最大尺寸≤ 5cm，且＞ 4cm
T_3	肿瘤最大尺寸≤ 7cm，且＞ 5cm，或者在同一肺叶内出现孤立性癌结节，或者有以下侵犯 • 胸壁（包括壁胸膜和肺上沟瘤） • 膈神经 • 心包
T_4	肿瘤最大尺寸＞ 7cm
	或同侧不同肺叶孤立癌结节
	或侵犯以下结构 • 膈肌 • 纵隔 • 心脏 • 大血管 • 气管或隆突 • 喉返神经 • 食管 • 椎体

（续　表）

分　期	定　义
N（区域淋巴结转移）	
Nx	无法评估
N_0	无区域淋巴结转移
N_1	同侧支气管周围转移
	或同侧肺门淋巴结转移
	或肺内淋巴结转移（包括直接侵犯）
N_2	同侧纵隔淋巴结转移
	或隆突下淋巴结转移
N_3	对侧纵隔淋巴结转移
	或对侧肺门
	或同侧或对侧前斜角肌或锁骨上淋巴结转移
M（远处转移）	
M_0	无远处转移
M_1	有远处转移
M_1a	胸腔内转移 • 对侧肺叶孤立性癌结节 • 胸膜或心包结节 • 恶性胸膜腔积液 • 恶性心包积液
M_1b	单个器官单处转移
M_1c	单个或多个器官多处转移

表 9–2　基于第 8 版 UICC 的 TNM 肿瘤分期规则，以及 5 年生存率 [12, 58]

分　期	T	N	M	5 年生存率
隐匿癌	Tx	N_0	M_0	
0 期	Tis	N_0	M_0	
Ⅰ A1 期	T_1a（mi） T_1a	N_0	M_0	92%
Ⅰ A2 期	T_1b	N_0	M_0	83%
Ⅰ A3 期	T_1c	N_0	M_0	77%
Ⅰ B 期	T_2a	N_0	M_0	68%
Ⅱ A 期	T_2b	N_0	M_0	60%
Ⅱ B 期	$T_1a \sim c$ $T_2a \sim b$ T_3	N_1 N_1 N_0	M_0 M_0 M_0	53%

（续　表）

分　期	T	N	M	5 年生存率
ⅢA 期	$T_1a \sim c$ $T_2a \sim b$ T_3 T_4	N_2 N_2 N_1 $N_{0 \sim 1}$	M_0 M_0 M_0 M_0	36%
ⅢB 期	$T_1a \sim c$ $T_2a \sim b$ T_3 T_4	N_3 N_3 N_2 N_2	M_0 M_0 M_0 M_0	26%
ⅢC 期	$T_{3 \sim 4}$	N_2	M_0	13%
ⅣA 期	任何 T	任何 N	$M_1a \sim b$	10%
ⅣB 期	任何 T	任何 N	M_1c	0%

表 9-3　肺癌分期的影像学检查（不同指南的推荐有很大差异）[59, 60]

检查模态	推荐用于	备　注	替代方案
胸部 CT	所有分期	需静脉注射对比剂增强	有增强禁忌证可平扫
上腹部 CT	所有分期	需静脉注射对比剂增强	有增强禁忌证可平扫
颅脑 MRI	ⅡB～Ⅳ期	需静脉注射对比剂增强	如果有禁忌证，可选择颅脑 CT 及对比增强
PET/CT	ⅠB～ⅢB 期，ⅠA 期可选	如果计划进行治疗	如果有禁忌证，可选择骨扫描或全身 DWI 扫描
胸部 MRI	推荐用于肺上沟瘤	需静脉注射对比剂增强	有增强禁忌证可平扫

CT. 计算机体层成像；MRI. 磁共振成像；PET/CT. 正电子发射体层成像 / 计算机体层成像；DWI. 扩散加权成像

的检查技术。

1. 肿瘤局部扩展（T 分期）

T 分期（表 9-1）给出了肿瘤大小和周围结构侵袭的信息。例如，T_1 和 T_2 用于描述局限于肺内的肿瘤，其大小可达 5cm。T_3 和 T_4 用于描述 > 5cm 的肿瘤，已超出肺边界，或者有患侧肺的孤立性癌结节。

T_1 和 T_2 根据肿瘤最大尺寸（直径）进一步细分。这反映了很大程度上由肿瘤大小决定的预后：对于 < 1cm 的非转移性非小细胞肺癌（T_1a），5 年生存率为 92%，而对于 4～5cm 的肺癌（T_2b），5 年生存率则只有 60%[12]。

胸膜侵犯通常只能从影像结果中怀疑，且只能从切除的标本中可靠地诊断[61, 62]。CT 上肿瘤与胸膜越呈纵向接触，胸膜侵犯的可能性越大。

而出现胸膜凹陷征则可能是肿瘤与脏胸膜接触的表现。

累及主支气管的肿瘤根据其累及隆突的程度评估为 T_2（无侵犯）或 T_4（在隆突或气管侵犯的情况下）。在这种情况下，影像学不如支气管镜检查可靠，因为影像学很难看到黏膜的表面侵犯。

影像学很难区分纵隔大血管的侵犯和单纯对血管的浸润。病变面积越大，肿瘤对血管浸润的比例越大，血管侵犯的可能性越大。一般来说，至少 3cm 的接触表面或肿瘤接触面积超过血管周长的 1/3 被视为潜在侵犯标准。然而，即使 CT 显示有肿瘤侵犯，鳞状细胞癌也经常在手术中可以与血管分离。磁共振成像（MRI）动态扫描序列可能有帮助，可见肿瘤相对于血管壁运动，应不太可能被侵犯。相反，血管壁信号强度的细微变化则提示肿瘤的侵犯。

为了评估Pancoast肿瘤的肺外扩散，除了常规的分期检查外，建议进行胸廓入口的MRI检查[59, 60]。MRI在显示臂丛神经等相关结构的侵犯方面优于CT（图9-18）[63, 64]。

与原发肿瘤出现在同一肺叶的表现为结节样的卫星灶被归为T_3，而与原发性肿瘤在同侧不同肺叶的卫星结节则归为T_4。对侧出现肺肿瘤归为远处转移（M_1a；见下文）。也就是说，小的病变通常是良性的肺结节而经常独立于肺癌发生[62]。在绝大多数情况下，<10mm的肺结节不是卫星癌结节，而是偶然出现的良性结节[65]。相比之下，直径>10mm的结节应视为卫星癌结节，因为它们的恶性概率很高，或者视其为第二原发性肺癌，这取决于影像学和病理学结果[66]。

2. 区域淋巴结转移（N分期）

N分期定义了淋巴结转移的范围，N_1描述同侧肺门或肺内转移，N_2仅描述同侧纵隔或隆突转移，N_3累及淋巴结则更为广泛，特别是对侧纵隔或肺门淋巴结。尤其是不论位置如何，位于7区淋巴结的隆突下转移（表2-2）都被归类为N_2。如果有同侧转移，则累及锁骨上或前斜角肌淋巴结也被定义为N_3，而较远的淋巴结（颈部或腹部）则不涉及N类，因为它们被划分为远处转移M类（M_1b或M_1c）。

在CT上肿大淋巴结被认为疑似转移。一般来说，纵隔淋巴结短轴的上限为10mm[67]，即使正常淋巴结的最大径在7～11mm，这取决于淋巴结的位置[68]。

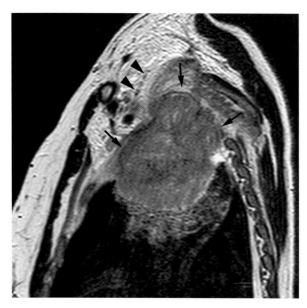

▲ 图9-18 Pancoast瘤
矢状位MR T_1WI平扫图像显示肺癌从肺尖向上胸廓方向生长（黑箭）。臂丛结构可以很好地显示为低信号区域（黑箭头），未被肿瘤侵犯

> **提示**
> 淋巴结长轴与疑似淋巴结转移无关。

根据这些标准，CT对淋巴结分期的敏感性<60%，特异性在80%[69]。对于正常大小的淋巴结轻微转移可得到假阴性结果，而对于继发于炎症的淋巴结肿大可获得假阳性结果。

在PET/CT上，无论淋巴结的大小，标准摄取值至少为2.5的淋巴结都被归类为疑似转移。PET/CT在显示淋巴结转移方面优于CT。研究发现PET/CT对淋巴结转移的敏感性为70%～90%，特异性为90%[10, 69-73]。在诊断时还应考虑原发性肿瘤在^{18}F-FDG-PET上的摄取。例如，当原发性肿瘤的^{18}F-FDG摄取量很高，但肿大的淋巴结对^{18}F-FDG的摄取量稍增加时，则应谨慎，这些不应当被认为是淋巴结转移。

包括PET/CT在内的任何影像学检查都不能可靠地诊断纵隔淋巴结转移。因此，如果在CT或PET上发现可疑的纵隔淋巴结，在做出任何治疗决定之前，应进行组织取材（通常使用支气管镜检查或外科手术）[59, 60]。这样有助于避免炎性纵隔淋巴结病变引起的影像学表现，从而过度分期，同时可以排除影像学未发现的对侧淋巴结转移（N_3）。

3. 远处转移（M 分期）

在几乎半数的新诊断肺癌中，在诊断时已发现远处转移，通常在肺、肝、肾上腺、脑和骨骼[62]。通过分期检查确定转移部位。由于局限于胸腔的转移瘤比远处转移瘤预后要好，因此 M 分期如下。

- M_1a：局限于胸部的转移，即对侧肺或胸膜（恶性胸腔积液或胸膜肿块），以及恶性心包积液。
- M_1b：单个的胸外转移，从而形成了单个转移的治疗概念。
- M_1c：多发胸外转移。

对于需鉴别诊断的转移瘤和偶然发现的病灶，可能需要额外的成像方法，特别是在以下的情况。

- 肝脏病变：对于第一次检查发现的孤立病变尤其如此。鉴别诊断应包括良性肝脏病变，主要是血管瘤，这是常见的偶发病变。采用 CT 分期时若根据病变形态学不能可靠鉴别，如果出现典型的良性征象，超声或 MRI 可能有助于排除活检的需要。
- 肾上腺肿块：常见的良性腺瘤是转移瘤最重要的鉴别诊断。通常 CT 动态增强扫描或化学位移成像的 MRI 能够无创地作出鉴别。
- 对侧肺结节：详见 T 描述符分类。一般来说，< 10mm 的结节可能是良性的，而较大的则可能是恶性的。如果治疗基于该鉴别诊断，侧对侧结节的组织取样是必要的。

PET/CT 主要用于不典型部位的远处转移。对进展期肿瘤，在采用胸部和上腹部 CT 分期后，PET/CT 仍有更大的概率检测到意外的远处转移（Ⅰ期 7.5%，Ⅲ期 24%）[74]。

（四）治疗原则

非小细胞肺癌和小细胞肺癌的治疗原则有很大差别。除肿瘤分期（见上文）外，还必须考虑

提示

在没有明确的临床或影像学表现的情况下，任何影像学上发现的疑似转移结节都应通过组织学验证。必须避免错误将患者排除在有益的治疗方案之外。

患者的年龄和并发症[10]。

1. 非小细胞肺癌

一般来说，ⅢA 期以前是可以治愈的，对于对侧淋巴结转移（B 期）或远处转移（Ⅳ期），通常不能治愈，因此只能选择姑息治疗。

在 Ⅰ期和 Ⅱ期，如果肺功能和手术可行，可选择肺叶切除术和同侧纵隔淋巴结清扫。根据局部情况选择根治性手术是有必要的，如辅助性支气管血管成形术或全肺切除术。在无法手术时可以选择进行放射治疗。辅助化学药物治疗在 Ⅱ期也是有益的，个别患者处在 ⅠB 期也是一样的。个别患者可考虑辅助放射治疗，如有胸壁侵犯。

Ⅲ期（ⅢA 和ⅢB 期某些类型：$T_4N_{0\sim1}$）需要根据肿瘤侵犯和区域淋巴结受累程度，定制多模式治疗原则，包括手术、化学药物治疗和（或）放射治疗。

在晚期肿瘤（其他ⅢB 期和Ⅳ期），只要患者一般情况允许，就可以只进行化学药物治疗。当有单个转移时，在Ⅳ期仍可以考虑切除任何远处转移灶和原发肿瘤来治疗。

2. 小细胞肺癌

小细胞肺癌的主要治疗方法是化学药物治疗，在没有远处转移时，如果肿瘤范围允许放射治疗，可与原发肿瘤的放射治疗联合使用。在肿瘤早期阶段（$T_{1\sim2}$，$N_{0\sim1}$），手术是一种额外的治疗选择。这是与新辅助或辅助化学药物治疗联合进行的。由于有潜在的脑转移风险，建议预防性全脑照射。

（五）肺癌早期筛查

早期肺癌很少引起症状。因此，常常病变到晚期时才可以表现出来。预后在很大程度上由肿瘤分期决定（表 9-2）。早期肿瘤，特别是非小细胞肺癌的预后相对较好。但常常是偶然发现。在此背景下，提出了针对无症状的危险人群的早期检测方案。

基于胸片的筛查被证明是没有用的。虽然在 20 世纪 70—80 年代进行的几项大型研究发现了许多无症状肺癌，但并没有降低肺癌死亡率[75-78]。主要是因为胸片对小肺癌的检测灵敏度低。

相反，CT 对小肺癌的诊断有更高的敏感性。肺癌与含空气的肺相比具有很高的对比度，即使在图像噪声增加的情况下也能被识别。自 20 世纪 90 年代以来，人们一直在研究低剂量 CT 在肺癌筛查中的适用性，这就意味着与常规胸部 CT 扫描相比，辐射剂量可以大大减少[79-86]。2010 年，美国一项对 53 000 多名受试者的研究表明肺癌死亡率降低了 20%。纳入人群是 55—74 岁的吸烟者，≥ 30 包 / 年（每天香烟包数乘以吸烟年数）[87, 88]。类似的研究，尽管规模较小的欧洲研究的结果尚未公布，但目前小型已发表的研究并不支持国家肺筛查试验（National Lung Screening Trial，NLST）的结果[89-94]。

根据 NLST 的数据，多个医学会建议对有风险的个体实施早期筛查计划[91, 95]。这些项目的执行、颁布和应用，在不同的国家有很大不同。总体来看，目前可以看到此类研究的应用已是趋势。

四、类癌

类癌是相对少见的恶性神经内分泌肿瘤，占肺部肿瘤的不到 2%[34]。确诊时患者平均年龄低于 50 岁。因此这些患者一般比肺癌患者年轻[96]。

组织学上对典型低度恶性类癌和不典型中度恶性类癌进行了区分，不典型中度恶性类癌具有更高的转移扩散趋势[36]。典型的类癌通常位于中央，不典型的类癌位于周围[97, 98]。典型和非典型类癌在影像学上不能可靠鉴别。发生远处转移的患者占 15%，像肺癌一样，特别是肝、骨、肾上腺和脑[34, 99]。

类癌通常边缘光滑，呈中央型肿块（图 9-19）或呈椭圆形的周围结节，其长轴沿着相应支气管生长（图 9-20）。类癌常与支气管有着密切关系，在这类患者中 CT 可识别出腔内成分。偶尔表现为单纯的腔内结节（图 9-21）。类癌相关支气管阻塞可导致肺不张、阻塞性肺炎或肿瘤周围黏液嵌塞。由于广泛血管形成，在 CT 上可见明显且均匀的强化（图 9-19）。使得从远端肺不张或阻塞性肺炎中更容易鉴别肿瘤[34]。

> 提示
> - 边缘平滑，常呈分叶状，中央型肿块（图 9-19）或椭圆形周围结节（图 9-20）。
> - 偶尔可呈小的，中央的，支气管腔内肿瘤（图 9-21）。
> - CT 增强时明显强化。
> - 在 CT 上偶尔可见钙化。
> - 肺不张、阻塞性肺炎或肿瘤远端支气管黏液嵌塞。

当发现肺门和纵隔淋巴结转移时，特别是与非典型类癌相关[100]。病理性淋巴结可由淋巴结转移和继发于阻塞性肺炎的炎症反应引起[101]。

核医学技术被用于评估肿瘤的范围，以及病理性淋巴结的鉴别诊断。然而，在类癌 ^{18}F-FDG-PET 常常缺乏恶性肿瘤的示踪剂高摄取的特征。

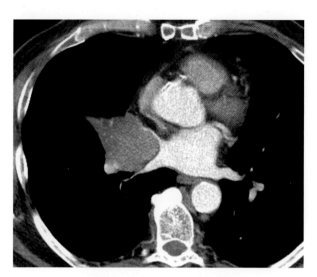

▲ 图 9-19 中央型不典型类癌
CT 图像显示相对边缘平滑的肿块，呈均匀性强化

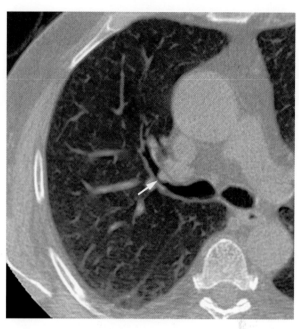

▲ 图 9-21 CT 图像显示右上叶支气管内中央型类癌
（白箭）

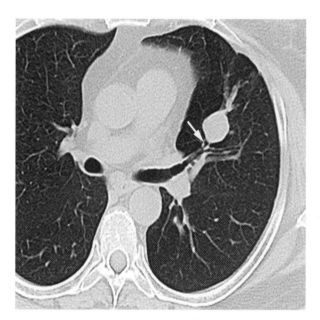

▲ 图 9-20 周围型类癌
CT 图像显示边缘平滑的卵圆形结节，起源于左肺上叶下舌段支气管（白箭）

但另一方面，由于生长抑素受体高表达，当使用特定的示踪剂（如奥曲肽闪烁显像）时，这些肿瘤通常可以很好地被显示。类癌的分期与肺癌的分期方式相似（表 9-1）。

五、肺部罕见恶性肿瘤

肺腺样囊性癌典型的 CT 表现为边缘相对平滑的低密度实性结节。大多患者增强扫描无强化（图 9-22）。同样 ^{18}F-FDG-PET 常常对这种肿瘤有假阴性结果。此外，肿瘤常生长非常缓慢。与其他肺癌不同，它主要见于年轻患者。这些因素都妨碍了其作为恶性肿瘤的诊断。

肺卡波西肉瘤表现多呈多灶性。在 X 线检查和 CT 上表现为多发结节，通常伴有明显的毛刺（图 9-23）。卡波西肉瘤几乎只见于获得性免疫缺陷综合征患者。

六、肺原发性淋巴瘤

肺原发性淋巴瘤比肺外淋巴瘤的肺浸润少见得多。它们的表现和扩散方式非常多变[104, 105]。

• 从肺门淋巴结直接延伸到肺组织（图 9-24）。
• 单发或多发肺结节或肿块，通常边缘不清（图 9-25），特别是在霍奇金淋巴瘤中，病

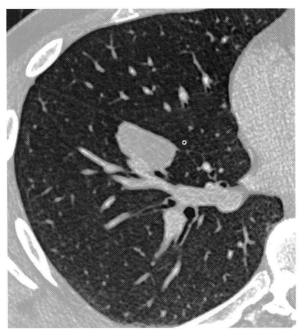

▲ 图 9-22 肺腺样囊性癌

30 岁的不吸烟者，CT 图像显示相对低密度的边缘平滑的结节

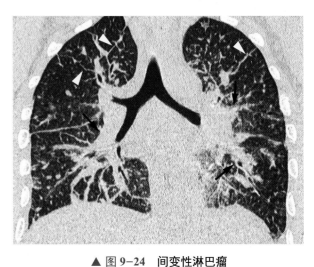

▲ 图 9-24 间变性淋巴瘤

冠状位 CT 图像显示纵隔及双侧肺门淋巴结病变，淋巴瘤持续延伸至肺组织（黑箭）。小叶间隔增厚（白箭头）伴淋巴引流受阻，继发于肺门和纵隔淋巴瘤

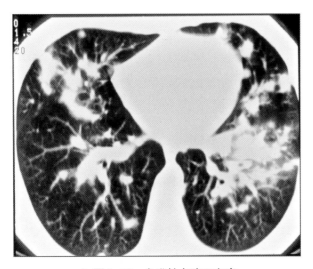

▲ 图 9-23 多发性卡波西肉瘤

CT 图像显示两肺多发不规则结节和肿块
经许可转载，图片由 S.Diederich，Düsseldorf 提供

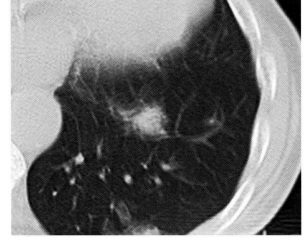

▲ 图 9-25 非霍奇金淋巴瘤

CT 图像显示左肺下叶多发边界不清结节

变内常有扩张的支气管穿行。

• 单发，以肺外周实变为主，病变内常有扩张的支气管穿行（图 9-26）。

• 弥漫性淋巴瘤浸润，特别是不规则磨玻璃影（图 9-27）。

支气管黏膜相关性淋巴瘤是一种特殊类型的淋巴瘤，起源于支气管相关淋巴样组织（bronchus-associated lymphoid tissue，BALT）。一般表现为孤立性的肺肿块（图 9-28）。

肺原发性淋巴瘤无特定的影像学表现。如果已知患者患有肺外淋巴瘤，其肺部表现的鉴别诊断范围较大，特别是包括以下临床疾病。

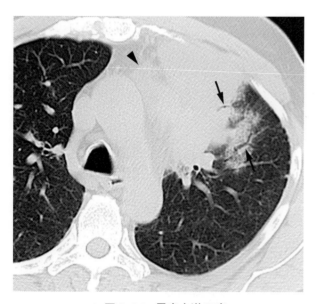

▲ 图 9-26　霍奇金淋巴瘤

CT 图像显示肿块位于左肺上叶伴病灶内支气管影（黑箭），此外，还显示纵隔淋巴结病变（黑箭头）

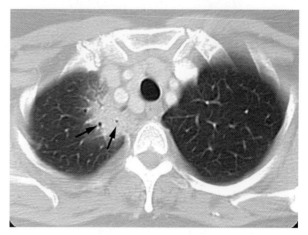

▲ 图 9-28　BALTOMA（肺黏膜相关性淋巴瘤）

CT 图像显示右肺上叶实性肿块，可见充气支气管（黑箭）

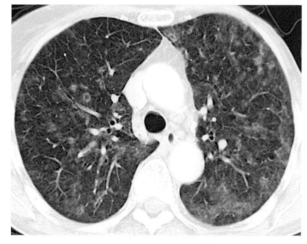

▲ 图 9-27　肺原发性非霍奇金淋巴瘤

CT 图像显示双侧弥漫性不规则磨玻璃结节，无纵隔淋巴结病变

- 肺原发性淋巴瘤。
- 肺炎，也可以是机会性肺炎，尤其是在接受化学药物治疗的患者中。
- 药物中毒。
- 放射治疗继发放射性肺炎。

淋巴瘤分期需要进行全面的诊断性检查。至少需要胸部和腹部 CT 扫描（包括骨盆），以及腹部超声，因为肝脏的 CT 表现常常不可见。

七、肺转移瘤

肺转移瘤是多种常见恶性肿瘤的全身表现，几乎都是经血行播散到肺。在影像学上有 2 种类型，包括结节样转移和癌性淋巴管炎，偶尔发生于某些肿瘤。

（一）结节样转移

肺转移常被纳入孤立或多发结节的鉴别诊断。因肺组织有发达的毛细血管网，一旦恶性肿瘤开始在静脉循环中血行播散，肺组织就是血行转移的第一个器官。即使是广泛的肺转移也可以在很长一段时间内保持临床无症状。随后可能出现咳嗽、阻塞性肺炎、胸痛和呼吸困难。

对于小的肺转移，X 线检查尚无足够的敏感性。较大的肺转移瘤可以表现为结节或肿块。多发性转移瘤呈斑片状结节，以基底部为主（图 9-29）。

在 CT 上肺转移瘤通常表现为软组织密度的单发或多发结节，边缘清楚或毛糙。由于肺转移是由血行播散引起的，因此呈现随机分布。通常

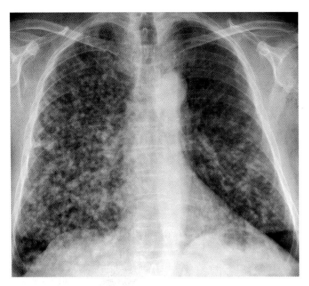

▲ 图 9-29 多发性肺转移

X 线检查显示以双肺下野（基底部）为主的结节

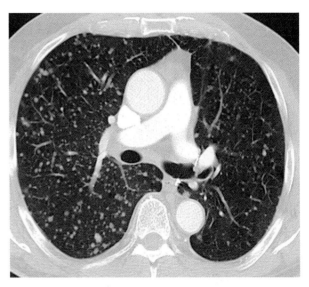

▲ 图 9-30 结节性转移

CT 图像显示随机分布的多个大小不等边界清楚的结节

结节大小不一（图 9-30），有时中央有空洞。极为罕见的是结节可以呈磨玻璃样密度，通常是肺腺癌转移瘤呈附壁生长方式。伴有钙化的肺转移瘤是骨肉瘤的特征，在其他原发性肿瘤中很少见（图 9-31）。

> 提示
>
> 结节性转移的 CT 表现如下。
>
> - 单发或多发结节。
> - 以基底部为主。
> - 小叶结构中随机分布。
> - 大小不等的结节。
> - 边缘光滑或有毛刺。
> - 通常为软组织密度，很少有空泡，很少有磨玻璃结节，某些肿瘤实体有钙化（特别是骨肉瘤）。

有时胸膜下转移瘤坏死可导致自发性气胸，尤其是肉瘤肺转移[106]。

第 21 章详细讨论了不同情况下结节的鉴别诊断，特别关注何时可能发生肺转移，以及在何种情况下不可能发生转移。

（二）癌性淋巴管炎

癌性淋巴管炎是一种经典的转移类型，常见于乳腺、肺、胃、胰腺、前列腺、宫颈和甲状腺的原发性肿瘤，以及原发不明转移瘤（cancer of unknown primary，CUP）患者[107]。在大多数情况下，肿瘤细胞通过血液扩散到肺，并继续侵入淋巴系统和间质。较少见的是肿瘤细胞从转移性肺门或纵隔淋巴结持续扩散[108]。肿瘤生长沿着中轴间质的淋巴系统和小叶间隔扩散，并伴有水肿，这是典型的影像学表现。

癌性淋巴管炎典型的临床表现是呼吸困难，可能先于影像学上的改变。

影像学上最主要的发现是网状结构和小叶间隔增厚，也可见肺门或纵隔淋巴结肿大和胸腔积液。然而这些表现是非特异性的。此外，约半数被诊断为癌性淋巴管炎的患者在 X 线检查表现正常[109, 110]。

CT 特征性表现是由于肿瘤沿淋巴系统和间质扩散，以及因肿瘤使淋巴管阻塞所致肺淋巴回流受阻引起的间质水肿（图 9-32）。有时淋巴系

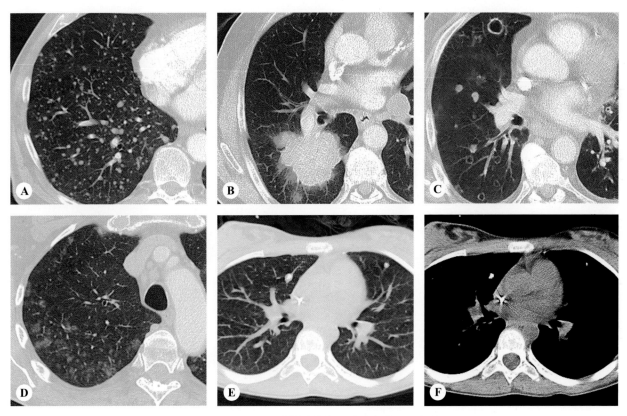

▲ 图 9-31　CT 结节性转移不同形态的 CT 表现

A. 边界清楚的结节；B. 伴有毛刺的肿块；C. 伴有空洞的结节；D. 磨玻璃结节；E. 肺窗下的钙化结节；F. 软组织窗下的钙化结节（与图 E 为同层面图像）

统中的肿瘤细胞栓子可被识别为结节性小叶间隔增厚，称为串珠状间隔征。此外由于长期水肿或间质内肿瘤的纤维增生反应，间质纤维化可引起 CT 图像的改变。典型的影像学表现如表 9-4 所示，这些表现也可能与多个随机分布的结节相一致，并伴有结节性转移（图 9-33）。

　　鉴别诊断最需要考虑的疾病是肺水肿，尤其是心源性或肾源性肺水肿，在 CT 上可引起相似的表现，即小叶间隔的均匀性增厚。单侧肺的小叶间隔增厚提示癌性淋巴管炎，因为这种征象肺水肿不太可能出现。鉴别诊断请参阅第 24 章。

八、炎性假瘤

　　炎性假瘤是一种类肿瘤性肿块，可发生在任

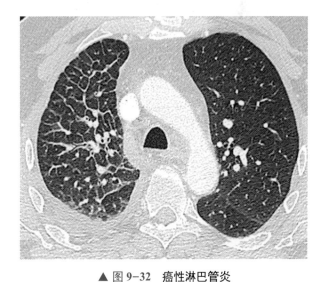

▲ 图 9-32　癌性淋巴管炎

CT 图像显示右肺上叶小叶间隔均匀性增厚和右侧胸膜腔积液

何器官，尤其是肺和眼眶[111]。临床和影像学表现与恶性肿瘤相似，局部呈侵袭性生长，偶见多

表 9-4　癌性淋巴管炎的影像表现[107]

影像检查	表　现
X 线检查	• 网状结构 • 小叶间隔增厚 • 淋巴结病变（肺门或纵隔） • 胸膜腔积液
CT	• 支气管血管束周围结缔组织增厚，光滑或结节状 • 小叶间隔增厚，平滑或结节状（小叶间隔串珠征） • 肺叶间裂增厚，光滑或结节状 • 散在、斑片状或单侧分布 • 淋巴结病变（肺门或纵隔） • 胸膜腔积液

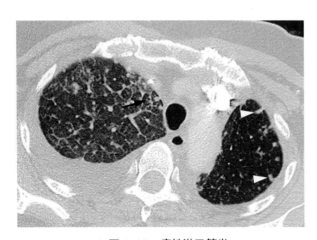

▲ 图 9-33　癌性淋巴管炎
CT 图像显示小叶间隔增厚呈串珠状间隔征（黑箭），并见多发结节性转移瘤（白箭头），以及右侧胸膜腔积液

发。在组织学上，它们由炎性细胞和肌纤维母细胞组成，但存在广泛的变异性。文献中使用了无数名称反映这种疾病实体的异质性。

大多数患者被认为是低级别的纤维肉瘤，也有关于感染和创伤后发生，以及自身免疫机制的报道[111]。

炎性假瘤是儿童最常见的肺部肿块，但也发生于成人。通常伴有咳嗽、发热、呼吸困难和咯血，也有部分患者无症状。最典型的影像学表现为单发、位于肺外周、边缘光滑、分叶结节或以双肺下叶分布为主的肿块（图 9-34），并可见钙化，尤其是在儿童中常见[113]。

提示
炎性假瘤的同义名称[111]如下。

• 浆细胞肉芽肿。
• 炎性肌成纤维细胞瘤。
• 组织细胞瘤。
• 黄色瘤。
• 纤维黄色瘤。
• 黄色肉芽肿。
• 黄瘤样假瘤。
• 浆细胞 / 组织细胞瘤复合体。
• 孤立性肥大细胞肉芽肿。

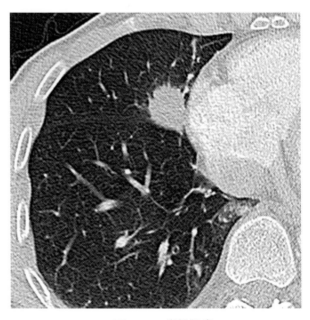

▲ 图 9-34　炎性假瘤
CT 图像显示右肺中叶具有毛刺的结节

九、总结

肺癌是恶性肿瘤死亡率最高的疾病，主要由吸烟引起。职业性接触有机或无机有害物质导致肺癌的概率要小得多，石棉接触是最为公共所知的接触方式。肺腺癌在不吸烟的年轻人中越来越多地被发现，是由于其有遗传倾向。两种组织学

类型的治疗原则有本质上的不同。小细胞肺癌和非小细胞肺癌。后者占肺癌的80%,分为腺癌、鳞状细胞癌、大细胞癌和一些较少见的类型。

肺癌分期见表9-1和表9-2,因此,治疗决策的制订主要基于影像检查结果。推荐使用胸部和上腹部CT,以及颅脑MRI(如果后者是禁忌证,CT可替代MRI)。如果要考虑治疗疗效,还需PET/CT扫描以排除远处转移(表9-3)。肺外转移常常见于肾上腺、肝、骨骼和颅脑。对早期非小细胞肺癌(Ⅰ期和Ⅱ期)提供有针对性的治疗。手术治疗应切除受累的肺叶,包括肺区域淋巴结,或者放射治疗不能手术的患者。局部进展期肿瘤(ⅢA期和某些ⅢB期)需要化学药物治疗、放射治疗和(或)手术相结合;ⅢA期通常仍可采用根治性手术。

如果有远处转移或对侧纵隔淋巴结转移(ⅢB~Ⅳ期),则需要姑息治疗。如果患者的一般情况允许,化学药物治疗是有益的。原则上小细胞肺癌的一线治疗是化学药物治疗。在没有远处转移的情况下,原发性肿瘤的放射治疗也是可能的。肺叶切除术对局部肿瘤分期($T_{1/2}N_{0/1}M_0$)有一定作用,但不能替代化学药物治疗。预防性全脑照射也应在每个阶段进行。

类癌病程多变,并有可能发生转移。这是一种比较少见的病灶,多见于支气管内,边缘圆而光滑。CT上大多数呈明显强化。

肺原发性淋巴瘤是一种罕见的疾病。更常见的是继发性肺部浸润,是由纵隔淋巴瘤或全身浸润引起的。胸部和腹部的CT和超声检查是必要的。

罕见的肺部恶性肿瘤还包括腺样囊性癌,通常表现为边缘光滑的结节,生长缓慢,以及卡波西肉瘤,几乎只见于获得性免疫缺陷综合征患者,典型表现为多发且伴有毛刺的结节。

错构瘤很常见。这种良性畸形肿瘤通常无症状,常偶然发现,且生长缓慢。边缘光滑的孤立性肺结节伴爆米花样钙化或CT含脂征象被认为是错构瘤的典型征象。在缺乏典型CT表现或结节生长方式提示恶性,则需要活检。一般只有在有症状时才行手术切除。

全身肿瘤扩散常导致肺转移。有以下2种类型。

- 结节性转移:根据原发肿瘤的不同,通常是软组织密度的结节或肿块,伴有空洞结节不太常见,磨玻璃结节占极少数,是孤立或多发肺结节的常见鉴别诊断。
- 淋巴管转移:肿瘤主要经血行播散到肺(较不常见的是淋巴结持续播散),然后在间质和淋巴管中播散。最主要的影像表现是中轴间质和叶间裂的光滑或结节性增厚。鉴别诊断见第24章。

肺炎性假瘤在儿童时期很常见,但在成人中相对较少。具有异质性的组织学和多个病因,如从感染后的病因到恶性肿瘤;大多患者被认为是低级别纤维肉瘤。影像学常常显示病变边缘光滑,孤立的外周结节或肿块。

参考文献

[1] Gaerte SC, Meyer CA, Winer-Muram HT, Tarver RD, Conces DJ Jr. Fat-containing lesions of the chest. Radiographics 2002;22(Spec No): S61–S78

[2] Hansen CP, Holtveg H, Francis D, Rasch L, Bertelsen S. Pulmonary hamartoma. J Thorac Cardiovasc Surg 1992;104(3):674–678

[3] Erasmus JJ, Connolly JE, McAdams HP, Roggli VL. Solitary pulmonary nodules: Part I. Morphologic evaluation for differentiation of benign and malignant lesions. Radiographics 2000;20(1):43–58

[4] Siegelman SS, Khouri NF, Scott WW Jr, et al. Pulmonary hamartoma: CT findings. Radiology 1986;160(2):313–317

[5] Godoy MCB, Naidich DP. Subsolid pulmonary nodules and the spectrum of peripheral adenocarcinomas of the lung: recommended interim guidelines for assessment and management. Radiology 2009;253(3):606–622

[6] Ishikawa H, Koizumi N, Morita T, et al. Ultrasmall pulmonary opacities on multidetector-row high-resolution computed tomography: a prospective radiologic-pathologic examination. J Comput Assist Tomogr 2005;29(5):621–625

[7] Koga T, Hashimoto S, Sugio K, et al. Lung adenocarcinoma with bronchioloalveolar carcinoma component is frequently associated with foci of high-grade atypical adenomatous hyperplasia. Am J Clin Pathol 2002;117(3):464–470

[8] Travis WD, Brambilla E, Noguchi M, et al. International association for the study of lung cancer/american thoracic society/european respiratory society international multidisciplinary classification of lung adenocarcinoma. J Thorac Oncol 2011;6(2):244–285

[9] MacMahon H, Naidich DP, Goo JM, et al. Guidelines for management of incidental pulmonary nodules detected on CT images: from the Fleischner Society 2017. Radiology 2017;284(1):228–243

[10] Goeckenjan G, Sitter H, Thomas M, et al; German Respiratory Society. German Cancer Society. Prevention, diagnosis, therapy, and follow-up of lung cancer. Interdisciplinary guideline of the German Respiratory Society and the German Cancer Society--abridged version [in German] Pneumologie 2011;65(8):e51–e75

[11] Osarogiagbon RU, Smeltzer MP, Faris N, Rami-Porta R, Goldstraw P, Asamura H. Comment on the Proposals for the Revision of the N Descriptors in the Forthcoming Eighth Edition of the TNM Classification for Lung Cancer. J Thorac Oncol 2016;11(10):1612–1614

[12] Kay FU, Kandathil A, Batra K, Saboo SS, Abbara S, Rajiah P. Revisions to the Tumor, Node, Metastasis staging of lung cancer (8th edition): Rationale, radiologic findings and clinical implications. World J Radiol 2017;9(6):269–279

[13] Brambilla E. The histologic reclassification of adenocarcinoma of the lung: implications for diagnosis and therapy. Am Soc Clin Oncol 2011;1092–9118/10/1–10. ASCO 2011 Annual Meeting, Educational Books

[14] Travis WD, Asamura H, Bankier AA, et al. The IASLC Lung Cancer Staging Project: Proposals for Coding T Categories for Subsolid Nodules and Assessment of Tumor Size in Part-Solid Tumors in the Forthcoming Eighth Edition of the TNM Classification of Lung Cancer. J Thorac Oncol 2016;11(8):1204–1223

[15] Aoki T, Tomoda Y, Watanabe H, et al. Peripheral lung adenocarcinoma: correlation of thin-section CT findings with histologic prognostic factors and survival. Radiology 2001;220(3):803–809

[16] Yoshino I, Nakanishi R, Kodate M, et al. Pleural retraction and intra-tumoral air-bronchogram as prognostic factors for stage I pulmonary adenocarcinoma following complete resection. Int Surg 2000;85(2):105–112

[17] Nakazono T, Sakao Y, Yamaguchi K, Imai S, Kumazoe H, Kudo S. Subtypes of peripheral adenocarcinoma of the lung: differentiation by thin-section CT. Eur Radiol 2005;15(8):1563–1568

[18] Takashima S, Maruyama Y, Hasegawa M, Saito A, Haniuda M, Kadoya M. High-resolution CT features: prognostic significance in peripheral lung adenocarcinoma with bronchioloalveolar carcinoma components. Respiration 2003;70(1):36–42

[19] Yabuuchi H, Murayama S, Murakami J, et al. High-resolution CT characteristics of poorly differentiated adenocarcinoma of the peripheral lung: comparison with well differentiated adenocarcinoma. Radiat Med 2000; 18(6): 343–347

[20] Kuriyama K, Tateishi R, Doi O, et al. Prevalence of air bronchograms in small peripheral carcinomas of the lung on thin-section CT: comparison with benign tumors. AJR Am J Roentgenol 1991;156(5):921–924

[21] Rosado-de-Christenson ML, Templeton PA, Moran CA. Bronchogenic carcinoma: radiologic-pathologic correlation. Radiographics 1994;14(2):429–446, quiz 447–448

[22] Detterbeck FC, Marom EM, Arenberg DA, et al. The IASLC Lung Cancer Staging Project: Background Data and Proposals for the Application of TNM Staging Rules to Lung Cancer Presenting as Multiple Nodules with Ground Glass or Lepidic Features or a Pneumonic Type of Involvement in the Forthcoming Eighth Edition of the TNM Classification. J Thorac Oncol 2016;11(5):666–680

[23] Gaeta M, Vinci S, Minutoli F, et al. CT and MRI findings of mucin-containing tumors and pseudotumors of the thorax: pictorial review. Eur Radiol 2002;12(1):181–189

[24] Im JG, Han MC, Yu EJ, et al. Lobar bronchioloalveolar carcinoma: "angiogram sign" on CT scans. Radiology 1990;176(3):749–753

[25] Lee HY, Lee KS, Han J, et al. Mucinous versus nonmucinous solitary pulmonary nodular bronchioloalveolar carcinoma: CT and FDG PET findings and pathologic comparisons. Lung Cancer 2009;65(2):170–175

[26] Miyake H, Matsumoto A, Terada A, Yoshida S, Takaki H, Mori H. Mucin-producing tumor of the lung: CT findings. J Thorac Imaging 1995;10(2):96–98

[27] Nakata M, Sawada S, Yamashita M, et al. Surgical

treatments for multiple primary adenocarcinoma of the lung. Ann Thorac Surg 2004;78(4):1194–1199

[28] Zwirewich CV, Miller RR, Müller NL. Multicentric adenocarcinoma of the lung: CT-pathologic correlation. Radiology 1990;176(1):185–190

[29] Park CM, Goo JM, Kim TJ, et al. Pulmonary nodular ground-glass opacities in patients with extrapulmonary cancers: what is their clinical significance and how can we determine whether they are malignant or benign lesions? Chest 2008;133(6):1402–1409

[30] Shyu CL, Lee YC, Perng RP. Fast-growing squamous cell lung cancer. Lung Cancer 2002;36(2):199–202

[31] Aoki T, Nakata H, Watanabe H, et al. Evolution of peripheral lung adenocarcinomas: CT findings correlated with histology and tumor doubling time. AJR Am J Roentgenol 2000;174(3):763–768

[32] Hasegawa M, Sone S, Takashima S, et al. Growth rate of small lung cancers detected on mass CT screening. Br J Radiol 2000;73(876):1252–1259

[33] Winer-Muram HT, Jennings SG, Tarver RD, et al. Volumetric growth rate of stage I lung cancer prior to treatment: serial CT scanning. Radiology 2002;223(3):798–805

[34] Chong S, Lee KS, Chung MJ, Han J, Kwon OJ, Kim TS. Neuroendocrine tumors of the lung: clinical, pathologic, and imaging findings. Radiographics 2006;26(1):41–57, discussion 57–58

[35] Jiang SX, Kameya T, Shoji M, Dobashi Y, Shinada J, Yoshimura H. Large cell neuroendocrine carcinoma of the lung: a histologic and immunohistochemical study of 22 cases. Am J Surg Pathol 1998;22(5):526–537

[36] Travis WD, Linnoila RI, Tsokos MG, et al. Neuroendocrine tumors of the lung with proposed criteria for large-cell neuroendocrine carcinoma. An ultrastructural, immunohistochemical, and flow cytometric study of 35 cases. Am J Surg Pathol 1991;15(6):529–553

[37] Jung KJ, Lee KS, Han J, et al. Large cell neuroendocrine carcinoma of the lung: clinical, CT, and pathologic findings in 11 patients. J Thorac Imaging 2001;16(3):156–162

[38] Takamochi K, Yokose T, Yoshida J, et al. Calcification in large cell neuroendocrine carcinoma of the lung. Jpn J Clin Oncol 2003;33(1):10–13

[39] Boyars MC. Clinical manifestations of carcinoma of the lung. J Thorac Imaging 1991;7(1):21–28

[40] Haque AK. Pathology of carcinoma of lung: an update on current concepts. J Thorac Imaging 1991;7(1):9–20

[41] Müller NL, Miller RR. Neuroendocrine carcinomas of the lung. Semin Roentgenol 1990;25(1):96–104

[42] Kalemkerian GP. Staging and imaging of small cell lung cancer. Cancer Imaging 2012;11:253–258

[43] Yesner R. Histopathology of lung cancer. Semin Ultrasound CT MR 1988;9(1):4–26

[44] Pietra GG. The pathology of carcinoma of the lung. Semin Roentgenol 1990;25(1):25–33

[45] Austin JH, Müller NL, Friedman PJ, et al. Glossary of terms for CT of the lungs: recommendations of the Nomenclature Committee of the Fleischner Society. Radiology 1996;200(2):327–331

[46] Hansell DM, Bankier AA, MacMahon H, McLoud TC, Müller NL, Remy J. Fleischner Society: glossary of terms for thoracic imaging. Radiology 2008;246(3):697–722

[47] Heitzman ER, Markarian B, Raasch BN, Carsky EW, Lane EJ, Berlow ME. Pathways of tumor spread through the lung: radiologic correlations with anatomy and pathology. Radiology 1982;144(1):3–14

[48] Sobin LH, Gospodarowicz MK, Wittekind C. TNM Classification of Malignant Tumours. 7th ed. Hoboken, NJ: Wiley-Blackwell; 2010

[49] Theros EG. 1976 Caldwell Lecture: varying manifestation of peripheral pulmonary neoplasms: a radiologic-pathologic correlative study. AJR Am J Roentgenol 1977;128(6):893–914

[50] Rigler LG. An overview of cancer of the lung. Semin Roentgenol 1977;12(3):161–164

[51] Matthews MJ. Morphology of lung cancer. Semin Oncol 1974;1(3):175–182

[52] Samet JM, Nero AV Jr. Indoor radon and lung cancer. N Engl J Med 1989;320(9):591–594

[53] Bakris GL, Mulopulos GP, Korchik R, Ezdinli EZ, Ro J, Yoon BH. Pulmonary scar carcinoma. A clinicopathologic analysis. Cancer 1983;52(3):493–497

[54] Madri JA, Carter D. Scar cancers of the lung: origin and significance. Hum Pathol 1984;15(7):625–631

[55] Yesner R, Carter D. Pathology of carcinoma of the lung. Changing patterns. Clin Chest Med 1982;3(2):257–289

[56] Golden R. The effect of bronchostenosis upon the roentgen ray shadow in carcinoma of the bronchus. AJR Am J Roentgenol 1925;13:21–30

[57] Gupta P. The Golden S sign. Radiology 2004;233(3):790–791

[58] Goldstraw P, Chansky K, Crowley J, et al; International Association for the Study of Lung Cancer Staging and Prognostic Factors Committee, Advisory Boards, and Participating Institutions. International Association for the Study of Lung Cancer Staging and Prognostic Factors Committee Advisory Boards and Participating Institutions.

The IASLC Lung Cancer Staging Project: Proposals for Revision of the TNM Stage Groupings in the Forthcoming (Eighth) Edition of the TNM Classification for Lung Cancer. J Thorac Oncol 2016;11(1):39–51

[59] Silvestri GA, Gonzalez AV, Jantz MA, et al. Methods for staging non-small cell lung cancer: Diagnosis and management of lung cancer, 3rd ed: American College of Chest Physicians evidence-based clinical practice guidelines. Chest 2013;143(5 Suppl):e211S–e250S

[60] Stamatis G. Staging of lung cancer: the role of noninvasive, minimally invasive and invasive techniques. Eur Respir J 2015;46(2):521–531

[61] Glazer HS, Duncan-Meyer J, Aronberg DJ, Moran JF, Levitt RG, Sagel SS. Pleural and chest wall invasion in bronchogenic carcinoma: CT evaluation. Radiology 1985;157(1):191–194

[62] UyBico SJ, Wu CC, Suh RD, Le NH, Brown K, Krishnam MS. Lung cancer staging essentials: the new TNM staging system and potential imaging pitfalls. Radiographics 2010;30(5):1163–1181

[63] Komaki R, Putnam JB Jr, Walsh G, Lee JS, Cox JD. The management of superior sulcus tumors. Semin Surg Oncol 2000;18(2):152–164

[64] MacDonald SLS, Hansell DM. Staging of non-small cell lung cancer: imaging of intrathoracic disease. Eur J Radiol 2003;45(1):18–30

[65] Kim YH, Lee KS, Primack SL, et al. Small pulmonary nodules on CT accompanying surgically resectable lung cancer: likelihood of malignancy. J Thorac Imaging 2002;17(1):40–46

[66] Detterbeck FC, Franklin WA, Nicholson AG, et al. The IASLC Lung Cancer Staging Project: Background Data and Proposed Criteria to Distinguish Separate Primary Lung Cancers from Metastatic Foci in Patients with Two Lung Tumors in the Forthcoming Eighth Edition of the TNM Classification for Lung Cancer. J Thorac Oncol 2016;11(5):651–665

[67] Armstrong P. Imaging of Diseases of the Chest. 2nd ed. St. Louis, MO: Mosby; 1995

[68] Glazer GM, Gross BH, Quint LE, Francis IR, Bookstein FL, Orringer MB. Normal mediastinal lymph nodes: number and size according to American Thoracic Society mapping. AJR Am J Roentgenol 1985;144(2):261–265

[69] Hellwig D, Baum RP, Kirsch C. FDG-PET, PET/CT and conventional nuclear medicine procedures in the evaluation of lung cancer: a systematic review. Nucl Med (Stuttg) 2009;48(2):59–69, quiz N8–N9

[70] Birim O, Kappetein AP, Stijnen T, Bogers AJ. Meta-analysis of positron emission tomographic and computed tomographic imaging in detecting mediastinal lymph node metastases in nonsmall cell lung cancer. Ann Thorac Surg 2005;79(1):375–382

[71] Gould MK, Kuschner WG, Rydzak CE, et al. Test performance of positron emission tomography and computed tomography for mediastinal staging in patients with non-small-cell lung cancer: a meta-analysis. Ann Intern Med 2003;139(11):879–892

[72] Silvestri GA, Gould MK, Margolis ML, et al. Noninvasive staging of nonsmall cell lung cancer: ACCP evidenced-based clinical practice guidelines (2nd edition). Chest 2007;132(3 Suppl):178S–201S

[73] Toloza EM, Harpole L, McCrory DC. Noninvasive staging of non-small cell lung cancer: a review of the current evidence. Chest 2003;123(1, Suppl):137S–146S

[74] MacManus MP, Hicks RJ, Matthews JP, et al. High rate of detection of unsuspected distant metastases by pet in apparent stage III non-small-cell lung cancer: implications for radical radiation therapy. Int J Radiat Oncol Biol Phys 2001;50(2):287–293

[75] Fontana RS, Sanderson DR, Taylor WF, et al. Early lung cancer detection: results of the initial (prevalence) radiologic and cytologic screening in the Mayo Clinic study. Am Rev Respir Dis 1984;130(4):561–565

[76] Frost JK, Ball WC Jr, Levin ML, et al. Early lung cancer detection: results of the initial (prevalence) radiologic and cytologic screening in the Johns Hopkins study. Am Rev Respir Dis 1984;130(4):549–554

[77] Kubík A, Polák J. Lung cancer detection. Results of a randomized prospective study in Czechoslovakia. Cancer 1986;57(12):2427–2437

[78] Melamed MR, Flehinger BJ, Zaman MB, Heelan RT, Perchick WA, Martini N. Screening for early lung cancer. Results of the Memorial Sloan-Kettering study in New York. Chest 1984;86(1):44–53

[79] Diederich S, Wormanns D, Semik M, et al. Screening for early lung cancer with low-dose spiral CT: prevalence in 817 asymptomatic smokers. Radiology 2002;222(3):773–781

[80] Henschke CI, McCauley DI, Yankelevitz DF, et al. Early Lung Cancer Action Project: overall design and findings from baseline screening. Lancet 1999;354(9173):99–105

[81] Kaneko M, Eguchi K, Ohmatsu H, et al. Peripheral lung cancer: screening and detection with low-dose spiral CT versus radiography. Radiology 1996;201(3):798–802

[82] Nawa T, Nakagawa T, Kusano S, Kawasaki Y, Sugawara Y, Nakata H. Lung cancer screening using low-dose spiral

CT: results of baseline and 1-year follow-up studies. Chest 2002;122(1):15–20

[83] Pastorino U, Bellomi M, Landoni C, et al. Early lung-cancer detection with spiral CT and positron emission tomography in heavy smokers: 2-year results. Lancet 2003;362(9384):593–597

[84] Sone S, Takashima S, Li F, et al. Mass screening for lung cancer with mobile spiral computed tomography scanner. Lancet 1998;351(9111):1242–1245

[85] Swensen SJ, Jett JR, Sloan JA, et al. Screening for lung cancer with low-dose spiral computed tomography. Am J Respir Crit Care Med 2002;165(4):508–513

[86] Tiitola M, Kivisaari L, Huuskonen MS, et al. Computed tomography screening for lung cancer in asbestos-exposed workers. Lung Cancer 2002;35(1):17–22

[87] Aberle DR, Adams AM, Berg CD, et al; National Lung Screening Trial Research Team. Reduced lung-cancer mortality with low-dose computed tomographic screening. N Engl J Med 2011;365(5):395–409

[88] Kramer BS, Berg CD, Aberle DR, Prorok PC. Lung cancer screening with low-dose helical CT: results from the National Lung Screening Trial (NLST). J Med Screen 2011;18(3):109–111

[89] Baldwin DR, Duffy SW, Wald NJ, Page R, Hansell DM, Field JK. UK Lung Screen (UKLS) nodule management protocol: modelling of a single screen randomised controlled trial of low-dose CT screening for lung cancer. Thorax 2011;66(4):308–313

[90] Becker N, Motsch E, Gross M-L, et al. Randomized study on early detection of lung cancer with MSCT in Germany: study design and results of the first screening round. J Cancer Res Clin Oncol 2012;138(9):1475–1486

[91] Kauczor H-U, Bonomo L, Gaga M, et al; European Society of Radiology (ESR). European Respiratory Society (ERS). ESR/ERS white paper on lung cancer screening. Eur Respir J 2015;46(1):28–39

[92] Pastorino U, Rossi M, Rosato V, et al. Annual or biennial CT screening versus observation in heavy smokers: 5-year results of the MILD trial. Eur J Cancer Prev 2012;21(3):308–315

[93] Saghir Z, Dirksen A, Ashraf H, et al. CT screening for lung cancer brings forward early disease. The randomised Danish Lung Cancer Screening Trial: status after five annual screening rounds with low-dose CT. Thorax 2012;67(4):296–301

[94] van Iersel CA, de Koning HJ, Draisma G, et al. Risk-based selection from the general population in a screening trial: selection criteria, recruitment and power for the Dutch-Belgian randomised lung cancer multi-slice CT screening trial (NELSON). Int J Cancer 2007;120(4):868–874

[95] Wender R, Fontham ETH, Barrera E Jr, et al. American Cancer Society lung cancer screening guidelines. CA Cancer J Clin 2013;63(2):107–117

[96] Schreurs AJ, Westermann CJ, van den Bosch JM, Vanderschueren RG, Brutel de la Rivière A, Knaepen PJ. A twenty-five-year follow-up of ninety-three resected typical carcinoid tumors of the lung. J Thorac Cardiovasc Surg 1992;104(5):1470–1475

[97] Bosman FT, de la Riviere AB, Giard RW, Verhofstad AA, Cramer-Knijnenburg G. Amine and peptide hormone production by lung carcinoid: a clinicopathological and immunocytochemical study. J Clin Pathol 1984;37(8):931–936

[98] Grote TH, Macon WR, Davis B, Greco FA, Johnson DH. Atypical carcinoid of the lung. A distinct clinicopathologic entity. Chest 1988;93(2):370–375

[99] Rosado de Christenson ML, Abbott GF, Kirejczyk WM, Galvin JR, Travis WD. Thoracic carcinoids: radiologic-pathologic correlation. Radiographics 1999;19(3):707–736

[100] Gould PM, Bonner JA, Sawyer TE, Deschamps C, Lange CM, Li H. Bronchial carcinoid tumors: importance of prognostic factors that influence patterns of recurrence and overall survival. Radiology 1998;208(1):181–185

[101] Jeung MY, Gasser B, Gangi A, et al. Bronchial carcinoid tumors of the thorax: spectrum of radiologic findings. Radiographics 2002;22(2): 351–365

[102] Jadvar H, Segall GM. False-negative fluorine-18-FDG PET in metastatic carcinoid. J Nucl Med 1997;38(9):1382–1383

[103] Virgolini I, Patri P, Novotny C, et al. Comparative somatostatin receptor scintigraphy using in-111-DOTA-lanreotide and in-111-DOTATyr3-octreotide versus F-18-FDG-PET for evaluation of somatostatin receptor-mediated radionuclide therapy. Ann Oncol 2001;12(Suppl 2):S41–S45

[104] Diederich S, Link TM, Zühlsdorf H, Steinmeyer E, Wormanns D, Heindel W. Pulmonary manifestations of Hodgkin's disease: radiographic and CT findings. Eur Radiol 2001;11(11):2295–2305

[105] Lee HJ, Im JG, Goo JM, et al. Peripheral T-cell lymphoma: spectrum of imaging findings with clinical and pathologic features. Radiographics 2003;23(1):7–26, discussion 26–28

[106] Seo JB, Im JG, Goo JM, Chung MJ, Kim MY. Atypical pulmonary metastases: spectrum of radiologic findings. Radiographics 2001;21(2):403–417

[107] Webb WR, Müller NL, Naidich DP. High-Resolution CT of the Lung. 4th ed. Philadelphia, PA: Wolters Kluwer/

Lippincott Williams & Wilkins; 2009

[108] Davis SD. CT evaluation for pulmonary metastases in patients with extrathoracic malignancy. Radiology 1991;180(1):1–12

[109] Goldsmith HS, Bailey HD, Callahan EL, Beattie EJ Jr. Pulmonary lymphangitic metastases from breast carcinoma. Arch Surg 1967;94(4):483–488

[110] Sadoff L, Grossman J, Weiner H. Lymphangitic pulmonary metastases secondary to breast cancer with normal chest x-rays and abnormal perfusion lung scans. Oncology 1975;31(3–4):164–171

[111] Narla LD, Newman B, Spottswood SS, Narla S, Kolli R. Inflammatory pseudotumor. Radiographics 2003; 23(3): 719–729

[112] Umiker WO, Iverson L. Postinflammatory tumors of the lung; report of four cases simulating xanthoma, fibroma, or plasma cell tumor. J Thorac Surg 1954;28(1):55–63

[113] Agrons GA, Rosado-de-Christenson ML, Kirejczyk WM, Conran RM, Stocker JT. Pulmonary inflammatory pseudotumor: radiologic features. Radiology 1998; 206(2): 511–518

第 10 章　气道病变
Airway Diseases

一、气管和主支气管病变

（一）气管狭窄和主支气管狭窄

良性气管狭窄通常是继发于气管内气压力改变，一般发生在气管中部。气管内压力增大可以引起黏膜缺血性改变和继发性的纤维化[1,2]。这些可以引起短暂的气管狭窄。除此之外，气管（或中央气管）的狭窄都有明确的原因。

X 线检查有时也能发现气管狭窄。CT 能够更可靠地显示气管狭窄，即使有时气管狭窄在横断位上不明显。因此，需要将气管腔与相邻或较远层面进行比较。矢状位和斜冠状位多平面重组或最小密度投影[3]（图 10-1）能更清楚显示气管狭窄，尤其是沿气管方向的多平面重组。典型的气管狭窄呈对称的漏斗状，长度可达 2cm。

（二）气管憩室

气管憩室（气管旁空气囊肿）临床上比较罕见，一般无症状。在胸部 CT 检查中偶然发现[4]。有时可出现慢性咳嗽或反复感染、咯血、吸气喘鸣或呼吸困难等。由于气管憩室的存在，有时气

提示

气管狭窄原因如下[2]。

- 气管插管。
- 穿透或钝挫伤。
- 感染，尤其是肺结核。
- 肺移植后，吻合口狭窄。
- 克罗恩病。
- 结节病。
- 肉芽肿性多血管炎或韦格纳肉芽肿病。
- 淀粉样变性。
- 骨化性气管支气管病。
- 软骨膜炎。

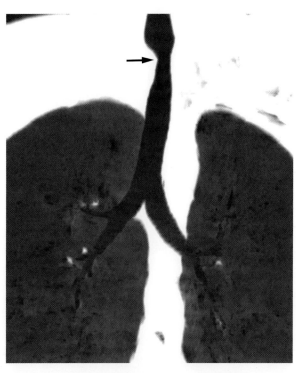

▲ 图 10-1　冠状位 CT 图像显示最小密度投影，良性气管狭窄（黑箭），继发于机械通气

管插管不能顺利进行[5]。

有时在 X 线检查上发现胸廓入口处有气体积聚，可能是气管憩室，但需要 CT 检查才能确诊（图 10-2）。气体积聚的位置位于胸廓入口水平气管的右侧后面，并且气管腔外和腔内有交通，可以定义为气管憩室[5]。

在鉴别诊断时，必须考虑到胸廓入口旁其他含气结构，尤其是 Zenker 憩室、咽喉囊肿、肺尖疝、肺大疱、纵隔气肿[4, 5]。其中最重要的鉴别标准是在 CT 上发现气管和憩室之间有交通。

（三）气管断裂

创伤性气管断裂罕见，可继发于胸部创伤或插管时医源性气管损伤，常常累及气管后壁的膜部。

气管断裂不能直接在 X 线检查上显示，其间接征象包括纵隔和颈部软组织积气。一般 CT 能直接显示气管壁的缺损（图 10-3）。此外，气管导管内套囊的异常扩张是气管断裂的间接征象[6]。

（四）异物吸入

异物吸入主要发生在 6 岁以下的儿童，所吸入的物质多样。对于成年人来说，异物通常是在进食时的意外吸入，常见的是鸡骨或鱼骨，而假

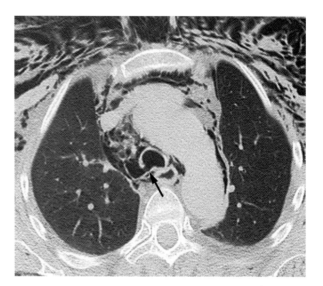

▲ 图 10-3　气管破裂 CT 图像显示气管后壁局部缺损（黑箭）伴纵隔及胸壁软组织积气

牙的吸入较少见[7]。异物吸入的主要诱发因素包括胃肠道的病理改变，特别是食管狭窄、高龄、智力迟钝或精神障碍等。

> 提示
> 异物常见于右肺下叶。由于右主支气管的走行比左支气管更陡直，所以大多数异物都从右侧进入，在重力影响下，异物更容易进入右肺下叶支气管远端分支内。

在 X 线检查上可以显示较大的金属物体，但其他异物，如鸡骨或鱼骨，几乎看不到[7]。如怀疑有误吸，影像学检查未见异物，可行 CT 检查。CT 对异物的检测有很高的敏感性，但没有绝对的特异性，例如，支气管内肿瘤的 CT 表现和异物也比较类似（图 10-5）。

几乎一半的异物误吸，可以通过 X 线检查检出，最常见的征象是肺不张，较少的患者会出现部分肺组织明显膨胀（异物在气管内所导致的活瓣机制），或者发生于支气管狭窄部分远侧的肺炎[8]。在所有异物吸入患者中，有 20% 的 X 线

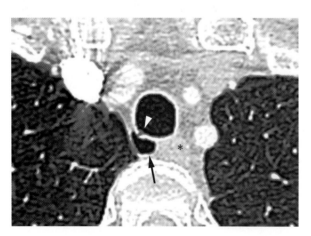

▲ 图 10-2　气管憩室 CT 图像显示食管右侧（星号）气管后方较平滑的边缘见气体聚集（黑箭）并且与气管交通（白箭头）

检查表现正常。在 CT 上支气管壁的炎性改变表现为管壁增厚或管腔狭窄，特别是对于长期存在的异物的患者更是如此。此外，除了炎症外，随着时间的推移，在异物的远端也经常观察到黏液囊肿或支气管扩张（图 10-4）。

（五）良性肿瘤

气管和主支气管的良性肿瘤远比恶性肿瘤少见。这些病灶特点是边缘光滑，类圆形、直径一般＜ 2cm。临床表现为吸气喘鸣。良性肿瘤组织学上主要表现为乳头状瘤、黏膜下黏液腺瘤、错构瘤和脂肪瘤[1]。

良性肿瘤的 CT 表现为腔内肿块一般不超出气管的边界。错构瘤也可以在 CT 上看到含有脂肪成分，如肺错构瘤[1]。同样，脂肪瘤在 CT 上表现为和脂肪相当的密度。有些支气管内肿瘤会引起肺不张（图 10-5）。

（六）恶性肿瘤

气管的恶性肿瘤占所有胸部肿瘤的＜ 1%[9]。

最常见的肿瘤是鳞状细胞癌（图 10-6），其次是腺样囊性癌（图 10-7）；较少见的是黏液表皮样癌和类癌[1]。临床上，气管恶性肿瘤早期只有一些非特异性症状，如呼吸困难、吸气喘鸣、咯血

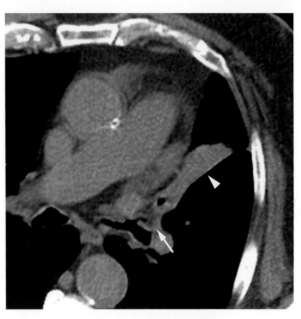

▲ 图 10-5 支气管脂肪瘤
CT 图像显示支气管管腔内小的脂肪密度肿块（白箭）伴远端肺不张（白箭头）

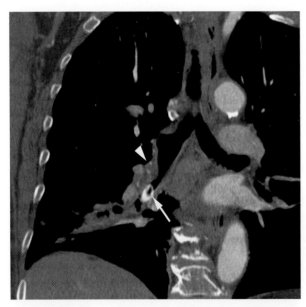

▲ 图 10-4 右肺下叶支气管内鸡骨（白箭）
冠状位 CT 图像显示中间段支气管的肉芽组织（白箭头），空气流通受阻气管及其远端分支扩张

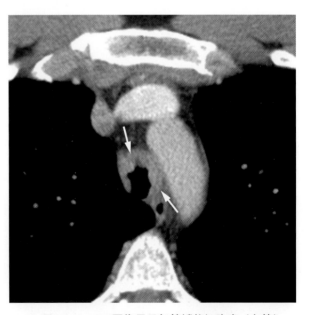

▲ 图 10-6 CT 图像显示气管鳞状细胞癌（白箭）

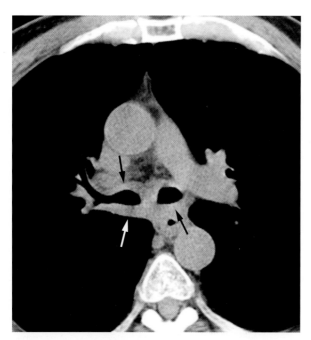

▲ 图 10-7　CT 图像显示腺样囊性癌位于主支气管（黑箭和白箭）和气管（未显示）

或吞咽困难等。

在 X 线检查上气管肿瘤很少被发现，通常是在回顾性阅片时发现"气管腔的狭窄"征象[1]。CT 可以同时显示支气管内肿瘤的组成和肿瘤对邻近结构的侵犯情况。肿瘤在气管或主支气管壁周围有或多或少的增厚，在某些情况下，有明显向腔外生长的趋势（图 10-6）。

（七）炎症和其他系统性疾病

人乳头瘤病毒感染上呼吸道可引起乳头瘤病。这种疾病通常发生在儿童，在成人中较少见。一般多发性乳头状瘤病属于非肿瘤性病变[2]。在 X 线检查上此病灶偶尔显示，在 CT 上则表现为气管腔内分布的结节（图 10-8）。

复发性多软骨炎属于胶原血管疾病，其复发性炎症过程依次破坏气管和支气管软骨，导致气管狭窄。CT 可发现气管弥漫性管壁增厚和管腔狭窄。软骨钙化的患者在 CT 上也可以看到软骨环的破坏[1]。

在各种器官和组织中沉积的纤维蛋白会引起

淀粉样变。在气管和支气管系统中，这些蛋白通常在黏膜下层形成弥漫性的沉积物，少数情况表现为孤立的团块。气管黏膜表面通常保持完整。有时可见钙化和骨化。CT 可以显示支气管管壁增厚及钙化，及其由此所致的支气管腔狭窄（图 10-9）。

在气管和主支气管的前壁和外壁发现的不明来源的骨软骨细胞增生，称为骨化性气管支气管病。气管的后壁不受影响，因为气管后壁不

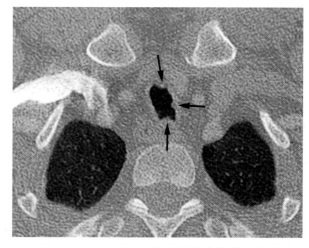

▲ 图 10-8　CT 图像显示气管乳头瘤样增生（黑箭）

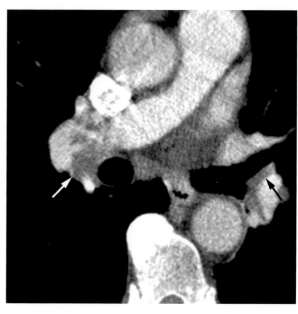

▲ 图 10-9　淀粉样变
CT 图像显示支气管周围软组织密度肿块（黑箭和白箭）

含软骨。CT可显示气管和支气管壁增厚及气管和支气管软骨的"扣环样改变"，管腔内多发增生的结节（图10-10），这些表现是该病的病理特征[1, 10-12]。

一些全身性疾病也影响到气管支气管系统。特别是结节病，由于纵隔或肺门淋巴结肿大而引起支气管外源性压迫。气管和主支气管也可能有肉芽肿性黏膜病变，但这些很少引起气管的狭窄。气管受累是肉芽肿性多血管炎（韦格纳肉芽肿病）的一种不常见的晚期表现。CT可显示由黏膜及黏膜下层肉芽肿性炎和血管炎所导致的支气管管壁增厚及其狭窄（图10-11）[1, 13, 14]。伴有溃疡形成的气管支气管炎CT表现为支气管壁增厚，并可能伴有支气管扩张[1, 15]。

（八）气管"刀鞘样"改变

气管"刀鞘样"改变是用来描述气管变窄其冠状径小于气管矢状径的一半（图10-12）。气管"刀鞘样"改变与慢性阻塞性肺疾病有关，而且几乎只见于男性。一般在CT上可以发现软骨环的钙化[1]。

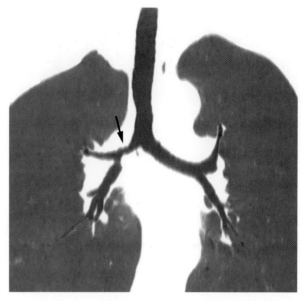

▲ 图 10-11 肉芽肿性多血管炎（韦格纳肉芽肿病）
冠状位CT最小密度投影显示右侧主支气管不规则性狭窄

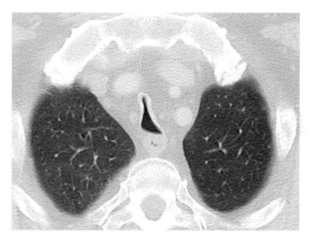

▲ 图 10-12 CT图像显示气管呈"刀鞘样"改变

（九）气管和支气管软化

气管和支气管软化由于软骨环的支撑强度降低引起气管和支气管壁的松弛。气管和支气管软化引起气管支气管系统在吸气和呼气的运动时容易引起塌陷。这种罕见的原发性的气管和支气管软化症见于有先天性气管软骨形成障碍的儿童[16]。而继发性气管和支气管软化是由插管、慢性梗阻、创伤或多软骨炎所引起的（图10-13）[1]。增大的甲状腺压迫气管也可引起气管软化。潜在

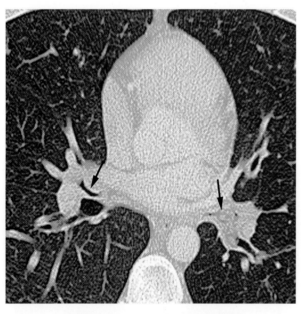

▲ 图 10-10 骨化性气管支气管病
CT图像显示左肺下叶和中叶支气管内结节状增生（黑箭）

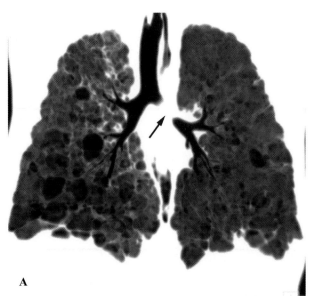
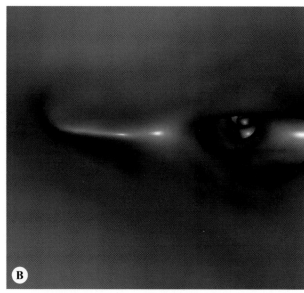

▲ 图 10-13　新生儿支气管软化

CT 图像显示邻近的进行胃镜（图像未显示）检查的压力导致左主支气管重度狭窄。A. 冠状位最小密度投影显示左侧主支气管狭窄（黑箭），此外，还有长期的通气不良所引起的肺纤维化；B. 虚拟支气管镜图像，左主支气管受压改变

的原因可以通过在 X 线检查上甲状腺肿来鉴别，在 X 线检查后前位图像上甲状腺增大所导致的气管狭窄的范围从颅底到胸廓入口上缘。

气管或支气管腔的宽度随着中央气管压力而变化。气管和支气管软化的放射学诊断标准是在吸气相和呼气相两者之间的气管腔宽度是否有≥ 50% 的差异[1]。

二、小气道病变

直径＜ 2mm 的远端支气管称为小气道。这种大小的正常支气管在 CT 上不可见。这些支气管的病理改变可以通过影像学的直接和间接征象来鉴别。

- 直接征象（图 10-14）：由于支气管壁的炎性增厚和支气管扩张，以及周围或腔内渗出所引起的，在 CT 上表现为小叶中心结节和树芽征[17,18]。
- 间接征象（图 10-15）：由于支气管腔的闭塞引起并导致远端阻塞而造成的肺过度充气。肺实质因空气潴留而引起肺实质密度

降低，呈马赛克样改变，反映了气管阻塞所致的斑片状分布之病理改变[17,19]。

一般来说，以前小气道疾病的分类是基于组织病理学的结果，但有时这种分类也是不一致的[18,20,21]。因为组织病理学结果与临床和影像学结果之间并不直接相关[19]。目前用于支气管疾病分类的系统考虑了临床特征（表 10-1）。其中一些疾病在有关肺弥漫性实质疾病和肺免疫疾病的段落中有详细讨论。

CT 是诊断这些疾病的主要手段，在大多数情况下避免了有创性检查，或者有创性活体组织检查。诊断检查包括病史（感染、吸入暴露、药物毒性、器官移植）、体格检查、肺功能检测（气管阻塞）和胸部 X 线检查（肺气肿）。如怀疑有小气道疾病，可行 CT 检查。CT 对于小气道病变鉴别诊断价值如图 10-16 所示[17]。具有典型临床和影像学表现的患者可以不需要进行活检。如果诊断是不确定的，则活检是必要的确诊手段。手术肺活检优于经支气管镜活检术，因为手术能获得更大的组织标本。

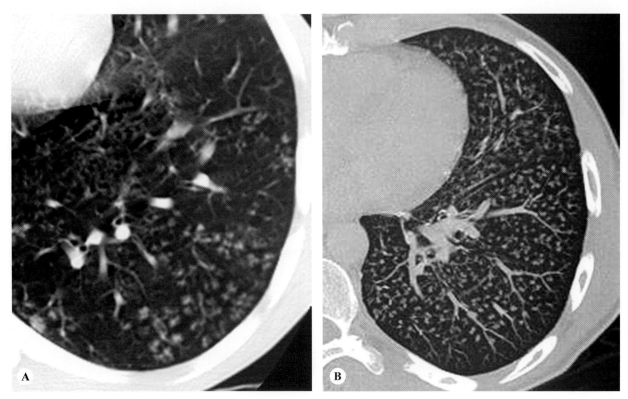

▲ 图 10-14　细支气管炎直接征象
A.CT 图像显示小叶中心结节；B. 树芽征

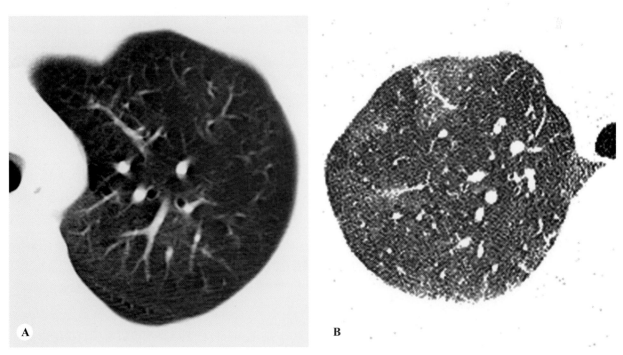

▲ 图 10-15　细支气管炎间接征象
A.CT 图像显示肺实质弥漫性密度减低；B. 马赛克灌注

表 10-1　小气道疾病的分类[22]

分　类	疾　病
细支气管疾病	• 缩窄性细支气管炎（闭塞性细支气管炎和梗阻性细支气管炎） • 急性细支气管炎 • 弥漫性泛细支气管炎 • 呼吸性细支气管炎 • 矿物质粉尘气管疾病 • 滤泡性细支气管炎 • 其他原发性细支气管疾病（如弥漫性吸入性细支气管炎和淋巴细胞性细支气管炎）
弥漫性实质性肺疾病明显累及细支气管	• 过敏性肺炎 • 呼吸性细支气管炎合并间质性肺疾病 • 其他弥漫性实质性肺疾病，如肺朗格汉斯细胞组织细胞增生症、结节病
细支气管疾病同时累及大气道	• 慢性阻塞性肺疾病 • 支气管扩张，包括囊性纤维化 • 哮喘

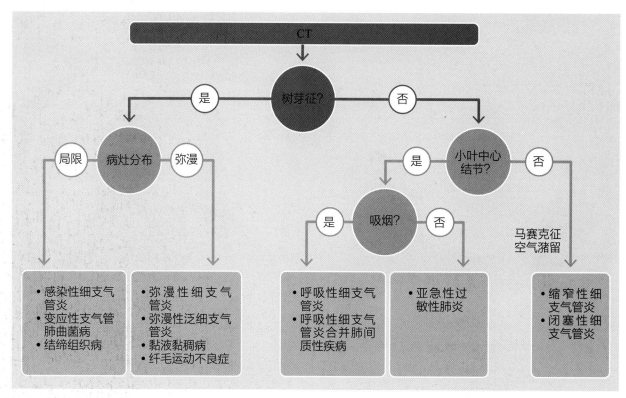

▲ 图 10-16　小气道疾病的诊断路径
经许可转载，引自 Devakonda 等

（一）感染性细支气管炎

细支气管炎在呼吸道感染中有 2 种形式，包括与感染同时发生，被称为感染性细支气管炎，或者发生在感染后，称为感染后细支气管炎。

细菌和分枝杆菌感染都可以看到直接的影像学征象，如"树芽征""小叶中心结节"（图 10-17）[22]。

感染后细支气管炎可作为感染的后遗症发生，特别是在病毒性或支原体肺炎之后（图 10-18）。

儿童比成年人更容易受到影响。感染性细支气管炎主要表现为闭塞性细支气管炎和缩窄性细支气管炎。由于闭塞性细支气管炎对病灶区肺组织的影响，特别是对肺血管结构影响，而在儿童期病毒性肺炎后可能会出现 Swyer-James 综合征。

（二）闭塞性细支气管炎和缩窄性细支气管炎

以往闭塞性细支气管炎是一个包含各种组织病理学疾病的统称。目前有 2 种形式[22]。

- 闭塞性细支气管炎狭义就是增生性细支气管炎伴纤维炎性息肉，导致支气管腔阻塞。通常在肺泡中发现类似息肉的物质，引起类似机化性肺炎的特征性表现[23]。

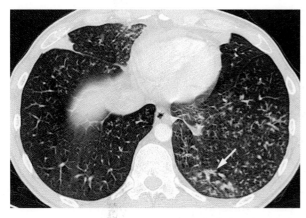

▲ 图 10-17　感染性细支气管炎

CT 图像左肺下叶见"树芽征"，由于邻近肺组织有支气管肺炎，"树芽征"周围可见肺实变（白箭）

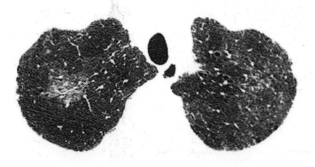

▲ 图 10-18　感染后闭塞性细支气管炎

CT 图像支原体肺炎感染后双肺上叶可见马赛克灌注。双肺还可见到残留的磨玻璃影

- 缩窄性（或闭塞性）细支气管炎：其特征是支气管周围纤维化导致小气管狭窄，但不会导致腔内阻塞[23]。表 10-2 总结了缩窄性细支气管炎或闭塞性细支气管炎的主要病因。闭塞性细支气管炎可能是肺移植后的慢性排斥反应或异体干细胞移植后的移植物抗宿主反应。

检出细支气管炎的主要依靠其影像表现的间接征象。细支气管炎的胸片表现一般正常。但是，弥漫性肺气肿可以通过胸片检出。CT 能够显示肺实质密度弥漫性减低或马赛克灌注，同时能检出柱状支气管扩张（图 10-19）。如果怀疑为闭塞性细支气管炎，呼气相 CT 扫描可帮助诊断，呼气时肺实质密度没有充分增加，则提示闭塞性细支气管炎。呼气相和吸气相之间肺组织的密度差＜ 50HU 则被认为是病理性的，表示有广泛的空气潴留。一般呼吸循环中动态 CT 比呼气扫描能更好显示肺实质的密度差异。

表 10-2　闭塞性细支气管炎的病因[19]

病　因	疾　病
感染	腺病毒 呼吸道合胞病毒 流行性感冒病毒 肺炎支原体
吸入性损伤	二氧化氮（silo-fller 病） 二氧化硫 氨 光气或碳酰氯 高温气体
胶原血管病	类风湿关节炎 干燥综合征
移植受体	移植物抗宿主病：干细胞移植 慢性排斥反应：肺移植
药物毒性反应	青霉胺 洛莫司汀
其他	炎性肠病 支气管扩张，包括囊性纤维化 过敏性肺炎 微小类癌

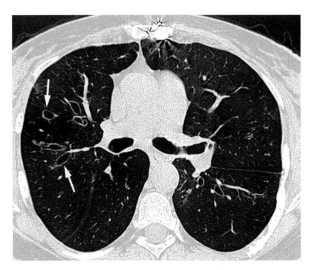

▲ 图 10-19　闭塞性细支气管炎

CT 图像显示肺实质密度弥漫性降低及柱状支气管扩张（白箭）

（三）其他形式的细支气管炎

变应性支气管肺曲菌病可累及小支气管，影像学表现为弥漫性"树芽征"。此外，可能还有其他与变应性支气管肺曲霉病相关的表现，如中央支气管扩张、黏液阻塞、肺不张或肺实变。

吸烟引起的呼吸性细支气管炎在影像学或组织学上常偶然发现。如果肺功能受损，这种临床疾病称为呼吸性细支气管炎相关间质性肺疾病。

弥漫性吸入性细支气管炎尤其见于有神经功能障碍的老年卧床患者，并继发于慢性复发性吸入性细支气管炎。这些疾病的特征也是弥漫性的树芽征[17]。

特发性弥漫性细支气管炎主要发生在日本或韩国人中。它的临床表现为逐渐发作的咳嗽和呼吸困难，而且几乎总是伴随着鼻窦炎，其 CT 表现为弥漫性"树芽征"；与欧洲常见的急性感染性细支气管炎相似。但与后者不同的是，特发性弥漫性细支气管炎的分布无规律，在肺上任何部位都可见到[17]。

胶原血管疾病，特别是类风湿关节炎和干燥综合征，也会影响小气道。在组织学上干燥综合

征的特征是滤泡性细支气管炎，在支气管壁可见淋巴滤泡[22]。滤泡性细支气管炎的主要影像学表现为小叶中心结节和"树芽征"，可能合并毛玻璃样影和支气管扩张。在影像学上很难将这些表现与感染性的细支气管炎相区别，但是感染性的细支气管炎对抗生素治疗有效[17]。

三、总结

气管狭窄主要是良性的，通常继发于由机械通气套管引起的气管壁慢性压力改变。炎症性全身性疾病（如结节病、肉芽肿性多血管炎、韦格纳肉芽肿病、克罗恩病）、感染或创伤也可引起气管或主支气管狭窄。

罕见的气管恶性肿瘤多为鳞状细胞或腺样囊性癌。其相关的临床症状是气喘、呼吸困难、吞咽困难或咯血。尽管这些肿瘤在胸片上表现为气管管腔狭窄，但通常只能在回顾性检查中发现。支气管内肿瘤（恶性或良性，如脂肪瘤、乳头瘤或错瘤），以及支气管内异物可引起肺不张或肺气肿，其症状和显著的影像学特征提示支气管阻塞。

气管或支气管软化症通常在临床上表现为吸气喘鸣，可能是由于长期插管或外伤引起的机械改变、软骨炎或甲状腺肿大造成的压迫。气管软化通常可以从 X 线检查表现中检出。X 线检查和 CT 能够显示吸气与呼气相间气管腔有较大变化，呼气相气管直径增加提示气管软化。

小气道（直径 < 2mm）的炎症性疾病具有以下影像学征象。

- 直接征象："树芽征"和小叶中心结节。
- 间接征象："马赛克灌注"和弥漫性肺实质密度减低。

CT 上的空气潴留则提示毛细支气管炎，空气潴留在呼气相时比在吸气相时更容易显示。如果临床上怀疑有小气道疾病，则应进行吸气和呼

气双期相 CT 扫描。感染性细支气管炎是最常见的细支气管炎，主要表现的直接征象是小气道炎性疾病。闭塞性细支气管炎和缩窄性细支气管炎主要表现为间接征象、空气潴留和支气管扩张。

有些病因是已知的，闭塞性细支气管炎常继发于病毒性或支原体肺炎后。肺移植后的慢性排斥反应或同种异体干细胞移植后肺部移植物抗宿主反应也表现为闭塞性细支气管炎（表 10-2）。

参考文献

[1] Kwong JS, Müller NL, Miller RR. Diseases of the trachea and main-stem bronchi: correlation of CT with pathologic findings. Radiographics 1992;12(4):645–657

[2] Prince JS, Duhamel DR, Levin DL, Harrell JH, Friedman PJ. Nonneoplastic lesions of the tracheobronchial wall: radiologic findings with bronchoscopic correlation. Radiographics 2002;22(Spec No):S215–S230

[3] Lee KS, Yoon JH, Kim TK, Kim JS, Chung MP, Kwon OJ. Evaluation of tracheobronchial disease with helical CT with multiplanar and threedimensional reconstruction: correlation with bronchoscopy. Radiographics 1997;17(3):555–567, discussion 568–570

[4] Haghi Z, Towhidi M, Fattahi H, Lari SM. Right paratracheal air cyst (tracheal diverticulum). Respir Care 2009; 54(10): 1409–1411

[5] Kokkonouzis I, Haramis D, Kornezos I, Moschouris H, Katsenos S, Bouchara S. Tracheal diverticulum in an asymptomatic male: a case report. Cases J 2008;1(1):181

[6] Chen JD, Shanmuganathan K, Mirvis SE, Killeen KL, Dutton RP. Using CT to diagnose tracheal rupture. AJR Am J Roentgenol 2001;176(5):1273–1280

[7] Ambe P, Weber SA, Schauer M, Knoefel WT. Swallowed foreign bodies in adults. Dtsch Arztebl Int 2012;109(50):869–875

[8] Hitter A, Hullo E, Durand C, Righini CA. Diagnostic value of various investigations in children with suspected foreign body aspiration: review. Eur Ann Otorhinolaryngol Head Neck Dis 2011;128(5):248–252

[9] Dean CW, Speckman JM, Russo JJ. AIRP best cases in radiologic-pathologic correlation: adenoid cystic carcinoma of the trachea. Radiographics 2011;31(5):1443–1447

[10] Choplin RH, Wehunt WD, Theros EG. Diffuse lesions of the trachea. Semin Roentgenol 1983;18(1):38–50

[11] Gamsu G, Webb WR. Computed tomography of the trachea and mainstem bronchi. Semin Roentgenol 1983;18(1):51–60

[12] Onitsuka H, Hirose N, Watanabe K, et al. Computed tomography of tracheopathia osteoplastica. AJR Am J Roentgenol 1983;140(2):268–270

[13] Shepard JO, McLoud TC. Imaging the airways. Computed tomography and magnetic resonance imaging. Clin Chest Med 1991;12(1):151–168

[14] Stein MG, Gamsu G, Webb WR, Stulbarg MS. Computed tomography of diffuse tracheal stenosis in Wegener granulomatosis. J Comput Assist Tomogr 1986;10(5):868–870

[15] Wilcox P, Miller R, Miller G, et al. Airway involvement in ulcerative colitis. Chest 1987;92(1):18–22

[16] Yedururi S, Guillerman RP, Chung T, et al. Multimodality imaging of tracheobronchial disorders in children. Radiographics 2008;28(3):e29

[17] Devakonda A, Raoof S, Sung A, Travis WD, Naidich D. Bronchiolar disorders: a clinical-radiological diagnostic algorithm. Chest 2010;137(4):938–951

[18] Hwang JH, Kim TS, Lee KS, et al. Bronchiolitis in adults: pathology and imaging. J Comput Assist Tomogr 1997;21(6):913–919

[19] Hansell DM. Small airways diseases: detection and insights with computed tomography. Eur Respir J 2001;17(6):1294–1313

[20] Myers JL, Colby TV. Pathologic manifestations of bronchiolitis, constrictive bronchiolitis, cryptogenic organizing pneumonia, and diffuse panbronchiolitis. Clin Chest Med 1993;14(4):611–622

[21] Worthy SA, Müller NL. Small airway diseases. Radiol Clin North Am 1998;36(1):163–173

[22] Burgel PR, Bergeron A, de Blic J, et al. Small airways diseases, excluding asthma and COPD: an overview. Eur Respir Rev 2013;22(128):131–147

[23] Ryu JH, Myers JL, Swensen SJ. Bronchiolar disorders. Am J Respir Crit Care Med 2003;168(11):1277–1292

第11章 胸膜疾病

Pleural Diseases

一、气胸

> **提示**
>
> 气胸是由于肺的固有弹性回缩导致脏胸膜与壁胸膜分离，使气体在胸膜腔内的病理性积聚。

气胸的各种原因总结在表 11-1。包括自发性气胸、创伤性气胸和医源性气胸。

少量气胸患者通常无症状或引起突然的胸痛，较大量气胸可能会引起呼吸困难。少量气胸通常会在几天内自发消退，通常不需要治疗，但必须进行监测。通过氧气注入可以更快地吸收胸膜空气，较大量气胸需要放置胸管引流。

张力性气胸是气胸的一种特殊形式（图 11-1），内脏胸膜漏气引起的活瓣膜作用，在吸气时气体从肺组织进入胸膜腔，但在呼气时气体不能返回肺内，这会导致患侧胸腔的压力逐渐增加。胸片上可见纵隔向健侧移位和患侧膈肌低平。临床上有迅速发生低血压、心动过速、呼吸困难和发绀。这种病因的病理生理组成如下[4]。

- 同侧胸腔内负压丧失。
- 纵隔移位至对侧，胸内上腔静脉受压，下腔静脉向右心房过渡处弯曲。
- 由于上述两种机制，静脉回心血流量减少，

表 11-1 气胸的病因[1, 2]

病 因	疾 病
自发性	• 原发性自发性气胸（无潜在肺部疾病） 　− 肺大疱或其他肺气肿改变 　− 内脏胸膜孔隙[2, 3] • 继发性自发性气胸（伴有潜在的肺部疾病） 　− 气管疾病（慢性阻塞性肺疾病、囊性纤维化、哮喘） 　− 肺部感染（肺孢子菌肺炎、坏死性肺炎、肺结核） 　− 弥漫性实质性肺疾病（特发性肺间质纤维化、结节病、朗格汉斯细胞组织细胞增生症、淋巴管平滑肌瘤病） 　− 胶原血管病（类风湿关节炎、硬皮病、强直性脊柱炎） 　− 恶性肿瘤（肺癌、肉瘤、转移瘤） • 月经性气胸（胸部子宫内膜异位症）
创伤性	• 胸部穿透伤 • 肋骨骨折移位伴脏胸膜破裂
医源性	• 经胸肺活检 • 中心静脉导管（锁骨下静脉） • 胸腔穿刺术 • 经支气管肺活检 • 胸膜活检 • 正压通气 • 胸部手术

进而导致右心衰竭。

- 肺不张伴发肺分流量增加，导致低氧血症，这可能造成呼吸中枢的抑制。

对于新诊断的张力性气胸需要通过胸腔闭式引流紧急减压，用足够长的针管紧急胸膜腔穿刺可能有助于缩短急救时间，直到可以用胸导管进行治疗。

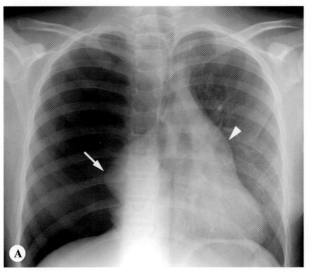
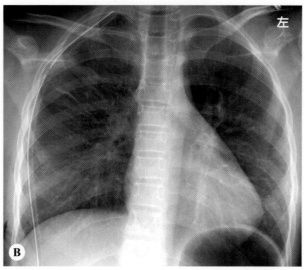

▲ 图 11-1　张力性气胸

A. 基线影像发现右肺不张（白箭），纵隔向左移位和右心移位所致的肺动脉段突出（白箭头）；B. 胸腔置管术后 X 线检查正常

（一）影像学表现

气胸的 X 线检查表现取决于成像位置（表 11-2）。

立位片最重要的标准是鉴别与胸膜壁分离且表现为线状阴影的脏胸膜（图 11-3）。这条线和胸壁之间的胸腔表现为高透光性和无血管的区域（气胸表现为完全膨胀肺叶的前后背景除外），肺与胸壁粘连可能发生。

> **提示**
>
> 在过去通常用于气胸诊断的呼气相 X 线检查与吸气相比较没有诊断优势[5, 6]。此外，呼气相 X 线检查影响肺阴影的诊断（如疑似创伤性气胸的肺挫伤）。因此，一般情况下吸气 X 线检查被用作气胸的诊断图像。

由于患者平卧，且通常肺与侧胸壁相邻，仰卧位的 X 线检查会导致前胸膜腔积气，影响脏胸膜线的直接观察。因此，仰卧位的 X 线检查诊断是基于胸膜腔气体的间接征象（表 11-2）。

对于少量气胸的诊断，CT 比 X 线检查具有更高的敏感性。它能够可靠地检测 X 线不确定的

表 11-2　气胸的影像学表现

站立后前位胸片	仰卧后前位胸片
胸膜线	心缘和纵隔清晰
肺和胸壁之间透光度增加	一侧肺透光度增强
肺和胸壁之间的血管无法识别	透光度更强，肋膈角增宽、加深（深沟征，图 11-2）

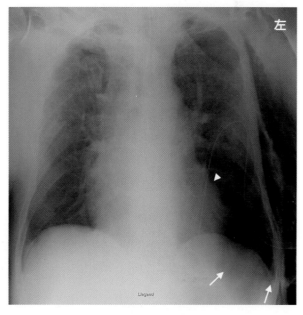

▲ 图 11-2　气胸

仰卧位胸片检查。与右侧相比，左肺透光度增强，左心边缘更清晰（白箭头）且透光度增强，左肋膈角低下 - 深沟征（白箭）。另外，左侧胸腔置管

气胸，如有时胸壁气肿存在。在许多情况下，CT常常提供自发性气胸额外的病因信息，有助于肺部病因的诊断和鉴别诊断（图 11-4）。CT 的适应证见表 11-3。

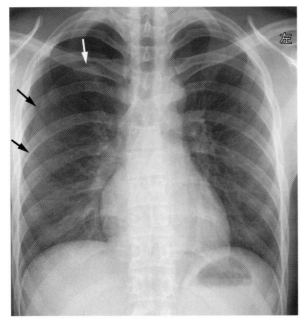

▲ 图 11-3 自发性气胸
X 线检查显示有与脏胸膜一致的胸膜线（白箭和黑箭），在胸膜线和胸壁之间的无肺纹理区域

（二）鉴别诊断

在大泡性肺气肿存在的情况下，很难可靠的区分气肿性肺大疱和气胸，因为这两者都表现为无血管区域。在这种情况下 CT 是需要的，识别脏胸膜可以区分胸膜腔气体（气胸）和胸膜下气体（气肿性肺大疱）位置。

皮肤褶皱可以在仰卧位片上类似气胸，而在站立位片上不常见（图 11-5）。假性气胸的关键标准是假性胸膜线与胸壁之间的存在血管结构，以及肺中部假性胸膜线的消失或其延伸超出胸腔边界。

二、胸腔积液

胸腔积液是由许多病理状况引起的（表 11-4），根据其来源分为漏出液和渗出液。漏出液来源于浆液的被动滤过进入胸膜腔，而渗出液则源于富蛋白质液体的分泌，可以通过简单的胸腔积液实验室检查来区分。将符合以下 ≥ 1 项标准的胸腔积液归类为渗出液[8]。

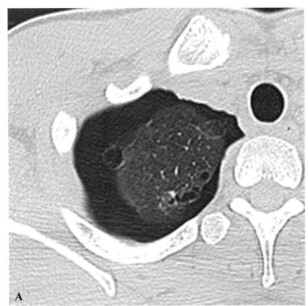
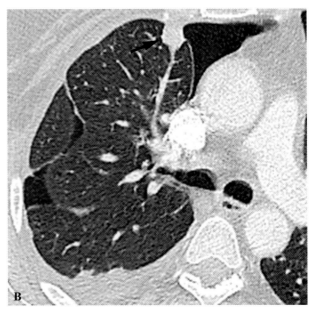

▲ 图 11-4 自发性气胸
CT 图像能够提供病因诊断。A. 右肺尖肺气肿肺大疱（与图 11-3 为同一患者）；B. 气胸伴胸膜型子宫内膜异位结节（黑箭）。右侧有少量胸腔积液

表 11-3　气胸的 CT 指征[7]

适应证	注　解
原发性自发性气胸	CT 通常不适用于首次气胸，它可用于复发性气胸或临床上怀疑的不能在 X 线检查上鉴别的潜在肺部疾病
继发性和月经性气胸	CT 通常不适用于首次气胸，它可用于复发性气胸、持续性气胸的引流或术前评估
创伤性气胸	CT 通常作为创伤诊断检查的一部分，但是，仅有肋骨骨折引起的气胸可以通过 X 线检查可靠地检出
医源性气胸	无 CT 适应证

表 11-4　胸腔积液的发病机制[9]

发病机制		疾　病
胸腔积液分泌增加	肺间质液体增多	充血性左心衰竭、肺炎、肺栓塞
	胸膜血管内压升高	充血性左心衰竭、充血性右心衰竭、上腔静脉综合征
	毛细血管通透性增加	胸膜炎
	胸膜液蛋白含量升高	肺水肿、血胸
	胸膜腔压力降低	肺不张
	腹膜积液增多	腹水、腹膜透析
	胸导管破裂	乳糜胸
	胸部血管破裂	血胸
胸腔积液吸收减少	壁胸膜淋巴引流受阻	恶性肿瘤、淋巴瘤
	全身静脉压升高	充血性右心衰竭、上腔静脉综合征

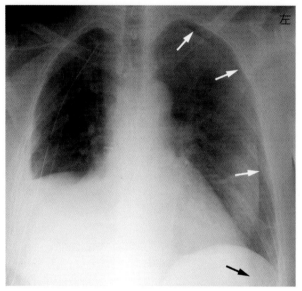

▲ 图 11-5　左侧假性气胸（皮肤皱褶）

X 线检查仰卧位检查，在尾部方向高于横膈轮廓的线状影（白箭和黑箭），类似胸膜线，右肺下叶切除术后置入胸导管

- 胸水与血清蛋白之比＞ 0.5。
- 胸水与血清乳酸脱氢酶（LDH）水平之比＞ 0.6。
- 胸水乳酸脱氢酶超过正常血清乳酸脱氢酶最大值的 2/3。

同样，其他液体（如血液、脓液或乳糜液）在影像学上也表现为胸腔积液。

横断面成像，特别是超声对胸腔积液的检测最为敏感。侧位胸片显示胸腔积液＞ 50ml，最初表现为后肋膈角阴影。胸腔积液＞ 100ml 在后

前位（PA）胸片上可见位于外侧肋膈角。由于几何投影条件，胸腔积液在立位胸片上呈弧形影（图 11-6）。

仰卧位放射学检查中，胸腔积液位于肺的后方且在胸腔内或多或少的均匀分布，因此导致受累半侧胸腔的弥漫性透光度降低，甚至几百毫升

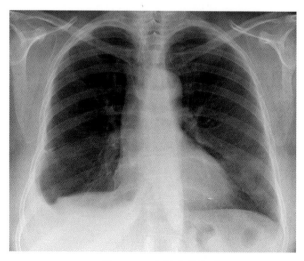

▲ 图 11-6　右侧胸腔积液

X 线检查显示右侧肋膈角弧形阴影

的胸腔积液在仰卧位胸片中也可被忽视。

肺底胸腔积液有时与高位膈肌相似，如果膈肌的最高点位于膈肌中部外侧，则可能怀疑肺底积液。局限的少量叶间积液有时在胸片上表现为清晰的椭圆形肺阴影。这些被称为"消失的肿瘤"，因为它们往往在几天内迁延变化和消失。

三、化脓性胸膜炎

化脓性胸膜炎是一种胸膜腔感染，一般表现为病理性胸腔积液集聚。多由肺炎引起的感染第二次进入到胸膜腔而引起的独立疾病过程。不常见的是病原体通过其他途径感染，例如，胸腔损伤后或外科手术并发症的胸膜腔肿瘤穿孔破裂。通过对胸腔积液的实验室分析，可以将化脓性胸膜炎与非感染性胸腔积液鉴别[10]。鉴别化脓性胸膜炎和非感染性胸腔积液的标准总结如表11-5。最常见的病原体是革兰阴性菌、金黄色葡萄球菌和厌氧菌[11]。肺结核也会引起化脓性胸膜炎。由化脓性胸膜炎引起的胸壁脓肿的持续发展穿破皮肤则被称为"自溃性化脓性胸膜炎"，这在分枝杆菌感染中常见，但不是特有的。

化脓性胸膜炎包括如下三个阶段[10]。

- 渗出期：在脏胸膜，炎症过程导致毛细血管通透性增加，富含蛋白质的液体不断地渗出到胸膜腔，导致渗出性胸腔积液，没

有胸膜增厚的征象。

- 纤维性化脓期：在病程后期，炎性细胞和中性粒细胞进入胸腔积液中，纤维蛋白沉积在胸膜表面，导致脏胸膜和壁胸膜增厚。
- 慢性机化期：成纤维细胞活化和毛细血管再生导致胸膜表面的胶原沉积和肉芽组织生长，以及随后的胸膜纤维化。这种反应强烈且可导致胸膜广泛增厚。

化脓性胸膜炎治疗需要针对其病因和分期。而且还要处理潜在病因。渗出期化脓性胸膜炎的特殊治疗通常包括胸腔置管和适当的抗生素治疗。严重的化脓性胸膜炎，特别是胸膜增厚，则需要手术剥离。

影像学表现与这三个阶段相关[10]。在渗出期，影像学不可能区分化脓性胸膜炎和非感染性渗出。然而，如果胸腔积液是继发于肺炎的，则下列一组征象提示肺炎所引起化脓性胸膜炎。

- 肺炎后出现的迟发性大量胸腔积液。
- 尽管肺炎已经消散，但临床和实验室炎性指标持续较高或升高。
- 患者病情状况初步改善后逐渐恶化。

在纤维性化脓期，脏胸膜和壁胸膜的增厚和对比增强通常可以在CT上清楚地显示观察（图11-7）。这提示化脓性胸膜炎并称为胸膜分裂征[12]。胸腔积液聚集通常是双凸的，放射学检查提示胸腔积液不是游离性的，而是包裹性和局限性的。

表11-5　胸腔穿刺取液标本中胸膜化脓性胸膜炎与非感染性胸腔积液的鉴别[10]。化脓性胸膜炎的阳性诊断标准

参　数	化脓性胸膜炎	胸腔积液
pH	< 7.2	≥ 7.2
葡萄糖	< 40mg/dl	≥ 40mg/dl
LDH$_{胸腔积液}$/LDH$_{血清}$	> 0.6 或 LDH > 正常血清水平的2/3	≤ 0.6 或 LDH ≤ 正常血清水平的2/3
培养或显微镜下细菌的检测	+	-
脓液	+	-
渗出液中性粒细胞	+	-

LDH. 乳酸脱氢酶

慢性机化期在 CT 上的特征是逐渐进展的胸膜增厚。化脓性胸膜炎的 CT 值可能高于水，脓腔间隔在超声上可以很好地显示，有时在 CT 上也可以显示（图 11-8）。

通常，除了与化脓性胸膜炎相关的征象外，其病因也可在影像学上确定，例如，肺炎所致化脓性胸膜炎的邻近肺实变或穿透胸膜腔的肿瘤坏死性物质（图 11-7）。

鉴别化脓性胸膜炎和肺脓肿可能具有挑战性。肺实变和脏胸膜夹角为锐角提示脓肿（图 11-9），此外，在 CT 上肺脓肿通常更圆，且

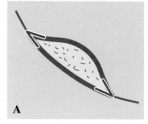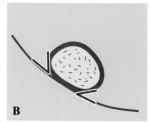

▲ 图 11-9　胸膜表现和肺内表现的区别（彩图见书末）
A. 化脓性胸膜炎：增厚的壁胸膜和脏胸膜，锐角（蓝色线条）；B. 肺脓肿：厚壁肺脓肿，钝角（蓝色线条）

表现为更厚的强化壁[13]。在影像学上非感染性胸腔积液与初发的渗出期化脓性胸膜炎不易区分。在这种情况下，正如表 11-5 列出的每一条标准，胸腔穿刺将有助于进行区分。

四、胸膜纤维化

（一）胸膜斑块

位于壁层胸膜的玻璃样或钙化性纤维化团块称为胸膜斑块。这些主要影响肋胸膜和横膈胸膜，较少影响纵隔胸膜。其特征性表现是中肺野沿肋胸膜前外侧分布和下肺野的椎旁分布[14]。

80% 以上的胸膜斑块是由石棉暴露引起的。同样，壁层胸膜斑是人体最常见的石棉引起的病理改变。在暴露后有＞ 20 年的潜伏期。典型的 CT 表现是呈山丘状的胸膜斑。其他征象包括壁层胸膜纺锤状增厚。相对于山丘状外观的胸膜斑块，这些征象提示石棉暴露的特异性较低。壁层胸膜斑可以清楚地从肺组织中被勾画出，在脏胸膜增厚区域可以看到邻近的肺组织阴影（见下文）（图 11-10）。这些征象对石棉暴露的特异性也较低[15]。

胸膜斑块对职业性肺病的诊断和评估的意义将在第 18 章详细描述。

（二）胸膜增厚

胸膜增厚反映了胸膜炎后的残留改变，潜在

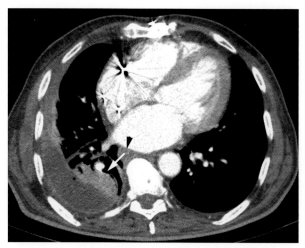

▲ 图 11-7　右侧后部肺炎旁化脓性胸膜炎
CT 图像显示增厚的壁胸膜和脏胸膜强化（胸膜分裂征）。这是由右肺下叶肺炎（白箭）和反应性纵隔淋巴结肿大引起（黑箭头）。此外，左侧胸膜增厚伴小钙化

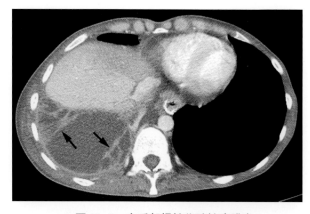

▲ 图 11-8　右后部慢性化脓性胸膜炎
CT 图像显示增厚的壁胸膜和脏胸膜及胸腔间隔（黑箭）

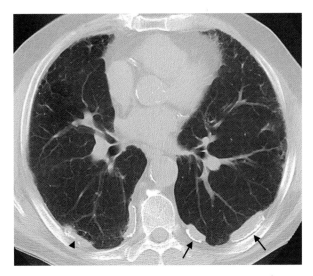

▲ 图 11-10　胸膜斑
CT 图像显示左侧壁胸膜山丘状胸膜钙化斑（黑箭）和右侧脏胸膜增厚伴邻近肺实质阴影（黑箭头）。此外，双侧胸膜下小叶内线状影，符合石棉沉着病

提示

石棉引起的胸膜和肺征象。

- 双侧壁层胸膜钙化斑块。
  - 山丘状。
  - 非山丘状。
- 单侧壁层胸膜钙化斑块：山丘状。
- 双侧壁层胸膜非钙化斑块。
  - 山丘状。
  - 非山丘状。
- 单侧壁层胸膜钙化斑块：非山丘状。
- 单侧壁层胸膜非钙化斑块。
  - 山丘状。
  - 非山丘状。
- 脏胸膜增厚。
- 圆形肺不张（球形肺不张）。
- 胸腔积液。

出现顺序反映了石棉暴露征象的特异性下降[15]。

的炎症通常起源于肺部。在 10% 的尸检中可以观察到胸膜增厚[16]，广泛的胸膜增厚可以导致肺功能受限。

胸膜增厚的常见原因见表 11-6，即使 X 线检查未显示任何其他征象，双侧胸膜增厚也提示石棉暴露。通常，用作诊断指标的胸膜斑块仅在 CT 上可以看到。

X 线摄影及 CT 显示弥漫性胸膜增厚。个别患者在 X 线检查上很难区分胸膜增厚和胸腔积液。如果临床提示，侧卧位的超声或 X 线检查可以帮助区分胸腔积液和胸膜增厚。在后前位胸片上胸膜增厚比胸腔积液具有更强的透光性，因为其矢状面延伸较少。

累及脏胸膜的广泛性胸膜增厚可导致邻近肺实质通气不足，这种情况称为球形肺不张。在影像学上可以看到一个边缘光滑的近乎三角形的以胸膜为基底的实变影。CT 上常可见特征性的螺旋状线状影，类似于彗星尾征，提示圆形肺不张（图 11-11）。

胸膜增厚容易钙化。双侧钙化尤其与石棉接触有关，而单侧钙化更常见于慢性化脓性胸膜炎、钙化的结核性胸膜炎或吸收的血胸。

对于鉴别诊断，良性胸膜增厚必须区别于胸膜转移瘤或胸膜间皮瘤（见下文）。良性胸膜增厚的典型特征是表面光滑、无结节实性成分和 CT 增强无强化。

表 11-6　胸膜增厚的常见原因[16]

病 因	注 解
肺炎	肺炎后状态，常在肺炎消退后
结核	结核性胸膜炎后状态，钙化性结核性胸膜炎，通常伴有广泛钙化
石棉暴露	石棉性胸膜炎、肺透明质沉着症后状态；胸膜斑块，常为双侧，可作为额外的诊断指标
胸部创伤	血胸后状态，同侧陈旧性肋骨骨折或肺瘢痕是额外的诊断指标
外科手术	心脏手术、部分肺切除、去皮或胸膜固定术后

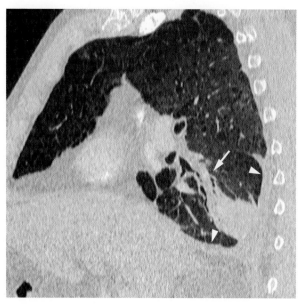

▲ 图 11-11　矢状位 CT 图像显示胸膜增厚（白箭头）和伴有类似彗星尾征线状影的圆形肺不张（白箭）

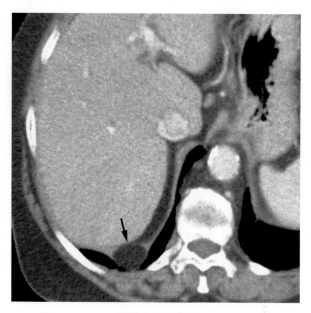

▲ 图 11-12　CT 图像示脂肪瘤起源于膈肌（黑箭）

五、胸膜肿瘤

肿瘤和壁层胸膜的夹角可能有助于区分胸膜肿瘤和肺内周围型肿瘤（图 11-9）。胸膜肿瘤通常具有钝角，而源自肺内肿瘤具有锐角。但也有例外，较大胸膜肿瘤的某些部分确实有锐角，但并非在整个病变周围都呈锐角（图 11-19）。

（一）脂肪瘤

胸膜脂肪瘤起源于胸膜壁层的脂肪组织，深入到间皮并延伸到胸膜腔和胸膜外组织。它们生长缓慢、柔软、呈包裹式、含有脂肪的良性病变。脂肪瘤偶尔也可出现在膈肌，尤其是膈肌后外侧部（图 11-12）。它们通常是无症状的偶然发现。很少有干咳、背痛和劳力性呼吸困难，仅在脂肪瘤较大时出现症状[17, 18]。

X 线检查上脂肪瘤表现为相对透亮的阴影（图 11-13A），体积可能会很大。CT 图像上可以看到脂肪瘤为边缘光滑、以胸膜为基底的肿块，表现为均匀的脂肪密度，为 -100HU（图 11-13）[18]。

当脂肪瘤位于膈肌附近时，在 CT 上需要与

膈疝进行鉴别诊断（Morgagni 和 Bochdalek 疝）[17]。

（二）胸膜间皮瘤

间皮瘤是一种罕见的恶性肿瘤，通常起源于胸膜，很少起源于心包或腹膜。高达 90% 的胸膜间皮瘤是由于石棉暴露所致[16]。石棉在建筑业大量使用，特别是在 20 世纪 60—70 年代。由于从接触石棉到出现临床肿瘤之间的潜伏期可能长达数十年。因此，尽管许多国家已禁止工业化石棉使用，但胸膜间皮瘤的发病率仍有可能增加。

一般来说，肿瘤临床表现为呼吸困难、胸痛、咳嗽和体重减轻。肿瘤可累及壁层胸膜和脏胸膜，并常侵袭邻近的胸壁结构和膈肌。诊断后 12 个月的中位生存期提示胸膜间皮瘤的不良预后[19]。

影像学上胸膜间皮瘤的首发表现是单侧胸腔积液，可能伴有胸痛。在早期阶段，影像学检查技术不能够发现胸膜间皮瘤（图 11-14）。因此，对于不明原因的单侧胸腔积液应行胸腔镜检查。晚期表现为孤立的实性胸膜肿瘤结节（图 11-15）或弥漫性不规则胸膜增厚（图 11-16）。肿瘤通

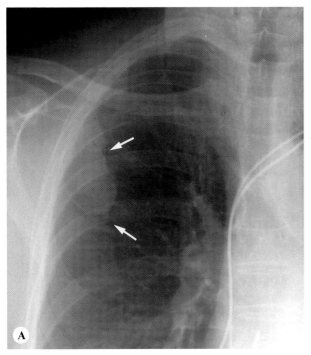
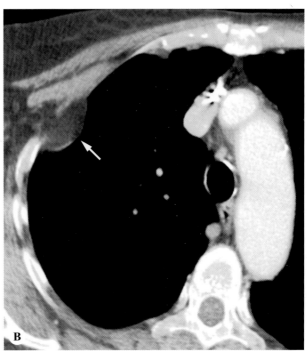

▲ 图 11-13 胸膜脂肪瘤（白箭）

A. 放大的 X 线检查；B. CT 图像

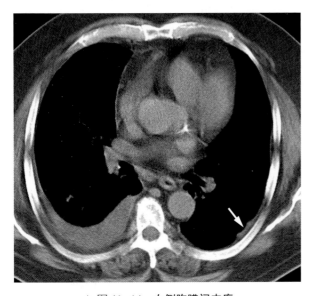
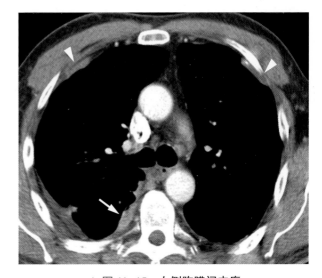

▲ 图 11-15 右侧胸膜间皮瘤

CT 图像显示右后方（白箭）增强肿瘤结节和右侧少量胸腔积液，双侧壁层胸膜斑块与良性石棉相关性胸膜疾病相关（白箭头）

▲ 图 11-14 右侧胸膜间皮瘤

CT 图像显示右侧胸腔积液，无实体肿瘤征象，左侧壁层胸膜斑块与良性石棉相关性胸膜疾病有关（白箭）

过直接蔓延向周围组织扩散，还可以经横膈向腹腔生长[19]。胸膜间皮瘤以明显的纤维性收缩为特征，有时伴有单侧胸腔体积缩小（图 11-17）。虽然绝大多数胸膜间皮瘤是由石棉引起的，但胸膜

斑块仅在 20% 的患者中发现[20]。

胸膜间皮瘤分期需要对胸部和整个腹部（包括盆腔）进行 CT 成像。采用表 11-7 中提出的 TNM 系统，肿瘤分期如表 11-8 所示。在个别患

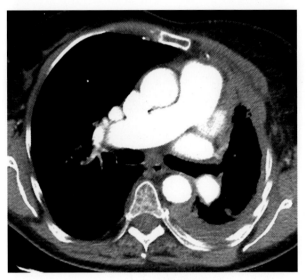

▲ 图 11-16 左侧胸膜间皮瘤
CT 图像显示左侧胸膜弥漫性实性强化肿瘤，导致左侧胸腔体积缩小

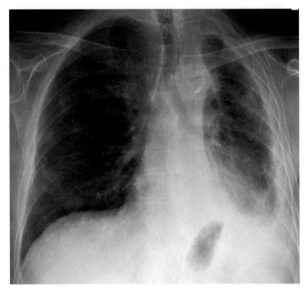

▲ 图 11-17 左侧胸膜间皮瘤
X 线检查显示左侧胸腔体积缩小和弥漫性左胸膜增厚

提示
胸膜间皮瘤倾向于沿着早期经皮穿刺活检的针道生长，或者沿着以前的胸导管的路径生长[21]。照射这些针道的目的是防止肿瘤沿着这一路径进一步生长[22]。

者中，MRI 可提供肿瘤局部扩散的有价值信息，特别是肿瘤周围结构的浸润和浸润程度，如胸壁、纵隔和横膈[19]。

治疗反应通常使用 CT 监测，采用修正的实体瘤临床疗效评价标准（response evaluation criteria in solid tumor，RECIST），在 3 个轴位 CT 层面图像上 2 个位置测量肿瘤厚度[24]。

患侧胸腔体积缩小可用于胸膜间皮瘤和胸膜转移瘤的鉴别诊断。相比之下，胸膜转移瘤常常由于实体肿瘤和胸腔积液的存在而导致体积增大。

（三）孤立性纤维性肿瘤

像胸膜间皮瘤一样，孤立性纤维性肿瘤（solitary fibrous tumor，SFT）起源于间充质，可以生长在壁层胸膜和脏胸膜，半数的 SFT 有瘤蒂。在诊断时绝大多数肿瘤都是非常大的。这种肿瘤多见于老年患者，但 SFT 通常无症状。典型症状可能包括呼吸困难、胸痛和咳嗽。组织学上发现 3/4 的 SFT 是良性的，1/4 是恶性的[25]。最初的良性 SFT 可能会继发恶性肿瘤，尤其是复发性肿瘤。完整肿瘤切除的预后一般较好，但恶性 SFT 会发生转移。

在影像学上 SFT 通常表现为下胸部边界清晰、分叶状的肿块。当位于胸腔底部时，它们类似高位膈肌（图 11-18）。胸腔积液可能与恶性和良性 SFT 同时发生。在 CT 表现与小的 SFT 不同，大的 SFT 表现为密度不均匀，有时可以在肿物中发现钙化（图 11-19）。瘤蒂在 CT 上常常是看不到的。胸壁浸润少见，淋巴结肿大与 SFT 无关。大的 SFT 常引起周围肺组织的压缩性肺不张，但不侵犯这些组织。在影像学上无法可靠区分良恶性 SFT，需要外科手术和组织学来区分[25]。

（四）胸膜转移瘤

• 许多原发恶性肿瘤可引起胸膜转移瘤[14,26,27]。

表 11-7　胸膜间皮瘤 TNM 临床分期 [23]

描　述	定　义
T 分期描述（肿瘤扩散）	
T_1	
·T_1a	肿瘤局限于同侧壁胸膜 ± 纵隔胸膜 ± 横膈胸膜，未累及脏胸膜
·T_1b	肿瘤累及同侧壁胸膜 ± 纵隔胸膜 ± 横膈胸膜，散在病灶亦累及脏胸膜
T_2	肿瘤累及同侧胸膜表面（壁胸膜、脏胸膜、纵隔胸膜、横膈胸膜），并延伸至膈肌和（或）肿瘤从脏胸膜延伸至肺实质
T_3	描述累及所有同侧胸膜表面（壁胸膜、脏胸膜、纵隔胸膜、横膈胸膜）的局部晚期但可切除的肿瘤，至少具有以下特征之一 ·胸内筋膜受累 ·延伸至纵隔脂肪 ·孤立的、完全可切除的延伸到胸壁软组织的肿瘤灶 ·非透壁性心包受累
T_4	描述累及所有同侧胸膜表面（壁胸膜、脏胸膜、纵隔胸膜、横膈胸膜）的局部晚期技术性难切除的肿瘤，至少具有以下特征之一 ·胸壁弥漫性扩散或多灶性肿块，伴有或不伴有肋骨破坏 ·肿瘤直接经膈胸膜向腹膜扩散 ·肿瘤直接扩散至对侧胸膜 ·肿瘤直接扩散到 ≥ 1 个纵隔器官 ·肿瘤直接扩散至脊柱 ·肿瘤扩散至心包内表面，伴或不伴心包积液，或者肿瘤累及心肌
N 分期描述（淋巴结转移）	
N_X	区域淋巴结无法评估
N_0	无区域淋巴结转移
N_1	同侧支气管肺淋巴结或肺门淋巴结转移
N_2	隆突下或同侧纵隔淋巴结转移，包括同侧内乳淋巴结
N_3	转移至对侧纵隔和对侧内乳、同侧或对侧锁骨上淋巴结
M 分期描述（远处转移）	
M_X	远处转移无法评估
M_0	无远处转移
M_1	远处转移

· 肺癌，特别是肺腺癌。

· 乳腺癌。

· 胸腺癌。

· 卵巢癌。

· 胰腺癌。

· 甲状腺癌。

· 胃肠道癌。

· 肾细胞癌。

胸膜转移瘤比原发性恶性胸膜肿瘤更为常见。肿瘤细胞通过胸膜腔直接蔓延、血行扩散或沿胸膜淋巴系统扩散 [14]。

胸膜转移瘤在 X 线检查上最常见的表现通常为单侧胸腔积液，胸腔积液量很多。基于胸膜的实性肿块可被识别为基于胸膜的半球形占位病变。

CT 在显示实体肿瘤和较少胸腔积液方面比 X 线更敏感。除外胸腔积液，还表现出弥漫性胸

表 11-8　基于 TNM 肿瘤公式的胸膜间皮瘤分期[23]

分　期	T	N	M
IA	T_1a	N_0	M_0
IB	T_1b	N_0	M_0
II	T_2	N_0	M_0
III	T_3	N_0	M_0
	$T_{1\sim3}$	N_1	M_0
	$T_{1\sim3}$	N_2	M_0
IV	T_4	N_0	M_0
	任何 T	N_3	M_0
	任何 T	任何 N	M_1

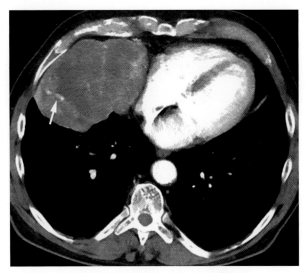

▲ 图 11-19　胸膜孤立性纤维性肿瘤

CT 图像示边缘平滑、密度不均匀的分叶状胸膜肿块和小钙化灶（白箭）

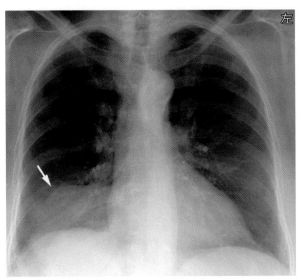

▲ 图 11-18　胸膜孤立性纤维性肿瘤

X 线检查显示右侧基底部边缘平滑的肿块（白箭），类似高位横膈膜

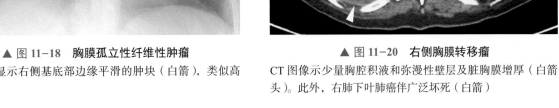

▲ 图 11-20　右侧胸膜转移瘤

CT 图像示少量胸腔积液和弥漫性壁层及脏胸膜增厚（白箭头）。此外，右肺下叶肺癌伴广泛坏死（白箭）

膜增厚（图 11-20）或基于胸膜的单发至多发强化肿块（图 11-21）。有时可能仅观察到实性胸膜肿瘤而没有胸腔积液（图 11-22）。

　　鉴别诊断包括胸膜间皮瘤，有时无法通过 X 线或 CT 来区分胸膜间皮瘤和胸膜转移瘤[28]。因为间皮瘤与受累胸腔容积减少有关，而胸膜转移瘤通常由于胸腔积液而存在占位效应。此外，患者病史经常报告胸膜外原发肿瘤。倘若在 CT 上也未显示实性胸膜肿瘤表现，则鉴别诊断包括所有与单侧胸腔积液有关疾病。

六、总结

　　气胸应在吸气相 X 线检查上诊断，不应在呼

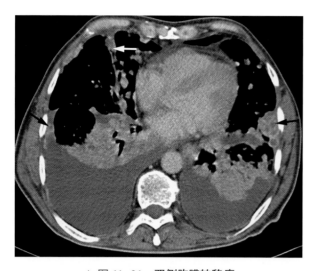

▲ 图 11-21　双侧胸膜转移瘤

CT 图像示双侧大量胸腔积液和多发胸膜肿瘤结节（黑箭）。此外，还有肺转移

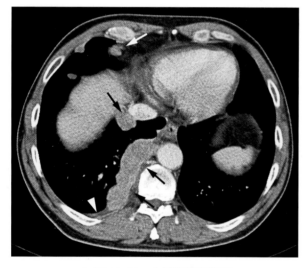

▲ 图 11-22　右侧胸膜转移瘤

CT 图像示胸膜的多发强化肿块（黑箭），但没有胸腔积液（白箭头）

气相图像诊断。站立位 X 线检查比仰卧位 X 线检查更容易识别气胸，诊断标准见表 11-2。就因果关系而言，自发性气胸与创伤性和医源性气胸有所区别。自发性气胸可为原发性疾病，无潜在疾病或继发于肺部疾病引起（表 11-1）。一般来说，CT 适用于复发性气胸或疑似的潜在肺部其他疾病的诊断。

张力性气胸是由脏胸膜漏气的活瓣机制引起

的。空气在吸气时从肺部进入胸膜腔，但在呼气时不返回肺部，从而导致胸膜腔压力逐渐升高。这是一种急性、危及生命的情况，紧急放置胸导管进行胸膜腔减压是必要的。影像学表现纵隔向对侧移位和同侧横膈低平。

许多病理状况会引起胸腔积液（表 11-4）。诊断影像学不能可靠的区分是由液体滤过增加引起的漏出液，或者是由液体分泌到胸膜腔引起的渗出液。其他液体（血液、脓液、乳糜液）在影像学上也表现为胸腔积液。

化脓性胸膜炎常常发生在肺炎周围的胸膜腔感染。其他原因包括侵犯胸膜腔的恶性肿瘤、术后并发症或穿透性胸部损伤。化脓性胸膜炎包括如下 3 个阶段。

- 渗出期：胸腔积液可能不是游离性的而是局限性的，没有胸膜增厚的征象。
- 纤维蛋白沉积期：化脓性胸腔积液，在 CT 上脏胸膜和壁层胸膜增厚及强化（胸膜分裂征）。
- 慢性机化期：在超声和 CT 上可看到增多的化脓性胸膜炎间隔组织，出现胸膜增厚。

化脓性胸膜炎引流及抗生素治疗仅在早期有效，在后期需要外科手术切除。

80% 以上的胸膜斑块是数十年前接触石棉所致。胸膜斑块对职业性肺病的诊断意义见第 18 章。

胸膜炎症病变消退后胸膜增厚可能仍存在，且在 X 线和 CT 上可见。在某些情况下，双侧钙化的胸膜增厚通常与石棉接触有关，也可见于其他疾病。在慢性化脓性胸膜炎、钙化性结核性胸膜炎或血胸吸收的情况下可能出现单侧钙化。X 线检查上具有特征性表现的球形肺不张可能会发在胸膜增厚邻近的肺实质。

继发性胸膜恶性肿瘤比原发性肿瘤（胸膜间皮瘤、胸膜孤立性纤维性肿瘤）更常见。胸膜恶性肿瘤表现为胸腔积液、结节性或弥漫性胸膜增厚，这两种征象也可独立出现。一般来说，积液会可以产生占位效应，此点不同于会导致受累胸腔体积缩小的恶性胸膜间皮瘤。

胸膜间皮瘤几乎总是由石棉暴露引起且预后不良。它首要表现通常是单侧大量胸腔积液。在晚期，在影像学上也可看见侵犯周围结构的壁胸膜及脏胸膜肿块。用于胸膜间皮瘤的 TNM 分类系统在表 11-7，分期系统在表 11-8。

良性脂肪瘤作为一种不常见的原发性胸膜肿瘤，由于其脂肪含量在 CT 上很容易诊断。

胸膜孤立性纤维性肿瘤在诊断时可能体积已经很大。在影像学上可靠地区分常见的良性和不常见的恶性是很困难的。原发性良性胸膜孤立性纤维性肿瘤若不完全切除，则易转化为恶性。

参考文献

[1] Haynes D, Baumann MH. Pleural controversy: aetiology of pneumothorax. Respirology 2011;16(4):604–610

[2] Noppen M, De Keukeleire T. Pneumothorax. Respiration 2008; 76 (2):121–127

[3] Noppen M, Stratakos G, Verbanck S, D'Haese J, Meysman M, Vincken W. Fluorescein-enhanced autofluorescence thoracoscopy in primary spontaneous pneumothorax. Am J Respir Crit Care Med 2004;170(6):680–682

[4] Roberts DJ, Leigh-Smith S, Faris PD, et al. Clinical manifestations of tension pneumothorax: protocol for a systematic review and meta-analysis. Syst Rev 2014;3:3

[5] Bradley M, Williams C, Walshaw MJ. The value of routine expiratory chest films in the diagnosis of pneumothorax. Arch Emerg Med 1991;8(2):115–116

[6] Seow A, Kazerooni EA, Pernicano PG, Neary M. Comparison of upright inspiratory and expiratory chest radiographs for detecting pneumothoraces. AJR Am J Roentgenol 1996; 166(2): 313–316

[7] Baumann MH, Strange C, Heffner JE, et al; AACP Pneum-othorax Consensus Group. Management of spontaneous pneumothorax: an American College of Chest Physicians Delphi consensus statement. Chest 2001;119(2): 590–602

[8] Light RW, Macgregor MI, Luchsinger PC, Ball WC Jr. Pleural effusions: the diagnostic separation of transudates and exudates. Ann Intern Med 1972;77(4):507–513

[9] Na MJ. Diagnostic tools of pleural effusion. Tuberc Respir Dis (Seoul) 2014;76(5):199–210

[10] Kuhlman JE, Singha NK. Complex disease of the pleural space: radiographic and CT evaluation. Radiographics 1997;17(1):63–79

[11] Armstrong P. Imaging of Diseases of the Chest. 2nd ed. St. Louis, MO: Mosby; 1995

[12] Kraus GJ. The split pleura sign. Radiology 2007; 243(1): 297–298

[13] Evans AL, Gleeson FV. Radiology in pleural disease: state of the art. Respirology 2004;9(3):300–312

[14] Jeong YJ, Kim S, Kwak SW, et al. Neoplastic and nonneoplastic conditions of serosal membrane origin: CT findings. Radiographics 2008;28(3):801–817, discussion 817–818, quiz 912

[15] Kraus T, Borsch-Galetke E, Elliehausen HJ, et al. Examples for asbestos-related findings in HRCT - criteria for the assessment of causal relationships in surveillance programmes and medical expert opinion [in German] Pneumologie 2010;64(1):37–44

[16] Fischer J. Diagnostik und Begutachtung asbestbedingter Berufskrankheiten: Interdisziplinäre S2-Leitlinie der Deutschen Gesellschaft für Pneumologie und Beatmungsmedizin und der Deutschen Gesellschaft für Arbeitsmedizin und Umweltmedizin (11.12.2010). Available at: http://www.awmf.org/uploads/tx_szleitlinien/002–038l_S2k-Diagnostik_Begutachtung_asbestbedingter_Berufskrankheiten_2010-abgelaufen.pdf

[17] Gaerte SC, Meyer CA, Winer-Muram HT, Tarver RD, Conces DJ Jr. Fat-containing lesions of the chest. Radiographics 2002;22(Spec No):S61–S78

[18] Politis J, Funahashi A, Gehlsen JA, DeCock D, Stengel BF, Choi H. Intrathoracic lipomas. Report of three cases and review of the literature with emphasis on endobronchial lipoma. J Thorac Cardiovasc Surg 1979;77(4):550–556

[19] Wang ZJ, Reddy GP, Gotway MB, et al. Malignant pleural mesothelioma: evaluation with CT, MR imaging, and PET. Radiographics 2004;24(1):105–119

[20] Leung AN, Müller NL, Miller RR. CT in differential diagnosis of diffuse pleural disease. AJR Am J Roentgenol 1990;154(3):487–492

[21] Metintaş M, Ozdemir N, Işiksoy S, et al. CT-guided pleural needle biopsy in the diagnosis of malignant mesothelioma. J

Comput Assist Tomogr 1995;19(3):370–374

[22] Boutin C, Rey F. Thoracoscopy in pleural malignant mesothelioma: a prospective study of 188 consecutive patients. Part 1: Diagnosis. Cancer 1993;72(2):389–393

[23] Rusch VW; From the International Mesothelioma Interest Group. A proposed new international TNM staging system for malignant pleural mesothelioma. Chest 1995;108(4): 1122–1128

[24] Byrne MJ, Nowak AK. Modified RECIST criteria for assessment of response in malignant pleural mesothelioma. Ann Oncol 2004;15(2):257–260

[25] Rosado-de-Christenson ML, Abbott GF, McAdams HP,

Franks TJ, Galvin JR. From the archives of the AFIP: Localized fibrous tumor of the pleura. Radiographics 2003;23(3):759–783

[26] Leuallen EC, Carr DT. Pleural effusion; a statistical study of 436 patients. N Engl J Med 1955;252(3):79–83

[27] Zerhouni EA, Scott WW Jr, Baker RR, Wharam MD, Siegelman SS. Invasive thymomas: diagnosis and evaluation by computed tomography. J Comput Assist Tomogr 1982;6(1):92–100

[28] O'Donovan PB, Eng P. Pleural changes in malignant pleural effusions: appearance on computed tomography. Cleve Clin J Med 1994;61(2):127–131, quiz 162

第 12 章　纵隔疾病

Mediastinal Diseases

一、纵隔淋巴结肿大

> 提示
>
> 如果在断层成像上淋巴结的短径 > 10mm 就被认为纵隔淋巴结肿大。淋巴结的长轴直径与淋巴结肿大的定义无关[1]。

由于纵隔 4R 组和 7 组淋巴结常出现 > 10mm 的正常淋巴结。因此，建议 4R 组淋巴结的阈值为 15mm 和 7 组淋巴结的阈值为 20mm[2, 3]。

对于肺门淋巴结，大多数淋巴结的短径阈值被指定为 3mm[1]。然而，该规范是基于一个更早的单排 CT 数据[4]。在薄层多排 CT 时代，应用该阈值将导致许多肺门淋巴结病的假阳性结果。更合理的方法是只有在 CT 或 MRI 上有明显淋巴结肿大的可靠证据时，才考虑诊断肺门淋巴结肿大。

有多种炎性和恶性疾病可能会引起淋巴结肿大[5]。受累淋巴结的分布规律能揭示潜在疾病（表 12-1）。肺动脉高压和充血性左心衰竭都会导致肺毛细血管中的液体滤过增加。由此导致来自肺的淋巴引流增多，反过来会导致通常对称的肺门和纵隔淋巴结肿大。

均匀性淋巴结钙化是结核吸收的标志。蛋壳样淋巴结钙化见于硅沉着病、煤工尘肺、结节病、

表 12-1　纵隔或肺门淋巴结病的典型分布规律和潜在疾病

疾　病	淋巴结病变的典型分布规律
结节病	双肺门和双侧气管旁（2/3 患者）
	仅有双肺门而无纵隔（1/3 患者）
	几乎总是双肺门对称的
	很少见，只在纵隔
	极罕见，仅在后纵隔
肺炎	同侧肺门和气管旁
肺结核	不对称或对称的肺门（取决于肺受累）和气管旁
霍奇金淋巴瘤与非霍奇金淋巴瘤	前纵隔
	气管旁
	不常见，气管隆嵴下或对称肺门
	仅肺门累及少见
肺癌	不对称的同侧肺门和气管旁（2 组和 4 组），对侧肺门和气管旁较少
	左肺上叶原发性肿瘤 5 组和 6 组
	双肺下叶肿瘤 7 组
乳腺癌	沿胸内血管
	腋窝
食管癌	上或中 1/3 原发性肿瘤的气管旁（第 2 组和 4 组）
	在宫颈原发性肿瘤中锁骨上和宫颈
	胃小弯下 1/3 原发性肿瘤
胸膜间皮瘤	沿胸腔内血管
	椎体旁
	前部膈肌旁

放射性淋巴瘤，而在肺结核中少见（图 12-1）。

二、纵隔炎

纵隔炎是指纵隔结构急性或慢性的炎症。急性纵隔炎主要由细菌引起，最常作为旁路手术的医源性并发症，或者由于食管穿孔引起[6]。第三个最常见的原因是来自头颈部的下行性坏死性炎症，通常来自于牙源性病灶。较少见的感染原因是晚期骨髓炎、气管或主支气管穿孔或血行播散[7, 8]。

急性纵隔炎是一种危及生命、死亡率相当高的疾病。临床表现包括胸痛、发热、寒战、呼吸困难，以及炎症相关实验室结果升高。来自颈部的下行性纵隔炎一般通过颈部肿胀被识别。如果有临床症状且在胸片上可见纵隔增宽，就需要怀疑急性纵隔炎（图 12-2）。有时可见纵隔气肿。CT 是确诊疑似急性纵隔炎、诊断感染扩散和制订治疗计划的首选方法。

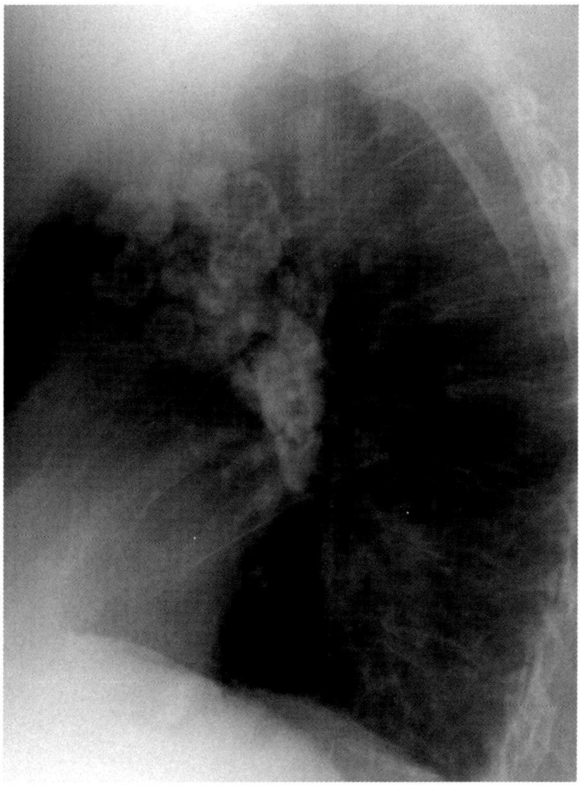

慢性纵隔炎可分为肉芽肿性和纤维化或硬化性纵隔炎。通常是由结核病或真菌引起的持续慢性感染[6, 7, 9]。慢性纵隔炎也由许多非传染性疾病

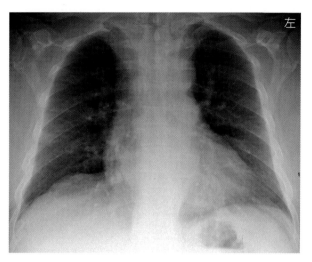

▲ 图 12-2　气管狭窄切除术后继发急性纵隔炎
X 线检查显示上纵隔明显增宽和受压

> 提示
>
> 急性纵隔炎的典型 CT 表现（图 12-3）[8]：
> - 纵隔脂肪组织密度增加。
> - 纵隔气泡影。
> - 少量纵隔积液。
> - 纵隔淋巴结病。
> - 胸腔积液。
> - 化脓性胸膜炎。

引起，如结节病、恶性肿瘤、淋巴回流受阻和自身免疫性疾病[7]。

胸部 X 线检查检查通常可见纵隔增宽，有时可见肺门肿块。CT 特征性表现为纵隔内弥漫性或散在分布的软组织密度肿块，可误诊为恶性肿瘤或淋巴瘤，也可以出现钙化，还可以出现上腔静脉狭窄的典型临床表现和影像学表现（图 12-4）。

▲ 图 12-1　肺结核纵隔、肺门淋巴结蛋壳样钙化
X 线检查显示侧位图像截面放大

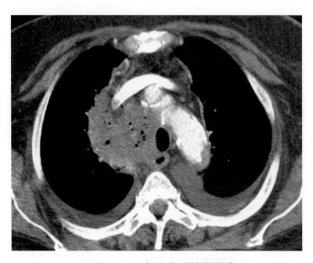

▲ 图 12-3　急性化脓性纵隔炎
CT 图像显示液体等密度纵隔肿块伴气泡。双侧少量胸腔积液

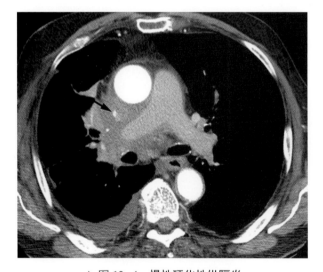

▲ 图 12-4　慢性硬化性纵隔炎
CT 图像显示纵隔及右肺门软组织密度肿块。上腔静脉重度狭窄（黑箭）。右侧少量胸腔积液

- 正压通气。
- 肺间质性肺气肿的扩散。
- 伴产气杆菌的急性纵隔炎。
- 可卡因成瘾。
- 哮喘发作。
- 自发性发作，特别是年轻人（咳嗽、呕吐、体力消耗）。

自发性纵隔气肿是年轻人常见的一种特殊形式的纵隔气肿，具有良性病程且无须特殊治疗[11]。在 2/3 的患者中，纵隔气肿可以在胸片中诊断，表现为纵隔内典型的线状透光度增强区（图 12-5）。

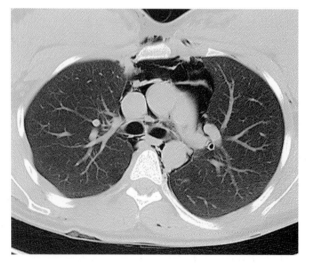

▲ 图 12-5　左主支气管撕裂继发纵隔气肿
CT 图像显示微量胸壁气肿

三、纵隔气肿

纵隔气肿的典型特征是纵隔的游离气体。纵隔气肿是由以下原因引起的[8, 10, 11]。

- 钝性或穿透性胸部损伤。
- 食管穿孔。
- 气管或主支气管穿孔。
- 气胸。

张力性纵隔气肿是一种罕见的并发症，与张力性气胸一样，是由瓣膜机制导致纵隔压力升高引起的。由于心脏和中央气管的压迫而导致急性的、危及生命的后果[8]。

四、食管肿瘤

食管良性肿瘤比食管癌少见的多，为 1 : 50，主要是平滑肌瘤[12]，是来源于平滑肌细胞的食管壁内肿瘤，几乎没有任何浸润性生长。平滑肌瘤逐渐长大可以引起进行性吞咽困难。在 CT 和 MRI 上，它们表现为边缘光滑且均质的肿块，偶尔可见钙化[13]。

食管重复囊肿是第二常见的良性占位，在儿童时期就有症状了。在 CT 上可以识别含有液性囊肿的典型特征。如果与食管相通，囊肿则会充满气体[13]。

在绝大多数患者中，最常见的恶性肿瘤是食管癌，组织学上表现为鳞状细胞癌或腺癌（图 12-6）。吸烟和酗酒是食管癌的主要危险因素。食管癌主要累及 60—70 岁男性，预后不良，5 年生存率为 10%[13]。食管癌影像学诊断的重点在于病变的分期。CT 和 PET/CT 需要排除远处转移和评价周围结构侵犯。只有超声内镜能评价肿瘤在食管内的延伸范围，在检测淋巴结转移方面也优于其他横断面成像技术。肿瘤的分期可以从 TNM 分期中获得（表 12-2）。对于某些分期，除了影像学表现之外，还使用组织学分级（表 12-3）。肿瘤包绕 > 1/4 主动脉血管周长（> 90°）认为是可能侵犯主动脉的标准[14]。

五、纵隔肿瘤和肿瘤样病变

纵隔肿块的解剖定位对鉴别诊断是有用的，这可以大大缩小鉴别诊断范围（表 12-4）。另一个重要的考虑因素是 CT 密度。囊性肿块通常容易鉴别。在 CT 上瘤内脂肪也有诊断意义。低密度肿块（囊肿、含脂肪结构）将在下文中讨论，其次是实体瘤，即软组织密度肿瘤。

（一）低密度纵隔肿块

1. 囊性肿块

囊肿的边缘光滑，薄壁，无强化或侵犯周围结构。CT 密度取决于其内容物为水样等密度或

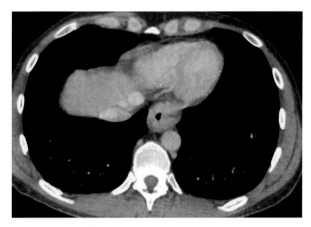

▲ 图 12-6　食管癌
CT 图像显示食管远段环形壁增厚，周围结构无明显侵犯

表 12-2　食管癌的临床 TNM 分期[15]

描　述	定　义
T 分期（肿瘤扩散）	
T_X	原发肿瘤无法评估
T_0	无原发肿瘤
Tis	高级别增生
T_1	肿瘤侵犯固有层、黏膜肌层或黏膜下层
• T_{1a}	肿瘤侵犯固有层或黏膜肌层
• T_{1b}	肿瘤侵入黏膜下层
T_2	肿瘤侵犯固有肌层
T_3	肿瘤侵犯外膜
T_4	肿瘤侵犯邻近结构
• T_{4a}	可切除肿瘤伴胸膜、心包或膈肌侵犯
• T_{4b}	不可切除的肿瘤并侵犯其他结构（主动脉、椎体、气管）
N 分期（淋巴结转移）	
N_X	区域淋巴结无法评估
N_0	无区域淋巴结转移
N_1	1～2 个区域淋巴结转移
N_2	3～6 个区域淋巴结转移
N_3	≥7 个区域淋巴结转移
M 分期（远处转移）	
M_0	无远处转移
M_1	远处转移

表 12–3　根据 TNM 肿瘤公式的食管癌肿瘤分期，考虑组织学分级（$G_{1\sim3}$，G_X）[15]

分　期	T	N	M	备　注
0	Tis	N_0	M_0	
I A	T_1	N_0	M_0	G_1 或 G_X
I B	T_1	N_0	M_0	G_2 或 G_3
	$T_{2\sim3}$	N_0	M_0	G_1，肿瘤位于下 1/3
II A	$T_{2\sim3}$	N_0	M_0	$G_{2\sim3}$，肿瘤位于下 1/3
				G_1，肿瘤位于上或中 1/3
II B	$T_{2\sim3}$	N_0	M_0	$G_{2\sim3}$，肿瘤位于上或中 1/3
	$T_{1\sim2}$	N_1	M_0	
III A	$T_{1\sim2}$	N_2	M_0	
	T_3	N_1	M_0	
	T_4a	N_0	M_0	
III B	T_3	N_2	M_0	
III C	T_4a	$N_{1\sim2}$	M_0	
	T_4b	任何 N	M_0	
	任何 T	N_3	M_0	
IV	任何 T	任何 N	M_0	
	T	N		

表 12–4　实性纵隔肿块到纵隔分区 [16, 17]

分　区	疾　病
前纵隔	• 胸腺肿块：胸腺增生、胸腺囊肿、胸腺瘤、胸腺癌、胸腺脂肪瘤、胸腺类癌 • 淋巴瘤 • 生殖细胞肿瘤：畸胎瘤、精原细胞瘤、睾丸非精原细胞瘤 • 甲状腺肿块
中纵隔	• 异位甲状腺组织 • 淋巴结病（表 12-1） • 气管癌 • 食管癌（见上文）
后纵隔	• 神经源性肿瘤 • 髓外造血
上胸廓入口	• 甲状腺肿 • 甲状腺癌 • 甲状旁腺腺瘤 • 神经源性肿瘤

高于水密度。在 MRI 上，它们显示为不同信号强度。T_2 加权囊肿通常表现出与水类似的高信号，T_1 加权囊肿信号强度可能会随囊肿内容物而变化。支气管源性囊肿是最常见的囊肿，其次是心包囊肿、食管重复囊肿（见上文）和胸腺囊肿。有时，心包囊肿形状会随着时间推移而改变（图 12-7）[18]。

成熟的囊性畸胎瘤（皮样囊肿）是最常见的生殖细胞肿瘤（图 12-8）。它们是良性肿瘤、通常无症状，在年轻人中偶然发现而被诊断。它们具有主要的囊性成分，且还可能包含多种组织（脂肪或软组织密度，骨和软骨成分）。它们主要位于前纵隔，很少位于后纵隔 [19, 20]。

许多肿瘤和淋巴瘤会发生囊性变，尤其是在治疗时，然后在 CT 和 MRI 上同时显示出囊性和

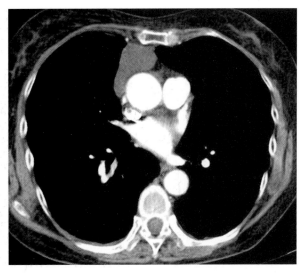

▲ 图 12-7　心包囊肿

CT 图像显示位于前纵隔升主动脉腹侧边缘平滑的囊性肿块

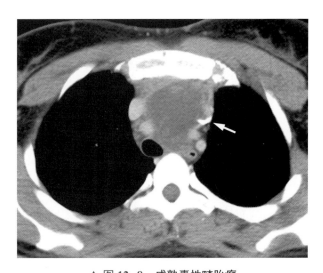

▲ 图 12-8　成熟囊性畸胎瘤

CT 图像显示前纵隔和中纵隔囊性肿块伴囊壁软组织成分和小的骨性结构（白箭）

实性成分。胸腺瘤（图 12-9）、霍奇金淋巴瘤、生殖细胞肿瘤、神经源性肿瘤和纵隔淋巴结转移尤为如此 [18]。同样，纵隔脓肿和胰腺假性囊肿延伸至纵隔也含有液体成分；在这种情况下，临床表现会对疾病诊断有提示意义。

2. 脂肪密度肿块

CT 图像上，在纵隔肿块中发现脂肪大大缩小了鉴别诊断的范围 [21]。

• 脂肪瘤：边缘平滑，均匀脂肪密度的良性肿块。

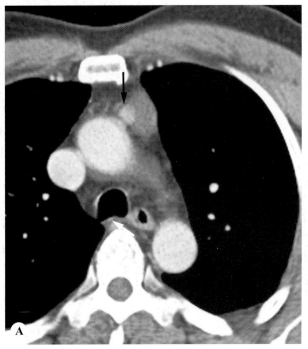

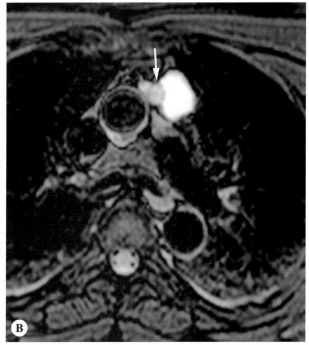

▲ 图 12-9　囊性胸腺瘤

A. CT 图像示大的囊性成分和小的软组织成分（白箭和黑箭）；B. MRI 成像 T_2WI 脂肪抑制图像，胸腺瘤的软组织成分也可以识别（白箭）

- 成熟的囊性畸胎瘤（见上文）：可能含有脂肪或脂液平面。
- 恶性畸胎瘤：与良性畸胎瘤相比，恶性畸胎瘤很罕见，且包含少量的脂肪和较多的软组织密度成分。
- 胸腺瘤：这是罕见的良性胸腺肿瘤，生长缓慢且脂肪和软组织密度并存。

（二）前纵隔实性纵隔肿瘤

纵隔肿块大部分位于前纵隔。可能涉及4种病因[22]。

- 生殖细胞肿瘤（畸胎瘤，精原细胞瘤和睾丸非精原细胞瘤）：良性的成熟囊性畸胎瘤在上文中进行了讨论。其余的恶性生殖细胞肿瘤通常是较大、边缘锐利的，通常发生在前纵隔的分叶状软组织密度肿块，影像学征象上无病理学提示（图12-10），可见钙化和低密度成分[20]。
- 胸腺肿瘤：良性胸腺囊肿和胸腺脂肪瘤，以及囊性胸腺瘤在上文已经讨论过。胸腺瘤表现出高度可变的生物学行为[23]。边缘光滑有包膜的肿瘤（图12-11）生长缓慢，

而浸润性胸腺瘤和胸腺癌（图12-12）表现为快速生长预后较差的侵袭性肿瘤。分期以前是基于Masaoka[24]，近来提出了TNM分期系统[25]（表12-5）。组织学亚型在影像学上不能可靠地区分，然而血管侵犯提示胸腺癌[26]。胸腺类癌是比其他类癌预后差的侵袭性肿瘤[16, 27]。在CT上表现为较大且不均匀的前纵隔肿块，在某些部位血供丰富（图12-13）。从严格意义上说，胸

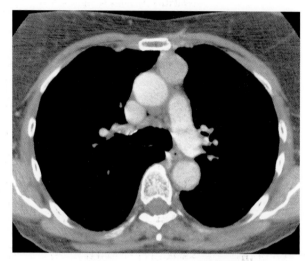

▲ 图 12-11　**Masaoka 1 期胸腺瘤**
CT 图像显示前纵隔边缘光滑肿块

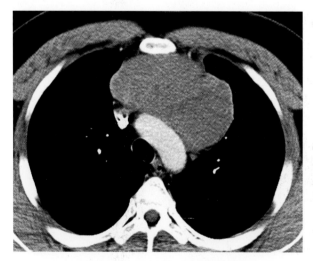

▲ 图 12-10　**恶性睾丸非精原细胞瘤**
CT 图像显示前纵隔较大、边缘光滑的分叶状肿块

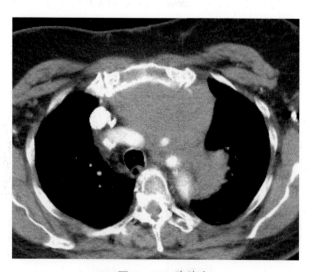

▲ 图 12-12　**胸腺癌**
CT 图像显示大而均匀的肿块伴弥漫性纵隔侵犯和主动脉上动脉包绕

腺增生并不构成胸腺肿瘤，而是包含正常的胸腺组织，通常表现为机体对多种原因（皮质激素治疗或化学药物治疗、手术、放

射治疗等）的应激反应出现的胸腺增生。

- 淋巴瘤：霍奇金淋巴瘤和非霍奇金淋巴瘤主要发生在前纵隔，较少发生在纵隔其他部位（表 12-1）。在影像学上可靠地区分不同组织学类型是不可能的。如果肿块横截面直径＞10cm 或胸部横截面直径的 1/3，则纵隔淋巴瘤可能变得非常大被称为巨块型。霍奇金淋巴瘤倾向于侵犯肺上叶前段，主要是左肺（图 12-14）。淋巴瘤分期见表 12-6。

表 12-5　基于 TNM 肿瘤公式的食管癌肿瘤分期[25]

描　述	定　义
T 分期（肿瘤扩散）	
T_1	
・T_{1a}	包膜包裹或未包裹，伴或不伴扩散到纵隔脂肪
・T_{1b}	扩散至纵隔胸膜
T_2	心包受累
T_3	累及肺、头臂静脉、上腔静脉、胸壁、膈神经、肺门（心包外）、肺血管
T_4	累及主动脉、动脉弓、肺动脉、心肌、气管或食管
N 分期（淋巴结转移）	
N_0	无淋巴结受累
N_1	前淋巴结（胸腺周围）受累
N_2	深胸部或颈淋巴结受累
M 分期（远处转移）	
M_0	无胸膜、心包或远处转移
M_1	远处转移
・M_{1a}	孤立的胸膜或心包结节
・M_{1b}	肺实质内结节或远处器官转移

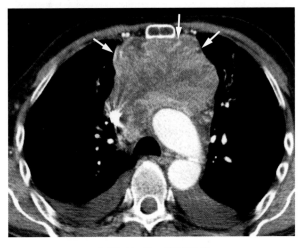

▲ 图 12-13　胸腺类癌

CT 图像显示前纵隔不均匀肿块，病灶腹侧血管丰富（白箭）

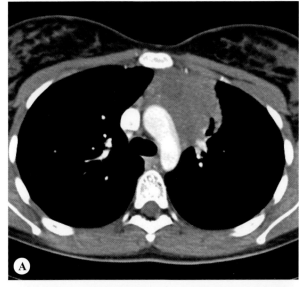

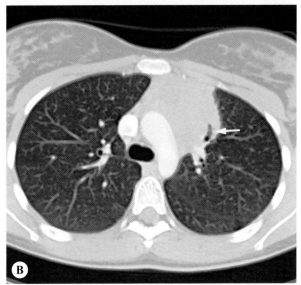

▲ 图 12-14　霍奇金淋巴瘤

A. CT 图像显示软组织窗：前纵隔较大肿块；B. 肺窗：左肺上叶前段受侵犯；肿块包绕段级支气管（白箭）

表 12-6　淋巴瘤的 Ann Arbor 分类[28]

分　期	描　述
I	单个淋巴结区域（ I ）或单个淋巴外器官或部位（ I E）受累
II	累及膈肌同侧的≥2个淋巴结区域（ II ），或者局部累及淋巴外器官或部位，以及膈肌同侧的≥1个淋巴结区域（ II E）
III	累及膈肌两侧的淋巴结区域（ III ），也可能伴有淋巴外器官或部位的局部累及（ III E），或者脾受累（ III S）或两者受累（ III SE）
IV	≥1个淋巴外器官或组织的弥漫性或散在累及，伴或不伴有相关的淋巴结肿大
附加信息	
•A	无一般症状
•B	一般症状：发热（>38℃）、体重减轻（在6个月内>10%）、盗汗

- 甲状腺肿块：异位甲状腺组织可见于前纵隔，然而其位于中纵隔的气管旁更为常见（见下文）。甲状腺肿瘤主要见于上胸廓入口。与正常甲状腺组织相比，甲状腺癌在晚期表现为侵犯周围结构的低密度肿块。

1. 中纵隔

以下肿瘤在中纵隔发生。

- 淋巴瘤：它们可能生长在中纵隔，虽然比前纵隔少见。
- 气管肿瘤：参见第10章。
- 食管肿瘤：参见下文。
- 囊肿：支气管源性囊肿、心包囊肿和食管重复囊肿。
- 胸内甲状腺肿、异位甲状腺组织：在未强化扫描 CT 上表现为边缘平滑的高密度肿块（图 12-15）提示异位甲状腺组织，强化扫描可以表现为不均匀的高强化（图 12-16）。胸骨后甲状腺肿表现类似，但它与甲状腺相连。

2. 后纵隔

发生在后纵隔的肿瘤主要是神经源性肿瘤，其中80%是良性的[17]。影像学难以区分多种组织学类型。

- 神经鞘瘤是最常见的良性神经源性肿瘤（图 12-17）有包膜包裹。
- 恶性神经鞘瘤和神经纤维瘤：神经纤维瘤

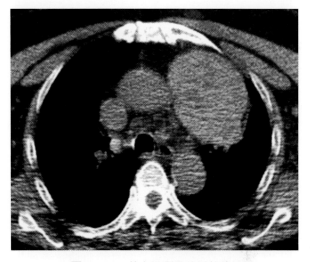

▲ 图 12-15　前中纵隔异位甲状腺组织

平扫 CT 图像显示病变与血管和肌肉相比，表现为不均匀的稍高密度肿块

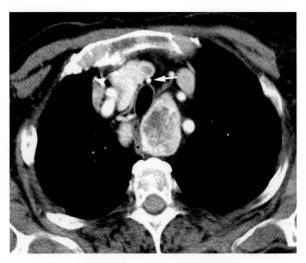

▲ 图 12-16　中纵隔异位甲状腺组织

静脉注射对比剂后 CT 图像示左侧气管旁肿块类似于右侧呈明显不均匀强化，胸骨后甲状腺肿也有明显的强化（白箭）

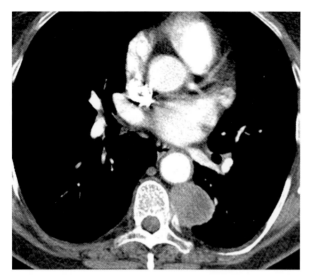

▲ 图 12-17 后纵隔良性神经鞘瘤
CT 图像显示边缘光滑椎旁肿块

无包膜包裹。上述肿瘤可进展成恶性神经源性纤维肉瘤。

- 自主神经系统肿瘤：也见于后纵隔。包括良性节细胞神经瘤、节细胞神经母细胞瘤、儿童恶性神经母细胞瘤。

此外，髓外造血组织可以生长在后纵隔，特别与血液系统性疾病有关。髓外造血通常表现为双侧椎旁软组织密度肿块（图 12-18）。

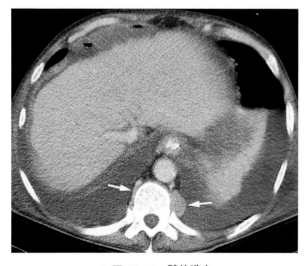

▲ 图 12-18 髓外造血
CT 图像示双侧椎旁软组织密度肿块（白箭），双侧胸腔积液伴左肺下叶压迫性肺不张

六、总结

纵隔淋巴结肿大可由多种炎症和恶性疾病引起。淋巴结肿大的分布规律通常有助于揭示潜在的疾病（表 12-1）。淋巴结的短径＞ 10mm 被认为是淋巴结肿大的标准。纵隔淋巴结的蛋壳样钙化多见于结节病、硅沉着病、煤工尘肺，以及放射治疗后继发的淋巴瘤。

急性纵隔炎是威胁生命的纵隔细菌性感染。常见的病因为医源性，通常在心脏手术或食管穿孔后出现。源于牙源性病灶的下行性坏死性感染是第三大常见病因。胸部 X 线检查通常显示纵隔增宽。CT 用于确诊，以及监测感染扩散和制订治疗计划。

纵隔气肿有多种原因（外伤、食管或气管支气管系统穿孔、正压通气等）。年轻人自发性纵隔气肿具有良性病程且不需要特殊治疗。张力性纵隔气肿是由活瓣机制引起，且可以发展成急性、危及生命的疾病。

到目前为止，最常见的食管肿瘤是食管癌。CT 用于食管外肿瘤扩散的分期和评估，以及监测远处转移。此外，超声内镜检查用于评估食管内肿瘤扩散和监测淋巴结转移。分期是基于表 12-2 中的 TNM 系统。

纵隔囊肿很常见，主要是支气管源性囊肿、心包囊肿、胸腺囊肿和食管重复囊肿。

成熟的囊性畸胎瘤（皮样囊肿）的特征是其囊性成分，以及在 CT 上表现出脂肪或软组织密度的多样组织，通常也含有骨样结构。这种不均匀成分结合脂肪测定是病理特征性的。

前纵隔肿块有如下四种类型。

- 生殖细胞肿瘤：良性的成熟囊性畸胎瘤、恶性畸胎瘤、精原细胞瘤和睾丸非精原细胞瘤。
- 胸腺肿瘤：胸腺瘤、胸腺癌、胸腺脂肪瘤、胸腺类癌。

- 淋巴瘤。
- 甲状腺肿块：甲状腺肿、异位甲状腺组织、甲状腺癌。

囊性肿块主要见于中纵隔，此外还有气管和食管肿瘤、淋巴瘤和甲状腺肿块。

神经源性肿瘤是后纵隔最常见的肿块。影像学不能对多种组织学类型（如神经鞘瘤、神经纤维瘤、神经源性纤维肉瘤、节细胞神经瘤、节细胞神经母细胞瘤、神经母细胞瘤）进行可靠鉴别。髓外造血可能与血液系统疾病有关，表现为后纵隔的≥1个椎旁肿块。

发生在上胸入口的肿瘤通常是甲状腺和甲状旁腺肿块，以及神经源性肿瘤。

参考文献

[1] Hansell DM, Bankier AA, MacMahon H, McLoud TC, Müller NL, Remy J. Fleischner Society: glossary of terms for thoracic imaging. Radiology 2008;246(3):697–722

[2] Schmidt AF Jr, Rodrigues OR, Matheus RS, Kim JduU, Jatene FB. Mediastinal lymph node distribution, size and number: definitions based on an anatomical study. J Bras Pneumol 2007;33(2):134–140

[3] Ziyade S, Pinarbasili NB, Ziyade N, et al. Determination of standard number, size and weight of mediastinal lymph nodes in postmortem examinations: reflection on lung cancer surgery. J Cardiothorac Surg 2013;8:94

[4] Remy-Jardin M, Duyck P, Remy J, et al. Hilar lymph nodes: identification with spiral CT and histologic correlation. Radiology 1995; 196(2):387–394

[5] Sharma A, Fidias P, Hayman LA, Loomis SL, Taber KH, Aquino SL. Patterns of lymphadenopathy in thoracic malignancies. Radiographics 2004;24(2):419–434

[6] Athanassiadi KA. Infections of the mediastinum. Thorac Surg Clin 2009;19(1):37–45, vi

[7] Akman C, Kantarci F, Cetinkaya S. Imaging in mediastinitis: a systematic review based on aetiology. Clin Radiol 2004;59(7):573–585

[8] Katabathina VS, Restrepo CS, Martinez-Jimenez S, Riascos RF. Nonvascular, nontraumatic mediastinal emergencies in adults: a comprehensive review of imaging findings. Radiographics 2011;31(4):1141–1160

[9] Rossi SE, McAdams HP, Rosado-de-Christenson ML, Franks TJ, Galvin JR. Fibrosing mediastinitis. Radiographics 2001;21(3):737–757

[10] Alnas M, Altayeh A, Zaman M. Clinical course and outcome of cocaine-induced pneumomediastinum. Am J Med Sci 2010;339(1):65–67

[11] Caceres M, Ali SZ, Braud R, Weiman D, Garrett HE Jr. Spontaneous pneumomediastinum: a comparative study and review of the literature. Ann Thorac Surg 2008;86(3):962–966

[12] Seremetis MG, Lyons WS, deGuzman VC, Peabody JW Jr. Leiomyomata of the esophagus. An analysis of 838 cases. Cancer 1976;38(5):2166–2177

[13] Lewis RB, Mehrotra AK, Rodriguez P, Levine MS. From the radiologic pathology archives: esophageal neoplasms: radiologic-pathologic correlation. Radiographics 2013;33(4):1083–1108

[14] Picus D, Balfe DM, Koehler RE, Roper CL, Owen JW. Computed tomography in the staging of esophageal carcinoma. Radiology 1983;146(2):433–438

[15] National Comprehensive Cancer Network. Clinical practice guidelines in oncology. Esophageal and esophagogastric junction cancers (excluding the proximal 5 cm of the stomach) V.2.2013. (06.09.2013). Available at: http://www.nccn.org/professionals/physician_gls/pdf/esophageal.pdf. Accessed October 22, 2015

[16] Quint LE. Imaging of anterior mediastinal masses. Cancer Imaging 2007;7 Spec No A:S56–S62

[17] Duwe BV, Sterman DH, Musani AI. Tumors of the mediastinum. Chest 2005;128(4):2893–2909

[18] Jeung MY, Gasser B, Gangi A, et al. Imaging of cystic masses of the mediastinum. Radiographics 2002;22(Spec No):S79–S93

[19] Patel IJ, Hsiao E, Ahmad AH, Schroeder C, Gilkeson RC. AIRP best cases in radiologic-pathologic correlation: mediastinal mature cystic teratoma. Radiographics 2013;33(3):797–801

[20] Rosado-de-Christenson ML, Templeton PA, Moran CA. From the archives of the AFIP. Mediastinal germ cell tumors: radiologic and pathologic correlation. Radiographics 1992;12(5):1013–1030

[21] Gaerte SC, Meyer CA, Winer-Muram HT, Tarver

RD, Conces DJ Jr. Fatcontaining lesions of the chest. Radiographics 2002;22(Spec No):S61–S78

[22] Rankin S. [(18)F]2-fluoro-2-deoxy-D-glucose PET/CT in mediastinal masses. Cancer Imaging 2010;10 Spec no A:S156–S160

[23] Benveniste MFK, Rosado-de-Christenson ML, Sabloff BS, Moran CA, Swisher SG, Marom EM. Role of imaging in the diagnosis, staging, and treatment of thymoma. Radiographics 2011;31(7):1847–1861, discussion 1861–1863

[24] Masaoka A, Monden Y, Nakahara K, Tanioka T. Follow-up study of thymomas with special reference to their clinical stages. Cancer 1981;48(11):2485–2492

[25] Detterbeck FC, Stratton K, Giroux D, et al; Staging and Prognostic Factors Committee. Members of the Advisory Boards. Participating Institutions of the Thymic Domain. The IASLC/ITMIG Thymic Epithelial Tumors Staging Project: proposal for an evidence-based stage classification system for the forthcoming (8th) edition of the TNM classification of malignant tumors. J Thorac Oncol 2014;9(9, Suppl 2):S65–S72

[26] Jeong YJ, Lee KS, Kim J, Shim YM, Han J, Kwon OJ. Does CT of thymic epithelial tumors enable us to differentiate histologic subtypes and predict prognosis? AJR Am J Roentgenol 2004;183(2):283–289

[27] Rosado de Christenson ML, Abbott GF, Kirejczyk WM, Galvin JR, Travis WD. Thoracic carcinoids: radiologic-pathologic correlation. Radiographics 1999;19(3):707–736

[28] Carbone PP, Kaplan HS, Musshoff K, Smithers DW, Tubiana M. Report of the Committee on Hodgkin's Disease Staging Classification. Cancer Res 1971;31(11):1860–1861

第 13 章　胸壁和膈肌病变

Diseases of the Chest Wall and Diaphragm

一、感染

胸壁感染由胸廓内或胸廓内间隙传播而来。细菌性炎症通常伴有疼痛和感染相关的临床症状，只有在临床怀疑骨骼受累或化脓性胸膜炎形成时才需要影像学检查。CT 检查有助于胸腔内感染及传播的诊断，而 MRI 有助于骨髓炎的诊断。

如果局部影像学表现严重，而临床表现相对轻微时，则应考虑结核性脓肿的可能性。这是由于结核性胸膜炎的不断发展侵犯所致的化脓性胸膜炎（或"积脓"）。由此产生的结核性胸壁脓肿可能非常大（图 13-1）。

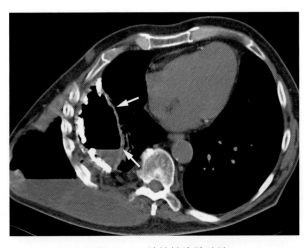

▲ 图 13-1　结核性胸壁脓肿

CT 图像示在结核性胸膜炎的情况下来自胸膜腔的炎症传播（白箭），形成积脓

二、SAPHO综合征

有时，掌 – 跖 – 皮肤脓疱病和严重的痤疮也会出现特征性的骨骼改变，特别是在胸壁。首字母缩写"SAPHO综合征"是以滑膜炎、痤疮、掌 – 跖 – 皮肤脓疱病、骨质增生和骨髓炎为特征的综合征。

SAPHO 综合征是临床表现为银屑病、脊椎关节炎和无菌多灶性骨髓炎的一组疾病，病因尚不清楚。绝大多数的骨质改变位于前上胸壁，尤其是胸骨锁骨区。邻近关节也可能有关节炎，可能还有其他表现，如 ≥ 1 个椎体的骨质硬化或骶髂关节炎[1]。

影像学显示锁骨内侧端和第一肋骨的硬化和膨胀，胸骨柄也有类似的改变（胸骨锁骨骨质增生，图 13-2）。一般在 CT 上除了异常骨化外，还能发现胸锁关节的骨质破坏和关节强直[2]。

虽然影像学具有长期以来骨质破坏的特征性表现，但缺少特征性的皮肤改变依然会使诊断同样困难，有时为了确诊，活检是不可避免的[1]。

三、胸壁肿瘤

下面描述的肿瘤不是胸壁特有的肿瘤，而是可以发生在整个骨肌系统。常见良性肿瘤和恶性肿瘤的鉴别见表 13-1。

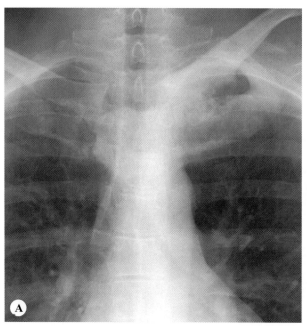 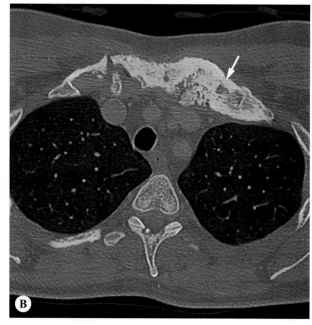

▲ 图 13-2 SAPHO 综合征，典型的胸骨锁骨骨质增生

A. X 线检查局部放大图与对侧相比，左侧锁骨内侧端和第一肋骨骨质硬化和膨胀增加；此外，胸骨柄硬化。B. CT 图像显示除了增加的骨质硬化外，胸肋关节也可看见小的骨质破坏（白箭）

提示

SAPHO 综合征的鉴别诊断。

- 骨髓炎。
- Paget 病。
- 锁骨缺血性坏死（骨坏死）。
- 恶性骨肿瘤。
  - 骨肉瘤。
  - 尤因肉瘤。
  - 转移。

表 13-1 胸壁良性和恶性肿瘤

良性肿瘤	恶性肿瘤
• 脂肪瘤 • 神经源性肿瘤：神经鞘瘤、神经纤维瘤、节细胞神经瘤、副神经节瘤 • 血管瘤 • 良性骨肿瘤：纤维性结构不良、骨软骨瘤、动脉瘤样骨囊肿、骨巨细胞瘤	• 软组织肉瘤 • 软骨肉瘤 • 骨肉瘤 • 尤因肉瘤 • 淋巴瘤 • 骨髓瘤 • 恶性纤维组织细胞瘤 • 恶性神经鞘肿瘤 • 侵袭性纤维瘤病 • 转移瘤

（一）良性肿瘤

胸壁良性肿瘤常常有特征性的影像学表现（表 13-2）。通常情况下生长缓慢且大多数无症状。不同于下面所描述的恶性肿瘤，良性肿瘤一般不会引起明显的疼痛。

脂肪瘤在 CT 和 MRI 上的表现为均匀脂肪（图 13-3）。它们发生在胸壁的肌肉或皮下脂肪，后一种情况中有时影像检查难以发现，而临床表现明显。

骨纤维性结构不良在 3/4 的患者为单骨型，1/4 的患者为多骨型（图 13-4）。受累骨质呈梭形膨胀性改变和变形，常常发生在肋骨，锁骨较少见。在 CT 上常可见模糊的钙化[3]。

骨软骨瘤是一种相对常见的良性骨肿瘤，具有典型的带蒂骨性突起（图 13-5）。当骨软骨瘤朝向胸腔内时软骨帽在 MRI 上显示最好，在 CT 上也可以看到骨性结构表面的软组织密度覆盖层。

动脉瘤样骨囊肿通常见于年轻人。在胸壁的

表 13-2　胸壁良性肿瘤鉴别诊断指南[3]

影像征象	实体肿瘤
CT 上脂肪密度	脂肪瘤（图 13-3）
钙化	
• 骨骼	
－骨质变形	骨纤维性结构不良（图 13-4）
－软骨帽	骨软骨瘤（图 13-5）
• 骨外、斑点状	血管瘤
骨皮质变薄、液－液平面	动脉瘤样骨囊肿、骨巨细胞瘤
边缘平滑肿瘤、肋骨破坏、骨外定位	神经鞘瘤（图 13-6）或神经纤维瘤
位于肋软骨过渡处	骨软骨瘤（图 13-5）
椎旁定位	神经源性肿瘤

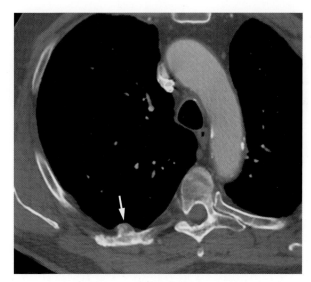

▲ 图 13-5　肋骨骨软骨瘤（白箭）
CT 图像显示胸腔内定位的带蒂骨性突起

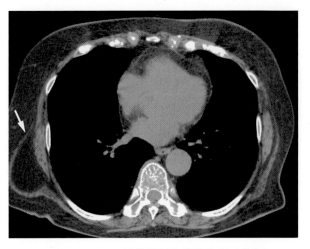

▲ 图 13-3　CT 图像显示胸壁脂肪瘤（白箭）

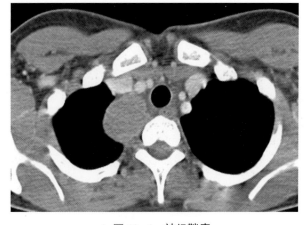

▲ 图 13-6　神经鞘瘤
CT 图像显示右侧椎旁边缘平滑肿块伴明显增强

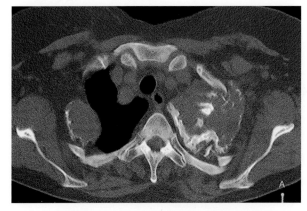

▲ 图 13-4　双侧多发骨纤维性结构不良
CT 图像显示肋骨梭形膨胀和变形，尤其在左侧

主要位置是胸椎的椎体后部。影像学显示膨胀性骨破坏伴皮质变薄[3]。

骨巨细胞瘤也发生在同一年龄组，尤其影响胸骨、锁骨和肋骨。影像学上可见偏心性膨胀性骨破坏伴皮质变薄。液－液平面较动脉瘤样骨囊肿少见[3]。

（二）恶性肿瘤

一些恶性软组织和骨肿瘤的特征性影像学表现提示诊断正确，从而缩小鉴别诊断的范围

（表 13-3）。而一些软组织肿瘤的诊断通常只能通过有创性活检来获得。然而，在许多情况下影像学能够区分恶性肿瘤和良性肿瘤。

> 提示
> 与良性肿瘤多无症状不同，恶性肿瘤通常表现为疼痛。

软骨肉瘤是胸壁最常见的恶性骨肿瘤，有 2 个发病高峰年龄（20 岁和 50 岁以上）。然而，在 CT 上可识别的特征性软骨样基质钙化并不常见（图 13-7）。肿瘤表现出异质性，外周可出现强化[4]。

骨肉瘤很少发生在胸壁，且通常见于年轻人。肋骨、肩胛骨和锁骨可能受累。比其他骨肉瘤更常见淋巴和血行转移，从而解释了这些胸壁

肿瘤预后较差的原因[4]。

脂肪肉瘤只有极少数患者累及胸壁。作为含脂肪的等密度肿瘤，在 CT 上很难区分高分化脂肪肉瘤和脂肪瘤，而低分化脂肪肉瘤密度较高与实体瘤相似。

单发或多发性骨髓瘤主要影响 50—70 岁的患者。骨外骨髓瘤是一种无特征的软组织密度肿块。骨髓瘤引起骨质溶解使骨骼呈现穿凿样改变（图 13-8），在骨扫描中呈阴性。

表 13-3　胸壁恶性肿瘤鉴别诊断指南[4]

影像征象	实体肿瘤
脂肪成分	脂肪肉瘤
钙化	
• 骨骼 – 环形和弧形 – 斑点状或絮状 – 中央密集 • 骨外：异质性	软骨肉瘤（图 13-7）
	软骨肉瘤
	骨肉瘤
	神经母细胞瘤或节细胞神经母细胞瘤
弥漫性骨溶骨改变	多发性骨髓瘤（图 13-8）
偏心生长（儿童和年轻人）	尤因肉瘤（图 13-9）
液 – 液平面和钙化（青少年和年轻人）	滑膜肉瘤
浸润性生长	恶性淋巴瘤（图 13-10） 侵袭性纤维瘤病
非特异性征象	• 平滑肌肉瘤和横纹肌肉瘤 • 恶性纤维组织细胞瘤 • 恶性神经鞘瘤（图 13-11） • 软组织转移瘤

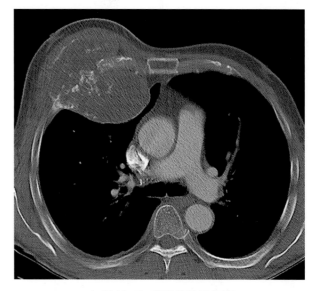

▲ 图 13-7　前肋骨软骨肉瘤
CT 图像显示伴有软骨样基质钙化的大肿块

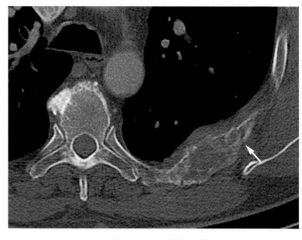

▲ 图 13-8　浆细胞瘤
CT 图像显示肋骨膨胀和骨质溶解形成穿凿样改变。病灶边缘非移位性病理性骨折（白箭）

尤因肉瘤主要见于儿童和年轻人，呈现为偏心性生长的孤立肿块或多发性肿块。尤因肉瘤通常表现为占位性生长模式（图 13-9）而且可以直接侵犯至肺组织。

恶性淋巴瘤通常表现为多发淋巴结肿大或呈侵袭性生长的膨胀性肿块（图 13-10）。典型的发

病年龄为 60 岁。

侵袭性纤维瘤（韧带样肿瘤）是一种较为常见的疾病，主要影响青少年和青壮年。浸润性软组织肿瘤呈中度增殖趋势。侵袭性纤维瘤病不会转移，甚至可能自行消退。具有 2 种生长模式，在青少年中最常见的浸润型，在成人中主要发生

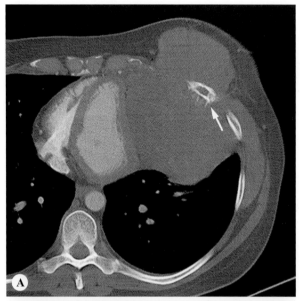

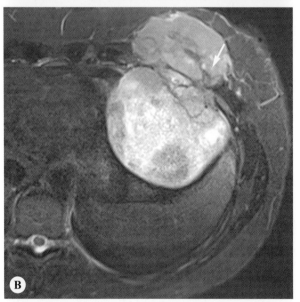

▲ 图 13-9 尤因肉瘤，肿瘤呈偏心性生长引起肺组织受压
A.CT 图像示大的软组织肿瘤，受累肋骨的骨质溶解和日光放射状骨膜反应（白箭），左心室受压；B.MRI，T_2WI 脂肪抑制图像示膨胀性生长和不均匀高信号的软组织肿瘤

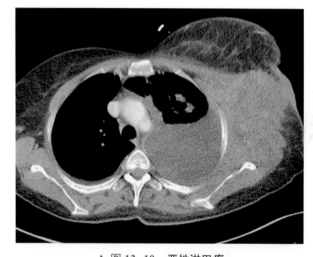

▲ 图 13-10 恶性淋巴瘤
CT 图像显示左侧胸壁侵袭性生长的较大软组织肿瘤。左乳淋巴引流受损，因水肿导致脂肪组织密度增加，左侧胸腔大量积液

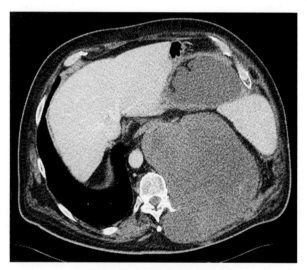

▲ 图 13-11 恶性神经鞘瘤
CT 图像显示左侧椎旁较大的占位性肿块

的是结节型。病变通常局限于肌肉组织和邻近筋膜，可能包裹神经和血管。在 T_1WI MR 成像中，肿瘤的信号强度低于或等于肌肉信号；在 T_2WI 图像中，等信号强度最常见，但偶尔可以观察到信号强度变化较大[4]。

四、膈肌麻痹

膈肌是主要的呼吸肌，由膈神经支配。膈肌功能障碍可导致反复发展的呼吸问题。根据残留功能，下列术语用于表示主动膈肌运动的减少。

- 膈肌麻痹：主动运动完全丧失。
- 膈肌轻瘫：运动力减弱但仍能运动。

影响整个神经肌肉兴奋途径的各种原因在（表 13-4）阐述，但通常很多情况并没有明确的原因（特发性膈肌麻痹）。

单侧膈肌麻痹或是无症状，或者由于劳累性呼吸困难而被诊断。双侧膈肌麻痹很少发生，由于辅助呼吸肌无法代偿膈肌功能障碍，因此不可避免地引起症状，这可能会导致呼吸衰竭。

X 线检查上看到的横膈抬高提示膈肌功能丧失（图 13-12）。透视或动态 MRI 序列用于观察膈肌运动[6-8]。MRI 的优点是能够显示横膈运动的 3D 图像。与患者直立时进行的透视检查相比，MRI 检查的缺点是仰卧位可以引起呼吸力学改变。

膈肌呼吸动度 > 4cm 认为是正常的，较小动度提示膈肌麻痹。主动膈肌呼吸运动完全丧失与膈肌瘫痪是一致的，通常伴有矛盾运动（膈肌矛盾运动）。吸气时健康膈肌在胸腔中产生负压，导致麻痹的膈肌向上移动。呼气时胸腔内压力反转，引起麻痹的膈肌向下移动。因此，病变膈肌的运动方向与健康膈肌的正常方向相反（图 13-13）。

"膈膨升"是指先天性的膈肌变薄，引起局限性的膨隆（称为"膈膨隆"），一般影响右侧膈肌的前内侧部分[9]，通常是无症状的偶然发现。

表 13-4 膈肌麻痹的原因[5]

病 因	疾病举例
孤立性膈神经功能障碍	• 外科创伤 • 胸部钝性创伤 • 膈神经肿瘤浸润 • 放射治疗 • 主动脉瘤 • 甲状腺肿
中枢神经系统疾病	• 颈椎病 • 颈椎外伤 • 颈椎肿瘤 • 横贯性脊髓炎 • 脊髓空洞症 • 多发性硬化 • 肌萎缩侧索硬化 • 脊髓灰质炎 • 脊髓性肌萎缩 • 病毒性疾病
周围神经系统疾病	• 带状疱疹 • 螺旋体病 • Guillain-Barré 综合征 • 糖尿病性神经病 • 毒素
神经肌肉连接障碍	• 重症肌无力 • Lambert-Eaton 综合征 • 毒素
肌肉疾病	• 脊髓性肌萎缩 • 胶原血管疾病 　– 系统性红斑狼疮 　– 混合性结缔组织病 　– 皮肌炎 • 营养不良 • 甲状腺功能低下或甲亢 • 淀粉样变性 • 皮质类固醇

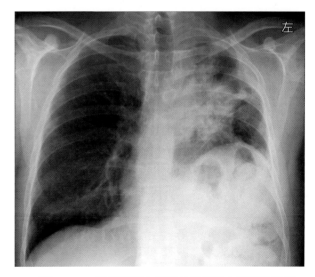

▲ 图 13-12　肿瘤侵犯左侧膈神经继发左侧膈肌麻痹
X 线检查显示左侧高位横膈和左侧中央型肺癌

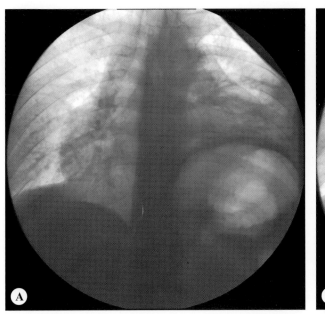
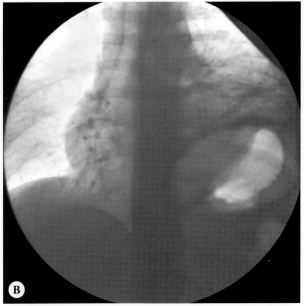

▲ 图 13-13　左侧膈肌瘫痪

透视图像显示左侧膈肌的矛盾运动。A. 呼气图像；B. 吸气图像：左侧膈肌高于呼气时

五、膈疝

先天性膈疝有 2 个好发部位[5, 10]。

• 前部→ Morgagni 疝（图 13-14）：横韧带与前胸壁不完全融合导致膈肌右侧前部缺损，腹部结构可通过该缺损向上疝入，这种类型的膈疝相对罕见。

• 后部→ Bochdalek 疝（图 13-15）：横膈与肋间肌不融合导致膈肌后部缺损。Bochdalek 疝占所有先天性膈疝的 90% 以上，且主要发生在左侧。在侧位胸片上，典型表现为后肋骨角处边缘光滑、有半圆形占位。

影响食管裂孔的后天性膈疝称为食管裂孔疝（图 13-16）。部分胃向上移位进入胸腔，主要是因为胃贲门向上滑动（滑动型疝），贲门滑向食管旁较少见（食管旁疝）。术语"膈上胃"表示几乎整个胃向膈上移动（图 13-17）。一般较大的裂孔疝可以在胸片上表现为中下纵隔的含气结构，有时可见气液平面。可在老年人中偶然发现。创伤性膈疝在第 15 章中讨论。

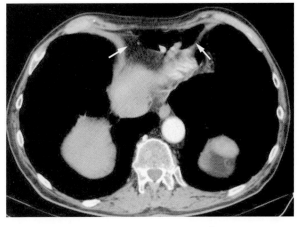

▲ 图 13-14　**Morgagni** 疝

CT 图像显示部分横结肠和肠系膜脂肪可以在心脏前面被识别（白箭）

六、胸壁畸形

漏斗胸是最常见的先天性胸壁畸形，其发生率为 0.10%～0.25%[11]。这是由于肋软骨过快和不协调生长所致。这会使胸骨向后导致肋软骨突到胸骨前方（图 13-18）[12]。在极少数情况下，这种畸形与某些综合征有关（Marfan 综合

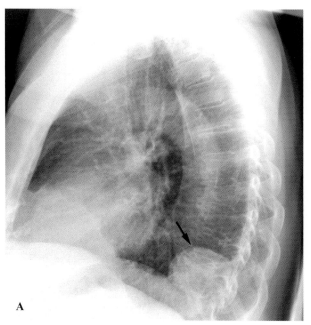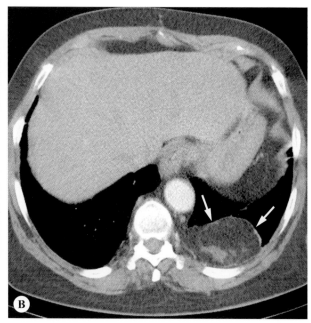

▲ 图 13-15　**Bochdalek 疝**
A. X 线检查局部放大图显示左侧后肋膈角边缘平滑、半圆形占位（黑箭）；B. CT 图像示左后腹部脂肪疝（白箭）

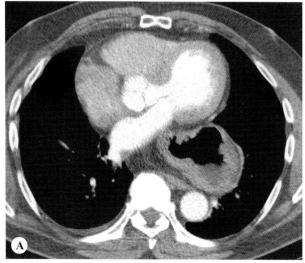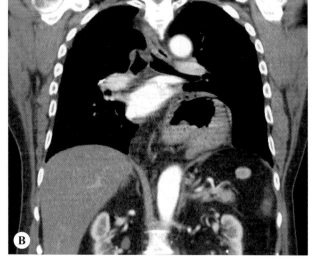

▲ 图 13-16　食管裂孔疝，部分胃经食管裂孔疝入胸腔
A. 轴位 CT；B. 冠状位 CT

征、Ehlers-Danlos 综合征、先天性心脏病）。漏斗胸通常无症状，也可能会由于心脏和肺的移位而导致轻微的身体功能受损。在这种情况下，有时也出于矫正外形的原因，可能需要进行矫正手术[2]。此时，胸骨骨折并用金属支架固定

（图 13-19）。断层成像（CT 或 MRI）可用于术前处理。

鸡胸表现为胸骨向前移位，与漏斗胸不同（图 13-20）。其发生率为 1∶1500，比漏斗胸少见，且 1/3 的患者伴有脊柱侧弯。通常，它会导

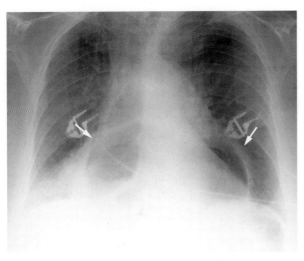

▲ 图 13-17　膈上胃

X 线检查显示边界清晰的心脏后方较大的含气结构（白箭），与疝入的胃一致

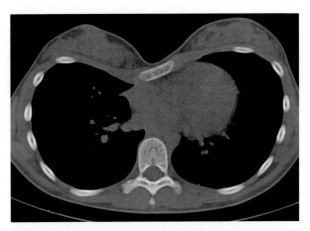

▲ 图 13-18　漏斗胸

CT 图像显示胸骨向后移位和心脏向左移位

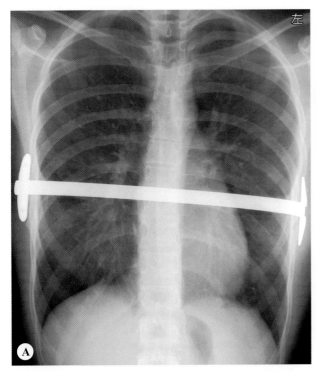

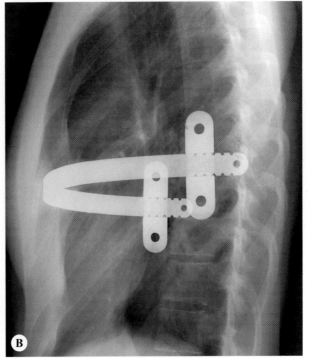

▲ 图 13-19　漏斗胸矫正手术

X 线检查显示与图 13-18 为同一女性患者。通过胸壁插入金属支架将胸骨隆起。A. 后前位图像；B. 侧位图像，局部放大

致体力下降和劳累性呼吸困难，通过矫正手术可以显著改善[2]。

颈肋在绝大多数患者中是无症状的，0.5%的患者有颈肋。偶尔，它们会压迫胸廓出口处供应上肢的血管和神经，引起疼痛、手肿胀或胸廓出口综合征。颈肋通常在后前位胸片上可以清楚地识别。CT 能直接显示受压的血管结构。

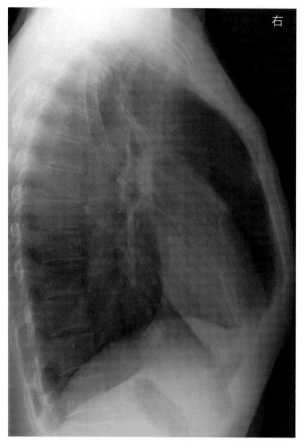

▲ 图 13-20　鸡胸
侧位 X 线检查

七、总结

对于胸壁感染性病变，常需要断层显像来判断感染的程度。MRI 对骨受累（骨髓炎）的诊断优于 CT。CT 通常可以明确显示或排除胸腔内各间隙的受累情况。症状相对较少的较大胸壁脓肿应考虑结核性化脓性胸膜炎。

SAPHO 综合征是一种罕见的类风湿疾病，有时与银屑病有关。它导致特征性的皮肤改变（掌、跖脓疱，严重痤疮）和上胸廓入口处高度特异性的骨骼改变征象（胸肋锁骨的骨质增生）。

多种良性和恶性肿瘤均可发生在胸壁。仅少数实体肿瘤在影像学上可以诊断出特定肿瘤类型，如脂肪瘤。然而，在大多数情况下仅能区别良性肿瘤和恶性肿瘤（表 13-2 和表 13-3）。

虽然很多已知原因可以引起膈肌麻痹（表 13-4），但通常膈肌麻痹的原因是不明确的。在动态检查上（透视或 MRI）高位横膈和膈肌运动减弱（＜4cm）提示膈肌麻痹。完全性膈肌瘫痪与不完全性膈肌麻痹的区别在于，完全性膈肌瘫痪完全没有主动运动和膈肌反常运动。

膈疝可分为先天性膈疝（较多见的后部的 Bochdalek 疝和较少见的前部 Morgagni 疝）和后天性膈疝（食管裂孔疝：食管旁疝和食管滑动型疝，外伤性膈疝）。

漏斗胸是胸骨最常见的先天畸形，它导致胸骨下部的后移，较少见的是引起胸骨前移的鸡胸。颈肋通常是偶然发现的且很少有症状，但可以引起胸廓出口综合征或臂丛神经受压。

参考文献

[1] Cotten A, Flipo RM, Mentre A, Delaporte E, Duquesnoy B, Chastanet P. SAPHO syndrome. Radiographics 1995;15(5):1147–1154

[2] Restrepo CS, Martinez S, Lemos DF, et al. Imaging appearances of the sternum and sternoclavicular joints. Radiographics 2009;29(3):839–859

[3] Tateishi U, Gladish GW, Kusumoto M, et al. Chest wall tumors: radiologic findings and pathologic correlation: part 1. Benign tumors. Radiographics 2003;23(6):1477–1490

[4] Tateishi U, Gladish GW, Kusumoto M, et al. Chest wall tumors: radiologic findings and pathologic correlation: part 2. Malignant tumors. Radiographics 2003;23(6):1491–1508

[5] Nason LK, Walker CM, McNeeley MF, Burivong W, Fligner CL, Godwin JD. Imaging of the diaphragm: anatomy and function. Radiographics 2012;32(2):E51–E70

[6] Gierada DS, Curtin JJ, Erickson SJ, Prost RW, Strandt JA, Goodman LR. Diaphragmatic motion: fast gradient-recalled-echo MR imaging in healthy subjects. Radiology 1995;194(3):879–884

[7] Kiryu S, Loring SH, Mori Y, Rofsky NM, Hatabu H,

Takahashi M. Quantitative analysis of the velocity and synchronicity of diaphragmatic motion: dynamic MRI in different postures. Magn Reson Imaging 2006;24(10):1325–1332

[8] Unal O, Arslan H, Uzun K, Ozbay B, Sakarya ME. Evaluation of diaphragmatic movement with MR fluoroscopy in chronic obstructive pulmonary disease. Clin Imaging 2000;24(6):347–350

[9] Yeh HC, Halton KP, Gray CE. Anatomic variations and abnormalities in the diaphragm seen with US. Radiographics 1990;10(6):1019–1030

[10] Taylor GA, Atalabi OM, Estroff JA. Imaging of congenital diaphragmatic hernias. Pediatr Radiol 2009;39(1):1–16

[11] Creswick HA, Stacey MW, Kelly RE Jr, et al. Family study of the inheritance of pectus excavatum. J Pediatr Surg 2006;41(10):1699–1703

[12] Jeung MY, Gangi A, Gasser B, et al. Imaging of chest wall disorders. Radiographics 1999;19(3):617–637

第 14 章　血管疾病

Vascular Diseases

一、肺动脉疾病

（一）急性肺栓塞

静脉血栓栓塞症是最常见的心血管疾病之一，包括 2 种临床疾病，下肢深静脉血栓和肺血栓栓塞症，后者临床表现较重。患者的临床表现可以是致命的循环衰竭或无症状被偶然发现。一些诱发因素会增加静脉血栓栓塞的风险，如重大创伤、手术、下肢骨折、脊柱损伤和恶性肿瘤等。对于年轻女性，主要的危险因素是口服避孕药。

肺栓塞的典型症状包括突然性呼吸困难、胸痛或胸骨后疼痛，也可出现咳嗽、咯血、发热或晕厥。在 1/4 的患者中，还可以发现下肢深静脉血栓形成。动脉血气分析表现为低氧血症，可提示肺栓塞的诊断，但仅 1/2 的患者会出现特征性的低氧血症。症状轻微或无症状的肺栓塞患者并不少见。

肺栓塞的病理生理机制一般是右心室后负荷增加导致的右心功能受损。由此导致右心室扩张，最终引发三尖瓣功能不全。同时，右心室壁肌细胞张力增加，激活神经激素，引发心肌炎症反应。随后心肌需氧量增加导致心肌缺血，进而降低心肌收缩力。最终导致右心室每搏输出量减少，使左心室前负荷降低。左心室血容量下降，表现为系统性血压降低。而冠状动脉灌注下降又

加剧了右心室缺血。这些病理生理过程的相互作用最终导致患者出现心源性休克和死亡[1]。

治疗方法的选择取决于早期死亡的风险评估。有 2 两种可供选择的治疗方案，一种是积极的溶栓治疗（介入性血栓溶解），另一种是保守方式，即血栓动脉切除术和抗凝治疗。前者的并发症较高，如出血。风险分层表决定了适当的诊断和治疗策略（表 14-1）[1, 2]。

临床上广泛应用的两个评分系统（表 14-2，表 14-3），它们对肺栓塞的发生概率具有中等评估能力。2/3 的患者被评为高概率评分确实存在肺栓塞。然而，10% 的低概率患者也被发现存在栓塞。D- 二聚体检测大大增加了对低或中等概率评分患者的鉴别力。因此，在使用 CTPA 之前，对于血流动力学检查结果稳定、肺栓塞评分概率不高的患者，要先行 D- 二聚体检查。

胸部 X 线摄影在疑似肺栓塞的影像诊断中不起任何作用。X 线摄影无法直接观察到栓子，而仅能发现肺栓塞的间接征象，包括盘状肺不张、与肺梗死供血区一致的肺实变、胸腔积液、肺缺血性透亮度增强、肺动脉增粗或膈肌抬高等。

目前，CTPA 检查现已取代了以前常见的通气/血流比值（ventilation/perfusion，VQ）扫描，是临床上怀疑肺栓塞的首选成像方式。在 CTPA 图像上，栓塞可直接显示为血管内对比剂

表 14-1 肺栓塞早期死亡风险评估发热诊断和治疗决策[1]

治疗或决策	早期死亡高风险	早期死亡低风险
定义	脑卒中或低血压 a	无脑卒中或低血压
诊断方法	CTPA（如果患者能立即接受检查）或超声心动图（右心扩大征象？）	临床高度怀疑原发性肺栓塞（表 14-2），行 CTPA 检查中低可疑性肺栓塞（表 14-2） • D-二聚体检测 • 二聚体检测阳性的患者行 CTPA 检查
临床治疗	早期再灌注治疗（溶栓治疗、介入或手术再通）	抗凝治疗

CTPA. 肺 CT 血管成像
a. 收缩压＜ 90mmHg 或下降至少 40mmHg，至少 15min，且不是由于新发心律失常、低血容量血症或败血症引起的

表 14-2 临床 Wells 评分系统：肺栓塞临床诊断可能性评估系统[1]

Wells 评分	分值（原版）[3]	分值（简化版）[4]
既往有肺栓塞或深静脉血栓病史	1.5	1
心率≥ 100 次 / 分	1.5	1
外科手术后或骨科内固定术后 4 周	1.5	1
咯血	1	1
肿瘤	1	1
有深静脉血栓的临床表现	3	1
其他检查提示肺动脉栓塞	3	1
临床诊断可能性		
三级评分		
• 低可能性	0 ～ 1	
• 中可能性	2 ～ 6	
• 高可能性	≥ 7	
二级评分		
• 肺动脉栓塞可能性不大	0 ～ 4	0 ～ 1
• 肺动脉栓塞可能性大	≥ 5	≥ 2

表 14-3 修订版 Geneva 评分：肺栓塞临床可能性评估系统[1]

修订版 Geneva 评分	分值（原版）[5]	分值（改良版）[6]
既往有肺栓塞或深静脉血栓病史	3	1
心率		
• 75 ～ 94 次 / 分	3	1
• ＞ 95 次 / 分	5	2
外科手术或骨折 1 个月后	2	1
咯血	2	1
肿瘤	2	1
非对称性下肢疼痛	3	1
下肢水肿或下肢触痛	4	1
年龄＞ 65 岁	1	1
临床可能性		
三级评分		
• 低可能性	0 ～ 3	0 ～ 1
• 中可能性	4 ～ 10	2 ～ 4
• 高可能性	≥ 11	≥ 5
二级评分		
• 肺动脉栓塞可能性不大	0 ～ 5	0 ～ 2
• 肺动脉栓塞可能性大	≥ 6	≥ 3

的充盈缺损（图 14-1）。已经有大规模 CT 研究证实了该技术的高准确性，灵敏度为 83%，特异性为 96%[8]。

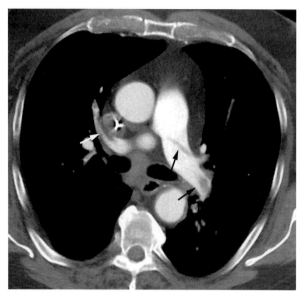

▲ 图 14-1　CT 图像显示急性肺动脉栓塞，肺动脉充盈缺损（白箭和黑箭）

此外，CT 还能提供更多额外的信息。如右心室扩大的征象表明右心衰竭，与预后有关。所以可以在轴位上测量右心室（right ventricle，RV）和左心室（left ventricle，LV）的横径（短轴）。RV/LV > 1 证明右心衰竭[9-11]，其他各种参数也用于评估右心衰竭或预后，例如，确定血栓栓塞负荷的几个评分系统，或者测量肺动脉直径、肺动脉与主动脉直径比值和室间隔向左心的突出程度。所有这些数值的有效性都存在争议，它们有可能对预后没有意义[10]。

上腔静脉或奇静脉扩张提示充血性右心衰竭、预后不良[10, 12]。当静脉对比剂回流至肝静脉时候，提示三尖瓣功能不全。但目前尚无证据证明这种表现与肺栓塞的严重程度有关[13]。三角形肺实变或肺内磨玻璃状不透明阴影（图 14-2）均间接性提示肺栓塞，这些征象偶尔可在部分肺栓塞患者图像中发现。

肺栓塞的临床治疗必须面对 2 个颇具挑战性

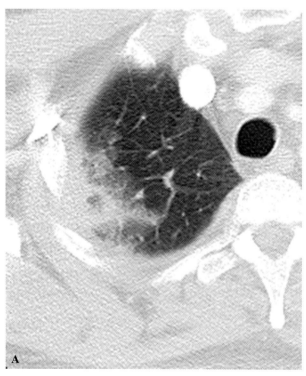
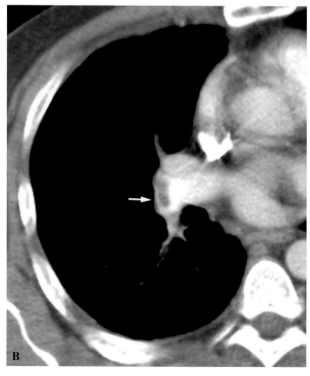

▲ 图 14-2　急性期肺栓塞继发的肺梗死
A. CT 图像显示肺梗死：右肺上叶尖段肺实变和磨玻璃影；B. 右上叶动脉的充盈缺损提示肺栓塞（白箭）

的分型。

- 孤立的亚段型肺栓塞：CTPA 上仅有 10% 的患者出现亚段定位的肺栓塞，且具有较低的阳性预测价值和较高的观察者间差异性[15]。其临床意义取决于栓塞的程度（单发或多发栓塞）和潜在的并发症。建议辅助进行下肢静脉彩色超声检查，以排除有需要治疗的下肢深静脉血栓形成。孤立的亚段性肺动脉栓塞，如果超声检查报告为阴性，则应根据具体情况考虑是否需要抗凝治疗。肺栓塞的可能性和现有的心肺储备能力必须与治疗引发的出血风险进行综合评估[1, 15]。

- 无症状性肺栓塞：占 CT 中所有偶然发现栓塞的 1%～2%[16-20]，通常对于恶性肿瘤和中枢性疾病的患者来说，建议采用抗凝剂治疗。大量肺栓塞[1, 21] 研究数据表明在广泛使用 CTPA 的情况下，肺栓塞存在过度诊断[1, 22-25]。

下肢深静脉血栓形成（deep venous thrombosis, DVT）是肺栓塞最常见的原因。CT 静脉造影和加压超声检查对深静脉血栓的检测具有同等的诊断价值[26]，但原则上应优先选择加压超声检查，因为 CT 静脉造影对患者的辐射量相当大[1]，但无法提供足够的超声检查条件时，CT 静脉造影可与 CTPA 同时进行，可以排除深静脉血栓。

CT 双能量成像（DECT）和 MRI 能够直接显示肺灌注中与栓塞相关的灌注缺损[27]。如果 CTPA 与 DECT 同时进行，可以从 CT 数据集中生成碘图。如果在 CTPA 加入能谱 CT 扫描，则可从 CT 数据集中生成碘图，这些碘图显示肺实质内的碘对比剂分布，从而显示灌注缺损区（图 14-3），并提供额外的血管结构信息[28]。并非所有 CTPA 上发现的肺栓塞都与灌注缺陷区有关。即不可能在 CTPA 上为每个灌注缺损找到相关的肺动脉栓子。这种灌注缺损的临床意义

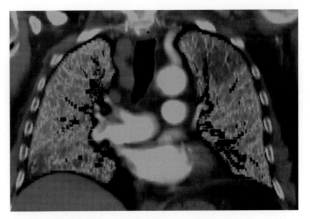

▲ 图 14-3 急性肺栓塞（彩图见书末）
冠状位 DECT 能谱 CT 显示碘图（伪彩图）显示双肺楔形灌注缺损区（蓝色）。这些病变与图 14-1 中的患者的病灶相对应

尚不清楚，但广泛的灌注缺损可能与不良预后有关[29]。

同时，DECT 能谱成像可以增强肺动脉的血管对比度，可以增强肺动脉中对比剂的信噪比，因此，使用较低的虚拟 kV 设置有助于提高肺栓塞诊断的可靠性。在 CT 扫描期间行 Valsalva 动作会导致肺动脉增强不足[30, 31]。在这种情况下可以通过降低虚拟千伏来回顾性地增加血管对比度。

（二）慢性血栓栓塞性疾病和慢性血栓栓塞性肺动脉高压

在肺栓塞患者中，急性期腔内血栓，通常在几周内完全溶解，但如果溶解不完全，就会形成慢性血栓栓塞性疾病（chronic thromboembolic disease，CTED）。CT 显示完全闭塞的血管与近端血管相比口径小于正常范围，并可见镰刀形充盈缺损，病变与附壁血栓一致（图 14-4）。其他影像特征性包括肺动脉直径变窄、壁增厚，并可能伴有壁钙化，以及条带状或网格状密度增高影。肺动脉少血症则在肺实质表现为马赛克样灌注不均。可见支气管动脉的扩张及支气管动脉侧支循环的形成（图 14-5）[20, 32, 33]。

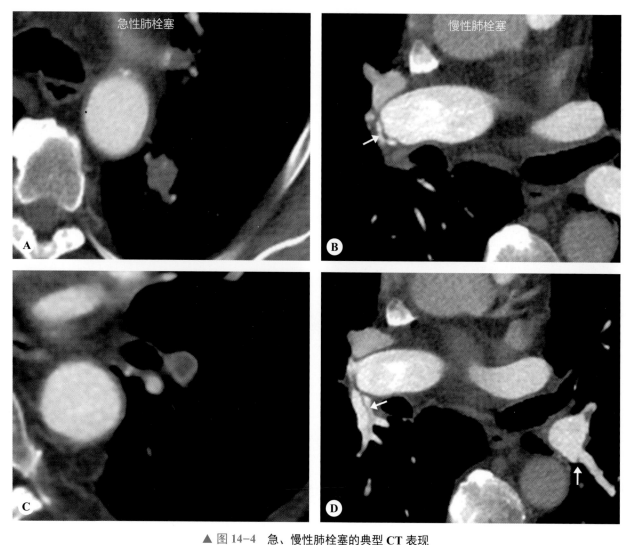

▲ 图 14-4 急、慢性肺栓塞的典型 CT 表现

A.CT 图像显示肺动脉完全阻塞；B. 中央型对比剂充盈缺损；C. 镰刀形充盈缺损伴钙化；D. 腔内网状和带状异常密度影（白箭）

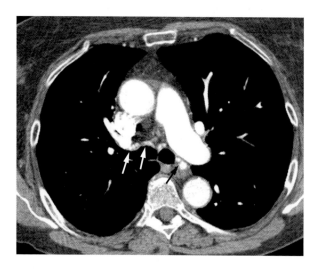

▲ 图 14-5 慢性肺栓塞

CT 图像显示支气管动脉扩张（白箭和黑箭）

肺动脉血管内对比剂充盈缺损的鉴别诊断应包括一种罕见但重要的疾病，即血管肉瘤，一种起源于血管壁的恶性肿瘤（图 14-6）[34-36]。最重要的鉴别标准是血管肉瘤可见病变向血管外生长，但在慢性栓塞中这种征象少见。

在一小部分有症状的急性肺栓塞患者中，肺动脉血管床的持续阻塞导致肺动脉高压的进展（见下文）[1]，这被称为慢性血栓栓塞性肺动脉高压（chronic thromboembolic pulmonary hypertension，CTEPH）。本病的诊断往往被低估，由于最初它只引起肺动脉高压的非特异性症状[37]。如果满足以下条件，则诊断为慢性血栓栓塞性肺动脉高压。

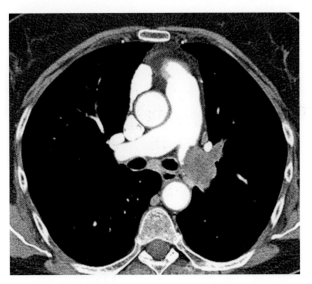

▲ 图 14-6　左肺动脉血管肉瘤

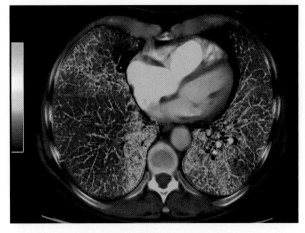

▲ 图 14-7　慢性血栓栓塞性肺动脉高压的能谱 CT 图
（彩图见书末）
彩色碘图显示双肺大面积节段性低灌注区（蓝色），伴右肺
下叶动脉血管管径狭窄

- 肺动脉平均压 ≥ 25mmHg。肺部毛细血管
楔压 ≤ 15mmHg。
- 有 ≥ 1 个肺段性肺灌注缺损[38] 或在 CTPA
或血管造影中有 1 例血管闭塞[1]。

唯一的治愈性治疗方案是肺动脉内膜剥脱
术，因此不能接受手术治疗的患者预后较差。目
前，正在研究对部分患者进行肺动脉的介入球囊
血管成形术。此外，血管扩张药最近已被批准用
于 CTEPH 的保守治疗。

通气/血流比值（VQ）扫描被认为是检测
灌注缺损的诊断参考标准[39]。VQ 扫描正常几乎
排除了符合手术治疗条件的慢性血栓栓塞性肺动
脉高压的存在。CTPA 显示慢性血栓栓塞性肺动
脉高压的血管变化灵敏度降低。DECT 能够展示
CTPA 期间的肺灌注状况。在未来，这种检查方
法也可以用来检测灌注缺损，因此，这种影像检
查方法可用于慢性血栓栓塞性肺动脉高压的初级
诊断（图 14-7）。

除了本章开篇所述的慢性血栓栓塞性疾病的
影像表现外，慢性血栓性肺动脉高压常伴有支气
管动脉扩张。此外，肺动脉压力的增加会导致更
多的液体从血管渗入肺间质，从而导致经肺淋巴
管排出的液体量增加。在可以手术的患者中，需

要进行额外的肺血管造影以确定手术治疗的指征
和计划[1, 43]，肺血管造影在观察周围血管闭塞方
面优于横断面成像（图 14-8）。

提示

慢性血栓栓塞性肺动脉高压（CTEPH）的
CT 检查结果如下。

- 肺动脉充盈缺损（完全形或镰刀形）。
- 肺动脉狭窄。
- 肺动脉壁增厚，部分钙化。
- 腔内网状和带状异常密度。
- 马赛克灌注不均。
- 支气管动脉扩张。
- 纵隔和肺门淋巴结肿大。
- 能谱 CT 碘图上显示节段性灌注
缺损。

（三）肺动脉高压

肺动脉高压病通常涉及诸多疾病和病理状
态。根据最近一次修订 2013 年（Nice 分类）肺
动脉高压的临床分类标准，将这些病症分为 5 组
（表 14-4）。

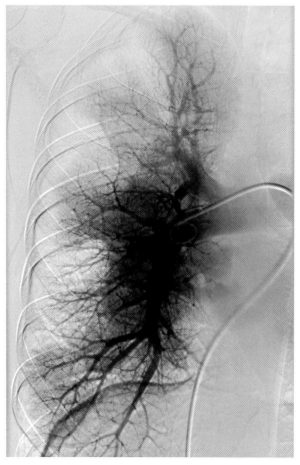

▲ 图 14-8　慢性血栓栓塞性肺动脉高压的血管造影图
DSA 显示广泛的血管阻塞和楔形灌注缺损区

部分肺动脉高压的病因可以通过影像学检查进行诊断，特别是肺部疾病。如慢性阻塞性肺疾病（Nice 分类 3.1）、弥漫性实质性肺疾病（Nice 分类 3.2）、慢性血栓栓塞性肺动脉高压（Nice 分类 4），以及全身性疾病，如结节病、肺朗格汉斯细胞组织细胞增生症和淋巴管平滑肌瘤病（Nice 分类 5.2）。肺动脉高压对肺血管和心脏的继发性影响也可在 CT 图像有所体现。特征性 CT 检查结果见表 14-5。

静脉闭塞性疾病和肺毛细血管瘤（Nice 分类 1'）的特殊影像学发现在下文"肺静脉疾病"中讨论。在 DECT 或 MRI 上可视化肺灌注现象可以对肺动脉高压的病因进行鉴别诊断。特别是检测到节段性灌注缺损是慢性血栓栓塞性肺动脉高

压的影像学特征。在特发性动脉性肺动脉高压中，可发现弥漫性低灌注区，在慢性阻塞性肺疾病中，灌注缺损区与肺部病理实质改变的程度具有相关性（图 14-9）。

在大多数慢性血栓栓塞性肺动脉高压的患者中，可观察到支气管动脉的扩张，但在特发性肺动脉高压中很少见。原发性丛源性肺血管病可见到的周围肺动脉呈螺旋状改变，这种征象提示特发性肺动脉高压的诊断。

（四）Swyer-James 综合征

Swyer-James 综合征是指早期儿童肺部感染后，支气管炎性反应引发的小血管闭塞性疾病[46]。这种疾病常常见于病毒性肺炎、支原体肺炎。闭塞性支气管炎导致支气管腔的狭窄，从而使得受影响肺部的通气量减少，持续性的缺氧性肺血管收缩减少了肺灌注。处于在正发育的患者中，上述过程导致肺部的血管结构发育不良的病变发生。一般来说，Swyer-James 综合征在数年后才会出现症状，但通常还是在儿童期或青春期早期，Swyer-James 综合征引起反复的肺部感染，或者非典型肺部症状时，可以出现劳力性呼吸困难、咳嗽、咳痰。

胸部 X 线检查表现为偶然发现的肺部透亮度增强和肺纹理稀疏。CT 检查显示病区肺动脉分支减少，但不一定局限于单个肺叶，有时表现为不对称性的肺部受累（图 14-10）。后者是鉴别 Swyer-James 综合征与先天性肺叶性肺气肿的重要鉴别诊断要点。此外，还存在着支气管炎的特征性表现，通常可以用于鉴别空气潴留和支气管炎。

二、肺静脉疾病

肺静脉闭塞症（pulmonary veno-occlusive disease，PVOD）好发于儿童和年轻人，表现为

表 14-4　**Nice 分类：肺动脉高压分类修正版本** [44]

分　组		疾　病
1	肺动脉高压（PAH）	1.1 特发性肺动脉高压
		1.2 下列基因缺陷引起的可遗传的肺动脉高压
		1.2.1 *BMPR2* 基因
		1.2.2 *ALK-1*、*ENG-*、*SMAD9-*、*CAV1-*、*KCNK3* 基因
		1.2.3 未知的遗传缺陷
		1.3 药物和毒素引起的高压
		1.4 其他原因肺动脉高压
		1.4.1 结缔组织病
		1.4.2 人类免疫缺陷病毒感染
		1.4.3 门静脉高压症
		1.4.4 先天性心脏病
		1.4.5 血吸虫病
		1' 肺静脉闭塞症和（或）肺毛细血管瘤
		1'' 新生儿持续性肺动脉高压
2	左心疾病相关性肺动脉高压	2.1 左心室收缩功能障碍
		2.2 左心室舒张功能障碍
		2.3 瓣膜病
		2.4 先天性或后天性左心流入 / 流出道梗阻和先天性心肌病
3	肺疾病所致肺动脉高压	3.1 慢性阻塞性肺疾病
		3.2 弥漫性实质性肺疾病
		3.3 其他限制性和阻塞性混合型肺部疾病
		3.4 睡眠呼吸障碍
		3.5 肺泡低通气症
		3.6 长期暴露于高海拔地区
		3.7 发育中的肺部疾病
4	慢性肺血栓栓塞性肺动脉高压	慢性肺动脉栓塞所致肺动脉高压
5	多因素机制不明确的肺动脉高压症	5.1 血液系统疾病：慢性溶血性贫血、骨髓增生性疾病、脾切除术
		5.2 全身性疾病：结节病、肺朗格汉斯细胞组织细胞增生症、淋巴管平滑肌瘤病
		5.3 代谢性疾病：糖原贮积病、戈谢病、甲状腺疾病
		5.4 其他：肿瘤性梗阻、纤维化纵隔炎、慢性肾衰竭、节段性肺动脉高压

肺静脉和小静脉的血栓形成，以及病因不明的血管内偏心性内膜纤维化。主要临床症状为渐进性呼吸困难，可出现急性肺水肿或咯血。CT 可表现为肺动脉高压（表 14-5）伴有间质性或肺泡性肺水肿，这些均提示肺静脉闭塞症这一类疾病。另一个明显的影像表现是肺中央静脉直径缩小（图 14-11）[45]。

肺毛细血管瘤（pulmonary capillary hemangiomatosis，PCH）是一种罕见的疾病，可引起肺动脉高压，并且与肺静脉闭塞症一样，肺静脉压正常。从组织学上可以看到肺泡壁中毛细血管的增生。肺毛细血管瘤似乎与几种疾病有关，但其病因仍未知。影像学检查显示出多发边界清晰的磨玻璃结节。与肺静脉闭塞症不同，没有小叶间隔增厚的证据。通常还会出现肺动脉高压的表现（表 14-5）[49]。

肺静脉隔离法是临床上用于治疗特发性和阵发性心房颤动的微创心脏干预治疗法。术后可能并发症有中央肺静脉狭窄症，进而导致狭窄静脉引流的肺部出现侧支循环和静水性肺水肿（图 14-12）。

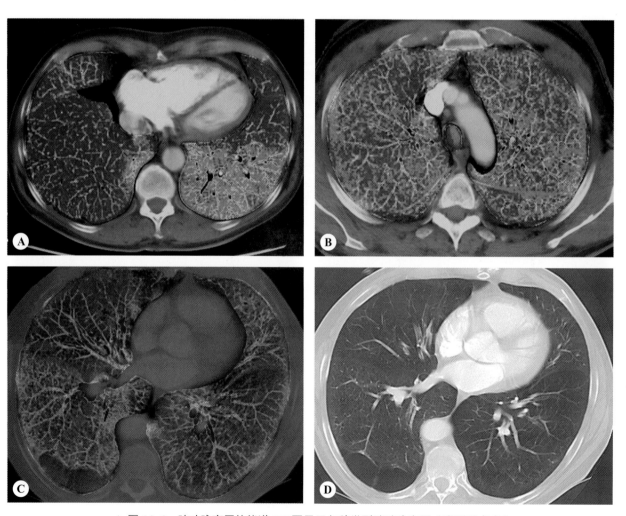

▲ 图 14-9　肺动脉高压的能谱 CT 图显示各种类型肺动脉高压（彩图见书末）

A. 碘图显示慢性血栓栓塞性肺动脉高压，伴节段性灌注缺损区。B. 碘图显示特发性动脉性肺动脉高压伴弥漫性低灌注区。C. 碘图显示肺气肿，气肿区灌注缺损。相应的肺窗在右下角。D. 肺窗显示右下叶肺气肿伴肺大疱，与能谱 CT 图相对应

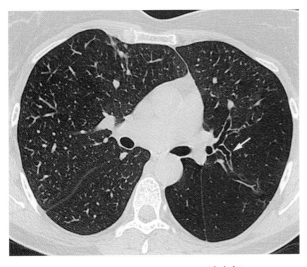

▲ 图 14-10　**Swyer-James** 综合征
CT 图像显示左上叶和左下叶背段密度降低，左肺血管直径变小，显示稀疏；支气管扩张伴炎症（白箭）

三、主动脉和大动脉疾病

（一）急性主动脉综合征

急性主动脉综合征是危及生命的紧急医疗状况，需要立即诊断和紧急治疗。主要症状是急性胸痛或脊柱疼痛，尤其是肩骨之间。其他症状包括血流动力学不稳定、低血压、心动过速和晕厥。动脉高血压是重要的诱发因素。

最好使用 ECG 门控条件下，选择使用 CT 血管成像（CTA）。个别情况下，可能需要辅助 MRI，或者经食管超声心动图检查[50]。根据影像学表现可以区分几种临床表现相似的疾病。下文将对此进行讨论（图 14-13）[51]。

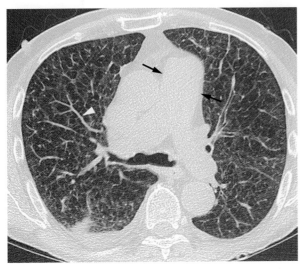

▲ 图 14-11　肺静脉闭塞症
CT 图像显示两肺弥漫性小叶间隔增厚，肺静脉明显变细（白箭头），肺动脉干扩张（黑箭），伴双侧少量胸腔积液

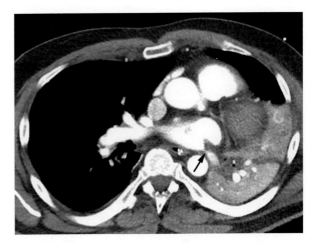

▲ 图 14-12　左下肺中央静脉管径狭窄（黑箭）
CT 图像显示肺静脉隔离的介入治疗后并发症。此外，由于广泛的左肺门侧支循环形成导致左下叶肺不张

急性主动脉综合征的其他临床鉴别诊断还包括急性冠脉综合征和肺栓塞。排除这些疾病的途径是通过适当的检查技术手段，如胸痛三联 CT 扫描方案[53]进行排除诊断。在临床常规处理急性胸痛中，无差别的使用这种扫描方案是存有争议的。由于这种扫描方案存在高辐射剂量暴露，所以部分专家反对把这种扫描协议作为常规检查[54]。

表 14-5　肺动静脉高压的 CT 表现[45]

肺动脉高压	肺静脉高压
• 中央肺动脉扩张 • 周围肺动脉突然变细 • 右心室肥大 • 右心室和右心房扩大 • 支气管动脉扩张 • 马赛克灌注 • 纵隔或肺门淋巴结肿大	• 间质性及肺泡性肺水肿 • 肺动脉高压的征象

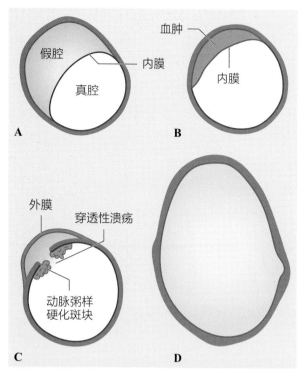

▲ 图 14-13 可能导致急性主动脉综合征的疾病

示意图[52]。A. 主动脉夹层；B. 壁内血肿；C. 穿透性动脉粥样硬化性溃疡；D. 主动脉瘤

1. 主动脉夹层

急性主动脉综合征的最常见原因是主动脉夹层。由于主动脉内膜撕裂，血液通过内膜和中膜之间的假腔流动，并通过另一个远端内膜撕裂再次进入主动脉管腔（真腔）。根据症状的持续时间区分急性剥离和慢性剥离，慢性剥离持续 2 周以上。

Stanford 分类根据位置区分 2 种主动脉夹层[52]。

- A 型：累及升主动脉和主动脉弓。
- B 型：累及降主动脉远端到左锁骨下动脉的起源。

临床意义，A 型结构需要紧急外科手术修复，而 B 型结构则应保守治疗，前提是没有缺血并发症。

有时内膜钙化的沉积并内移，能够在未强化的 CT 上也可以识别主动脉夹层。CTA 显示由内膜分隔的真腔和假腔（图 14-14）。

在假腔血栓形成的情况下，很难与其他主动脉疾病进行鉴别诊断，尤其是壁内血肿和血栓形成的主动脉瘤。主动脉夹层具有特征性的螺旋形结构，可以帮助将其与主动脉瘤的壁血肿或血栓区分开。后两者的位置常常相对于主动脉弓位置固定，始于主动脉近端向远端延伸。

2. 主动脉壁内血肿

壁内血肿是由主动脉壁滋养血管破裂引起的，血液进入主动脉壁内，在内膜与中膜之间形成的血肿，但不一定会形成进入主动脉内膜的破口。它占急性主动脉综合征的 10%。依照主动脉

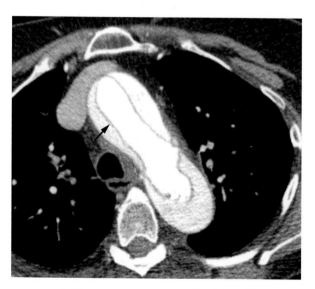

▲ 图 14-14 stanford A 型主动脉夹层

CT 图像显示主动脉弓内膜分离处（黑箭）

提示

一些伪影与血管腔内的内膜的影像非常相似，尤其是在中央静脉中高度浓聚的对比剂引起的条纹状伪影和非心电门控采集图像的搏动伪影。能考虑到这些人为因素和适当的对比剂注射时间，可以降低 CTA 假阳性结果的风险[55]。

夹层分型，根据壁内血肿的位置采用 Stanford 分类法进行分类。

平扫 CT 表现为主动脉壁内新月形或环形高密度影。增强扫描，壁内血肿不强化。

3. 穿透性动脉粥样硬化性溃疡

在动脉粥样硬化的条件下，可能会形成粥样斑块。粥样斑块表面内膜破溃即形成所谓粥样硬化性溃疡。溃疡累及主动脉壁深层并引起壁内血肿，被称为穿透性动脉粥样硬化性溃疡。病变的持续进展会引起囊状主动脉瘤或管壁缺损，继而出现覆盖性或开放性破裂。开放性破裂通常是致命的。患有严重动脉粥样硬化的老年患者尤其危险。而且，在其他位置也会发现主动脉瘤。

在 CT 上主动脉腔外部可发现对比剂聚集，典型的表现是充满对比剂的管腔扩张，且当破口≤ 2cm。而溃疡破裂与主动脉瘤破裂无法区分（图 14-15）。

4. 有症状的主动脉瘤

"动脉瘤"这个术语用于描述管腔的扩张超过升主动脉 5cm，降主动脉超过 4.5cm，或者主动脉直径的扩张超过正常直径的 50%。大多数胸主动脉瘤是动脉粥样硬化引起，较少见的其他主动脉疾病相关动脉瘤，例如，结缔组织病、Marfan 综合征，以及感染性或非感染性的主动脉炎[58]。梭状真性动脉瘤会影响所有主动脉壁全层（内膜、中膜和外膜），也是最常见的形式。血管壁穿孔会引起血管外血肿，即所谓的假性动脉瘤。这在胸主动脉中很少见，并且几乎总是医源性的。

大多数胸主动脉瘤不会引起任何症状。当动脉瘤的迅速增大时，即将发生的破裂，或者已经发生（通常被掩盖的）破裂，则会造成急性主动脉综合征的不稳定状态。当升主动脉直径≥ 6cm 时，破裂风险显著增加。而降主动脉直径≥ 7.2cm 时，破裂风险显著增加[50, 58]。同样，每年直径> 5mm 时，破裂风险随之增加[59]。

由于 CTA 轴位显示的主动脉直径一般不垂直

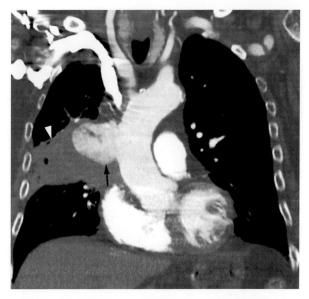

▲ 图 14-15　冠状位 CT 增强显示穿透性动脉粥样硬化溃疡突发性破裂进入右肺（黑箭）。患者临床表现为咯血。突出的血肿形成囊袋状（白箭头）

于主动脉的纵向直径，因此存在高估主动脉直径的风险。所以，应该在垂直于主动脉轴采用多平面重组的方法测量其直径。广泛的附壁血栓在腔内有充盈缺损（图 14-16）。

（二）大血管血管炎

中小动脉血管炎主要表现在肺实质中。主动脉和肺动脉通常与大血管的血管炎有关。此处讨论的血管炎病因尚不清楚，但被认为与自身免疫机制有关。因此，进行免疫抑制疗法以治疗这些疾病。

在 Behçet 疾病中，肺动脉参与血管性动脉瘤的发展最为常见。此外，CT 能显示管腔内血栓，但有可能被误解为静脉血栓栓塞[61]。

Takayasu 动脉炎是一种全身性动脉炎，尤其会影响主动脉及其分支。1/2 以上的患者会累及肺动脉而引起肺动脉高压[61]。

影像学上无法区分巨细胞性动脉炎和大动脉炎。肺动脉高压较少见[61]。大多数情况下存在主动脉炎，表现为 CT 和 MRI 管壁壁增厚（图 14-17）。

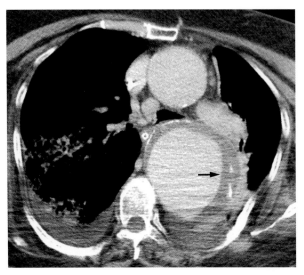

▲ 图 14-16　降主动脉的动脉粥样硬化性主动脉瘤
CT 图像显示附壁血栓，为主动脉腔内的充盈缺损（黑箭）

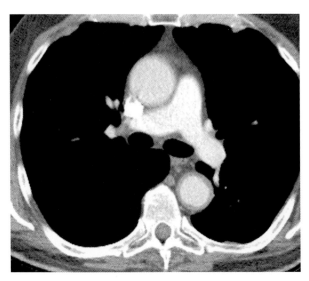

▲ 图 14-17　巨细胞性动脉炎
CT 图像显示降主动脉壁增厚

特征性表现包括狭窄、血栓和血管闭塞，以及动脉瘤[62, 63]。此外，在 MRI 上还观察到主动脉壁的信号变化，即在 T_2WI 序列表现为高信号（图 14-18）。在其他成像方式不容易显示管壁异常时，可以通过注射示踪剂，PET 具有高的敏感性，从而可以证明大血管动脉炎。

四、总结

急性肺栓塞与广泛的临床表现有关，包含猝死，或者无症状的偶然发现。诊断方法和治疗的选择基于早期死亡风险的评估。

- 如果发生低血压或休克，应立即进行 CTPA 或作为替代的超声心动图检查。治疗目的是对受栓塞闭塞的血管进行再通。

- 对于肺栓塞可能性高，血流动力学稳定的患者，首先要进行 CTPA。如果存在的可能性较低或中等，则首先进行 D- 二聚体检测，如果检测呈阳性，则进行 CTPA 检测。治疗包括抗凝治疗。

为了估计临床可能性，可以使用几种经过验证的评分系统，并根据实际情况来选择评分系统

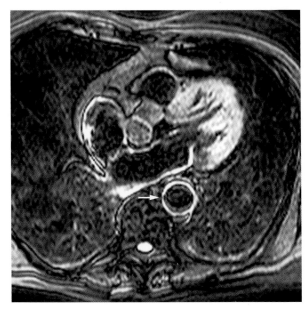

▲ 图 14-18　巨细胞性动脉炎
T_2W MRI 压脂序列显示主动脉壁信号增高（白箭）

（表 14-2 和表 14-3）。右心衰竭的程度决定了肺栓塞的预后。CTPA 能够直接可视化右心室的扩张，因此有助于估计预后。

孤立的亚段性和意外发现的偶发性肺栓塞的临床管理存在问题；过度诊断依然存在。在个别情况下，必须权衡抗凝治疗的益处和出血风险。对于有恶性疾病和中心性肺栓塞的患者即使没有

症状也应接受治疗。

小部分急性肺栓塞没有得到完全缓解，反而会导致慢性血栓栓塞性疾病，并发生肺动脉高压（慢性血栓栓塞性肺动脉高压）。诊断标准是基于肺动脉压持续性升高（肺动脉平均压力≥25mmHg，肺毛细血管楔压≤15mmHg）和影像学上有≥1个节段性肺灌注缺损区的证据[参考标准：通气/血流比值（VQ）扫描]。

Nice分类标准将肺动脉高压的病因分为5组（表14-4）。

肺动脉高血压。

左心疾病继发的肺动脉高压。

继发于肺部疾病和（或）缺氧的肺动脉高压。

慢性血栓栓塞性肺动脉高压。

多因素机制尚不清楚的肺动脉高压。

一些导致肺动脉高压的疾病可以通过影像学诊断，如慢性阻塞性肺疾病、弥漫性实质性肺疾病、慢性血栓栓塞性肺动脉高压、多系统性结节病等。肺动脉高压的特征性表现为中央肺动脉扩张和右心增大（表14-5）；在一些少见的肺静脉高压中（如静脉阻塞性疾病引起的患者），可看到间质性肺水肿，可能还有肺泡性肺水肿。

Swyer-James综合征是早期儿童肺炎的后遗症，感染后闭塞性细支气管炎导致受累肺实质过度膨胀和肺血管发育不良。

急性主动脉综合征是一种危及生命的疾病，最具特征的临床症状是突发性胸痛。由于该病变的4个发病因素部分重叠，在临床上无法区分，

但可以通过CTA作为首选成像方法进行鉴别。

- 主动脉夹层：由于动脉内膜撕裂后，在内膜和中膜之间形成第二个假性主动脉腔。在CTA上可以看到假腔被填满对比剂或血栓形成。Stanford分类法包括如下几种。

  - 主动脉夹层Stanford A型（内膜撕裂处在左锁骨下动脉起点附近）：处理意见为外科急诊。

  - 主动脉夹层Stanford B型（撕裂处在左锁骨下动脉起点远端）：处理意见为保守治疗，尤其是慢性剥离或血管内支架植入治疗。

- 壁间血肿：血管壁内破裂导致主动脉壁出血，在平扫CT上显示无内膜撕裂，主动脉内可发现镰刀状高密度区。

- 穿通性溃疡：主动脉硬化性溃疡穿通到主动脉深层并形成出血灶，进而发展成囊状动脉瘤，本病存在破裂的可能。

- 不稳定型主动脉瘤：每年生长速度＞5mm的主动脉瘤被认为是不稳定的动脉瘤，容易破裂；这同样适用于大的主动脉瘤。

大血管炎特别是大动脉炎和巨细胞性动脉炎常累及大动脉及其分支。在CT和MRI影像上表现为管壁增厚、管腔狭窄、管腔阻塞，以及附壁血栓。单独依靠影像难以区分具体疾病。如果病变累及肺动脉会造成肺动脉高压。

参考文献

[1] Konstantinides SV, Torbicki A, Agnelli G, et al; Task Force for the Diagnosis and Management of Acute Pulmonary Embolism of the European Society of Cardiology (ESC). 2014 ESC guidelines on the diagnosis and management of acute pulmonary embolism. Eur Heart J 2014;35(43):3033–3069, 3069a–3069k

[2] Abrahams-van Doorn PJ, Hartmann IJC. Cardiothoracic CT: one-stopshop procedure? Impact on the management of acute pulmonary embolism. Insights Imaging 2011;2(6):705–715

[3] Wells PS, Anderson DR, Rodger M, et al. Derivation of a simple clinical model to categorize patients probability of pulmonary embolism: increasing the models utility with the

SimpliRED D-dimer. Thromb Haemost 2000;83(3):416–420

[4] Gibson NS, Sohne M, Kruip MJHA, et al; Christopher study investigators. Further validation and simplification of the Wells clinical decision rule in pulmonary embolism. Thromb Haemost 2008;99(1):229–234

[5] Le Gal G, Righini M, Roy PM, et al. Prediction of pulmonary embolism in the emergency department: the revised Geneva score. Ann Intern Med 2006;144(3):165–171

[6] Klok FA, Mos ICM, Nijkeuter M, et al. Simplification of the revised Geneva score for assessing clinical probability of pulmonary embolism. Arch Intern Med 2008;168(19):2131–2136

[7] Worsley DF, Alavi A, Aronchick JM, Chen JT, Greenspan RH, Ravin CE. Chest radiographic findings in patients with acute pulmonary embolism: observations from the PIOPED Study. Radiology 1993;189(1):133–136

[8] Stein PD, Fowler SE, Goodman LR, et al; PIOPED II Investigators. Multidetector computed tomography for acute pulmonary embolism. N Engl J Med 2006;354(22):2317–2327

[9] Contractor S, Maldjian PD, Sharma VK, Gor DM. Role of helical CT in detecting right ventricular dysfunction secondary to acute pulmonary embolism. J Comput Assist Tomogr 2002;26(4):587–591

[10] Ghaye B, Ghuysen A, Bruyere PJ, D'Orio V, Dondelinger RF. Can CT pulmonary angiography allow assessment of severity and prognosis in patients presenting with pulmonary embolism? What the radiologist needs to know. Radiographics 2006;26(1):23–39, discussion 39–40

[11] Lim KE, Chan CY, Chu PH, Hsu YY, Hsu WC. Right ventricular dysfunction secondary to acute massive pulmonary embolism detected by helical computed tomography pulmonary angiography. Clin Imaging 2005;29(1):16–21

[12] Ghaye B, Ghuysen A, Willems V, et al. Severe pulmonary embolism:pulmonary artery clot load scores and cardiovascular parameters as predictors of mortality. Radiology 2006;239(3):884–891

[13] Collomb D, Paramelle PJ, Calaque O, et al. Severity assessment of acute pulmonary embolism: evaluation using helical CT. Eur Radiol 2003;13(7):1508–1514

[14] Carrier M, Righini M, Wells PS, et al. Subsegmental pulmonary embolism diagnosed by computed tomography: incidence and clinical implications. A systematic review and meta-analysis of the management outcome studies. J Thromb Haemost 2010;8(8):1716–1722

[15] Stein PD, Goodman LR, Hull RD, Dalen JE, Matta F. Diagnosis and management of isolated subsegmental pulmonary embolism: review and assessment of the options.

Clin Appl Thromb Hemost 2012;18(1):20–26

[16] Farrell C, Jones M, Girvin F, Ritchie G, Murchison JT. Unsuspected pulmonary embolism identified using multidetector computed tomography in hospital outpatients. Clin Radiol 2010;65(1):1–5

[17] Jia CF, Li YX, Yang ZQ, Zhang ZH, Sun XX, Wang ZQ. Prospective evaluation of unsuspected pulmonary embolism on coronary computed tomographic angiography. J Comput Assist Tomogr 2012;36(2):187–190

[18] Palla A, Rossi G, Falaschi F, Marconi L, Pistolesi M, Prandoni P. Is incidentally detected pulmonary embolism in cancer patients less severe? A case-control study. Cancer Invest 2012;30(2):131–134

[19] Sahut D'Izarn M, Caumont Prim A, Planquette B, et al. Risk factors and clinical outcome of unsuspected pulmonary embolism in cancer patients: a case-control study. J Thromb Haemost 2012;10(10):2032–2038

[20] Wittram C, Maher MM, Yoo AJ, Kalra MK, Shepard JA, McLoud TC. CT angiography of pulmonary embolism: diagnostic criteria and causes of misdiagnosis. Radiographics 2004;24(5):1219–1238

[21] Kearon C, Akl EA, Comerota AJ, et al. Antithrombotic therapy for VTE disease: antithrombotic therapy and prevention of thrombosis. Chest 2012;141:e419S–e494S

[22] Anderson DR, Kahn SR, Rodger MA, et al. Computed tomographic pulmonary angiography vs ventilation-perfusion lung scanning in patients with suspected pulmonary embolism: a randomized controlled trial. JAMA 2007;298(23):2743–2753

[23] Tsai J, Grosse SD, Grant AM, Hooper WC, Atrash HK. Trends in in-hospital deaths among hospitalizations with pulmonary embolism. Arch Intern Med 2012;172(12):960–961

[24] Wiener RS, Schwartz LM, Woloshin S. Time trends in pulmonary embolism in the United States: evidence of overdiagnosis. Arch Intern Med 2011;171(9):831–837

[25] Wiener RS, Schwartz LM, Woloshin S. When a test is too good: how CT pulmonary angiograms find pulmonary emboli that do not need to be found. BMJ 2013;347:f3368

[26] Goodman LR, Stein PD, Matta F, et al. CT venography and compression sonography are diagnostically equivalent: data from PIOPED II. AJR Am J Roentgenol 2007;189(5):1071–1076

[27] Frechen D, Krüger S, Paetsch I, et al. Pulmonary perfusion imaging: new insights into functional consequences of pulmonary embolism using a multicomponent cardiovascular magnetic resonance imaging protocol. J Am Coll Cardiol 2012;60(22):2335–2337

[28] Kang MJ, Park CM, Lee CH, Goo JM, Lee HJ. Dual-energy

CT: clinical applications in various pulmonary diseases. Radiographics 2010;30(3):685–698

[29] Bauer RW, Frellesen C, Renker M, et al. Dual energy CT pulmonary blood volume assessment in acute pulmonary embolism - correlation with D-dimer level, right heart strain and clinical outcome. Eur Radiol 2011;21(9):1914–1921

[30] Remy-Jardin M, Pontana F, Faivre JB, et al. New insights in thromboembolic disease. Radiol Clin North Am 2014;52(1):183–193

[31] Bernabé-García JM, García-Espasa C, Arenas-Jiménez J, Sánchez-Payá J, de la Hoz-Rosa J, Carreres-Polo JO. Has "respiratory coaching" before deep inspiration an impact on the incidence of transient contrast interruption during pulmonary CT angiography? Insights Imaging 2012;3(5): 505–511

[32] Castañer E, Gallardo X, Ballesteros E, et al. CT diagnosis of chronic pulmonary thromboembolism. Radiographics 2009;29(1):31–50, discussion 50–53

[33] Ley S, Ley-Zaporozhan J, Pitton MB, et al. Diagnostic performance of state-of-the-art imaging techniques for morphological assessment of vascular abnormalities in patients with chronic thromboembolic pulmonary hypertension (CTEPH). Eur Radiol 2012;22(3):607–616

[34] Bhagwat K, Hallam J, Antippa P, Larobina M. Diagnostic enigma: primary pulmonary artery sarcoma. Interact Cardiovasc Thorac Surg 2012;14(3):342–344

[35] Kauczor HU, Schwickert HC, Mayer E, Kersjes W, Moll R, Schweden F. Pulmonary artery sarcoma mimicking chronic thromboembolic disease: computed tomography and magnetic resonance imaging findings. Cardiovasc Intervent Radiol 1994;17(4):185–189

[36] Kim JB, Kim SH, Lim SY, et al. Primary angiosarcoma of the pulmonary trunk mimicking pulmonary thromboembolism. Echocardiography 2010;27(2):E23–E26

[37] Wirth G, Brüggemann K, Bostel T, Mayer E, Düber C, Kreitner KF. Chronic thromboembolic pulmonary hypertension (CTEPH) - potential role of multidetector-row CT (MD-CT) and MR imaging in the diagnosis and differential diagnosis of the disease. RoFo Fortschr Geb Rontgenstr Nuklearmed 2014;186(8):751–761

[38] Hoeper MM, Mayer E, Simonneau G, Rubin LJ. Chronic thromboembolic pulmonary hypertension. Circulation 2006;113(16):2011–2020

[39] Fedullo P, Kerr KM, Kim NH, Auger WR. Chronic thromboembolic pulmonary hypertension. Am J Respir Crit Care Med 2011;183(12):1605–1613

[40] Wilkens H, Lang I, Blankenburg T, et al. Chronic thromboembolic pulmonary hypertension—a position paper [in German]. Dtsch Med Wochenschr 2014;139(Suppl 4):S155–S165

[41] Ameli-Renani S, Rahman F, Nair A, et al. Dual-energy CT for imaging of pulmonary hypertension: challenges and opportunities. Radiographics 2014;34(7):1769–1790

[42] Dournes G, Verdier D, Montaudon M, et al. Dual-energy CT perfusion and angiography in chronic thromboembolic pulmonary hypertension: diagnostic accuracy and concordance with radionuclide scintigraphy. Eur Radiol 2014;24(1):42–51

[43] Sugiura T, Tanabe N, Matsuura Y, et al. Role of 320-slice CT imaging in the diagnostic workup of patients with chronic thromboembolic pulmonary hypertension. Chest 2013;143(4):1070–1077

[44] Simonneau G, Gatzoulis MA, Adatia I, et al. Updated clinical classification of pulmonary hypertension. J Am Coll Cardiol 2013;62(25, Suppl):D34–D41

[45] Grosse C, Grosse A. CT findings in diseases associated with pulmonary hypertension: a current review. Radiographics 2010;30(7):1753–1777

[46] Swyer PR, James GC. A case of unilateral pulmonary emphysema. Thorax 1953;8(2):133–136

[47] Wasilewska E, Lee EY, Eisenberg RL. Unilateral hyperlucent lung in children. AJR Am J Roentgenol 2012;198(5):W400–14

[48] Hansen M, Kauczor HU, Pascher EW, Mildenberger P. SwyerJames-Syndrom: Darstellung mit der hochauflösenden Computertomographie. RoFo Fortschr Geb Rontgenstr Nuklearmed 1996;165(5):499–501

[49] Frazier AA, Franks TJ, Mohammed TL, Ozbudak IH, Galvin JR. From the Archives of the AFIP: pulmonary veno-occlusive disease and pulmonary capillary hemangiomatosis. Radiographics 2007;27(3):867–882

[50] Hallinan JTPD, Anil G. Multi-detector computed tomography in the diagnosis and management of acute aortic syndromes. World J Radiol 2014;6(6):355–365

[51] Abbas A, Brown IW, Peebles CR, Harden SP, Shambrook JS. The role of multidetector-row CT in the diagnosis, classification and management of acute aortic syndrome. Br J Radiol 2014;87(1042):20140354

[52] Castañer E, Andreu M, Gallardo X, Mata JM, Cabezuelo MA, Pallardó Y. CT in nontraumatic acute thoracic aortic disease: typical and atypical features and complications. Radiographics 2003;23(Spec No):S93–S110

[53] Halpern EJ. Triple-rule-out CT angiography for evaluation of acute chest pain and possible acute coronary syndrome. Radiology 2009;252(2):332–345

[54] Ayaram D, Bellolio MF, Murad MH, et al. Triple rule-out computed tomographic angiography for chest pain: a diagnostic systematic review and meta-analysis. Acad

Emerg Med 2013;20(9):861–871

[55] Batra P, Bigoni B, Manning J, et al. Pitfalls in the diagnosis of thoracic aortic dissection at CT angiography. Radiographics 2000;20(2):309–320

[56] Chung JW, Park JH, Im JG, Chung MJ, Han MC, Ahn H. Spiral CT angiography of the thoracic aorta. Radiographics 1996;16(4):811–824

[57] Posniak HV, Olson MC, Demos TC, Benjoya RA, Marsan RE. CT of thoracic aortic aneurysms. Radiographics 1990;10(5):839–855

[58] Booher AM, Eagle KA. Diagnosis and management issues in thoracic aortic aneurysm. Am Heart J 2011;162(1):38–46. e1

[59] Prescott-Focht JA, Martinez-Jimenez S, Hurwitz LM, et al. Ascending thoracic aorta: postoperative imaging evaluation. Radiographics 2013;33(1):73–85

[60] Bean MJ, Johnson PT, Roseborough GS, Black JH, Fishman EK. Thoracic aortic stent-grafts: utility of multidetector CT for pre- and postprocedure evaluation. Radiographics 2008;28(7):1835–1851

[61] Marten K, Schnyder P, Schirg E, Prokop M, Rummeny EJ, Engelke C. Pattern-based differential diagnosis in pulmonary vasculitis using volumetric CT. AJR Am J Roentgenol 2005;184(3):720–733

[62] Chung JW, Kim HC, Choi YH, Kim SJ, Lee W, Park JH. Patterns of aortic involvement in Takayasu arteritis and its clinical implications: evaluation with spiral computed tomography angiography. J Vasc Surg 2007;45(5):906–914

[63] Jacquier A, Chabbert V, Vidal V, et al. [Imaging of the thoracic aorta in adults: when, how and why?] J Radiol 2004;85(6 Pt 2):854–869

第 15 章　胸部创伤

Chest Trauma

在欧洲国家中钝性胸部外伤比穿透性胸部外伤（如枪伤或刺伤）更为普遍。所有钝器损伤的 2/3 是由交通事故造成的，死亡率高达 25%[1]。

全身急诊 CT 检查是多发性创伤的主要影像学检查手段。现代 CT 扫描的图像重建速度快，可以在非常短的时间内为临床决策提供依据，并且快速提供多序列图像。因此，CT 已经取代胸部和骨盆的 X 线摄影，广泛应用于病情稳定的多发性创伤患者[2, 3]。

尽管如此，对于病情不稳定的患者，胸部 X 线摄影仍然占有重要地位，必要时需要进行床头拍片。胸部 X 线摄影也比 CT 更容易执行，并且能够提供许多重要发现（如气胸、血胸、植入物位置偏移等）。静脉注射对比剂后增强 CT 检查的应用，可以评估实质性器官的血管损伤和破裂。矢状位重建图像对于准确诊断脊柱损伤的作用很大。

一、钝性胸部创伤

（一）肺实质

每 2 名钝性胸外伤的患者中几乎就有 1 名合并肺挫伤。这种疾病的肺内损伤表现为区域性肺泡出血和间质性水肿，CT 表现为不透光磨玻璃影，可能发展为实变，甚至大面积挫伤会引发成人型呼吸窘迫综合征（图 15-1）。肺挫伤在通常几天内吸收好转，而持续的肺部渗出影则提示感

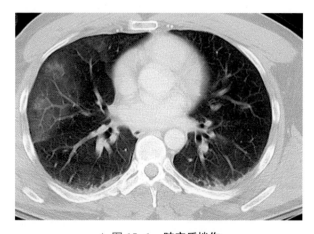

▲ 图 15-1　肺实质挫伤
CT 图像显示右肺中叶斑片状磨玻璃影，边缘模糊。同时胸膜下渗出增多

染、误吸、血凝块或肺不张。

肺挫裂伤是由肺组织破裂引起的。它们可以表现为单发或多发病变。可表现为创伤性肺气囊。气腔可因为由血肿的形成而发生实变，也可以同时两型混合出现（图 15-2）。创伤性肺气囊通常在 1～3 周形成实质内瘢痕而消退[4]。

吸入性肺炎在损伤的第一天表现为肺内不透光的密度增高影。它通常位于下叶的后部。

（二）纵隔

纵隔气肿提示气管，食管或主支气管破裂。有时会发生危及生命的急性张力性纵隔气肿。如果仅在纵隔胸膜下方看到空气，而纵隔其他部位看不到空气聚集，在胸部 X 线中纵隔气肿可能被

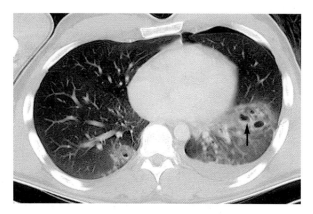

▲ 图 15-2　肺实质撕裂伤

CT 图像显示左肺下叶创伤性含气囊肿，含有气血平面囊肿（黑箭），同时左侧胸腔积液、左侧气胸，提示左侧胸膜损伤

误认为是气胸[2]。CT 误诊的风险要低得多。纵隔气肿经常扩散到相邻的间隙，引起颈和胸壁软组织气肿（图 15-3）。

气管支气管破裂相对少见。他们经常累及右主支气管。塌陷后的肺组织后移位被称为"肺下降征"。气管破裂通常发生在从软骨到膜部过渡的气管后方（图 15-4）。

食管破裂在胸腔很少见，因为食管位于背侧

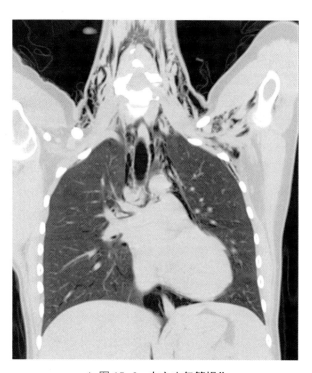

▲ 图 15-3　左主支气管损伤

冠状位 CT MPR 图像显示后纵隔气肿和颈部软组织气肿

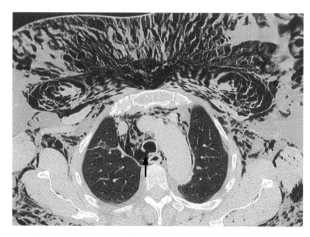

▲ 图 15-4　气管破裂，黑箭所指主支气管壁缺损，胸部皮下、纵隔内广泛气肿

的位置可被提供很好的保护。食管破裂发生在上段相对常见。一般由急性纵隔炎引起，胸腔食管破裂的死亡率为 90%[4]。

许多血管损伤累及胸腔内动脉。相比之下，其他纵隔血管很少受累。据估计，所有主动脉破裂患者中，有 3/4 未抵达医院就已经死亡。同样，在医院的第 1 个 24h 内的死亡率也很高[5, 6]。主动脉损伤可分为 4 种类型或严重等级[7, 8]。

- Ⅰ 型：内膜撕裂。
- Ⅱ 型：壁内血肿。
- Ⅲ 型：假性动脉瘤。
- Ⅳ 型：断裂。

在 CT 上检测到纵隔血肿提示有动脉损伤（图 15-5）。血管壁的撕裂、动脉腔内的血栓、假性动脉瘤（图 15-6），以及破裂后继发的对比剂外漏可以直接显示。还可以看到主动脉轮廓不连续，主动脉双腔或假性狭窄。后者描述了与升主动脉相比，左锁骨下动脉远端的主动脉腔突然变窄。90% 的主动脉损伤发生在左锁骨下动脉的起点远端，主动脉弓的前内侧部分[9]，因为该部位动脉韧带固定在主动脉弓上。Ⅰ 型主动脉损伤（内膜撕裂）仅需保守治疗，其他类型则建议紧急处理，优先采用的方法是经皮血管内支架置入术[8]。对于血流动力学不稳定的患者（图 15-7），应根

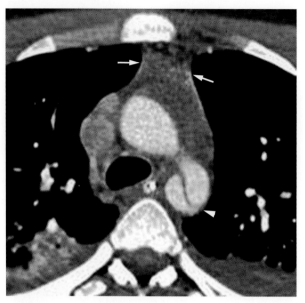

▲ 图 15–5　纵隔损伤后纵隔血肿形成（白箭），以及降主动脉内假性动脉瘤形成（白箭头）

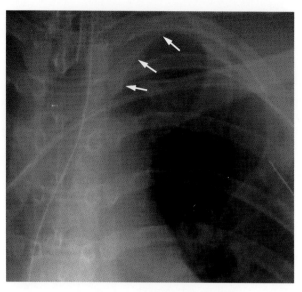

▲ 图 15–7　主动脉撕裂后帽尖征
X 线检查局部放大显示主动脉影增宽，左肺尖胸膜外软组织密度影（白箭）

表 15–1　主动脉损伤 [10, 11, 12]

征象	准确性
主动脉弓密度异常	敏感性 53%～100%，特异性 21%～63%
纵隔增宽	敏感性 53%～100%，特异性 15%～60%
帽尖征	敏感性 9%～63%，特异性 75%～96%
气管旁线显示	
增宽的脊柱影	敏感性 2%～12%，特异性 97%～99%
左主支气管移位抬高征	敏感性 1%～4%
主肺动脉窗模糊	阴性预测值 83%～86%
气管移位	

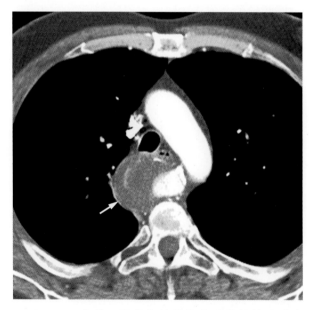

▲ 图 15–6　大的、部分血栓化的主动脉假性动脉瘤（白箭）

据影像学表现对主动脉损伤做出诊断（表 15–1）。胸部 X 线检查阴性可排除主动脉破裂（预测值 96%～98% ）[7, 10]。

静脉出血与高死亡率相关，并可能导致心包积血或心脏压塞。其他诊断指标包括静脉血栓形成或静脉阻塞、血管不规则、血肿和对比剂外渗 [13]。

心包气肿是一种罕见的疾病，可以类似纵隔气肿，心包压力升高而威胁生命。食管破裂和心包胸膜瘘是潜在的原因 [3]。

（三）胸膜腔病变

所有钝性胸外伤患者中，30%～50% 都会出现胸膜出血和胸腔积血。在 CT 上类似于胸腔积

225

液表现，但密度更高，为 35～70HU（图 15-8）。

气胸将在下文详细讨论。肋骨骨折的碎片会刺破脏胸膜并引起气胸。30%～40% 的钝性胸部损伤可以见到这种情况，如果发生张力性气胸，则可能会危及生命。3/4 的气胸在胸部 X 线检查中不能被明确，而只有 CT 上才能被检测到[14]。医源性气胸并不少见，因为在急诊情况下，胸腔引流管的置入经常是在无影像学的引导下进行，而胸腔引流管放置不当（图 15-9）会形成支气管胸膜瘘，可能引起持续性的气胸。

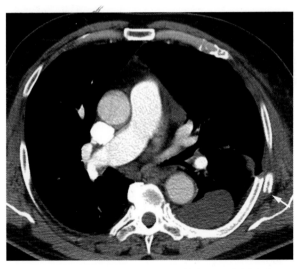

▲ 图 15-8　左侧肋骨骨折（白箭）继发左侧血胸

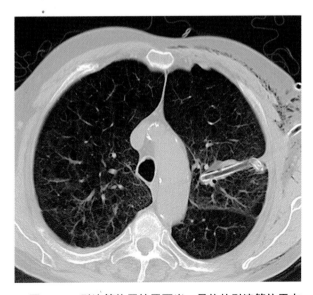

▲ 图 15-9　引流管位置放置不当，异位的引流管位于左肺，导致左肺损伤，轻微的胸壁积气

（四）胸壁损伤

在所有钝性胸部外伤患者中，有 1/2 可以见到肋骨骨折，尤其是第 4～8 肋骨。第 1～3 肋骨骨折表明存在较高位置创伤，并且涉及臂丛神经和锁骨下血管的损伤。上腹部受伤常会出现第 8～11 肋骨骨折[3]。如果有 ≥ 2 个部位（有 ≥ 3 根肋骨）骨折，则存在胸廓结构的不稳定（图 15-10）。

胸骨骨折较少见，大多数情况下是由交通事故引起的，通常与肺、心脏或脊柱损伤有关[3]。锁骨和肩部骨折相对常见。

仅 3% 的钝性胸部受伤涉及对胸椎的伤害，在大多数情况下，也有脊柱损伤，特别是在 T$_{9\sim11}$ 水平[15]。

胸壁血肿是继发于胸外伤后而发展的，或者是医源性的，如在放置胸腔引流管后。软组织气肿通常起源于气管支气管系统破裂或气胸，很少发生于食管破裂。

（五）膈肌损伤

在 X 线检查上常常忽略外伤性膈疝或膈肌破裂。CT 上可以直接在胸腔内看到突入的腹部结构（图 15-11）。大多数情况是左侧膈肌的后外侧

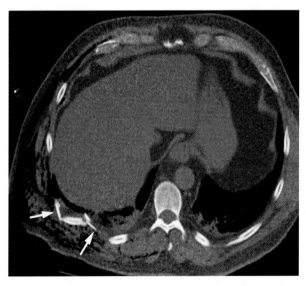

▲ 图 15-10　右侧肋骨多发骨折（白箭），继发右侧胸壁损伤，右侧胸腔积液，右侧胸壁积气

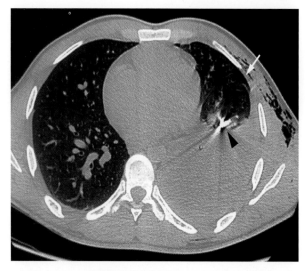

▲ 图 15-12　左侧胸壁子弹穿透伤，左肺见子弹碎片（黑箭头），左侧气胸，胸壁积气（白箭）

CT 对检测病理性空气和血液的聚集有很高的灵敏度，对重建心包膜有帮助。

三、总结

在欧洲国家，钝性胸部创伤比穿透性胸部创伤更为常见。对于血流动力学不稳定的患者，首选诊断措施通常是胸部和骨盆的 X 线检查；对于病情稳定的患者则选择 CT 检查。

肺挫伤是最常见的肺部损伤类型，几天内即可痊愈。肺撕裂伤是由于肺组织破裂，产生气肿、血肿，或者两者兼而有之。肺挫伤和肺撕裂伤在 1～3 周消失，并形成瘢痕。吸入性肺炎是肺不张的另一原因，这主要见于下叶后部。它可能会发生压迫，然后很难与肺不张相鉴别。

各种损伤和非创伤性事件都可引起 X 线检查上的纵隔的增宽（表 15-2）。外伤患者最重要的原因是纵隔血肿，其常提示血管损伤。

CT 能够直接显示主动脉损伤（表 15-3）。根据严重程度，可见到血管内撕裂、壁内血肿、假性动脉瘤或对比剂外漏。血管内膜撕裂采用保守治疗，而更严重的主动脉损伤则需要紧急治疗，优先采用经皮血管内支架置入术。

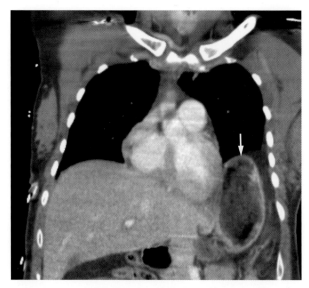

▲ 图 15-11　创伤性膈疝，左侧膈肌不连续（白箭），局部显示胃疝入胸腔内，左侧胸腔积液

部分受到影响，通常可见胸腔内疝形成。

二、胸部贯穿伤

与钝性胸外伤相比（见上文），胸部贯穿伤所述损伤的发生率因损伤机制不同而不同。原则上肺撕裂伤发生率较高。因为通常存在血管和实质损伤，所以经常观察到胸膜和心包的出血（图 15-12）。如果胸膜腔穿透，特别是伴有肺部损伤的情况下，可见气胸。心脏损伤的范围从心包撕裂，伴有或不伴有心脏移位（后心移位），到冠状动脉损伤，再到心肌、乳头肌和心脏瓣膜的缺损。

表 15-2　胸部损伤后纵隔增宽的影像鉴别诊断

创伤或非创伤	鉴别诊断
创伤性	• 纵隔血肿 • 创伤性主动脉假性动脉瘤 • 主动脉破裂 • 其他动脉损伤 • 静脉出血 • 胸骨骨折 • 椎体骨折 • 邻近纵隔的肺挫伤
非创伤性	• 纵隔脂肪增多症 • 胸腺（儿童、青少年） • 纵隔肿瘤 • 吸气深度浅

表 15-3　CT 主动脉损伤征象

直接或间接征象	影像表现
直接	• 轮廓不连续 • 内膜撕裂 • 壁内血肿 • 假性动脉瘤 • 双主动脉腔 • 假缩窄 • 主动脉腔内血栓 • 对比外渗
间接	• 纵隔内血肿

膈肌破裂有时难以用 X 线摄影诊断。诊断要点是高隆起的膈肌或膈肌轮廓的消失。在 CT 上膈肌破裂通常容易被发现，但应该与已有的

Bochdalek 疝鉴别。

气胸常见于胸部外伤。气管或纵隔支气管的损伤会造成气胸。较少见的是气胸起源于肺气肿的肺实质损伤，或者食管破裂。

参考文献

[1] Miller LA. Chest wall, lung, and pleural space trauma. Radiol Clin North Am 2006;44(2):213–224, viii

[2] Oikonomou A, Prassopoulos P. CT imaging of blunt chest trauma. Insights Imaging 2011;2(3):281–295

[3] Palas J, Matos AP, Mascarenhas V, Herédia V, Ramalho M. Multidetector computer tomography: evaluation of blunt chest trauma in adults. Radiol Res Pract 2014;2014:864369

[4] Moore AV, Putnam CE, Ravin CE. The radiology of thoracic trauma. Bull N Y Acad Med 1981;57(4):272–292

[5] Arthurs ZM, Starnes BW, Sohn VY, Singh N, Martin MJ, Andersen CA. Functional and survival outcomes in traumatic blunt thoracic aortic injuries: An analysis of the National Trauma Databank. J Vasc Surg 2009;49(4):988–994

[6] Jamieson WRE, Janusz MT, Gudas VM, Burr LH, Fradet GJ, Henderson C. Traumatic rupture of the thoracic aorta: third decade of experience. Am J Surg 2002;183(5):571–575

[7] Azizzadeh A, Keyhani K, Miller CC III, Coogan SM, Safi HJ, Estrera AL. Blunt traumatic aortic injury: initial experience with endovascular repair. J Vasc Surg 2009;49(6):1403–1408

[8] Lee WA, Matsumura JS, Mitchell RS, et al. Endovascular repair of traumatic thoracic aortic injury: clinical practice guidelines of the Society for Vascular Surgery. J Vasc Surg 2011;53(1):187–192

[9] Alkadhi H, Wildermuth S, Desbiolles L, et al. Vascular emergencies of the thorax after blunt and iatrogenic trauma: multi-detector row CT and three-dimensional imaging. Radiographics 2004;24(5):1239–1255

[10] Mirvis SE, Bidwell JK, Buddemeyer EU, Diaconis JN, Pais SO, Whitley JE. Imaging diagnosis of traumatic aortic rupture. A review and experience at a major trauma center. Invest Radiol 1987;22(3):187–196

[11] Gavelli G, Canini R, Bertaccini P, Battista G, Bnà C, Fattori R. Traumatic injuries: imaging of thoracic injuries. Eur Radiol 2002;12(6):1273–1294

[12] Marnocha KE, Maglinte DD. Plain-film criteria for excluding aortic rupture in blunt chest trauma. AJR Am J Roentgenol 1985;144(1):19–21

[13] Holly BP, Steenburg SD. Multidetector CT of blunt traumatic venous injuries in the chest, abdomen, and pelvis. Radiographics 2011;31(5):1415–1424

[14] Ball CG, Kirkpatrick AW, Feliciano DV. The occult pneumothorax: what have we learned? Can J Surg 2009;52(5):E173–E179

[15] Costantino M, Gosselin MV, Primack SL. The ABC's of thoracic trauma imaging. Semin Roentgenol 2006;41(3):209–225

[16] Van Hise ML, Primack SL, Israel RS, Müller NL. CT in blunt chest trauma: indications and limitations. Radiographics 1998;18(5):1071–1084

[17] Co SJ, Yong-Hing CJ, Galea-Soler S, et al. Role of imaging in penetrating and blunt traumatic injury to the heart. Radiographics 2011;31(4):E101–E115

第 16 章　重症医学中的胸部影像学诊断

Diagnostic Imaging of the Chest in Intensive Care Medicine

一、重症医学中的胸片适应证

对于重症监护室中的患者，每日例行胸片检查的价值一直具有争议。最近一项 Meta 分析发现，每日胸片检查与根据临床指征而行胸片检查相比无任何优势[1]。因此，在重症监护室，每日常规胸片检查现已被弃用[1-5]。

在临床指征的选择中，美国放射学会列出了相关标准（表 16-1）。

表 16-1　ICU 患者胸部 X 线摄影指征[5]

适应证	适宜标准[a]
进入重症监护室	7
病情稳定，临床状态无变化	3
临床病情恶化患者	9
各种导管或气管插管插入后	9
胸腔闭式引流管拔除后	5[b]

a. 适宜标准：1～3，通常不适宜；4～6，可能适宜；7～9，通常适宜
b. 数据主要基于接受心胸外科手术后患者，不具有普遍性

二、导管植入装置的定位和错位

（一）气管插管

气管插管远端应位于气管分叉上方 4～6cm 处（图 16-1）。管头活动范围在气管内上下 2cm 范围[6]。气管插管移位常见，但是文献对气管插管移位的发病率报道有很大的差异（2%～46%）。仅有少数患者临床上会怀疑这种情况[5]。因此，进行 X 线检查检查能够明确气管插管的正确位置，气管插管位置可能过低，表现为气管插管远端位于两个主支气管之间，或者位置过高。少见情况见于气管插管位于食管内。以上情况表现为在胸片上，气管插管沿气管轮廓走行。

提示

在某些情况下，肺通气在两肺分别进行，肺外科手术时通常如此：双腔气管插管的尖端置于一根主支气管内，导管通过侧孔向另一个肺通气，此状态不能误认为导管错位。

（二）中心静脉导管

理想状态下中心静脉导管的尖端位于上腔静脉开口上方[6]（图 16-2）。在胸片上对应于气管分叉下方 4cm 的位置。插入右心房使位置过低，会导致心律失常和三尖瓣机械刺激。

中心静脉导管位置偏移见于 10% 的患者（图 16-3）。发生穿刺相关性气胸不太常见，其发

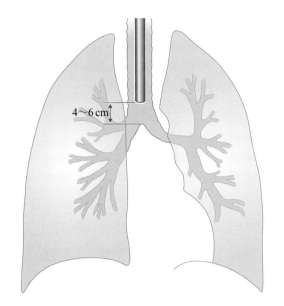

▲ 图 16-1　气管插管的正确位置，末端距离气管分叉处 4～6cm

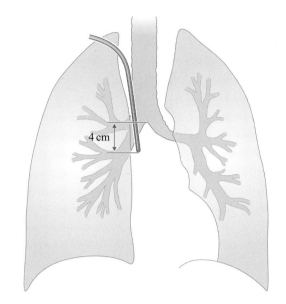

▲ 图 16-2　中心静脉管的正确位置，位于气管分叉以下 4cm

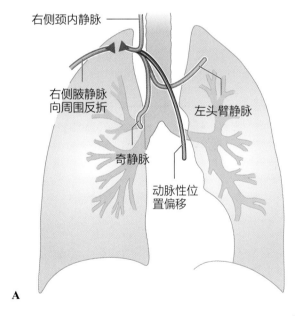

▲ 图 16-3　中心静脉管位置偏移

A. 右侧中心静脉管向上进入右侧颈内静脉，向左进入左颈静脉干，向下进入主肺动脉导管；B. 左侧中心静脉管向上进入右侧颈总静脉，向下进入奇静脉

生率为 6%，多为锁骨下入路插管。因此，中心静脉置管后需要进行 X 线检查。如果怀疑导管位置位于血管外，建议注入几毫升对比剂以确认血管外或血管内位置。血管外征象为新发胸腔积液和快速的进行性纵隔增宽。如果导管不能准确地定位在右心房边缘，而是朝主动脉弓方向运行，则应怀疑在动脉内。可以通过对导管取样的血气分析来确认或排除。

（三）肺动脉导管

肺动脉导管的顶端通常位于右肺动脉走行区内（图 16-4）。肺动脉位置的准确性可通过压力

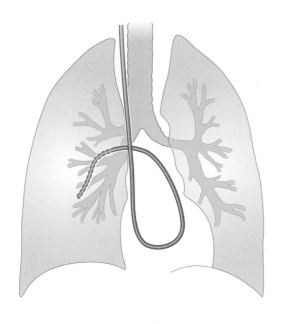

▲ 图 16-4　正确的肺动脉管的位置

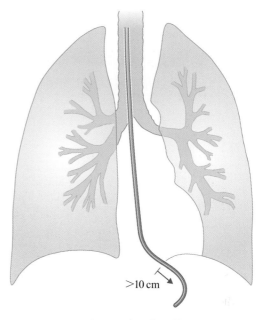

▲ 图 16-5　正确的鼻胃管的位置

曲线的记录来验证，从而在很大程度上排除了相关的错位。但是，如果在放置过程中不能记录到肺动脉压力曲线，则可能会出现隐匿性错位。胸片检查用于发现临床可疑的错位，并有助于纠正。胸片检查应该在导管插入后立即进行，以确认位置并排除气胸。

　　导管顶端位于近端肺动脉主干的中央，可以因导管搏动而刺激肺动脉瓣。外周的导管通常位于右下叶脉，与肺毛细血管楔压的测量位置相对应，称为楔形位置。在测量后导管通常被再次拉回到中央肺动脉。

（四）鼻胃管

　　鼻胃管通常有侧孔，这些孔距鼻尖几厘米。因此，鼻胃管应位于膈下 ≥ 10cm 处，以防止反流入食管和误吸（图 16-5）。鼻胃管偶尔会插入气管支气管树，由于这一潜在的严重并发症，鼻饲管的正确位置必须在注入营养液之前通过 X 线确认。鼻胃管尖端置于食管是最常见的错位。原因如下。

- 鼻胃管插入深度不够。

> 提示
> 有些鼻胃管只有微弱的不透光性，很难通过胸部 X 线检测到，特别是在上腹部。更改窗宽窗位或灰度反转可能有助于定位导管尖端。有时必须通过注射几毫升的对比剂才能使鼻胃管清晰可见。

- 鼻胃管最初的位置正确，但后来向上移位。
- 鼻胃管在食管内折叠转位。

（五）胸腔闭式引流管

　　胸腔闭式引流管广泛应用于胸外科手术，因其在直视下操作，所以不容易出现错位。此外，胸腔闭式引流管是重症监护室和临床院前急救的常规程序，在后一种情况下，10% 的患者发生了导管错位[7-9]。因此，在重症监护室放置胸腔闭式引流管的患者，建议行 X 线检查以排除导管错位和气胸，且确保引流通畅。如发现经导管有持续性气体溢出，则提示导管错位，对于这一现象

231

的证实或排除，CT 是优于胸部 X 线摄影。

胸腔闭式引流管在拔管过程中很少发生并发症。很少发生气胸的临床症状或仅在胸片上意外发现。因此，拔管后并不推荐常规使用胸部 X 线检查检查。

（六）主动脉内球囊反搏

主动脉内球囊反搏（intra-aortic balloon pump，IABP）常用于严重左心室衰竭患者以支持心脏泵功能。通过股动脉插入主动脉的气囊在心脏舒张前一瞬间充气膨胀，从而将血液泵入外周。气囊在心脏收缩前一瞬间放气。在胸片上通常不能看到 IABP 本身，最多只能发现球囊近端小的金属标志物，该标志物应位于主动脉弓左锁骨下动脉起点远端的位置。因此，标志物投射在主动脉切迹的中间和下 1/3 之间（图 16-6）。球囊位置过高会导致左锁骨下动脉闭塞，位置太低可能会因为腹部大动脉的起始处被阻塞而导致肠缺血。

（七）其他植入设备

人工心脏按其支持功能分为以下几类。

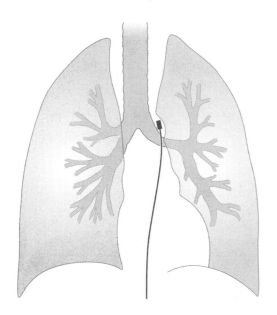

▲ 图 16-6　主动脉内球囊反搏管的正确位置

- 左心室辅助装置（LVAD）。
- 右心室辅助装置（RVAD）。
- 双心室辅助装置（BiVAD）。

这些装置在胸片上的表现取决于具体的设备类型。装置的位置应始终与先前的胸片进行对比，以排除植入装置的移位。这同样适用于临时或永久性心脏起搏器和植入型心律转复除颤器（ICD aggregates）。它们在植入时应该接受功能测试。因此，介入后的图像可以作为植入设备正确位置的参考。

体外肺辅助装置体外膜氧合器是在超声引导下进行的。根据所用装置的不同胸片上可识别的位置[11]。采用随访胸片检查，以确保植入装置位置。

三、重症监护室患者的影像学表现

肺不张是重症监护室（ICU）患者胸片表现肺组织不透光的最常见原因。2/3 的肺不张位于左肺下叶，其次是右肺下叶和右肺上叶[12]。肺不张有如下几种原因。

- 黏液或血液引起的支气管阻塞。
- 因胸腔积液或心脏增大而压迫。
- 气胸引起的压缩。
- 气管插管移位。
- 患者持续的仰卧姿势。

肺不张的影像学表现为肺内致密的高密度影，伴有心影和膈肌的移位（图 16-7）。当发生大面积肺不张时，可表现为肺容积减少，纵隔移位，肺叶间裂移位（仰卧位片仅可见右肺水平裂）和肺门结构移位。持续发生的肺不张多提示细菌感染。下文描述了机械通气患者相关性医院获得性肺炎的影像学诊断与鉴别诊断（表 5-4）。

肺不张治疗方案包括呼气末正压（positive end-expiratory pressure，PEEP），这种机械通气可以使得肺不张组织内重新通气，包括微小的肺

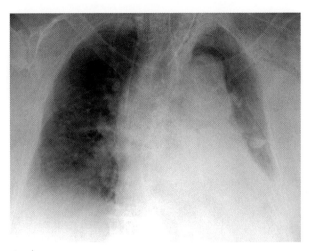

▲ 图 16-7　肥胖患者左肺下叶肺不张

X线检查显示由于心脏肥大，左肺下叶不张。左心缘模糊、左侧肋膈角消失、左侧膈顶抬高

不张。由于肺实质内压力关系改变，可减轻肺水肿。胸片表现为肺实变得到改善，肺密度增高区域相应减少，类似肺不张减轻的表现。然而，PEEP 通气并不能改善潜在的病理状况。因此，在解读机械通气患者的 X 线检查时，应谨慎提示"PEEP 后肺内高密度渗出改善"的诊断意见（图 16-8）。除此之外，接受高压通气的患者肺气压伤的风险增加，影像学可表现为间质性肺气肿、肺气肿等。

四、充血性心力衰竭

> 提示
> 充血性心力衰竭一词指的是心脏无法充分泵出以维持器官足够的血流（前衰竭）或涉及心脏前充血（后衰竭）。

　　左侧充血性心力衰竭和右侧充血性心力衰竭是有区别的，取决于功能障碍的心室，具有各自的临床和影像学表现，也可以重叠存在，称为全心性充血性心力衰竭。最常见的影像学表现为心

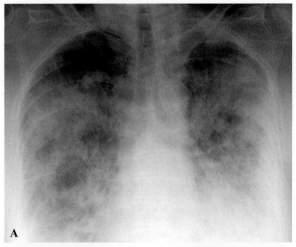

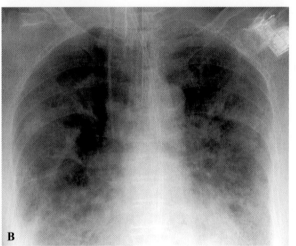

▲ 图 16-8　正压通气对胸部 X 线检查的影响

肺纤维化和肺炎患者。A. 插管前；B. 插管后并进行 PEEP 通气（12cmH₂O）；临床状况无变化，胸部 X 线摄片显示肺部的透照度显著改善

影增大。

　　纵隔内血管复合影增宽（图 16-9）是有用的诊断参数，尤其是对于评价疾病进展程度。充血性心力衰竭通常会导致血管复合影增宽、扩大。心脏血管根部的宽度基本上由上腔静脉的管腔直径决定，因此可以评估中央静脉的容积：心脏血管根部的宽度增加 1cm 大致相当于循环血量体积增加 2L[13]。

（一）充血性左心衰竭

　　影像学能够对充血性左心衰竭做出诊断，甚至在没有临床证据证实之前，胸部 X 线检查也能

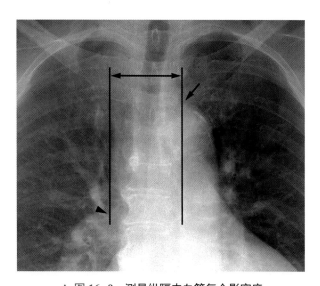

▲ 图 16-9　测量纵隔内血管复合影宽度

左锁骨下端之间主动脉弓处（黑箭）和右主干支气管与上腔静脉的交点（黑箭头）之间画水平线测量宽度（正常值43～53mm）

够发现左心衰竭的早期表现。例如，左心室导致左心房压力和容积增加（表 16-2），这直接影响肺静脉压力增加、肺静脉扩张，进而肺毛细血管压力增加。液体从毛细血管中渗出并进入间质，引起间质性肺水肿。一旦间质的液体无法吸收，便会发生肺泡肺水肿。

胸腔积液来自内脏胸膜。由于肺水肿，肺淋巴引流系统超负荷，无法排出间质性积液，导致液体通过脏胸膜渗出进入胸膜腔。

偶尔可以在 X 线检查上识别出从肺底向肺尖的肺血流重新分布情况。正常情况下，肺基底部

表 16-2　左心衰竭的影像表现

病理机制	X 线正位片
后负荷左心衰竭	
左心房扩张	气管分叉变宽
肺静脉压升高	
肺静脉扩张	右肺上叶内静脉增宽＞4mm
肺毛细血管压力升高	
液体进入到间质	间质性肺水肿
液体进入肺泡	肺泡性肺水肿

的灌注要好于肺尖部。肺水肿的发作也首先在基底部位出现。间质水肿会影响氧气的扩散，血液中氧分压降低会导致基底部缺氧性肺血管收缩，而肺尖部却不受血管收缩影响而表现为血流量增加。这种肺血流的分布不同在直立位置 X 线检查可见，而仰卧位上无法识别。

（二）充血性右心衰竭

充血性右心衰竭通常临床症状很明显，早于X 线检查的异常发现。周围性水肿是充血性右心衰的主要临床表现，为腹水、胸腔积液及静脉充血。胸部 X 线检查的主要征象是胸膜腔积液。全身静脉压力的增加导致毛细血管液通过浆膜进入身体各腔隙。因此，与充血性左心衰竭不同。充血性右心衰竭引起的胸腔积液是由壁层胸膜引起的。纵隔扩大是由于上腔静脉扩张造成。肝脏充血可引起右侧膈肌抬高。

五、肺水肿

肺水肿是患者进入重症监护室的常见原因，主要分为 2 种类型（表 16-3）。

- **压力性水肿**：肺毛细血管压力增加，血管壁通透性正常；这导致液体从毛细血管中渗出并进入间质，引起间质性水肿。
- **渗透性水肿**：血管壁的渗透性增加，肺毛细血管压力正常。流入肺泡的液体比压力性水肿引起的肺泡水肿的速度要快得多，

表 16-3　肺水肿的原因

压力性水肿	渗透性水肿
• 充血性左心衰竭	• 败血症
• 肾衰竭	• 成人型呼吸窘迫综合征
• 体液过多	• 吸入性毒物
	• 药物诱发
	• 高原水肿
	• 神经源性
	• 烧伤

但与压力性水肿相比，间质受累要少。

（一）间质性水肿

间质性水肿是压力性水肿的最常见类型。胸部 X 线可发现间质性水肿的典型表现（图 16-10）。

- 小叶间隔增厚，表现为间隔线（以往称为 Kerley B 线）。
- 支气管血管束增厚（支气管鞘），正位胸片显示支气管投影（如分段支气管 3 和 6）。
- 由于支气管血管束周围间质水肿引起血管结构不清晰。

CT 表现最初仅观察到小叶间隔增厚，其后是弥散性磨玻璃影，呈地图样分布（图 16-11）。后者通常朝向小叶边界。

如果肺间质的液体不能吸收，间质性水肿会发展为肺泡性水肿，影像表现为双侧肺门周围的蝶翼状改变。

心源性肺水肿的分布与肾源性或水分过多引起的肺水肿不同。前者通常表现为基底和周围分布特点，而后者则具有中心对称分布特点[14]。在所有类型中均可观察到随时间进展的肺门扩大，与心影增大共同构成心源性肺水肿与渗透性水肿的鉴别诊断标准。

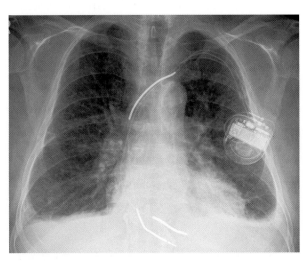

▲ 图 16-10　充血性心力衰竭的压力性肺水肿

胸部 X 线检查显示双侧小叶间隔增厚（以前称为 Kerley B 线），尤其是在肺基底部，心脏增大，双侧胸膜腔积液

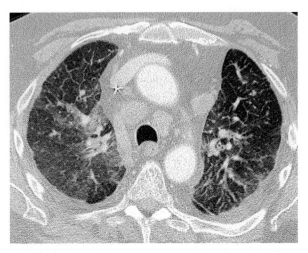

▲ 图 16-11　充血性心力衰竭的压力性肺水肿 CT 图像

HRCT 显示肺小叶间隔增厚、模糊不清，双侧肺叶内散在磨玻璃密度增高影，伴随双侧胸膜腔积液

> 提示
> 急性二尖瓣反流时首先出现右肺上叶肺水肿，不应误认为肺炎[6]。

（二）渗透性肺水肿

与压力性肺水肿不同，渗透性肺水肿在胸部 X 线检查中没有明显的间质改变，而表现为双肺弥漫异常密度影。在 CT 上可见双肺片状磨玻璃及实变影（图 16-12）。随着病程延长，心脏血管根部变窄或缩小；这可作为与晚期压力性肺水肿的鉴别要点[6]。

六、成人型呼吸窘迫综合征

临床上将成人型呼吸窘迫综合征（ARDS）定义为多种原因引发的肺内通气换气功能障碍。成人型呼吸窘迫综合征的诱因多样。

- 肺部诱发因素：吸入性损伤、中毒性肺水肿、肺炎、吸气、肺挫伤、溺水、脂肪栓塞、羊水栓塞、高压氧治疗。
- 肺外诱发因素：败血症、外伤、休克、烧伤、胰腺炎、药物治疗、大量输血、广泛

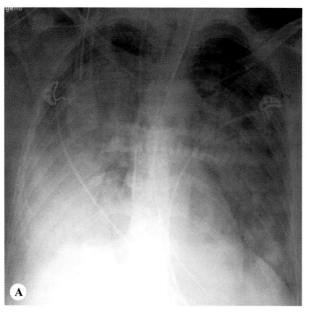
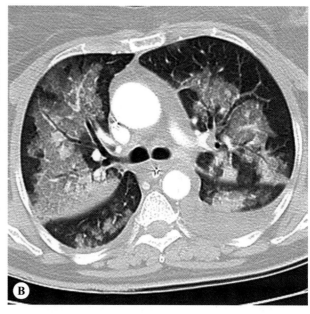

▲ 图 16-12　渗透性肺水肿

A. X 线检查仰卧位图像显示双侧弥漫性实变。双侧胸腔积液。与图 16-10 相比心脏血管根部较窄；B. CT 图像显示双肺显示磨玻璃影和实变影，无小叶间隔增厚

提示

成人型呼吸窘迫综合征的定义根据柏林 2011 年的定义[15]。

- 1 周内发生。
- 双肺实变，没有任何其他合理的解释。
- 呼吸衰竭不能由充血性心力衰竭或高容量血症来解释。
- 氧合：动脉血中的氧分压 / 呼吸空气中的氧含量。
  - 轻度成人型呼吸窘迫综合征：200～300mmHg。
  - 中度成人型呼吸窘迫综合征：100～200mmHg。
  - 严重的成人型呼吸窘迫综合征：< 100mmHg。

的血管内凝血。

这些诱因直接或间接激活肺部的病理过程，早期引起渗出性炎症反应。蛋白质渗出至肺泡，使肺泡表面活性物质失活，并抑制肺泡产生表面活性物质。肺泡塌陷，导致肺换气障碍及右 - 左分流。几天后炎症反应进入增生期，继而进展为纤维化期。

在 ARDS 早期的渗出期，X 线检查可见双侧高密度影，与肺水肿难以区分，严重者发展为"白肺"（图 16-13）。在 CT 上特别是在肺外因素诱发的 ARDS 中，通常可见到 3 层结构，前层正常肺组织，中间为磨玻璃状渗出影，后层为肺实变（图 16-14）。然而，这些发现在肺部诱发的 ARDS 中相对少见。

在 1 周内，弥漫性不透光的渗出阴影演化为网状密度增高影，在几周内要么消失，要么持续存在导致肺纤维化。

七、总结

在重症监护室中新患者入院时、植入装置（如各种导管）后，以及患者临床状态恶化时，均需进行胸部 X 线摄影。而当患者病情稳定时，

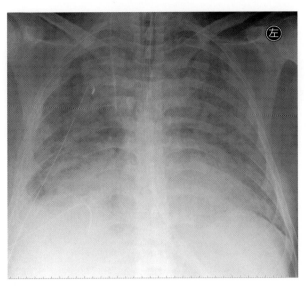

▲ 图 16-13　成人型呼吸窘迫综合征

X 线仰卧位图像显示前日 X 线检查正常，本次检查出现双侧"白肺"

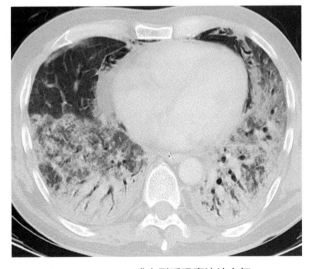

▲ 图 16-14　成人型呼吸窘迫综合征

CT 图像显示典型的 3 层结构，前层为正常肺组织，后层肺实变，中间为磨玻璃影

则不适用每日例行胸片检查。

当体内植入装置时，必须确保所有植入装置的位置正确，此时放射科医生比临床医生更能发现任何位置不当。图 16-1 至图 16-6 显示了通常植入设备的正确位置。此外，对植入装置位置变化的判断需要与之前的检查进行比较，并应予以报告。

大多数通气方案包括呼气末正压（PEEP），增加 PEEP 可以减少肺不张和肺水肿，即使患者的临床状态没有任何改变，PEEP 可以使影像表现有所改善。

充血性左心衰竭通过增加肺静脉压导致肺水肿。其病理机制和由此产生的影像学检查结果在表 16-2 中列出。与肾性水肿和体液过多水肿一样，心源性肺水肿也会造成间质性水肿。影像学表现为小叶间隔增厚和磨玻璃渗出影，随后出现肺泡水肿，表现为双侧对称性实变（蝙蝠翼水肿）。相反，渗透性水肿由多种病理状态导致（表 16-3）。X 线检查显示原发性肺泡水肿。基本上无间质水肿的征象。心脏血管根部（图 16-9）是区分晚期压力性水肿和渗透性水肿的有用方法，也可用于随访。心脏血管根部增宽提示压力性水肿，缩小则提示渗透性水肿。

成人型呼吸窘迫综合征在临床上的定义是由肺部对多样化的诱因，如肺炎、外伤、败血症、休克或烧伤的急性炎症反应组成。X 线检查显示急性起病，双侧肺不张，在 1 周内演变为网状，并可缓解或发展为肺纤维化。

参考文献

[1] Oba Y, Zaza T. Abandoning daily routine chest radiography in the intensive care unit: meta-analysis. Radiology 2010;255(2):386–395

[2] Graat ME, Choi G, Wolthuis EK, et al. The clinical value of daily routine chest radiographs in a mixed medical-surgical intensive care unit is low. Crit Care 2006;10(1):R11

[3] Hendrikse KA, Gratama JWC, Hove Wt, Rommes JH, Schultz MJ, Spronk PE. Low value of routine chest

radiographs in a mixed medical-surgical ICU. Chest 2007;132(3):823–828

[4] Reeb J, Falcoz PE, Olland A, Massard G. Are daily routine chest radiographs necessary after pulmonary surgery in adult patients? Interact Cardiovasc Thorac Surg 2013;17(6):995–998

[5] Suh RD, Genshaft SJ, Kirsch J, et al. ACR appropriateness criteria – intensive care unit patients (26.02.2015). Available at: https://acsearch.acr.org/docs/69452/Narrative/

[6] Eisenhuber E, Schaefer-Prokop CM, Prosch H, Schima W. Bedside chest radiography. Respir Care 2012;57(3):427–443

[7] Bekemeyer WB, Crapo RO, Calhoon S, Cannon CY, Clayton PD. Efficacy of chest radiography in a respiratory intensive care unit. A prospective study. Chest 1985;88(5):691–696

[8] Henschke CI, Pasternack GS, Schroeder S, Hart KK, Herman PG. Bedside chest radiography: diagnostic efficacy. Radiology 1983;149(1):23–26

[9] Strain DS, Kinasewitz GT, Vereen LE, George RB. Value of routine daily chest x-rays in the medical intensive care unit. Crit Care Med 1985;13(7):534–536

[10] Sepehripour AH, Farid S, Shah R. Is routine chest radiography indicated following chest drain removal after cardiothoracic surgery? Interact Cardiovasc Thorac Surg 2012;14(6):834–838

[11] Lee S, Chaturvedi A. Imaging adults on extracorporeal membrane oxygenation (ECMO). Insights Imaging 2014;5(6):731–742

[12] Shevland JE, Hirleman MT, Hoang KA, Kealey GP. Lobar collapse in the surgical intensive care unit. Br J Radiol 1983;56(668):531–534

[13] Ely EW, Haponik EF. Using the chest radiograph to determine intravascular volume status: the role of vascular pedicle width. Chest 2002;121(3):942–950

[14] Milne EN, Pistolesi M, Miniati M, Giuntini C. The radiologic distinction of cardiogenic and noncardiogenic edema. AJR Am J Roentgenol 1985;144(5):879–894

[15] The ARDS Definition Task Force. Acute respiratory distress syndrome. JAMA 2012:307

第 17 章　与治疗相关的变化
Treatment–Related Changes

一、术后胸部改变

（一）肺部分切除术

1. 外科术式

肺部分切除术是以治疗肺部疾病为目的而进行的，较少见的是以诊断目的。一般有两种切除术式。

- 诊断性切除。诊断性切除主要是为了获取组织学标本，分析可疑肺结节的良恶性，或者用于诊断弥漫性实质性肺疾病。一般来说，与治疗性干预相比，为诊断目的而切除的肺组织较少。通常采用的技术是楔形切除术，即用外科缝合器取出一块尺寸为几厘米的楔形肺组织。这种不以解剖结构为基础的方法称为非典型切除（表 17-1）。
- 治疗性切除。治疗性切除主要用于肺部肿瘤的手术治疗，少数情况下用于切除慢性炎症。除转移手术外，通常切除范围依照解剖部位实施（见下文），与上述非典型切

表 17-1　外科肺切除术

解剖学肺切除术	非解剖学肺切除术
· 肺段切除术 · 肺叶切除术 · 肺叶联合切除术 · 全肺切除术	· 楔形切除术 · 射频消融术

除不同，通常是切除肺叶（肺叶切除术）。在右肺治疗有时需要切除 2 个肺叶，上叶和中叶（上两叶切除术），或者中叶和下叶（下两叶切除术）。以两叶切除术的方式，切除右上叶和下叶在技术上是不可行的，需改用全肺切除术。

切除的最大范围取决于病变的大小和位置，并受术后预期肺功能的限制。少数情况下，对于术前肺功能受限的患者来说，并不是都选择标准的手术方式，即至少是肺叶切除术。在这种情况下，手术可能仅限于切除单个肺段（肺段切除术）。

肺转移瘤通常采用非典型切除的方式。与原发性肺癌不同的是，转移瘤一般不选择解剖性切除，其目的是为了尽可能确保多的肺实质被保留。标准的手术方法是楔形切除术和射频消融术。用射频消融将转移病灶包括切缘的正常组织从周围肺组织中以近乎圆形的方式切除，并缝合胸膜以封闭手术缺损。

2. 影像学表现

解剖学肺切除术：在解剖切除术中，胸部 X 线检查最主要的发现是手术肺的体积缩小。手术侧的膈肌比正常的要高一些，纵隔也稍向手术侧移位（图 17-1）。在肺叶切除术和节段性切除术中，通常很少有明显的体积损失，因为剩余的肺实质完全可以代偿填充胸腔内的空间，肺组织密度比对侧相对低一些。少数情况下，除了发现一

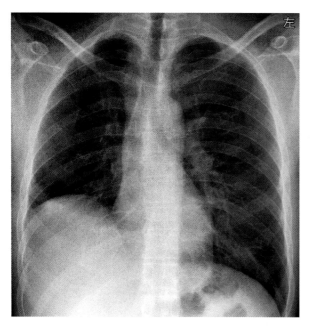

▲ 图 17-1　右肺下叶切除

X 线检查显示右侧横膈肌升高，并且纵隔向右轻度移位

提示

解剖切除的影像学表现如下。

- 单侧肺容积缩小。
  - 手术侧膈肌抬高。
  - 纵隔向术侧移位。
- 叶裂无法识别。
- 胸膜增厚。
- 胸膜含气腔（通常仅在术后短时间可现）。
- 肺实变（尤其是节段性切除）。
- 中叶肺不张（右上叶切除）。
- 肺门扩大（术后短期可见）。

个肺叶裂不显示外，胸部 X 线检查几乎不能发现肺叶切除术的迹象。

如果剩余的肺实质不能完全填满胸腔，术后会出现一个含气的胸腔。这通常会在几天内被胸腔积液所取代，随着时间的推移，胸腔积液会转化为纤维结缔组织，从而产生永久性的胸膜增厚（图 17-2）。罕见的是含气腔会持续数月甚至数年。

肺叶切除术和两叶切除术后，影像学通常显示不出肺实质上瘢痕，而肺段切除术会有影像学的阳性发现。在肺叶切除术中，整个肺叶可沿此边界与周围肺实质境界清楚。相反，肺段切除需要在肺实质中进行手术局部切除，因此在切除肺段时会遗留可识别的高密度瘢痕（图 17-3）。

肺癌的手术治疗常规包括肺门和纵隔淋巴结切除术。偶尔在术后短期内，手术侧出现肺门扩大（图 17-4），但几天内消失。

有时在上叶切除术后，可观察到基于膈肌顶点的小三角形密度增高区。这种"驼峰征"是由副韧带或肺韧带移位造成膈肌继发性移位。

CT 图像可显示支气管系统的术后改变。支气管和血管重塑外科技术是指治疗中心部位肿瘤或肿大的肺门淋巴结转移的外科手术。在这些手术中，中央支气管或血管部分被切除（称为袖状切除术），支气管或动脉的远端分别与主干支气管或动脉吻合，例如，在右肺上叶支气管袖状切除术中，远端主干支气管，包括上叶支气

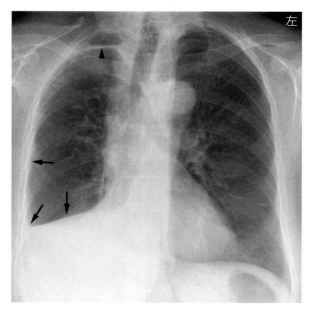

▲ 图 17-2　右肺下叶切除术后改变

右侧胸膜增厚（黑箭），右肺尖显示少量的气胸（黑箭头）

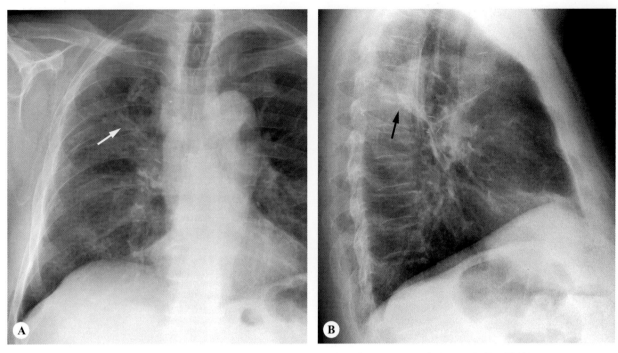

▲ 图 17-3　右肺上叶后段节段切除后的肺部改变，局部肺野显示条索影（白箭和黑箭）
A. 后前位 X 线检查；B. 侧位 X 线检查

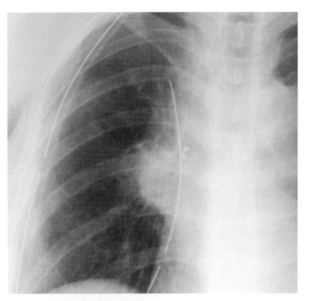

▲ 图 17-4　右肺上叶切除术后改变，可见肺门增大。术后右侧胸导管及右侧肺门钳夹影可见

管的起源，以及近端中间支气管均被切除，然后将远端中间支气管与近端主干支气管相吻合（图 17-5）。

　　楔形切除术在肺实质留下了索条状阴影，它起源于胸膜肺表面，通常有几厘米长（图 17-6）。

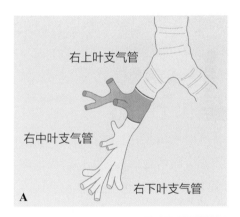

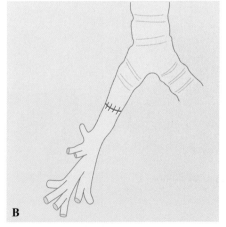

▲ 图 17-5　支气管袖状切除术的基本原理图
A. 切除上叶支气管；B. 支气管断段吻合

241

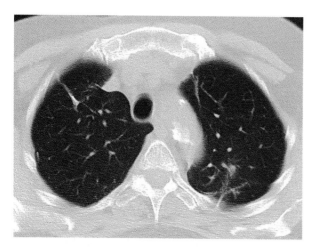

▲ 图 17-6　双肺楔形切除术

CT 图像显示两个上叶线影、胸膜下实变

提示

非解剖学切除的影像学表现如下。

- 楔形切除术：肺内可见与胸膜相连的密度增高影。
- 射频消融术。
  - 类圆形实变区。
  - 胸膜下空洞形成。

---

3. 非解剖学切除

使用吻合器的金属夹可见。射频消融术后会在肺实质上留下圆形缺损。由于脏胸膜在切除缺陷上再次缝合，在楔形切除缺损处，通常会形成圆形囊肿样结构与胸膜广基底相连，如果囊肿呈现相对较薄的壁，多由射频消融术诱导的凝固性坏死造成的（图 17-7）。在胸部 X 线检查中，这类手术缺损表现为空洞（图 17-8），类似肺脓肿。这些为射频消融术后的表现，不要误解为感染性并发症。楔形切除术和射频消融术在转移瘤手术中经常联合使用。因此，两种手术的后遗症可能同时表现出来。

4. 并发症

所有外科手术常见的并发症在下文中介绍。以下是针对部分肺切除的具体内容。

右上叶切除存在术后中叶过度通气的风险，膨胀的中叶占据了胸腔中被切除上叶的位置。这会导致中叶支气管向上移位，通常从中间支气管沿前下方向移位，最终导致扭曲，继发支气管狭窄，导致术后早期中叶肺不张（图 17-9）。如果这种情况持续下去，就可能发展出以慢性复发性中叶感染为特征的中叶综合征。最坏的情况是最终需要切除中叶。

（二）全肺切除术

有时为了治疗中央型肺癌，可能需要切除单侧整个肺部，也就是全肺切除术。手术后胸腔充

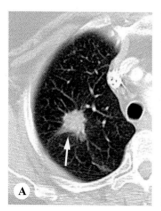
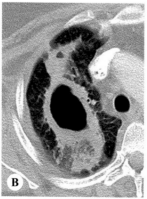
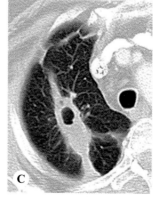
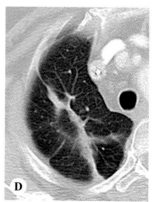

▲ 图 17-7　右肺上叶射频消融术后改变

A. 术前发现，右肺上叶肿瘤（白箭）；B. 术后第 10 天，手术区形成腔壁较厚空洞；C. 术后第 3 个月，空洞缩小；D. 术后第 9 个月，瘢痕形成

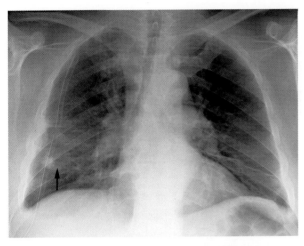

▲ 图 17-8　右肺下叶射频消融术后改变

右下肺外带显示有空洞（黑箭），局部可见术后右侧胸腔引流管

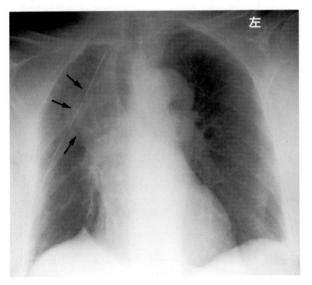

▲ 图 17-9　右肺上叶切除术后中叶肺不张（黑箭），X 线检查显示术后右侧有引流管

满空气，在数周内完全充满体液。后来体液机化，并转变为结缔组织，即所谓的纤维浆膜胸[1]。影像学表现为手术侧胸腔透亮度增高，立位胸片可见气液平形成，随着时间的推移气液平持续上升，直到整个胸廓呈现软组织密度的不透光阴影（图 17-10）。

偶尔，在早期胸部 X 线检查中支气管残端外侧纵隔旁可见边缘光滑的密度增高影（图 17-11）[2]。这是术中用肌肉或心包瓣固定在主干支气管残端造成的，目的是为了防止支气管残端瘘的形成。

除了常见的并发症外，全肺切除术还可有少见并发症，现介绍如下[1]。

全肺切除术会导致残余肺部出现突发性高灌注、肺动脉压力升高、右心超负荷等改变。5% 的患者可见术后肺水肿。轻者表现为静脉性肺水肿，重者则类似成人型呼吸窘迫综合征。这种致命并发症的潜在机制还不完全清楚。它被认为与静水压升高和毛细血管通透性增加有关。

胸腔内突然形成气液体平面，提示支气管残端瘘，这个并发症有相当高的死亡率。同样地，术后新发的纵隔或胸壁气肿也提示支气管残端瘘（图 17-12）。

全肺切除术后综合征通常发生在年轻患者术后第 1 年，以右侧肺切除术后为主。临床症状包括逐渐加重的劳力性呼吸困难、吸气喘鸣和反复的肺部感染。肺部过度膨胀导致纵隔移位至术

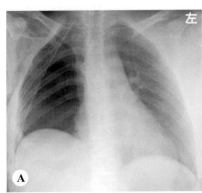
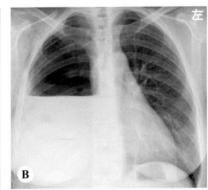
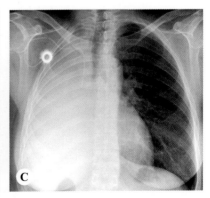

▲ 图 17-10　右肺切除术后的状态

A. 术后第 1 天的仰卧位图像；B. 术后第 3 天的立位图像；C. 9 个月后。X 线检查显示胸腔积液逐渐增多

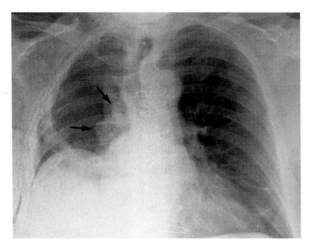

▲ 图 17–11　右肺切除术后的状态

X 线检查显示右肺门增大，提示肌性纤维瓣覆盖支气管残端的改变

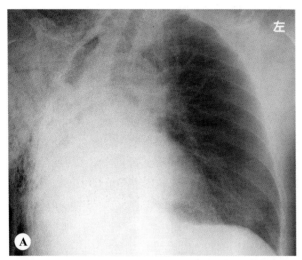

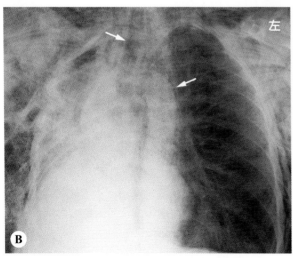

▲ 图 17–12　右肺切除术后支气管残端瘘形成

A. 术后第 3 天的仰卧位图像，轻度胸壁气肿；B. 术后第 4 天的仰卧位影像：大量进胸壁气肿和新发纵隔气肿（白箭）

侧，进而引起同侧气管移位和剩余肺部主干支气管过度扩张（图 17–13）。

（三）胸膜疾病的手术治疗

胸膜疾病的手术通常是用于治疗化脓性胸膜炎、恶性肿瘤，有时也用于反复发作的气胸。

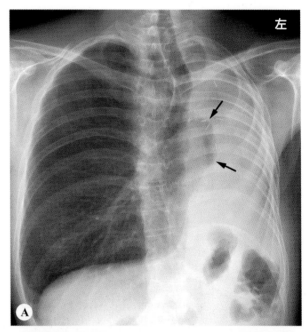

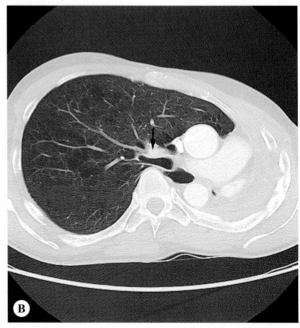

▲ 图 17–13　左肺切除术后肺切除术后综合征

A. X 线检查显示气管向左移位，右肺局限性疝进入左半胸（黑箭）；B.CT 图像显示右主干支气管过度扩张位于脊柱前（黑箭）

1. 胸膜固定术

胸膜固定术，即把胸膜层粘在一起封闭胸膜腔，可用于治疗有症状的恶性胸腔积液。将化学物质（如滑石粉）注入胸膜腔，继发炎症反应使壁层胸膜和脏胸膜粘连在一起，从而防止新的大面积胸腔积液的产生。

> 提示
>
> 胸膜固定术后影像表现如下。
>
> - 斑片或结节状胸膜增厚。
> - 钙化密度的胸膜滑石沉积（滑石胸膜沉积）。
> - 暂时性胸膜粘连反应。
>   - 肺实变。
>   - 磨玻璃影。
>   - 肺实质内条带状阴影

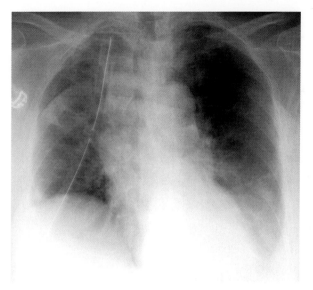

▲ 图 17-14 右侧胸膜固定术后 3 天的胸膜反应
右肺弥漫性斑片和磨玻璃影。术后右侧胸内有引流管

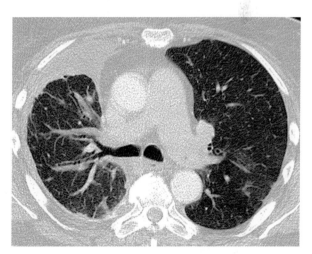

▲ 图 17-15 右侧滑石粉胸膜固定术后 2 周出现胸膜固定反应
CT 图像可见弥漫性胸膜增厚，胸膜下实变，轻度磨玻璃影，小叶内线条粗糙

胸膜固定术后胸部 X 线检查显示与之前相比胸腔积液通常明显消退。确保没有胸膜积气是至关重要的，因为这些会导致胸膜层分离，从而阻止壁层和内脏胸膜粘连。

术后 3～5 天，肺实质伴随反应发生，持续 2 周[3]（图 17-14）。在胸片上，出现肺内进行性增多的密度增高阴影。CT 表现为条带状密度增高影和小叶间隔增厚、磨玻璃影，以及周围肺实质内较小的实变（图 17-15）。这些征象大部分将在几周内吸收。

影像学检查直接征象显示斑片状或结节性胸膜增厚。在 PET/CT 上这些胸膜增厚区域可表现 ^{18}F-FDG 的摄取，需要与胸膜肿瘤的表现进行鉴别诊断。胸膜固定术中所使用的滑石粉，通常在 CT 上显示为胸膜腔内钙化密度沉积物，从而与钙化胸膜斑块类似[6]。

2. 胸膜切除术和胸膜剥脱术

胸膜切除术，即切除壁层胸膜，通常用于气胸的外科治疗。胸膜剥脱术包括从肺部部分或完全剥脱脏胸膜，适用于慢性脓胸或胸膜间皮瘤的治疗。剥脱术的主要目的是去除增厚的胸膜以解除肺的膨胀受限。

术后胸膜腔扩大，胸片和 CT 无法可靠地区分手术后遗症、肿瘤和炎症。有时，尤其是胸膜剥脱术后，即刻会出现胸膜下肺组织不张。这些肺不张区域是由于外科手术造成，通常在几天内得到恢复。

<table>
<tr><th colspan="2">表 17-2　肺移植术后并发症的影像学特征 [8]</th></tr>
</table>

并发症	影像学特点
器官大小不匹配	• 肺不张 • 肺过度通气
再灌注性肺水肿	• 外周磨玻璃影 • 支气管壁增厚
急性胸膜并发症	• 气胸 • 胸腔积液 • 血胸
支气管吻合口裂	• 气胸 • 纵隔、胸壁气肿
支气管吻合口狭窄	• 支气管狭窄 • 空气潴留
排斥反应	
• 超急性期反应	• 移植肺大量实变
• 急性期反应	• 磨玻璃影 • 小叶间隔增厚 • 小叶线
• 慢性期反应	• 支气管扩张 • 空气潴留 • 马赛克灌注 • 支气管壁增厚 • 小叶中心小结节 • 树芽征
感染	
• 念珠菌肺炎	• 粟粒样 • 结节 • 磨玻璃影 • 肺实变
• 侵袭性肺曲霉病	• 血管源性结节 • 三角形肺实变 • 晕征 • 空气新月征
• 巨细胞病毒肺炎	• 小结节 • 磨玻璃影 • 肺实变
• 分枝杆菌病	• 粟粒样 • 磨玻璃影 • 树芽征 • 肺实变 • 胸腔积液 • 淋巴结肿大
隐源性机化性肺炎淋巴细胞增生性疾病	• 肺实变 • 多发结节 • 淋巴结肿大 • 胸腔积液 • 小叶间隔增厚

> **提示**
>
> 移植后第一年最危险的并发症是细菌感染；后期，威胁患者生命的主要原因是慢性排斥反应 [7]。

（四）气胸的手术方法

复发性气胸的手术治疗，需要对肺实质内肺大疱进行非典型切除。此外，还可以进行部分胸膜切除术，以达到胸膜层的粘连，从而防止气胸的复发。

非典型肺部分切除术的后遗症可通过影像学检查发现。该手术一般采用楔形切除术。

治疗成功的主要决定因素是术后让壁层胸膜和脏胸膜直接接触。即使少量胸腔积气也需要在术后影像学上仔细寻找。除此之外，肺部分切除术和胸膜疾病手术后，术后气胸在影像学上也可能出现。

（五）肺移植

肺移植已成为治疗终末期弥漫性实质性肺疾病、慢性阻塞性肺疾病和肺动脉高压的一种方法。单肺和双肺移植均可进行，也可与心脏移植联合进行。影像学检查在肺移植患者的随访中发挥重要作用，以早期发现并发症。相关的影像学检查结果见表 17-2。

器官移植后的机会性感染将在后文讨论。与肺移植患者密切相关的是巨细胞病毒感染，即使在数月或数年后仍可表现出来。而真菌感染的最大风险则出现在移植后的最初几周。

特殊的并发症发生在不同的时间点 [8]。

• 即时并发症（在最初的 24h）。受体与供体大小不匹配的情况在移植手术期间或术后立即会出现明显并发症。术前或术中插入导管或气管插管的位置不当或与插管有关的并发症（例如，气管插管位置不当，以及中心静脉置管后的气胸或血胸）也会在术后第一时间出现临床或影像学表现。对供体特异性抗原（如 HLA 或 ABO 抗原）预先形成的抗体，被认为是导致在移植后立即发生超急性排斥反应，并导致死亡的原因。

• 早期并发症（1天至1周）。如果供体肺在移植前已经因缺血而受损，当供体肺与受体血管系统连接时，可能会出现再灌注性肺水肿。从最初的几个小时到术后第4天，随时都可以表现出来。再灌注肺水肿通常在2个月内消失，但也可以持续6个月。影像学检查时，表现为静水肺水肿。术后胸腔积液通常在2周内消失。持续性存在的气胸，或者纵隔或胸壁积气可能预示着支气管吻合口瘘（断裂）。

• 中期并发症（1周至2个月）。一般在术后第2周发生排斥反应。胸部 X 线检查显示肺门周围和肺基底部密度增高阴影，小叶间隔增厚和胸腔积液[10]。虽然以上 CT 表现是非特异性的，但仍提示了急性排斥反应的发生。最突出的特征是不规则的磨玻璃影增高（图17-16），较少见的是支气管壁增厚和小叶间隔增厚[11]。使用糖皮质激素后临床和放射学检查结果获得迅速改善，也是急性排斥反应的特征。支气管吻合口最常见的并发症是术后第1个月发生的吻合口瘘，以及在随后的疗程中出现的吻合口狭窄。最常见的支气管吻合口并发症是吻合口瘘，发生在术后第1个月，以及后期出现吻合口狭窄（图17-17）。后者常由前者发展而来。细菌性肺炎，尤其是革兰阴性菌（假单胞菌、克雷伯菌）是术后第1个月最常见的感染。念珠菌肺炎也可发生在这一时期。

• 晚期并发症（移植后≥2个月）。除了支气

管吻合口狭窄外，前4个月偶尔也会发生支气管炎。表现为支气管壁结构异常和支

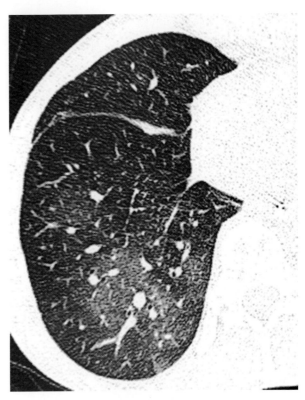

▲ 图 17-16　右侧单肺移植后的急性排斥反应
CT 图像显示移植的右肺下叶不规则的磨玻璃度增高阴影

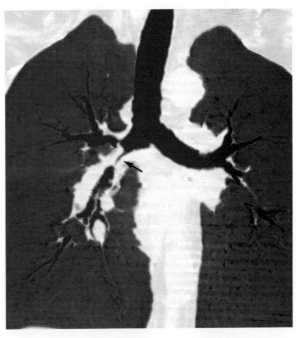

▲ 图 17-17　冠状 CT MIP 显示右侧单肺移植后的吻合口狭窄（黑箭）

气管塌陷。在吸气和呼气 CT 扫描或呼吸动态 CT 上可以看到支气管直径的变化。每 2 个肺移植患者中，至少有 1 个容易发生巨细胞病毒感染[12]，真菌感染也很常见，尤其是侵袭性肺曲霉病。在极少数情况下，肺结核或非典型分枝杆菌病感染在后期也会发生。6 个月后，移植的慢性排斥反应就会发生，表现为支气管堵塞综合征。临床症状可包括肺功能的进行性恶化，有 1/2 的移植受者在 5 年内会受到影响。由此构成肺移植最重要的长期并发症。慢性排斥反应更容易发生在以前发生过急性排斥反应、巨细胞病毒感染，以及器官捐献者和受者之间 HLA 不相容的情况下[13]。CT 上最有特征性的发现是支气管炎、支气管壁增厚、马赛克灌注和空气潴留（图 17-18）。慢性排斥的最佳预测指标是在呼气图像或通气周期的动态 CT 上检测到广泛的空气潴留[8]。此外，移植肺还会发生弥漫性实质性肺疾病，尤其是隐源性机化性肺炎。淋巴细胞增生性疾病通常在移植后第 1 年出现，有时甚至在第 1 个月就已经出现。这些疾病以 B 细胞疾病为主，90% 的此类患者可检测到 EB 病毒。胸部 X 线检查和 CT 上通常可见多发性结节或肺实变，有的有晕征，较少见的还有小叶间隔增厚、胸腔积液或纵隔淋巴肿大等[8]。

几种需要肺移植的疾病可在移植肺中复发[8, 14]。

• 结节病。
• 淋巴管平滑肌瘤病。
　– 肺朗格汉斯细胞组织细胞增生症。
　– 滑石肺尘埃沉着病。
　– 弥漫性泛细支气管炎。
　– 肺泡蛋白沉积症
　– 特别是结节病，在 1/3 肺移植患者中复发[14]。

> 提示
> 肺移植后需要持续的免疫抑制药物治疗。因此，应考虑到药物引起的肺病和机会性感染的可能性。

（六）心脏手术

一般来说，与肺部或胸膜疾病的手术相比，心脏手术后的变化在胸部 X 线摄影和 CT 上不易发现。许多心脏外科手术后，胸部 X 线检查可发现金属植入物。尤其是在冠状动脉搭桥术后，金属夹见于前纵隔。这些金属夹沿着用于旁路的血管的走行，通常是胸内动脉或中间静脉。

人工心脏瓣膜常用来替代主动脉瓣（图 17-19）或二尖瓣（图 17-20）。机械性心脏瓣膜置换装置的位置在胸部 X 线检查中很容易识别，但生物材料制成的瓣膜几乎看不到，而在以下情况是例外的，经股骨通路或心脏介入的微创生物瓣膜（经导管主动脉瓣植入术，TAVI），携带生物瓣膜的金属支架将现有的主动脉瓣植入主动脉壁，从而为瓣膜置换装置创造空间（图 17-21）。

在心脏手术中最常用的手术入路是正中胸骨切开术。其术后改变可在胸部 X 线摄影中看到。

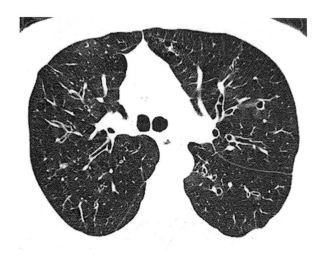

▲ 图 17-18　双肺移植后的慢性排斥反应
CT 图像显示柱状支气管扩张，支气管壁增厚和轻度马赛克灌注

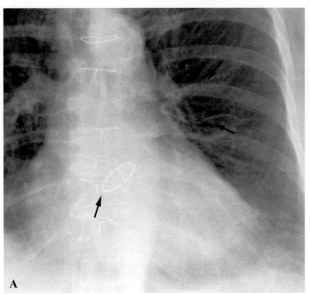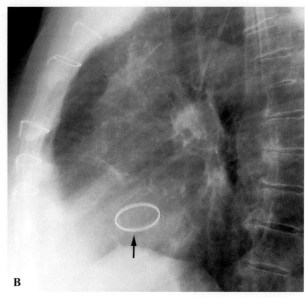

▲ 图 17-19　机械主动脉瓣置换（黑箭）

A. 后前位图像显示瓣膜放大部分；B. 侧位图像显示放大的瓣膜

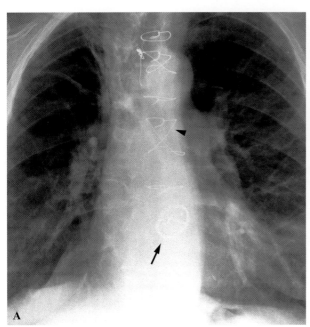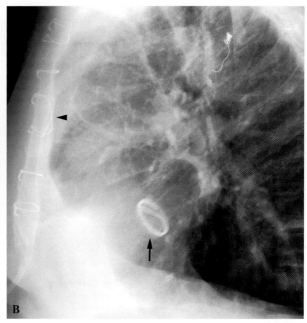

▲ 图 17-20　机械二尖瓣置换术后（黑箭）

正中胸骨切开术后的胸骨固定术后改变，部分呈数字 8 形（黑箭头）。支气管动脉内显示线圈。A. 后前位图像显示瓣膜放大部分；B. 侧位图像显示放大的瓣膜

在手术伤口闭合时，需要采用钢丝环固定胸骨。可见钢丝呈直线，或者 8 字形固定（图 17-20）。胸骨钢丝环的断裂（图 17-22）是术后胸骨固定不良的指标。胸骨较少使用其他的缝合方式，如果肺部手术需要进行胸骨切开，使用可吸收缝合线进行伤口缝合，但在影像学上不能观察。

心脏移植是指病变的受体心脏被切除，捐赠者的心脏被植入其位置。异位心脏移植不常见。在这种情况下，供体心脏与受体心脏一起被放置在右半胸。这导致术后胸部 X 线检查上的心脏轮廓明显增大。在心脏移植后，测量心脏大小的评估标准已不再适用。捐献者的心脏与接受者的胸

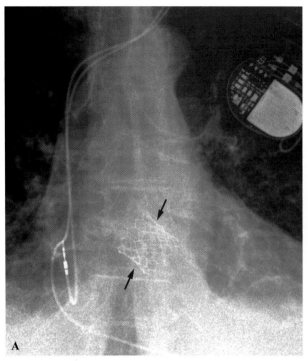
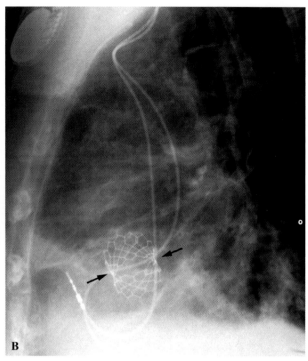

▲ 图 17-21　经股动脉主动脉瓣置换术后

瓣膜置换阴影代替主动脉瓣膜（黑箭），以及胸部植入了起搏器。A. 后前位图像显示瓣膜放大部分；B. 侧位图像显示放大的瓣膜

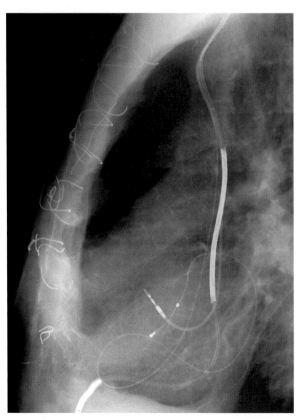

▲ 图 17-22　心脏搭桥手术后胸骨环断裂

侧位胸片显示右下叶中央型肺癌及植入型心律转复除颤器

廓大小可能有很大的不同。

不管手术方法如何，在心脏手术后即刻获得的胸部 X 线检查都会出现典型的变化（图 17-28 ）[15]。这些通常会在几周内消失。典型影像征象包括心影增大、纵隔扩大、左下叶肺不张；胸腔积液（左侧多见）、纵隔气肿、气胸、心包气肿、胸壁气肿。

胸部 X 线检查上最常见的一般并发症包括血胸和心包积血。后者表现为心包呈烧瓶样改变。心肌梗死后综合征在术后数周至数月后出现。一般症状包括疲劳、发热、胸部和左肩的疼痛。影像学检查提示有胸腔积液和心包积液 [16, 17]。

（七）食管手术

多种外科手术都被用于食管癌的治疗，但是对于食管蠕动障碍疾病，则很少应用。所有手术的一个共同原则是食管病变的治愈性切除和恢复胃肠道的连续性。为此，剩余的近端食管，或者下咽部与胃肠道的远端部分吻合，通常是食管与

提示

心脏手术后的典型术后结果如下[15]。

- 心脏轮廓增大。
- 纵隔增宽。
- 左肺下叶肺不张（心脏后不透明）。
- 胸腔积液，尤其是在左侧。
- 纵隔气肿。
- 气胸。
- 心包气肿。
- 胸壁气肿。

胃吻合，有时也采用结肠或空肠替代吻合[18]。

手术方式包括如下几种。

- 经胸食管切除术：食管中段或远端 1/3 处的食管癌用食管镜切除。可采用右侧胸腔和额外的腹部通路。这样手术使得胃部分移入胸腔，并与食管近端吻合。胸腔胃通常定位在胸椎前，较少位于胸骨后或右侧椎旁空间（图 17-23）。吻合部位在胸腔内。
- 开孔式食管切除：这种技术适合于食管远端 1/3 的癌症切除，不需要打开胸腔。通过腹腔和颈部通道，把食管被动提拉到纵隔，然后切除。接着将胃与颈部食管吻合，因此

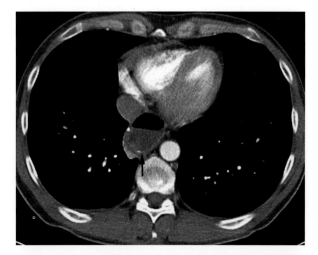

▲ 图 17-23 CT 图像，食管切除术后，胸腔胃形成（黑箭）

吻合部位在颈部胸腔。术中损伤喉返神经，使喉头闭合受阻，可引起术后吸入性肺炎。损伤气管或位于纵隔的主干支气管后膜部分，有时会引起食管或食管支气管瘘。

除了这些术中和一般的并发症外，还有某些食管切除术特有的术后并发症[18]。

- 吻合口瘘：一般表现在术后第 1 周。术后第 1 周结束时常规取钡剂吞咽，以检测吻合口是否紧密。有 1/2 的吻合口瘘在临床上表现不明显，无须特殊处理即可愈合。导致邻近结构的瘘管，特别是气管支气管系统和胸膜，以及纵隔都可能发生吻合口漏的并发症。
- 吻合口狭窄：钡餐吞咽时可以很好地观察到吻合口狭窄的情况。它常在胃食管吻合口愈合过程中形成，特别是在以前发生吻合口瘘情况下。在术后晚期出现吻合口狭窄可能提示局部肿瘤复发。
  - ➢ 乳糜胸：食管切除术中往往必须切除胸导管，也可在术中损伤胸导管。乳糜胸在影像学上表现为持续性存在的右侧胸腔积液。相比之下，术后胸腔积液多见于对侧血胸，即左侧。
  - ➢ 肠道道受损：胸部 X 线检查发现食管内有液体，就可以怀疑吻合口的通过障碍。这表明排空延迟。
- 腹腔器官疝入胸腔。
- 反流性食管炎。

（八）胸外科手术的一般性并发症

手术后数小时内发生继发性出血，导致血胸。临床表现提示经胸腔引流管引流大量血性分泌物，血流动力学不稳定，或者血清血红蛋白浓度突然下降。胸部 X 线检查发现术后胸腔广泛水样密度影（图 17-24）。

肺实质的切除需要用双腔管进行单侧肺通气。在手术过程中，被手术的肺组织萎陷。因此，术中仅对健侧肺进行机械性通气。如果肺实质已有损伤（例如，由于肺纤维化或慢性阻塞性肺疾病），单肺通气可导致健侧肺气压伤。这为单侧成人型呼吸窘迫综合征的发生带来了风险（图 17-25）。由于纤维化的肺对正压通气特别敏

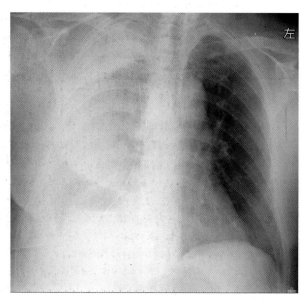

▲ 图 17-24　右上叶切除术后继发性出血
X 线检查显示由于大量胸腔积液导致右侧胸腔密度增高，临床证实胸腔积血

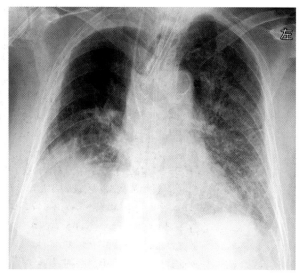

▲ 图 17-25　右肺中叶切除后单侧左侧成人型呼吸窘迫综合征
X 线检查显示左肺广泛的磨玻璃影增高和不规则网状阴影

感，所以开胸肺活检的并发症值得重视，因为开胸肺活检是为了鉴别诊断弥漫性实质性肺疾病。

各种类型的肺切除术后的肺气漏或支气管残端的气漏，都可以成为支气管胸膜瘘的主要病因。临床上表现为胸腔引流管有持续气体流出。影像学表现为持续性，甚至是一直存在的气胸和胸壁积气。纵隔气肿也可能出现，但相对少见（图 17-12）。

术后感染可影响肺部、胸膜间隙或胸壁。大多数胸壁感染在临床症状很明显，仅很少的患者需要影像学检查。术后肺炎在术后 3 天以内很少出现，通常为细菌感染。

化脓性胸膜炎最常发生在继发性肺切除术后，主要是由病原体经支气管残端、渗漏进入正常无菌的胸膜腔所致。化脓性胸膜炎一般是术后的早期表现，较少见于数月后。持续大量或不断增加的胸腔积液是化脓性胸膜炎的影像学征象。肺部分切除术较全肺切除术更容易发现化脓性胸膜炎。影像学表现是持续存在的或新发生的气液平面，以及肺切除后，胸膜腔内越来越多的占位性液体积聚，导致纵隔移位到非手术侧[19]。

化脓性胸膜炎的手术治疗，特别是在肺切除术后支气管残端渗漏的情况下，需要建立一个开放的引流通道，以确保持续性的清理被感染的胸腔（图 17-26）。

开胸术中通常使用经第 5 肋间入路，需要肋骨扩撑，偶尔会造成相邻肋骨骨折。肋骨碎片的相关移位很少发生，一般这种骨折是在做影像学检查时偶然发现。少数情况下，可利用肋间隙的肋间肌缺损形成天然的手术缝隙（图 17-27），但有时会有肺组织疝入胸壁的风险。

术语棉皮瘤是指手术过程中不慎遗留在体腔内的棉质材料等异物。在胸腔手术中，这些材料通常是棉织物。手术室中使用的敷料与病房中使用的敷料不同，都有金属线标记。因此，在胸部X 线摄影时可以很容易被识别（图 17-28）。留置

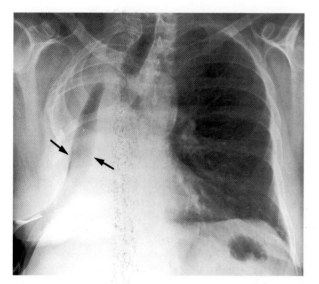

▲ 图 17-26　X 线检查显示右肺切除术后，右胸腔积液、化脓性胸膜炎（黑箭）

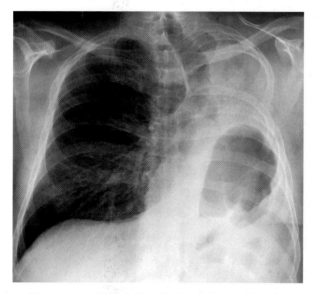

▲ 图 17-27　X 线检查显示左肺切除术后，第 4 肋间隙明显增宽

物类似于肿块。病理性金属线具有诊断价值，但不应将其误认为钙化（图 17-29）。

二、支气管镜和肺气肿的外科手术治疗

　　肺气肿时肺实质过度膨胀引起劳力性呼吸困难。首先，它引起桶状胸，使肋间呼吸肌的利用率降低，接下来膈肌作为最重要的呼吸肌不再能

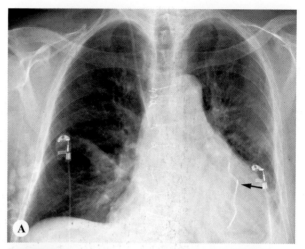

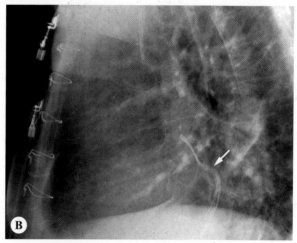

▲ 图 17-28　心脏搭桥手术后，异物留置
X 线检查显示在心包膜后囊（黑箭和白箭）含有交织的金属丝的物体。此外，术后心脏肥大和左胸腔积液。A. 后前位图像；B. 侧位局部放大图像

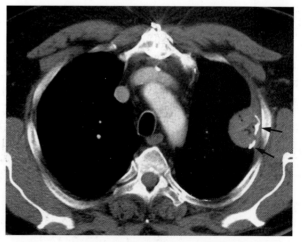

▲ 图 17-29　心脏动脉搭桥手术后的棉球残留
CT 图像显示与胸膜宽基底相连的肿块。其内显示金属线（黑箭）

够产生呼吸所需要的动力。这进一步加重了现有的呼吸困难。这种情况可以通过减少肺容积来补救，从而提高膈肌和肋间肌的利用效率。目前有多种支气管镜和手术的介入治疗方法可用于减少肺容积。

（一）支气管镜治疗

常见的治疗手段是将支气管内瓣膜植入到过度膨胀的肺段或整个肺叶。这些单向瓣膜允许空气从过度膨胀的肺实质中逸出，同时防止吸入气体进入此区域，从而先前过度膨胀的肺区域充气不足。这样导致肺容积的减少和呼吸力学的改善（图 17-30）。这些效果可以通过在支气管镜引导下取出植入的支气管内瓣膜来逆转。

该治疗方案失败的主要原因是瓣膜治疗塌陷肺区域时，周围侧支肺组织产生通气，这种情况通常由于肺叶裂发育不全所致。如果薄层 CT 上显示肺叶裂连续性＜90%，则可能产生相关的侧支通气。此外，在支气管镜引导下供气支气管的

球囊阻塞能够检测到侧支通气[20]。

其他支气管镜下局部肺部区域永久性减容术正在研究之中。例如，扭转气肿肺叶的支气管术，即可以通过植入弹性镍诺尔线圈来实现。此外，亚氢消融术会导致治疗过的肺区肺组织发生慢性纤维化[20]。

（二）肺减容术

为了减少扩大的肺容积，大多数过度膨胀的肺组织可以通过手术切除，通常是采用多处非典型的楔形切除。肺气肿分布的不均匀性（肺上叶较重）是这种手术方法的先决条件。目的是去除病变的肺部组织，同时保留相对健康的肺部区域。这种方式和支气管镜手术一样可以改善呼吸力学。

由于手术是在高度脆弱的肺气肿组织中进行，因此在切除边缘处的漏气现象难以避免，在术后常见，并可持续数天。影像学上的表现包括术后持续的气胸和胸壁积气，纵隔气肿比较少见。其他肺部分切除术的一般并发症在前文有所描述。

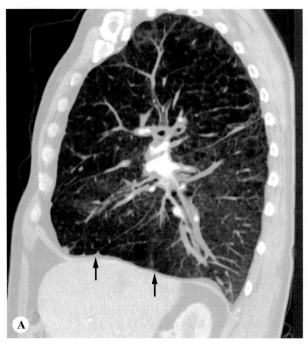 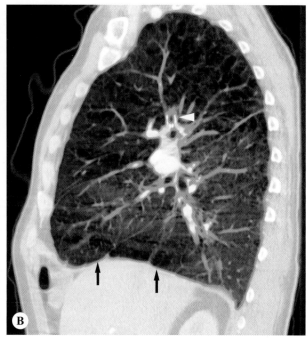

▲ 图 17-30　肺气肿的支气管内瓣膜植入术

A. 瓣膜植入前：右上叶过度膨胀，膈肌变平（黑箭），矢状胸径增大；B. 瓣膜植入后：右上叶支气管内瓣膜（白箭头），膈肌弧度增强（黑箭），矢状胸径变小

三、放射治疗

胸部恶性肿瘤的放射治疗需要足够高的放射剂量，这必然会损伤邻近的肺实质。受影响的肺实质反应为间质性肺炎，在影像学上通常可见。这种情况在"外源性恶性肿瘤引起的弥漫性实质性肺疾病"中有描述。

四、化学治疗

化学药物治疗是肿瘤学的标准治疗方法。对骨髓造成的损伤根据其强度不同，会导致不同程度的免疫功能低下，使患者容易受到机会性肺部感染。细胞抑制药，以及许多其他药物可以诱发最多样化的肺部疾病，尤其是弥漫性实质性肺疾病。因此，化学药物治疗患者发生的肺部疾病的鉴别诊断应始终包括药物诱发的肺部疾病。

五、干细胞移植

干细胞移植是用于治疗恶性血液病（白血病、淋巴瘤和浆细胞瘤）的一种复杂方法。采用这种方法通过高剂量化学药物治疗和全身照射来破坏恶性细胞。这也不可避免地破坏了患者的健康造血干细胞。健康的干细胞随后立即被注入，这些干细胞来自基因相同的捐赠者（同卵双胞胎）或异源性捐赠者或患者自身（自体）。这些细胞来自骨髓、外周血（干细胞移植）或脐带血。移植后需要适当的免疫抑制治疗。

（一）干细胞移植的并发症

干细胞这种治疗方案使患者非常容易受到机会性感染。在移植后的第1个月，患者特别容易发生细菌性肺炎和肺真菌病，尤其是侵袭性肺曲霉病。后期的主要感染是肺孢子菌肺炎和巨细胞病毒肺炎。此外，这种复杂的治疗形式带来了许多非感染性肺部并发症的风险（表17-3）。

这些病毒影响肺实质、血管内皮或呼吸道上皮。虽然干细胞移植后，所有这些疾病的发病率都较高，但它们并不是特有的。唯一的例外是肺细胞溶解栓塞（pulmonary cytolytic thrombi，PCT）[22]，这是一种罕见的疾病，只发生在异源性干细胞移植后。急性移植物抗宿主病（见下文）可以引发的动脉、毛细血管和静脉血管的血栓形成。

特发性肺炎综合征（idiopathic pneumonia syndrome，IPS）是一组多样化疾病总称，所有这些疾病的一个共同特点为发病于干细胞移植患者，没有感染源而在胸部X线摄影中出现肺密度增高影。

表17-3　干细胞移植后常见的非感染性疾病[22]

疾病类型	非感染性并发症
肺间质疾病	• 特发性肺炎综合征 • 药物引起的肺部疾病 • 放射性肺炎 • 嗜酸性肺炎 • 肺泡蛋白沉积症
肺血管内皮疾病	• 特发性肺炎综合征 • 肺静脉闭塞症 • 输血相关性急性肺损伤 • 肺溶细胞性血栓 • 肺动脉高压 • 肺血栓栓塞症
呼吸性肺实质疾病	• 特发性肺炎综合征 • 慢性移植物抗宿主病

提示

特发性肺炎综合征包括以下疾病[22]。

• 急性间质性肺炎。

• 成人型呼吸窘迫综合征。

• 毛细血管渗漏综合征、移植周期呼吸窘迫综合征。

• 弥漫性肺泡出血。

• 隐源性机化性肺炎。

• 闭塞性细支气管炎综合征。

（二）移植物抗宿主病

移植物抗宿主病（graft versus host disease，GVHD）是用来描述异种干细胞移植后移植的外来免疫能力细胞对移植受体的细胞和组织所触发的免疫反应。

急性移植物抗宿主病发生在 1 个月至 1 年后，主要影响皮肤、胃肠道和肝脏。肺部表现很罕见，表现为轻度纤维化、囊肿和结节[23]。

慢性移植物抗宿主病通常涉及肺部，从而引起两种疾病。

- 闭塞性细支气管炎综合征：就组织学而言，这涉及闭塞性细支气管炎。临床症状包括进行性呼吸困难和持续咳嗽，在肺功能检查中检测到气管阻力的增加。这种疾病预后很差。

- 隐源性机化性肺炎：10% 的干细胞移植患者。危险因素是异种干细胞移植和移植物抗宿主病的其他表现[23]。

闭塞性支气管炎综合征作为慢性移植物抗宿主病的表达，CT 诊断相对容易，最容易在呼气扫描，或者动态 CT 的双气相扫描发现（图 17-31）。本章中描述的其余疾病没有病理发现。正确的诊断关键是来自多学科、深入讨论临床和放射学的结论。

六、总结

（一）肺部手术

肺部分切除术分为解剖性切除（沿解剖边界，即肺叶和节段边界）和非典型切除（表 17-1）。

肺癌的手术治疗采用解剖性切除。标准的肿瘤手术是切除 ≥ 1 个叶肺和纵隔淋巴结清扫切除术。有时，较大肿瘤切除需要扩大范围的手术，如切除 2 个右肺肺叶（上或下双肺叶切除术），或一侧全肺切除术。

所有解剖切除术的一个共同特点是，胸部 X 线检查发现手术后肺部的体积损失常常很细微。常常有膈肌的抬高和纵隔移位，以及个别肺叶间裂隙的消失。肺切除术后，起初胸腔内充满气体，数周内胸腔内会充满和液体。在接下来的几个月里，液体会转化为结缔组织，导致纤维性胸膜炎。

诊断性肺部分切除术和转移瘤切除术，以及肺减容术通常以非典型楔形切除术的方式进行。

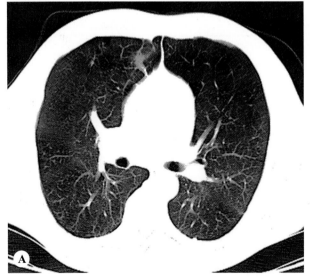
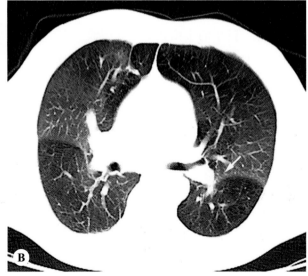

▲ 图 17-31　由于浆细胞瘤导致的干细胞移植后的慢性移植物抗宿主病
马赛克灌注和广泛的空气潴留，呼气相很明显，A. 吸气相 CT 图像；B. 呼气相 CT 图像

射频消融术也用于转移瘤治疗。在胸部 X 线上非典型切除术和肺段切除术的后遗症可发现肺实质的不透光区。在 CT 上楔形切除术表现为线状的密度增高阴影与胸膜相连。而射频消融术则可表现为圆形空洞性病灶。

肺部分切除术的典型术后并发症。

- 血胸（手术后胸膜腔广泛积血）。
- 支气管残端气瘘（持续性气胸、胸壁或纵隔气肿）
- 肺炎。
- 胸膜气肿。
- 成人型呼吸窘迫综合征（ARDS）。

（二）心脏外科手术

在心脏手术后，影像检查可以识别金属植入物，冠状动脉旁路手术中沿旁路（插管静脉或左胸动脉间）的金属夹子和机械心脏瓣膜置换术中植入的心脏瓣膜。生物材料制成的心脏瓣膜在胸部 X 线检查中几乎看不到。术后特征性的表现包括心脏轮廓扩大、纵隔扩大、左胸腔积液、左下叶肺血淤积等。

术后早期并发症包括血胸和心包积血，后者可在胸部 X 线表现位扩大的心脏轮廓呈烧瓶样。

（三）食管切除术

食管切除术是治疗食管癌的一种手术方式。为了达到这个目的，食管的一部分被切除，并通过胸腔胃吻合，或者通过一段食管肠道吻合来保证消化道的通畅。两种基本的入路，经胸（通过右侧胸廓切开），以及经腹（通过上腹部和颈部路线，但不打开胸腔）。

最常见的术后并发症是吻合口瘘，有可能形成瘘管到邻近结构和纵隔炎。胸管损伤或胸腔管再狭窄导致乳糜胸。吻合口狭窄通常发生在吻合口瘘的愈合过程中，几个月甚至几年后出现狭窄可能是局部肿瘤复发的征兆。

（四）肺移植

肺移植有单肺移植和双肺移植两种方式，有时与心脏移植（心肺移植）联合进行。肺移植后的影像学检查结果见表 17-2。急性排斥反应通常表现在移植后第 2 周，以双侧肺野内显示磨玻璃不透光阴影为特征。相比之下，慢性排斥反应在数月或数年后才表现为支气管炎闭塞综合征，伴有广泛的空气潴留和支气管炎。

心脏移植手术主要采用原位手术（替代患病的受体心脏），较少采用异位手术（将供体心脏与受体心脏一起放置在右半边胸）。在后一种情况下术后心脏轮廓会有相当大的扩大。

肺移植和心脏移植后，患者都有机会性感染的风险。在移植后的前几周，主要由细菌和真菌引起；后期以病毒感染为主，尤其是巨细胞病毒肺炎。

淋巴细胞增生性疾病发生在 5% 的心肺移植患者中。其最突出的特点是多发性肺结节或并发症，可能有晕征，纵隔淋巴肿大，胸腔积液和小叶间质增厚也会出现。

（五）放射治疗

放射性肺炎是胸腔放射治疗的特征性肺源性后遗症，通常在放射治疗结束后 4～12 周出现。放射性肺炎可发生在 > 20Gy 的放射剂量中，通常在 40Gy 的剂量放射治疗中常见。

（六）化学药物治疗

接受全身性化学药物治疗的患者容易发生机会性肺部感染。该病引发肺部症状还需与药物诱发的肺部疾病进行鉴别诊断。

（七）干细胞移植

干细胞移植是一种用于治疗恶性血液病的方法。所有的恶性细胞都是通过大剂量的化学药物治疗和全身照射来破坏的。这种疗法也不可避免地会对造血干细胞造成巨大的永久性损伤。因此，必须立即进行干细胞移植，同时从另一捐赠者（异源）、患者自身（自体），或者较少见的基因相同的捐赠者（同源）中获取干细胞。

接受这种治疗的患者长期而言会变得免疫力低下，因此有相当大的机会性感染风险。非感染性肺部并发症也很常见（表17-3）。

异源性干细胞移植后，移植的免疫能力细胞对受体机体表现出的不良反应称为移植物抗宿主病（GVHD）。急性移植物抗宿主病尤其影响皮肤、胃肠道和肝脏，而慢性移植物抗宿主病则常表现为肺部的支气管炎综合征。其最突出的特点是空气潴留和支气管炎。隐源性机化性肺炎的发生较为少见。

干细胞移植的其他感染性和非感染性并发症没有特殊的影像学发现。因此，为了正确的诊断和治疗决策，需要对所有发现进行多学科讨论。

参考文献

[1] Chae EJ, Seo JB, Kim SY, et al. Radiographic and CT findings of thoracic complications after pneumonectomy. Radiographics 2006;26(5):1449–1468

[2] Gladish GW, Rice DC, Sabloff BS, Truong MT, Marom EM, Munden RF. Pedicle muscle flaps in intrathoracic cancer resection: imaging appearance and evolution. Radiographics 2007;27(4):975–987

[3] Rossi VF, Vargas FS, Marchi E, et al. Acute inflammatory response secondary to intrapleural administration of two types of talc. Eur Respir J 2010;35(2):396–401

[4] Gill AJ, Mathur MN, Tattersall SF. Systematic response to talc pleurodesis. Am J Respir Crit Care Med 2004;169(9):1074–1075, author reply 1074–1075

[5] Kwek BH, Aquino SL, Fischman AJ. Fluorodeoxyglucose positron emission tomography and CT after talc pleurodesis. Chest 2004;125(6):2356–2360

[6] Narayanaswamy S, Kamath S, Williams M. CT appearances of talc pleurodesis. Clin Radiol 2007;62(3):233–237

[7] de Perrot M, Chaparro C, McRae K, et al. Twenty-year experience of lung transplantation at a single center: Influence of recipient diagnosis on long-term survival. J Thorac Cardiovasc Surg 2004;127(5):1493–1501

[8] Krishnam MS, Suh RD, Tomasian A, et al. Postoperative complications of lung transplantation: radiologic findings along a time continuum. Radiographics 2007;27(4):957–974

[9] Frost AE, Jammal CT, Cagle PT. Hyperacute rejection following lung transplantation. Chest 1996;110(2):559–562

[10] King-Biggs MB. Acute pulmonary allograft rejection. Mechanisms, diagnosis, and management. Clin Chest Med 1997;18(2):301–310

[11] Loubeyre P, Revel D, Delignette A, Loire R, Mornex JF. High-resolution computed tomographic findings associated with histologically diagnosed acute lung rejection in heart-lung transplant recipients. Chest 1995;107(1):132–138

[12] Collins J. Imaging of the chest after lung transplantation. J Thorac Imaging 2002;17(2):102–112

[13] Sharples LD, McNeil K, Stewart S, Wallwork J. Risk factors for bronchiolitis obliterans: a systematic review of recent publications. J Heart Lung Transplant 2002;21(2):271–281

[14] Collins J, Hartman MJ, Warner TF, et al. Frequency and CT findings of recurrent disease after lung transplantation. Radiology 2001;219(2):503–509

[15] Knisely BL, Mastey LA, Collins J, Kuhlman JE. Imaging of cardiac transplantation complications. Radiographics 1999;19(2):321–339, discussion 340–341

[16] Fletcher C, Ostergaard C, Menzies R. Dressler syndrome after minimally invasive coronary artery bypass surgery. J Am Board Fam Pract 2004;17(3):230–232

[17] Kabukcu M, Demircioglu F, Yanik E, Basarici I, Ersel F. Pericardial tamponade and large pericardial effusions: causal factors and efficacy of percutaneous catheter drainage in 50 patients. Tex Heart Inst J 2004;31(4):398–403

[18] Kim TJ, Lee KH, Kim YH, et al. Postoperative imaging of esophageal cancer: what chest radiologists need to know. Radiographics 2007;27(2):409–429

[19] Kim EA, Lee KS, Shim YM, et al. Radiographic and CT findings in complications following pulmonary resection. Radiographics 2002;22(1):67–86

[20] Gompelmann D, Eberhardt R, Herth F. Endoscopic volume reduction in COPD- a critical review. Dtsch Arztebl Int 2014;111(49):827–833

[21] Choi MH, Jung JI, Chung WD, et al. Acute pulmonary

complications in patients with hematologic malignancies. Radiographics 2014;34(6):1755–1768

[22] Panoskaltsis-Mortari A, Griese M, Madtes DK, et al; American Thoracic Society Committee on Idiopathic Pneumonia. An official American Thoracic Society research statement: noninfectious lung injury after hematopoietic stem cell transplantation: idiopathic pneumonia syndrome. Am J Respir Crit Care Med 2011;183(9):1262–1279

[23] Franquet T, Müller NL, Lee KS, Giménez A, Flint JD. High-resolution CT and pathologic findings of noninfectious pulmonary complications after hematopoietic stem cell transplantation. AJR Am J Roentgenol 2005;184(2):629–637

第18章 职业性肺病

Occupational Lung Diseases

一、概述

职业性疾病或与工作相关的疾病是指完全或部分归因于职业活动导致的影响健康的一类疾病。这类疾病通常是由多种因素造成，表现出非特异性症状，并且常为慢性病程。肺病几乎占所有职业病的一半，占据职业病相关死亡的原因的87%。

最常见的肺部职业病是肺尘埃沉着病，它是由无机粉尘引起的，例如，硅沉着病和混合尘肺病，以及与石棉有关的胸膜疾病。大多数职业性肺病的一个特殊特征是在有害物质暴露与出现影像学异常表现或临床症状之间的存在较长的潜伏期（数年至数十年）。影像学在石棉沉着病、石棉相关胸膜疾病和硅沉着病的诊断和监测中起着关键作用。

二、成像方式

（一）胸部X线

胸部X线检查技术是所有职业性肺病的首选的影像学检查方法[后前位胸片和（或）侧位]，国际劳工组织（International Labor Organization，ILO）分类系统（图18-1）通常用于报告肺尘埃沉着病的影像学结果，尤其是在预防性体检和给出医学建议时[1, 2]。这种标准化的诊断方案是一种接触有害物质后放射学报告的国际统一描述。它并非旨在提供确定的诊断信息以建立赔偿。相反，它的目标是将吸入性损伤带来的肺部和胸膜改变进行分类。此外，该方法可用于量化疾病程度，用作预后预测，以及鉴别其他引起呼吸道症状的疾病[3]。获得影像学表现可以与作为参考标准的图像（胶片或数字化图像）进行对比。

国际劳工组织的分类系统可用于任何职业性肺或胸膜疾病、粉尘的暴露引起的影像学表现不具有特异性。只有通过详细的职业病史并确定与特定有害物质的职业暴露相关的影像表现，才能诊断出职业病。

（二）计算机体层成像

由于CT的敏感性和特异性优于胸部X线摄影，因此越来越多地用于职业性肺病的诊断成像。

鉴于大多数职业性肺病是间质性表现为主，因此CT应该主要使用高分辨率CT（HRCT），根据体重选择低剂量非增强的多探测器CT扫描技术。采用吸气末扫描，只有在必要时才需要采取呼气相（怀疑有空气潴留）或俯卧位（用于区分纤维化和坠积效应）扫描。

CT检查结果的半定量分类是根据《国际职业和环境呼吸疾病HRCT分类》（International

READING SHEET FOR

C<small>OMPLETE</small> I<small>LO</small> **(2000)** I<small>NTERNATIONAL</small> C<small>LASSIFICATION OF</small> R<small>ADIOGRAPHS OF</small> P<small>NEUMOCONIOSES</small>

R<small>EADER CODE</small> ☐☐☐　　　　　　　R<small>ADIOGRAPH IDENTIFIER</small> ☐☐☐☐☐☐☐☐☐

D<small>ATE OF READING</small> ☐☐–☐☐–☐☐☐☐　　　　D<small>ATE OF RADIOGRAPH</small> ☐☐–☐☐–☐☐☐☐

T<small>ECHNICAL QUALITY</small>

GRADE 1, 2, 3, or 4　　　　　　　(Mark appropriate box) |1|2|3|4|

If grade not 1, Comment required here

Comment on technical quality :

P<small>ARENCHYMAL ABNORMALITIES</small>

Small opacities　　　　　　　　　　　　　　　|0/-|0/0|0/1|

Profusion (12–pooint scale)　　　　　　　　　　|1/0|1/1|1/2|

0/– 0/0 0/1 1/0 1/0 1/1 1/2 2/1 2/2 2/3 3/2 3/3 3/+　|2/1|2/2|2/3|

(Consult standard radiographs – mark profusion subcategory.)　|3/2|3/3|3/+|

Affected zones　　　　　　　　　　　　　　　　R　L

(Mark ALL affected zones)　　　　　　　Upper ☐☐

　　　　　　　　　　　　　　　　　　　Middle ☐☐

　　　　　　　　　　　　　　　　　　　Lower ☐☐

Shape and size : p, q, r, s, t, or u　　　　　Primary　　　Secondary
(Consult standard radiographs. Two symbols required ;　|p|s|　　|p|s|

mark one primary and one secondary.)　　　|q|t|　　|q|t|

　　　　　　　　　　　　　　　　　　|r|u|　　|r|u|

L<small>ARGE OPACITIES</small>　　　　　　　Mark 0 for none or mark A, B, or C　|O|A|B|C|

P<small>LEURAL ABNORMALITIES</small>　　　　　　　　　　　　Yes ☐　No ☐

(0=None R=Right L=Left)　　　　　　　　*If "No" go to *SYMBOLS*

Pleural plaques

Site (Mark appropriate boxes)	Calcification (Mark)	Extent (chest wall ; combined for in-profile and face-on) up to ¼ of lateral chest wall = 1 ¼ to ½ of lateral chest wall = 2 > ½ of lateral chest wall = 3	Width (optional) (3 mm minimum width required) 3 to 5 mm = a 5 to 10 mm = b > 10 mm = c
Chest wall in profile |O|R|L| |O|R|L| |O|R| |O|L| / |1|2|3| |1|2|3|	|R| |L| / |a|b|c| |a|b|c|
face–on |O|R|L| |O|R|L|		
Diaphragm |O|R|L| |O|R|L|		
Other site(s) |O|R|L| |O|R|L|		

C<small>OSTOPHRENIC ANGLE OBLITERATION</small>　　|O|R|L|

D<small>IFFUSE PLEURAL</small> T<small>HICKENING</small>

(Mark appropriate boxes)	Calcification (Mark)	Extent (chest wall ; combined for in-profile and face-on) up to ¼ of lateral chest wall = 1 ¼ to ½ of lateral chest wall = 2 > ½ of lateral chest wall = 3	Width (optional) (3 mm minimum width required) 3 to 5 mm = a 5 to 10 mm = b > 10 mm = c
Chest wall in profile |O|R|L| |O|R|L| |O|R| |O|L| / |1|2|3| |1|2|3|	|R| |L| / |a|b|c| |a|b|c|
face-on |O|R|L| |O|R|L|		

*S<small>YMBOLS</small>　　　　　　　　　　　　　　　　Yes ☐　No ☐

aa　at　ax　bu　ca　cg　cn　co　cp　cv　di　ef　em　es　　*(Circle as appropriate ; if od circled,*

fr　hi　ho　id　ih　kl　me　pa　pb　pi　px　ra　rp　tb　od　**COMMENT** *must be made below)*

C<small>OMMNENTS</small>　　　　　　　　　　　　　　　Yes ☐　No ☐

▲ 图 18-1　国际劳工组织分类表

此表有多种版本。在国际劳工局中提供了使用说明和这些符号的关键点[9]

经许可，转载自 © International Labour Organization, 2002.

Classification of HRCT for Occupational and Environmental Respiratory Diseases，ICOERD）[4] 进行的，该分类与 ILO 分类系统（图 18-2）相似，也可以使用参考图像 [5]。同样，在这种纯粹的描述性诊断方案中，字母和符号仅用作描述，而无权提供病因或病原学意见。但是，（在"备注"列中）应该对所考虑疾病或疑似诊断做出最终结论，并提出鉴别诊断。

可疑肿瘤（肺结节、肺癌、间皮瘤、胸腔积液）需要进行静脉造影检查。

（三）其他成像方式

MRI 目前在职业性肺病的初步诊断中的作用尚未确立，但在解决肺癌和胸膜间皮瘤（如邻近结构的局部浸润）等某些与肿瘤相关的鉴别诊断问题方面可能优于 CT[6]。据报道，MRI 在区分进行性机化性改变和恶性肿瘤之间（图 18-11）[7]，以及圆形肺不张和肺癌之间的区别是有帮助的 [8]。同样，PET/CT 和超声检查也适用于特定患者。

三、常见疾病

（一）无机尘肺类吸入疾病（肺尘埃沉着病）

肺尘埃沉着病是由于肺组织对到达肺泡的吸入灰尘颗粒产生反应而导致的。尚无明确的肺尘埃沉着病定义或职业肺病的分类方法。虽然 Zenker 在 1867 年创造的术语也包括有机尘埃，但"肺尘埃沉着病"目前通常被理解为是指由无机尘埃引起的肺部疾病（表 18-1）。肺尘埃沉着病导致的肺损伤可能是纤维化或非纤维化改变（表 18-2）。虽然肺铍沉积症也被归类为肺尘埃沉着病，但由于其特殊的免疫发病机制而被特殊对待 [3]。铍是一种金属，在汽车和飞机制造行业以及航空航天技术中使用，也可能应用于在牙科合金。

就肺尘埃沉着病的发病机制而言，认为较大的尘埃颗粒已被气管支气管系统的纤毛上皮细胞消除或沉积在鼻咽区域。一般来说直径＜5μm 的灰尘颗粒和纤维化颗粒可能会沉积，这取决于灰粉尘大小和暴露时间，以及黏膜纤毛清除功能的完整性（肺泡巨噬细胞吞噬作用）。吸烟和有毒气体会对黏膜纤毛清除功能产生不利影响。肺泡沉积后，灰尘颗粒可在肺间质中引发慢性炎症反应，或者在淋巴和血液系统中运输。石棉纤维可通过在胸膜移动改变胸膜。所有纤维性物质都有可能对肺实质产生不可逆的损害。影像学的表现取决于尘埃成分和对肺损害的严重程度。影像学特征从网状（如石棉石化）到网状结节状（如硅沉着病）。短期暴露粉尘，HRCT 早期可发现结节状，伴有磨玻璃不透明影。暴露时间越长，病程越久，纤维化膜范围越广泛。

包括纤维化在内的无机肺尘埃沉着病可以在很长一段时间内不引起临床表现，随后出现限制性肺功能障碍的症状。在硅沉着病中也可观察到阻塞性通气障碍。

（二）有机肺尘埃沉着病

动植物来源的有机粉尘会触发呼吸道的过敏反应。过敏性肺炎是一个统称，包括许多可能由各种变应原触发的具有相似症状的疾病（表 18-3）；有关更多详细信息，请参阅第 7 章"过敏性肺炎"。

棉纤维吸入性肺炎是一种因吸入未清洁的棉花而引起的潜在毒性疾病，在临床上可能表现为慢性支气管炎和肺气肿，但与任何特定的放射学特征无关。

病理生理上，过敏性肺炎是由Ⅲ型和Ⅳ型免疫反应引起。其组织学的特征是支气管中心淋巴细胞性肺泡炎伴有肉芽肿性炎症，最后可能发展为肺纤维化 [10]。

临床上，急性过敏性肺炎可能会感染后 6～8h 出现类似流感的症状，包括呼吸困难和咳

CT-Classification

Name/No.		CT-No. / Date				Quality	Position
		NO. slices		Sequential	KV	1	Prone
		Slice thickness		Single slice spir.	mA	2	Supine
		Window setting		Multi slice spiral	sec	3	
						4	

CT-FINDING 2001

Is the film completely negative?　No　Yes

Symbols

Ø
AX
BE
BR
BU
CA
CG
CV
DI
DO
EF
ES
FP
FR
HI
ME
MP
OD
PB
RA
SC
TB
TD

Lung

Well defined rounded opacities　No　Yes

	No	Yes	Predominant Size
P = < 1.5mm			
Q = 1.5-3mm			
R = > 3-10mm			

Zones Profusion

	R				L			
U	0	1	2	3	0	1	2	3
M	0	1	2	3	0	1	2	3
L	0	1	2	3	0	1	2	3

Sum Grade

Irregular and / or linear opacities　No　Yes

	No	Yes	Predominant Size
Intralobular			
Interlobular			

Grade

	R				L			
U	0	1	2	3	0	1	2	3
M	0	1	2	3	0	1	2	3
L	0	1	2	3	0	1	2	3

Sum Grade

Inhomogeneous attenuation　No　Yes

Ground glass opacity grade　No　Yes

	R				L			
U	0	1	2	3	0	1	2	3
M	0	1	2	3	0	1	2	3
L	0	1	2	3	0	1	2	3

Sum Grade

Honeycombing grade　No　Yes

	R				L			
U	0	1	2	3	0	1	2	3
M	0	1	2	3	0	1	2	3
L	0	1	2	3	0	1	2	3

Sum Grade

Emphysema grade　No　Yes

	R				L			
U	0	1	2	3	0	1	2	3
M	0	1	2	3	0	1	2	3
L	0	1	2	3	0	1	2	3

Sum Grade

Large opacities　No　Yes

A
B
C

	R	L
U		
M		
L		

Predominant Parenchymal

RO	IR	GGO	HC	EM	LO

Pleura

Pleural calcifications　No　Yes

		No	Yes	Predominant
W	panetal type			
	visceral type			
M				
D				

	R	L
U		
M		
L		

Extent / Width

	R				L			
	0	1	2	3	0	1	2	3
	0	a	b	c	0	a	b	c

Pleural calcifications　No　Yes

Localisation

W	M	D

Comments / Summary

Date / signature

Date	Signature

© Pro M Development 2001

▲ 图 18-2　根据 ICOERD 的 CT 分类表

经许可，转载自 Kusaka 等[4]

表 18-1　无机粉尘引起的肺尘埃沉着病的主要类型

肺尘埃沉着病	职业
硅沉着病 / 煤工尘肺	采石场、石匠、玻璃和陶瓷工业、煤矿开采、铸造
硅沉着病	
石棉沉着病 / 石棉相关性胸膜疾病	屋顶工、钳工、绝缘材料等。目前（通常很少）暴露，尤其是在拆迁工作暴露
铝诱发的肺部疾病	铝粉生产（高温磨）、铝焊接、砂轮共同生产
硬金属肺病	生产硬质金属工具，如钻头
铁末沉着性纤维变性	焊接工艺，长时间暴露于焊接烟雾和气体中
牙科技师肺部疾病	长时间（18 年）接触混合粉尘；患病率 10%（铬、钴、钼、铍等）

表 18-2　常见的纤维化和非纤维化粉尘及肺尘埃沉着病

纤维化粉尘	非纤维化粉尘
石英、沙子和其他含硅酸的矿物→硅沉着病	氧化铁（"惰性"）→铁锈
石棉（白色和蓝色石棉）→石棉沉陷和与石棉有关的胸膜疾病	碳（烟灰，石墨）→炭疽病（煤炭工人的肺部疾病）
	锡尘→锡斑病
肥皂石 [通常含有石英和（或）石棉]→滑石	硫酸钡→重金属
铝尘→铝化病	
硬质金属（包括钛、碳化钨、钴）→硬质金属肺病	

表 18-3　过敏性肺炎的主要职业病因

疾病	抗原	职业风险
农民肺	嗜热放线菌	农业、园丁
饲鸟者肺	基于动物的抗原	鸟类管理员、兽医
空气加湿器肺	霉菌	空调系统、空气加湿器
面包师肺	发霉的面粉	面包师、磨坊主
异氰酸酯性肺泡炎	异氰酸酯化合物	化学工作者

嗽。如果尽早避免变应原暴露，急性变异通常是自限性的，并且是可逆的。持续暴露会导致间质纤维化。

（三）急性吸入毒性肺损伤

肺损伤的位置和程度取决于吸入物的特性、水溶性、剂量和 pH。肺损伤及相关原因如下。

• 急性中毒性气管和支气管炎：水溶性物质，如氨气、氯气、盐酸和甲醛之类的物质会造成伤害，尤其是对上呼吸道的伤害。

• 化学刺激或中毒性哮喘（反应性气道功能障碍综合征）：二氧化硫、硫酸、异氰酸酯和甲醛可触发急性反应性支气管阻塞，无论是否有可逆性阻塞。

- 机化性肺炎：吸入高剂量的二氧化氮、二氧化硫、氨气或氯气引起的吸入性损伤，潜伏期长达 3 周后，就会出现机化性肺炎。
- 肺水肿：水溶性差的物质（如光气和臭氧），以及亲脂性物质（如二氧化氮）可引起肺泡内水肿，仅在剂量相关的潜伏期后才表现临床症状。由于肺泡巨噬细胞的免疫功能的损害，常会出现细菌性肺炎。

> **提示**
> 影像学与吸入毒性物质有关的作用是排除急性并发症（肺水肿）。由于潜伏期，必须考虑延迟并发症的可能性（肺炎，隐源性机化性肺炎）。如果影像学和临床表现之间有差异，应尽早行 CT 检查。

（四）慢性支气管炎和哮喘

存在与工作场所相关的多种有害物质，它们可能导致慢性及急性呼吸道疾病，其影像表现与职业暴露不符合。是因为这类患者可能出现慢性阻塞性肺疾病，如慢性支气管炎和肺气肿。当出现以下暴露情况时，影像在病情判断中起着重要作用。

- 判断硅沉着病和硅沉着病结核的并发症。
- 地下煤矿工人累积暴露剂量 > 100 个细尘年 [（mg/m³ × 年）]。

暴露于石英粉尘后的病理学变化，除了应特别注意胸部 X 线检查外，还应尽可能进行 HRCT 并判断有无肺气肿，因为这种职业病可能并发慢性支气管炎。

（五）职业相关性肺和胸膜的恶性肿瘤

肺和胸膜的恶性肿瘤在数量上占职业相关性肿瘤的大多数（表 18-4）。特别是与石棉和石英

表 18-4　最常见的可能导致恶性肿瘤的职业暴露

病原	恶性肿瘤
石棉	石棉诱发的肺癌
	石棉引起的胸膜间皮瘤
	石棉粉尘与多环芳烃相互作用导致的肺癌
电离辐射	肺癌
二氧化硅	石英尘相关的肺部疾病（硅沉着病或硅沉着病）中的肺癌

粉尘相关的肺癌，以及与石棉相关的胸膜间皮瘤。尽管不能依靠影像学断定肿瘤发生归因于职业病，但通过间接影像学征象，通常可以与石棉沉着病，石棉引起的胸膜疾病或硅沉着病建立联系。

四、特殊疾病

（一）石棉沉着病和石棉相关性胸膜疾病

根据其定义，石棉沉着病由吸入石棉纤维引起的弥漫性双侧间质纤维化为特征。石棉诱发的纤维化会影响肺间质（石棉沉着病），以及脏层和壁层胸膜[11]。组织学证据发现肺实质中石棉体仅提示暴露，其本身并不构成疾病。

高石棉暴露水平通常导致肺纤维化，潜伏期 > 20 年[3]。与肺纤维化相比，在较低石棉暴露水平下已经出现了胸膜变化。由于从 1980 年开始许多国家禁止使用石棉，并采取了广泛的职业安全措施，因此，如今胸膜改变比肺纤维化更为常见。在接触石棉的第 1 个 10 年，胸膜经常为渗出性反应（石棉胸膜炎），随后才出现胸膜增厚，增生（胸膜斑块），以及胸膜纤维化（脏胸膜增厚）[3]。

1. **石棉相关胸膜改变**

是指发生于壁层胸膜上凸出的局限性纤维瘢痕斑块区域，主要是壁层胸膜（肋膜、横膈和纵隔胸膜）[7]。可观察到以下变化。

- 非钙化：可能是原发的。
- 钙化：完全或部分钙化。
- 钙化的位置：在斑块的中心或底部或孤立的胸膜钙化。

出现以下形态时对诊断具有提示作用。

- 山丘样 [石棉暴露的特征性表现，通常边缘光滑（壁层胸膜）；主要位于肋间胸膜]。
- 局限性突起和梭形胸膜增厚。
- 连续斑片状的胸膜增厚。
- 脏胸膜增厚（与肺部分界不清，出现局部胸膜下纤维化的胸膜下实质改变；图 18-3 ）。

以下位置是特征性部位。

- 肋间胸膜：通常为双侧，通常对称。
  - 上部和中间区域的胸膜斑：主要位于前和前外侧，在背侧胸膜斑多位于的椎旁。

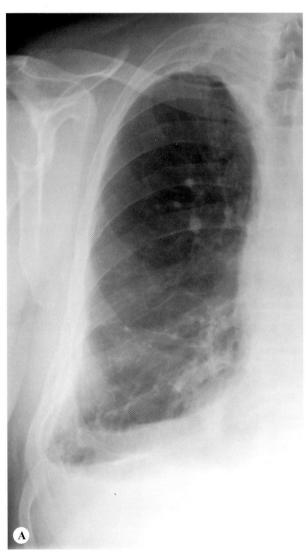
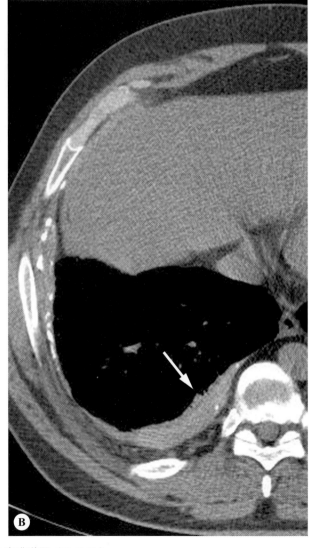

▲ 图 18-3　弥漫性胸膜增厚（ILO 2b）

A. 局部放大 X 线检查；B. 在 CT 上显示肋胸膜增厚和纤维化 [ICOERD w（= 脏层）] 部分钙化增厚。胸膜增厚区域与邻近肺实质分界不清，提示伴有实质侵犯（白箭）

－胸膜顶和胸膜凹面一般不受累。

- 横膈胸膜：主要位于中央部的肌腱，沿其走行汇合。

- 纵隔胸膜：通常无法区分心包钙化。

- 单侧胸膜增厚：患病率高达35%，无优势侧。

- 壁层胸膜：最常见，较少见的叶间斑块局限于脏胸膜。

弥漫性胸膜增厚定义为脏胸膜或层脏和壁层胸膜，以及胸膜下肺实质的纤维化。它通常继发于石棉胸膜炎（胸腔积液），伴有积液引起的胸膜增厚，可累及或不累及肋膈隐窝，以及伴有或不伴钙化。

2.石棉相关肺疾病（石棉沉着病）

石棉沉着相关性肺间质疾病通常被归类于寻常型间质性肺炎，严重程度不一。其次是非特异性间质性肺炎[3]。

圆形肺不张是由于内脏胸膜回缩性纤维化引起的胸膜内陷所致。

3.影像学表现

除影像学描述之外，还可以进行带有半定量诊断方案的ILO编码（图18-1）和根据ICOERD进行的CT分类（图18-2）。

4.胸膜分离

胸膜分离具有以下影像学表现。

- X线表现（图18-4）。

－外侧胸壁区域的驼峰样表现。

－如果有前胸膜和（或）后胸膜受累，则在正位胸片可见肺野内条状、结节状高密度影。

－横膈隆起。

－钙化有助于胸膜斑的诊断，尤其是沿心包或纵隔胸膜。

- HRCT表现（图18-5）。

－能够按照上述标准进行更为准确评估（密度、形态、位置和分布）。

－能够准确区分脏层和壁层胸膜。

5.弥漫性胸膜增厚

弥漫性胸膜增厚（图18-3）可能在影像学上表现出以下特征。

- X线表现：胸膜增厚伴或不伴有胸膜下条带状高密度影（所谓的"鱼尾纹"），可能过渡为球形肺不张。

- CT表现。

－根据ILO分类在胸部X线检查上发现的弥漫性胸膜增厚不一定在CT表现为脏胸膜增厚，因为脏胸膜增厚也可能是分离的。

－广泛性胸膜增厚通常伴有肺实质的改变。

6.间质纤维化和圆形肺不张

石棉沉着病的影像学表现如下。

- X线表现。

以肺基底部和外周为主的对称性分布的线性、网状、不规则高密度阴影（图18-4）。

－圆形肺不张，常为瘤样（与胸膜接触）。

- CT表现。

－早期纤维化：胸膜下点和细小分支小叶内高密度影与支气管周围纤维化有关[13]

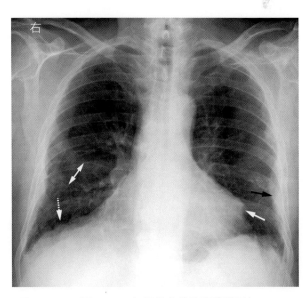

▲ 图18-4　与石棉有关的胸膜增厚

左外侧胸膜增厚的切线区域（黑箭）；纵隔胸膜钙化胸膜增厚（白箭）；正面视野下肋膜胸膜钙化性胸膜增厚（双箭）；横膈波纹，指向右侧横膈胸膜未钙化的胸膜增厚（虚箭）

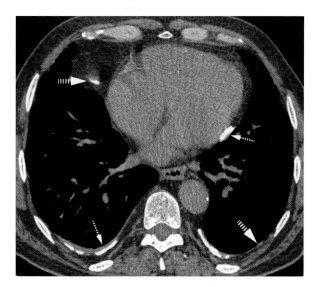

▲ 图 18-5　与石棉相关的胸膜增厚

胸部 CT 图像显示两下肺区域。右侧膈胸膜钙化（右粗虚箭）；右椎旁肋胸膜增厚伴部分钙化 – 以中央钙化为主（右细虚箭）；左纵隔胸膜钙化（左细虚箭）；肋胸膜局部钙化和非钙化增厚（左粗虚箭）

（图 18-6）。

– 小叶间隔增厚和小叶内线影，以胸膜下和基底分布为主。
– 伴或不伴有牵引性支气管扩张（可选）。
– 胸膜下线。

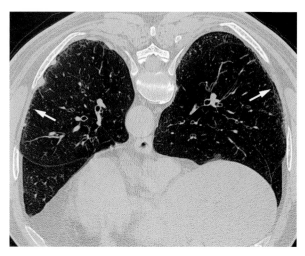

▲ 图 18-6　石棉沉着病

俯卧位胸部 HRCT 显示双侧胸膜下少许磨玻璃和胸膜下线，符合轻度间质纤维化改变，并伴有斑块状胸膜增厚。右箭下方区域为胸膜下点和细小分支状高密度阴影［ICOERD：IR（= 不规则）– 小叶内 – U（= 下区）– 等级 / 丰富度：1］。左箭下方区域为胸膜下曲线（ICOERD：符号 SC）

– 条带状实变影（始终与胸膜接触）。
– 圆形肺不张：始终与胸膜接触，支气管血管束扭曲，在多平面再造中尤为明显。

7. 鉴别诊断要点

胸膜表现的鉴别诊断具体要点。

• 在胸部 X 线检查上，需要鉴别"胸膜增厚与胸膜外脂肪"和正位片中"结节与胸膜斑"（侧位可用于鉴别）。

• 注意：斑块状胸膜增厚可发生于 3% 的正常人群中，因为在自然环境中可发生石棉矿物的沉积。

• 与石棉有关的胸膜钙化通常不在胸膜穹窿处或凹面出现。这种胸膜钙化可与结核引起的增厚钙化相鉴别。

• 在胸膜增厚和圆形肺不张存在时，需要鉴别炎症后，创伤后或术后引起的胸膜改变；这些发现对石棉相关性胸膜改变的提示意义较低。

• 在滑石粉暴露情况下，如果滑石粉中的石棉含量高，也可能会看到与石棉有关的典型胸膜改变。

以下发现对于肺纤维化的鉴别诊断具有重要意义。

• 特发性肺间质纤维化也表现为寻常型间质性肺炎。只有结合上述胸膜发现和石棉接触史，才能可靠地诊断石棉沉着病。与原发性肺纤维化相比，石棉沉着病中胸膜下线和条带状实变影更为常见[14]。

• 在铁末沉着性纤维化中，纤维化不一定表现为寻常型间质性肺炎。

• 在硬质金属纤维化中，可以看到寻常型间质性肺炎和非特异性间质性肺炎的 CT 表现。

• 在铝沉着病中，可能出现寻常型间质性肺炎或非特异性间质性肺炎。

> **提示**
> - 必须在CT上明确区分早期纤维化和无影像学发现的但组织学上定义的小量石棉沉积[15]。
> - 没有胸膜征象而仅有肺实质纤维化对石棉沉着病的诊断特异度很低，因此，即使在接触石棉的情况下，也可能是不同病因并存造成的肺纤维化。
> - 胸膜斑是最常见的石棉暴露后的影像学指征。

（二）硅沉着病

硅沉着病是由于吸入含有致纤维化的二氧化硅粉尘引起的。在某些工作场所中，尤其是在地下矿井中，吸入的通常是混合尘埃，其中二氧化硅含量的百分比不一样，可能会具有致病性。在煤矿和石材工业中，二氧化硅含量可高达80%。由于煤矿工人所接触的粉尘是含煤和二氧化硅的混合粉尘，而不是纯二氧化硅粉尘。因此，煤硅肺病被归类为一个独立的疾病，被称为"煤工尘肺"。其影像学特征与硅沉着病相似。

低暴露剂量下硅沉着病的潜伏期在10～30年。短时间暴露于高浓度的细颗粒硅酸盐会导致急性病程[16]。

典型的病理改变是纤维化所包裹的结节性肉芽肿，在暴露终止时病变也会进展，这取决于硅酸盐致肺纤维化的潜力。在疾病过程中，硅酸盐还可能引起典型的、病灶周围的肺气肿。当巨噬细胞吞噬硅酸盐迁移纵隔淋巴结时，淋巴结才会受到影响[17]。

1.种类
区分以下类型的硅沉着病。
- **急性硅沉着病**[16]。
  - 少见，如喷砂工和隧道工人。
  - 几个月至几年内出现呼吸困难。
  - 表现为肺泡内蛋白沉积，在组织学上类似于肺泡蛋白沉积症。
- **进展型硅沉着病和慢性硅沉着病。**
  - 进展型硅沉着病：高暴露后4～10年，出现病理征象与放射征象与慢性硅沉着病类似表现。
  - 慢性硅沉着病：同义词是经典硅沉着病。
    - 简单类型。
      - 早期无症状，无肺部功能受限。
      - 进展期，表现为慢性支气管炎，合并限制性和阻塞性肺功能障碍。
    - 复杂类型。
      - 出现双侧肺门周围肿块样病变，即所谓的进行性大块状纤维化病变（定义为矽性色素沉着的纤维化肿块)[18]。
      - 少量纤维化见于暴露于煤矿尘埃和含量较小的二氧化硅中。
- **肺气肿和支气管炎。**
  - 慢性支气管炎和肺气肿伴有纤维化。
- **硅沉着病结核（包括非结核分枝杆菌病）。**
  - 如今是罕见的并发症。
  - 可能是由于二氧化硅粉尘对巨噬细胞产生的毒性作用[19]。
  - 现存结核病的恶化，或者新的结核分枝杆菌定植所出现坏死性实变。
- **类风湿尘肺。**
  - 类风湿关节炎与肺尘埃沉着病并存，罕见。
  - 两种疾病之间可能没有因果关系。

2.影像学表现
急性硅沉着病/急性矽性沉着症。在急性硅沉着病中可以发现以下影像学表现。
- **X线检查。**
  - 双侧实变。
  - 外周为著。

- HRCT。
  - 双侧实变和磨玻璃影。
  - 背侧为著。
  - 小叶中心型结节，边界不清，部分有融合。

3. 慢型、进展型和煤硅肺病

慢性、进展性和煤硅肺病在胸部 X 线检查和 CT 表现如下。

- X 线表现。
  - 简单类型。
    - 边界清楚的圆形和椭圆形高密度影（根据 – 根据国际劳工组织的分类，小圆形实变分类为 p、q 和 r）。
    - 有部分或完全钙化。
    - 主要分布在肺上、中和后部。
    - 可能出现肺气肿。
    - 可能出现肺门和（或）纵隔淋巴结钙化。
  - 复杂类型。
    - 硅沉着病结节形成，通常表现为对称的肺门结节，直径 > 1cm（根据国际劳工组织的分类，表现为大块高密度影）。
    - 由于坏死，大块高密度影可能发生液化（鉴别诊断包括硅沉着病结核和肺癌）。
    - 随时间推移，病变融合同时向肺门和外围扩展。
    - 通常是双侧的病变，很少为单侧的病变[19]。

HRCT 表现如下。

- 简单类型（图 18-7）。
  - 边界清楚的大结节（< 1.5 到最大 10.0mm）。
  - 细支气管周围少许纤维灶，边界不清的小叶中心结节影（根据 ICOERD，P < 1.5mm）[20]。
  - 小叶中心分布和淋巴管周围分布。
  - 趋向趋势（CT 分类：符号 ax）。
  - 胸膜结节融合引起的假性胸膜斑[21]。
  - 病灶周围肺气肿和牵引支气管扩张，特别是在实变周围。
  - 可能出现周围有钙化的淋巴结（蛋壳样钙化），并不是特异征象，因为也可见于结节病和肺铍沉积症）[19, 20]。
  - 淋巴结受累可能在肺实质改变之前，也可能是唯一的发现。
- 复杂类型。
  - 周围分布的软组织密度阴影（纤维化），通常为哑铃状，> 1cm（图 18-7）。
  - 肺门移位伴有肺门与腺泡周围型肺气肿。
  - 通常对称，但也可不对称。
  - 可出现由于缺血性坏死所引起的空洞（鉴别诊断请参见上文）。
  - 有钙化或非钙化淋巴结。

4. 硅沉着病结核

如果在胸部 X 线检查和 CT 上观察到短期出现和快速进展的空洞[19]，并且伴有结节和实变，尤其是在上、中肺野，则需要考虑在硅沉着病基础上合并肺结核。

5. 鉴别诊断要点

需要与以下疾病进行鉴别诊断。

- 急性硅蛋白沉着症。
  - 亚急性过敏性肺炎。
  - 铁质沉着症、铝沉着病、硬金属肺病。
- 硅沉着病。
  - 结节病：在暴露史不明确的情况下，很难仅靠 CT 区分结节病和硅沉着病。相同形态的钙化可能与淋巴结肿大有关。
  - 肺铍沉积症：通过影像学或组织病理学检查不能与结节病鉴别（包括蛋壳钙化淋巴结肿大）[3]。与硅沉着病不同，结节

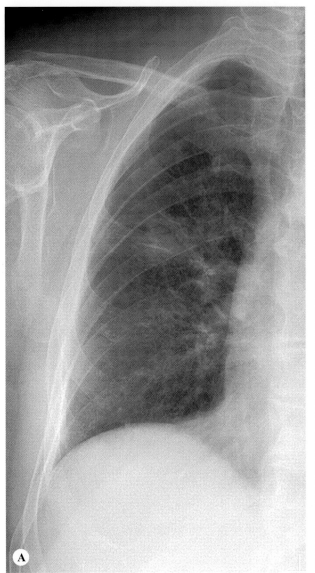
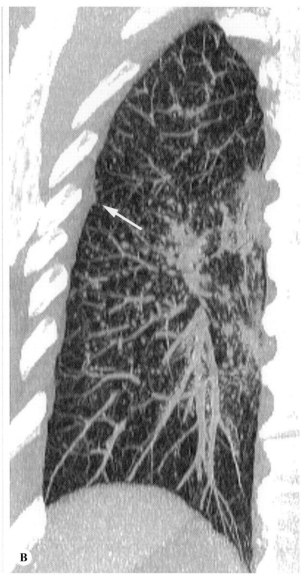

▲ 图 18-7　石匠，诊断为硅沉着病

肺中上部可见小圆形高密度影（ILO：q 和 ICOERD：Q 均占优势）与硅沉着病肉芽肿一致。另外，在肺门周围可见团片状纤维化聚集（初期进行性大块纤维化）。还可见 CT 上沿淋巴道分布的结节影和孤立性胸膜下肉芽肿 - 胸膜斑块（白箭）。A. 局部放大 X 线检查；B. 右肺冠状位 CT MIP

沿支气管血管束分布（如结节病一样，但也不是分布于小叶中心区域，类似硅沉着病），并且有更多的证据表明有小叶间间隔增厚，磨玻璃样密度，但很少有实变[17]。
- 滑石肺尘埃沉着病[22]：结节位于小叶中心和胸膜下。实变阴影（如果两肺对称，需要和大块纤维化鉴别）和淋巴结肿大（与滑石沉积有关）。肺气肿倾向于在肺

基底分布为主[20]。

（三）过敏性肺炎

按照其定义，过敏性肺炎是一种免疫介导的弥漫性肉芽肿性肺疾病，会影响肺实质和末端气管。吸入有机抗原和低分子量化学物质（如异氰酸酯）会触发这种免疫反应。职业暴露与非职业暴露通常难以区分。

在临床上和影像学上特征的区别有助于在

提示

以两肺上部区域分布为主的结节是硅沉着病的特征性诊断指标。MIP 重建有助于高分辨率 CT 上发现这些特征。

通常看到的煤工尘肺的影像学形态是不一致的，它取决于粉尘的成分。

- 纤维化石英粉尘含量越高，越可能形成典型的边界清楚的硅沉着病结节。
- 非纤维化粉尘（如煤）含量越高，细支气管炎的影像学表现就越明显。

硅沉着病的诊断需要结合临床和放射学特征，以及相关的接触史。

急性或亚急性和慢性过敏性肺炎类型之间进行鉴别。

诊断的依据包括暴露和职业病史，以及可能存在的限制性通气障碍和（或）气体交换障碍。支气管肺泡灌洗中的淋巴细胞增多，变应原试验阳性，X 线检查和 CT 表现相符，以及必要时的肺部组织活检[10]

1. 急性或亚急性过敏性肺炎

影像学表现

急性类型在影像学上表现如下。

- X 线检查：通常正常，双侧实变和小圆形高密度阴影[23]。
- HRCT：主要发现是弥漫性的磨玻璃影，较少见有基底部分布的实变影和磨玻璃结节阴影。

急性或亚急性过敏性肺炎影像学表现的区别如下。

- X 线检查：无特征，微结节，网状影。
- HRCT：具有以下特征。
  - 边界不清的小叶中心型磨玻璃小结节。
  - 局限或弥漫性磨玻璃影（图 18-8）。
  - 胸膜下或叶间胸膜下相对正常。

- 马赛克样改变（尤其在呼气扫描，发现马赛克灌注可验证的空气潴留及相关的细支气管炎[20]）。
- 很少见囊肿[24]（病因不明）。
- 反应性淋巴结肿大，可能发生。

2. 鉴别诊断

对于亚急性过敏性肺炎，在鉴别诊断中应包括以下疾病，尤其是在职业疾病方面。

- 铝尘肺病（早期）：小叶中心型的高密度小结节，主要分布在上叶[25]。
- 肺铁末沉着病：可逆性小叶中心型的磨玻璃结节，或者伴有分支状阴影。
- 硬金属肺病（早期）：基底部分布为主的磨玻璃结节。
- 气体中毒：由于吸入氯气和其他气体导致化学性肺炎（表现为小叶中心型磨玻璃结节，其他暴露可作为诊断标准）。
- 呼吸性细支气管炎相关间质性肺疾病：经常同时接触香烟烟雾和职业粉尘。

3. 慢性过敏性肺炎

影像学表现

慢性过敏性肺炎的影像学表现如下。

- X 线表现：斑片状和网状影。
- HRCT：肺间质纤维化表现。
- 周围分布和支气管周围分布，通常小叶内细线影没有明显的分布优势，但在肺基底部分布不占优势[26]。
- 磨玻璃影（根据 CT 分类为 GGO）。
- 牵拉性支气管扩张。
- 马赛克灌注和其他亚急性发现过敏性肺炎的表现，如小叶中心型磨玻璃结节[26]
- 进展期表现为蜂窝征。

4. 鉴别诊断

慢性过敏性肺炎的鉴别诊断包括以下疾病。

- 石棉沉着病：病理性胸膜改变；两下肺纤维化。

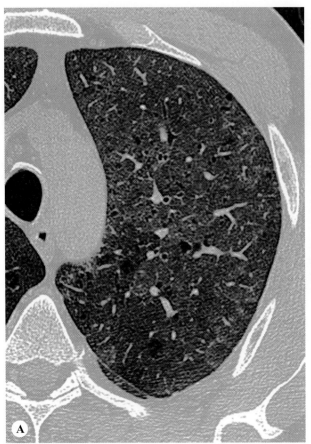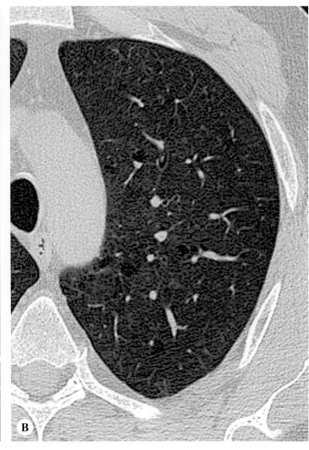

▲ 图 18-8　养鸽者的亚急性过敏性肺炎

A. 胸部 HRCT 显示基线发现，弥漫性散在分布的磨玻璃影（ICOERD：GGO – 等级 / 充盈度 2）和轻度的小叶性肺气肿；B.6 个月后，脱离变应原，磨玻璃影的消退证实了过敏性肺炎的诊断

• 铝肺病（慢性）：两下肺纤维化（表现类似 UIP 或 NSIP）或中轴间质分布（如结节病表现）[20]。

• 铁末沉着性纤维变性：非特异的纤维化表现[27]。

• 硬金属肺疾病（慢性）：所有纤维化或实变的表现（与肺泡内脱落的肺泡上皮细胞有关）[20]。

（四）职业性恶性胸部肿瘤

1. 石棉相关的肺癌和胸膜间皮瘤

接触石棉的人由于石棉纤维（特别是青石棉，即蓝色石棉）的致癌潜力，罹患肺癌和胸膜间皮瘤的风险较高。由于潜伏期长，2020 年发病率仍

提示

• 致敏个体暴露于高抗原水平后 4～6h 可见急性过敏性肺炎的发作。因此，这在影像很少有异常发现。

• 长期暴露于较低水平的有机抗原引起的亚急性过敏性肺炎临床较常见，HRCT 上表现为小叶磨玻璃结节和地图样或弥漫性磨玻璃影。少见的表现主要是其他的无机尘埃吸入后的早期或急性反应。

• 由于与 UIP 和 NSIP 影像学表现的重叠，慢性过敏性肺炎诊断具有挑战性。鉴别诊断应包括与纤维化有关的所有形式的肺尘埃沉着病。

会上升。

2. 肺癌

接触石棉和伴随的尼古丁滥用会增加患肺癌的风险。石棉相关的肺癌不会在影像学上不同于其他病因的肺癌[28]。

影像诊断的目的是通过在胸部 X 线或 CT 上鉴定石棉沉着病或石棉引起的胸膜疾病来确定肺癌与石棉暴露之间是否存在任何因果关系。以下发现提示可能由石棉引起的肺肿瘤。

- 与石棉有关的胸膜疾病：山丘样，壁层胸膜增厚（胸膜斑）具有特异性。
- 石棉沉着病：如果没有伴随的胸膜发现，这些影像表现都是非特异性的。不同病因的肺纤维化也存在患肺癌的风险。

3. 胸膜间皮瘤

≥ 80% 的胸膜间皮瘤可归因于石棉暴露。因此，胸膜间皮瘤（图 18-9）被认为是石棉接触

的特征性肿瘤，并被认为与短期高水平石棉暴露有关。较少见的情况间皮瘤也可能起源于心包或腹膜。

在 80% 的患者中，单侧胸腔积液是胸膜间皮瘤影像学上最初的发现。在晚期阶段，最重要的发现是受累侧的肺体积减小，尽管胸膜内面的肿瘤占据了空间。这与胸膜转移瘤形成对比，胸膜转移瘤通常具有占位效应。

> **提示**
> 胸膜斑不是胸膜间皮瘤的癌前病变。

4. 硅沉着病患者的肺癌和（或）硅沉着病结核

硅沉着病患者肺癌的影像学诊断具有挑战性，因为两者都存在肺内结节。新发的肿瘤可能是距硅沉着病结节有一定距离，或者硅沉着病病变内的形成的瘢痕癌。致病原因是可能是石英粉尘的潜在致癌性。

5. 肺癌的影像学指标

在已知疾病的情况下，以下发现提示患有肺癌。

- 任何突发的新发结节，特别是在硅沉着病的好发部位之外发生的，如在两下肺区域（图 18-10）。
- 原有结节或实变的突然增长，以及边界越来越模糊。
- 新发现的空洞（与硅沉着病结核需要鉴别诊断）。
- 新发现的，临床原因不明的胸腔积液和在 CT 上未钙化的，肿大淋巴结的比例增加。

在未知基础疾病的情况下，当在胸部 X 线或 CT 上发现结节周围卫星灶，以及疑似肿瘤性病变时，应考虑职业病的可能性。

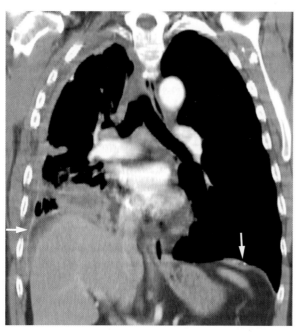

▲ 图 18-9　右胸膜间皮瘤

冠状位 CT MPR 对比增强，可见实体瘤部分与水平裂的侵袭，伴有滑石粉胸膜固定术后继发的少量积液（右白箭，右隐窝中可见滑石残留物→没有与石棉有关的变化）。左侧为石棉暴露的病理改变，膈胸膜中央肌腱区域部分钙化增厚（左白箭）

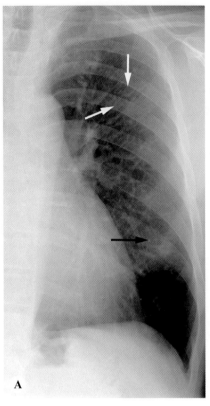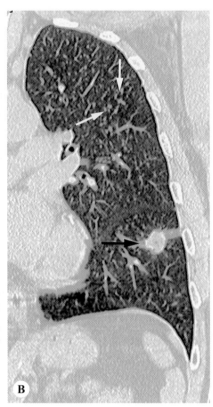

▲ 图 18-10　硅沉着病患者的肺癌

职业史：长期受雇于铸造厂，暴露于石英粉尘中，肺癌潜伏期为 30 年

A. 左胸片的放大图。在上部区域，根据国际劳工组织的分类，小圆形阴影被归类为 Q 和 R 类，充盈度 / 等级 1/1 级（白箭）；B. 根据 ICOERD 的 CT。小圆形阴影归类为 Q 和 R 类（白箭）。从组织学角度看，左下部区域（黑箭）结节有所不同

6. 鉴别诊断

对进行性大块纤维化与肺癌（特别是单侧）的鉴别是具有挑战性的。

- X 线检查：进行性大片纤维化通常平行于胸壁，而肿瘤的纤维化往往呈凸拱形。

- CT：进行性大片纤维化，以组织收缩为特征，而不是占位效应。

- MRI：进行性大面积纤维化在 T_2 加权图像上显示为低信号（图 18-11）；T_2 加权图像上的高信号提示肺癌[7]。

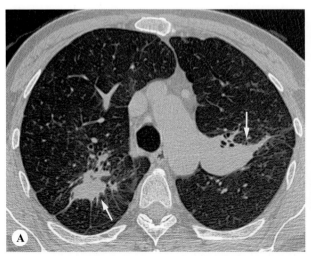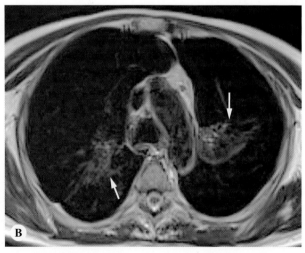

▲ 图 18-11　硅沉着病

两上肺纤维化实变影周围纤维回缩，伴有灶周肺气肿。A. CT 图像。实变，与进行性大块纤维化（箭）一致，此外，P 和 Q 类圆形不透光影较小；B.MRI 图像。T_2 加权图像上的纤维化低信号影（箭）

> **提示**
>
> 迅速变化的影像学发现是硅沉着病中肺癌的征象。必须始终需要首先排除硅沉着病结核的诊断。

五、总结

几乎一半的职业病都会累及肺脏。因此，放射科医生应熟悉职业病相关的肺部常见影像学表现。

报道肺职业病应使用标准化的半定量方案。为此，将病理变化的严重程度与参考图像进行比较。国际劳工组织分类表采用胸部 X 线检查进行评估（图 18-1）。

"肺尘埃沉着病"用于描述由无机粉尘（尤其是石棉、石英粉尘和含石英的混合粉尘）引起的肺部疾病。

含石棉粉尘会导致特征性的胸膜改变。

- 双侧壁层胸膜斑可能会钙化。
- 脏胸膜纤维化和增厚。

- 肺纤维化（与石棉有关的肺部疾病或石棉沉着病，没有伴随胸膜发现的石棉引起的肺纤维化很少见；因此，在这种情况下，影像并不能证明是石棉沉着病）。

单侧胸膜异常发现还应考虑除石棉暴露以外的其他原因的可能性，例如，结核病史或胸膜积脓，或者血胸所致的胸膜增厚。

硅沉着病和炭疽硅沉着病（CWP）以不同形式存在。放射学特征如下。

- 结节状，淋巴管周围分布为主，以中上肺区域为主。
- 双侧肺门周围实变与或结节聚集（进行性大块纤维化）。

有时，几乎不可能在影像学上区分硅沉着病和结节病。

过敏性肺炎是由多种抗原引起的，通常在职业环境中。相关的疾病表现将在第 7 章中详细介绍。

声明

感谢 Occupational and Social Medicine 医学学院教授 Thomas Kraus 博士在职业医学方面的合作和建议。感谢 Dr. K.G. Hering 审阅手稿。

参考文献

[1] International Labour Office. Guidelines for the use of the ILO international classification of radiographs of pneumoconioses. 2000 Aufl. Geneva: International Labour Office; 2002. Available at: http://www. ilo.org/wcmsp5/groups/public/–ed_protect/–protrav/–safework/documents/publication/wcms_108 568.pdf

[2] International Labour Office. Guidelines for the use of the ILO International Classification of Radiographs of Pneumoconioses (OSH 22). 2011 Aufl. Geneva: International Labour Office; 2011. Available at: http://www.ilo.org/wcmsp5/groups/public/–ed_protect/–protrav/–safework/documents/publication/wcms_168260.pdf

[3] Gevenois PA, de Vuyst P, Akira M. Imaging of Occupational and Environmental Disorders of the Chest. Berlin: Springer; 2006

[4] Kusaka Y, Hering KG, Parker JE. International Classification of HRCT for Occupational and Environmental Respiratory Diseases. Tokyo: Springer; 2005

[5] Suganuma N, Kusaka Y, Hering KG, et al. Selection of reference films based on reliability assessment of a classification of high-resolution computed tomography for pneumoconioses. Int Arch Occup Environ Health 2006;79:472–476

[6] Biederer J, Beer M. Hirsch W et al. MRI of the lung (2/3). Why... when... how? Insights Imaging 2012;3:355–371

[7] Matsumoto S, Mori H, Miyake H, et al. MRI signal characteristics of progressive massive fibrosis in silicosis. Clin Radiol 1998;53:510–514

[8] Horn M, Oechsner M, Gardarsdottir M, et al. Dynamic contrast-enhanced MR imaging for differentiation of rounded atelectasis from neoplasm. J Magn Reson Imaging 2010;31:1364–1370

[9] International Labour Office. Guidelines for the use of the ILO International Classification of Radiographs of Pneumoconioses (OSH 22). 1st ed. International Labour Office, Geneva; 2011

[10] Selman M, Buendía-Roldán I. Immunopathology, diagnosis, and management of hypersensitivity pneumonitis. Semin Respir Crit Care Med 2012;33:543–554

[11] American Thoracic Society. Medical section of the American Lung Association: the diagnosis of nonmalignant diseases related to asbestos. Am Rev Respir Dis 1986;134:363–368

[12] American Thoracic Society. Diagnosis and initial management of nonmalignant diseases related to asbestos. Am J Respir Crit Care Med 2004;170:691–715

[13] Akira M, Yokoyama K, Yamamoto S, et al. Early asbestosis: evaluation with high-resolution CT. Radiology 1991;178:409–416

[14] Akira M, Yamamoto S, Inoue Y, et al. High-resolution CT of asbestosis and idiopathic pulmonary fibrosis. AJR Am J Roentgenol 2003;181:163–169

[15] Craighead JE, Abraham JL, Churg A, et al. The pathology of asbestos-associated diseases of the lungs and pleural cavities: diagnostic criteria and proposed grading schema. Report of the Pneumoconiosis Committee of the College of American Pathologists and the National Institute for Occupational Safety and Health. Arch Pathol Lab Med 1982;106:544–596

[16] Marchiori E, Souza CA, Barbassa TG, et al. Silicoproteinosis: high-resolution CT findings in13 patients. AJR Am J Roentgenol 2007;189:1402–1406

[17] Sirajuddin A, Kanne JP. Occupational lung disease. J Thorac Imaging 2009;24:310–320

[18] Chong S, Lee KS, Chung MJ, et al. Pneumoconiosis: comparison of imaging and pathologic findings. Radiographics 2006;26:59–77

[19] Kim JS, Lynch DA. Imaging of nonmalignant occupational lung disease. J Thorac Imaging 2002;17:238–260

[20] Akira M. Imaging of occupational and environmental lung diseases. Clin Chest Med 2008;29:117–131

[21] Arakawa H, Honma K, Saito Y, et al. Pleural disease in silicosis: pleural thickening, effusion, and invagination. Radiology 2005;236:685–693

[22] Flors L, Domingo ML, Leiva-Salinas C, et al. Uncommon occupational lung diseases: high-resolution CT findings. AJR Am J Roentgenol 2010;194:W20–W26

[23] Silver SF, Müller NL, Miller RR, et al. Hypersensitivity pneumonitis: evaluation with CT. Radiology 1989;173:441–445

[24] Franquet T, Hansell DM, Senbanjo T, et al. Lung cysts in subacute hypersensitivity pneumonitis. J Comput Assist Tomogr 2003;27:475–478

[25] Kraus T, Schaller KH, Angerer J, et al. Aluminosis – detection of an almost forgotten disease with HRCT. J Occup Med Toxicol 2006;1:b5–b13

[26] Silva CIS, Müller NL, Lynch DA, et al. Chronic hypersensitivity pneumonitis: differentiation from idiopathic pulmonary fibrosis and nonspecific interstitial pneumonia by using thin-section CT. Radiology 2008;246:288–297

[27] Buerke U, Schneider J, Rösler J, et al. Interstitial pulmonary fibrosis after severe exposure to welding fumes. Am J Ind Med 2002;41:259–268

[28] Roberts HC, Patsios DA, Paul NS, et al. Screening for malignant pleural mesothelioma and lung cancer in individuals with a history of asbestos exposure. J Thorac Oncol 2009;4:620–628

第 19 章　先天性胸部疾病和畸形

Congenital Thoracic Diseases and Malformations

肺发育畸形可累及肺、气管和肺血管。目前还没有统一的系统来对这些发育异常进行分类。有人提出将其分为影响气道、血管结构或两者都有的畸形[1]，表 19-1 中列出的疾病种类就是根据该系统进行分类的。

一、先天性肺叶性肺气肿

先天性肺叶过度充气称为先天性肺叶性肺气肿，更准确地说在病理上表现为先天性肺叶过度膨胀。常见的原因包括支气管软骨异常软化、完全缺失或外部压迫肺叶支气管（如支气管源性囊肿或肺动脉）[2]，1/2 的患者累及左上叶，其次是中叶。

先天性大叶肺气肿有如下三种临床类型[3,4]。

- Ⅰ型：多见于婴儿中，表现最为严重，导致早期的呼吸窘迫。

- Ⅱ型：多见于在大龄儿童，症状较轻。

- Ⅲ型：在成人，或年长儿童中，无症状的偶然发现。

以上分型中Ⅱ型和Ⅲ型罕见。

在影像学上病变区肺叶体积增大、过度膨胀（图 19-1）。如果没有在出生后的第 1 个月内被诊断，可能很难将先天性肺叶性肺气肿与 Swyer-James 综合征区分开来，但后者并不总是严格局限于单一肺叶。

二、支气管闭锁

支气管闭锁是一种罕见的畸形，即叶、段或亚段的支气管没有完全形成。在闭锁的远端，支气管可能被黏液填满并扩张。受影响的肺野过度膨胀的情况明显少于先天性肺叶性肺气肿，而且是由邻近肺区代偿性过度通气引起。支气管闭锁

表 19-1　根据受影响的结构分类先天性疾病[1,2]

气　管	血　管	
	不受影响	受影响
不受影响		• 肺动静脉畸形 • 肺动脉异常 • 肺静脉引流异常
受影响	• 先天性肺叶性肺气肿 • 支气管闭锁 • 先天性囊性腺瘤样畸形	• 肺发育不全 • 肺隔离症（肺叶内型和肺叶外型） • 弯刀综合征

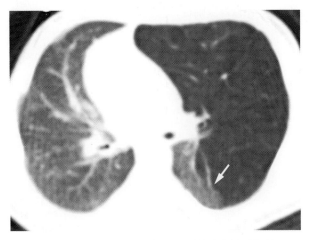

▲ 图 19-1 婴儿左上叶的先天性肺叶性肺气肿

CT 图像显示左上叶呈现大片低密度和过度充气肺膨胀导致纵隔向右移位。左下叶肺组织表现正常密度（白箭）

常无症状，仅在影像学检查是偶然发现。如果引起反复肺部感染，则应进行手术切除闭锁的肺区。

CT 表现为闭塞的支气管和由此产生的远端支气管扩张伴黏液栓形成（图 19-2）。这些支气道病变主要见于上叶，尤其是左上叶尖后段。

三、先天性囊性腺瘤样畸形

先天性囊性腺瘤样畸形（congenital pulmonary airway malformation，CPAM）以前被称为先天性肺气道畸形，目前的术语更为准确。因为在 CPAM 的 5 种组织学类型中，只有 3 种是囊性的，只有一种包含腺瘤样成分[6]，根据其组织学类型，它涉及气管-支气管系统的不同层次的发育异常，从气管到主支气管到肺泡管或远端腺泡[2]。

影像学无法区分该病的组织学类型。而是根据囊肿大小分为 3 类（表 19-2）。Ⅰ型和Ⅱ型的囊肿结构在 CT 上可以鉴别，但Ⅲ型微囊肿结构则不能。后者被纳入单发肺结节的鉴别诊断中，无病理特征。与 CPAM 相关的Ⅰ型和Ⅱ型囊肿可

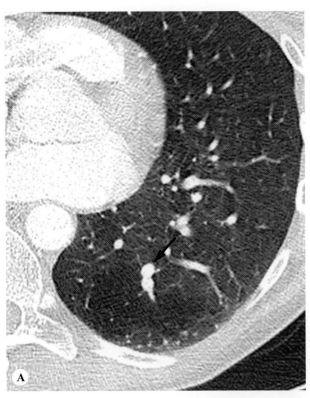

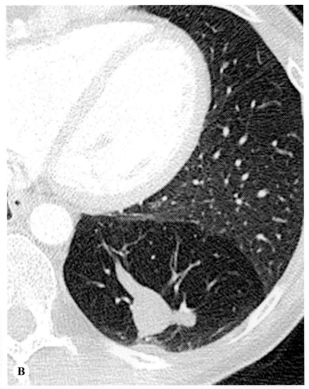

▲ 图 19-2 左侧后基底段的支气管闭锁

A. CT 图像显示左肺下叶第 10 段支气管闭锁。左肺第 10 段节段性支气管管腔消失（黑箭）；B. CT 图像显示多为尾部改变。左侧后基底段内形成黏液囊肿和周围肺组织过度充气

表 19-2　先天性囊性腺瘤样畸形的影像学类型[1]

分　型	囊肿大小	影像表现
Ⅰ	2 ～ 10cm	较大的薄壁囊肿
Ⅱ	0.5 ～ 2cm	小型薄壁囊肿的呈集簇样
Ⅲ	微囊	边缘光滑的结节、软组织密度影

与支气管系统相连，在这种情况下，囊腔可能是单纯的空气填充或含有气 – 液平面（图 19-3）。在没有支气管引流的情况下，囊内会完全充满液体（图 19-4）。尤其是小囊型Ⅱ型，偶尔可能会出现供血异常。在这一点上，它与肺隔离症相似。这些混合型病变表现出两种疾病的影像学特征（图 19-5）[5]。

　　通 CPAM 在影像学检查时偶然发现。有时由于反复的肺部感染，或者因为其体积大、占位效应的影响[2]，CPAM 可出现临床症状。因该病有潜在的恶性转化倾向，应考虑择期切除[7]。

四、支气管源性囊肿

　　支气管源性囊肿是由气管支气管树分支的胚胎发育异常引起的[2]，最常见于纵隔区靠近气管分叉处，较少见于肺实质、胸膜或膈肌附近。偶尔，囊肿会引起反复的感染，此时就需要对其进

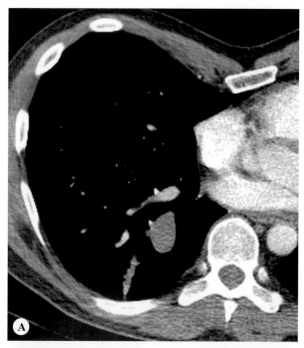

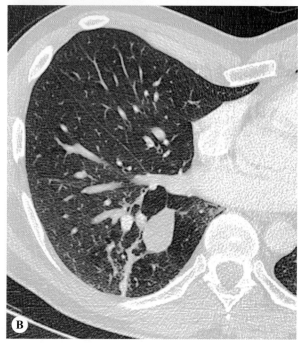

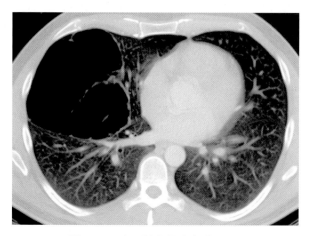

▲ 图 19-3　先天性囊性腺瘤样畸形Ⅰ型
CT 图像显示右肺中叶大的薄壁囊腔

▲ 图 19-4　右肺下叶的先天性囊性腺瘤样畸形Ⅰ型
CT 图像显示薄壁囊腔内完全充满液体。A. 软组织窗；B. 肺窗

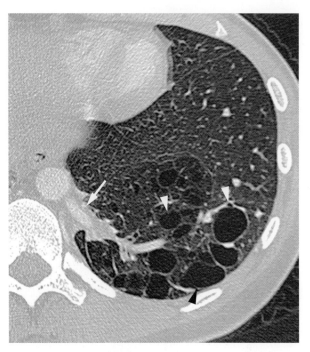

▲ 图 19-5　先天性囊性腺瘤样畸形 Ⅱ 型和肺隔离症的混合病变

CT 图像显示动脉血供直接由主动脉获得（白箭）。Ⅱ 型先天性囊性腺瘤样畸形的多发性肺囊肿改变（箭头）

行切除 [2]，除此之外，无症状的支气管源性囊肿常为偶然的发现。

　　在影像学检查中，肺内支气管源性囊肿表现为边缘光滑的结节或肿块。纵隔型囊肿表现为边缘光滑的肿块，位于中纵隔或后纵隔。由于其蛋白、钙乳沉积，CT 上囊肿的密度 CT 值 > 0HU。同样在 MRI 上，囊肿也常表现出不同于水的信号特点（图 19-6）。在 T_2 加权图像中，支气管源性囊肿呈高信号，而在 T_1 加权图像中，信号强度由囊肿内容决定。在极少数情况下，囊肿中含有空气 – 液体或纯空气充盈 [3, 8]，囊肿内容物无强化，但感染的囊肿可能形成厚的、不规则的壁，显示不均匀强化和周围的炎症反应。

　　鉴别诊断应包括不同成因的重复囊肿（食管囊肿、神经管囊肿），以及先天性囊性腺瘤样畸形，尤其是 Ⅰ 型和 Ⅱ 型囊肿（见上文）。感染的囊肿可以形成边缘模糊的边缘，可能与恶性肿瘤混淆的风险。后者囊壁内有实性成分 [3]。

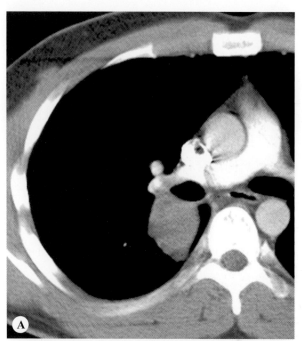

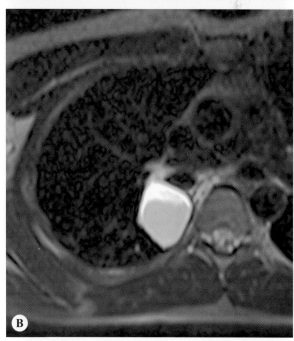

▲ 图 19-6　右主支气管后方的支气管源性囊肿

A.CT 图像显示病灶边缘平滑，密度均匀；B. 脂肪抑制 T_2WI MRI 图像显示边缘光滑，高信号结节样病变

五、血管异常

（一）肺动脉异常

　　肺动脉发育不全多见于右侧，而不是左侧。这导致了相应接受动脉供血的肺组织发生功能减

退[9]。可表现为肺的高通气状态，但是与 Swyer-James 综合征不同的是，不存在空气潴留[1]。少见情况下左肺动脉发育不全可伴有其他心血管畸形。

通常情况下，左肺动脉异常起源于右肺动脉在婴儿期就已经有了症状，因为异常的左肺动脉在气管后间隙穿行，造成气管、主支气管或食管的外部压迫。偶尔也可无症状在成人后偶然发现。

（二）异常的肺静脉引流

在异常肺静脉引流中，肺静脉血回流到全身静脉。完全性异常肺静脉引流需要右向左分流。例如，通过未闭合的动脉导管或缺损室的间隔[1]，完全性异常静脉引流生时即可出现症状，需要早期手术治疗，否则难以存活。

临床中部分异常肺静脉引流更为常见，主要累及左上叶（图 19-7）。异常引流或进入右心房、上腔静脉、头臂静脉或膈下静脉[1]。现有的左向右分流可持续无症状，或者有体力下降。

六、肺动静脉畸形

肺动静脉畸形（pulmonary arteriovenous malformation，PAVM）的是自发性疾病，1/2 的患者合并其他综合征（遗传性出血性毛细血管扩张症，又称 Rendu-Osler-Weber 综合征）[1]。特别是在遗传性出血性毛细血管扩张症患者中，可能会出现多个 PAVM 病变，并且随着时间的推移，病变的大小和数量往往会增加[10]。

胸部 X 线检查和 CT 显示 PAVM 为边缘光滑，常为多环状的结节。它们主要见于中叶和上叶舌段。有时，在 X 线检查上就能发现扩张的供血动脉和引流静脉。CT 能可靠地显示这些征象，并能明确诊断 PAVM（图 19-8）。

巨大的右向左分流或因有神经系统并发症的栓塞风险时，是需要治疗的。通常的治疗程序是对 PAVM 进行介入栓塞治疗[10]。

七、肺未发育

完全缺少一侧肺被称为肺缺如。在大多数情况下，这是与其他畸形（卵圆孔未闭、动脉导管

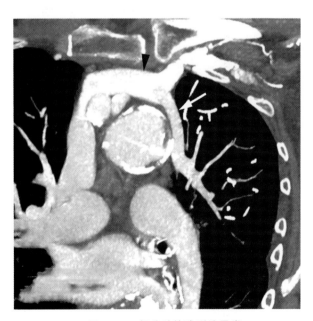

▲ 图 19-7　部分肺静脉引流异常
MIP 图像显示左上肺静脉（白箭）引流入左头臂静脉（黑箭头），主动脉瘤

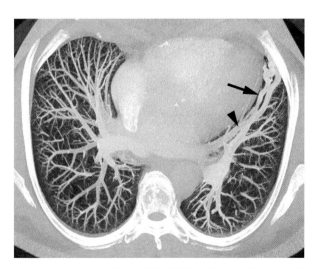

▲ 图 19-8　左肺上叶舌下段肺动静脉畸形 CT 图像和 MIP 图
CT 显示扩张的供血肺动脉（黑箭）和扩张的引流肺静脉（黑箭头）

未闭、食管气管瘘、肛门不全闭锁、脊柱裂畸形、四肢畸形）并存。在胸廓的一侧，没有肺组织、支气管系统或肺血管结构。

本病与肺发育不全相反，在未发育的一侧存在短小的盲端主干支气管，但没有肺实质或肺血管结构。

而在肺发育不全时，肺实质、相关的支气管系统和肺血管是存在的，但它们是萎陷的（图19-9）。通常情况下肺发育不全继发于肺外肿块（如先天性膈疝）。

八、支气管肺隔离症

"隔离"一词是指与支气管系统或肺动脉不相连的肺组织。隔离的肺组织的血液供应来自体循环，通常直接来自胸主动脉或腹主动脉。临床上常可出现反复感染。"隔离"肺组织被认为是胚胎发育过程中由胚芽产生的。分为2种类型。

(1) 肺叶外型：隔离肺组织具有独立的胸膜，该病还伴有其他畸形，如先天性膈疝、心脏病变或肺发育不全[11]。本病少见患者表现为膈肌下肺隔离症，与腹膜后肿物容易混淆[12]。

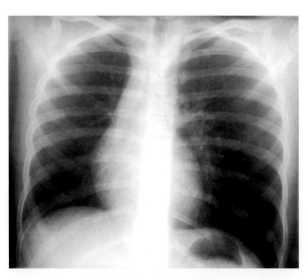

▲ 图19-9　右肺发育不全

X线检查显示由于右肺容量减少，纵隔向右移位，右侧膈肌升高。右肺纹理稀疏

(2) 肺叶内型：隔离的肺组织和周围的正常肺组织被同一内脏胸膜覆盖。静脉引流通常是通过肺静脉，较少是通过全身静脉。

影像学表现为多发性囊肿、软组织密度结构（图19-5）或过度膨胀的肺组织，主要见于左下叶脊柱旁，尤其是左肺下叶内基底段。在CT上，供血动脉常直接来自主动脉（图19-10）；在软组织密度的隔离肺组织中，这可作为与Ⅲ型微囊性肺组织畸形鉴别诊断的标准。

九、弯刀综合征

弯刀综合征是一种罕见的肺静脉畸形引流的疾病，又称静脉阻塞综合征或遗传性肺发育不全综合征。在其完全发展的情况下，可见到以下发现[3, 13]。

- 部分或整个右肺的静脉引流进入全身静脉，通常为下腔静脉或右心房。
- 右肺发育不全。
- 心脏右移位。
- 右肺动脉发育不全或其他异常。
- 通过全身动脉向右下叶供血，通常来自腹主动脉。
- 几乎总是发生在右侧。

由此产生的左向右分流可能是巨大的。所以症状明显，在婴儿期就可以被诊断。与此相反，小分流容积的肺静脉在很长一段时间内都没有症状，因此在成人影像学检查时偶然发现并不罕见[2]。

胸部X线检查上引流肺静脉表现为右纵隔旁粗大的弧形结构，其形状像一把弯刀。右肺发育不全也可在X线检查上被发现。CT上能很好地观察到右肺的异常供应血管。

十、总结

先天性胸部疾病分为支气管肺异常、血管异

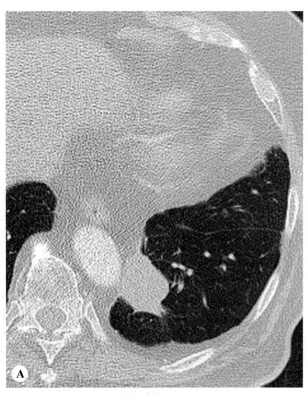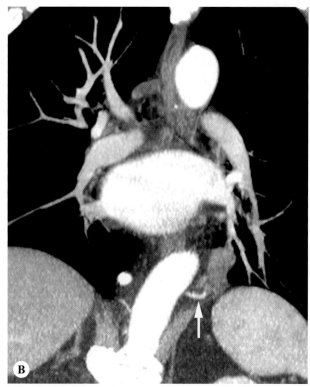

▲ 图 19-10　左下叶肺内型肺隔离症

A. CT 图像显示轴位肺窗：左侧第 10 段纵隔旁病变，边缘平滑；B. 软组织窗，冠状动脉 MPR：显示从主动脉向隔离肺组织的血供（白箭）

常或两者的结合。

1. 支气管肺部异常

先天性肺叶性肺气肿一词用于描述由于先天性支气管狭窄导致的肺叶过度膨胀。它最常见于左上叶。影像学检查显示肺部过度通气，体积增大。

支气管闭锁时，支气管表现为段或亚段缩短支气管或没有管腔。在该闭锁的远端，通常扩张的支气管被黏液填充（支气管闭锁）。支气管闭锁远端的肺实质通过侧支进行通气，通常可见空气潴留。支气管闭锁主要发生在上叶，尤其是左肺 1 段或 2 段。

CPAM 原称先天性肺气道畸形。它是一种起源于气管的畸形。根据囊肿的大小可区分为 3 种不同的类型。CPAM 影像学表现为囊性结构（充满空气或含有液体）（Ⅰ型和Ⅱ型）或边缘光滑的软组织密度结节（Ⅲ型）。

– Ⅰ型：囊肿＞ 2cm。

– Ⅱ型：0.5～2.0cm 囊肿。

– Ⅲ型：微囊肿。

2. 血管异常

肺动静脉畸形（PAVM）可独立存在或与遗传性出血性毛细血管扩张症伴发，后者通常涉及多个病变。如果影像发现≥ 1 个明确的结节，且具有供血肺动脉扩张，以及引流肺静脉扩张，则可以通过影像学诊断。

肺动脉的发育不全多发生于左肺。体循环为受累发育不良的肺组织。肺动脉异常起源常常表现为左肺动脉起源于右肺动脉，它会从气管后逆行，并可能导致气管和食管受压狭窄。肺静脉引流完全异常的患者需要通过间隔缺损或未闭的动脉导管从右向左分流。肺静脉引流部分异常常发生于左上叶，肺静脉引流入全身静脉或右心房。

支气管肺隔离症是指肺组织未与支气管系统和肺动脉血液供应相连通。"隔离"肺组织的供血动脉直接与主动脉相连而获取血供。肺叶外隔离症具有其独立的胸膜包裹，因此在解剖学上与肺的其余部分分离。静脉引流通常是引流至全身静脉。相比之下，叶内型隔离症位于肺内，没有独立的胸膜包裹，通常通过肺静脉引流。大部分的隔离症发生在左肺下叶后基底段。影像学检查显示，"隔离"肺组织为边缘清晰的软组织结节，周围肺组织表现为多个囊肿或过度膨胀充气的肺组织。CTA 如果发现直接从主动脉发出供血动脉可作为诊断指标。

3. 多种发育畸形

肺发育不全畸形分为如下几种。

- 未发育：未形成支气管系统。即没有血管系统或肺组织，其他异常通常并存。

- 发育不良：存在封闭的末梢支气管盲端，但没有血管或肺组织。

- 发育不全：支气管系统、血管和肺组织均存在，但仅以初级形式存在。

弯刀综合征（又称静脉阻塞综合征或遗传性肺发育不全综合征）是一种复杂的血管和肺畸形。其名称源于 X 线检查所见的右下肺静脉异常的形状，该形状通常会引流入下腔静脉。弯刀综合征的包括以下方面。

- 右肺部分的静脉引流进入全身静脉。

- 右肺发育不全。

- 心脏的右移位。

- 右肺动脉发育不全。

- 体循环供血。

参考文献

[1] Zylak CJ, Eyler WR, Spizarny DL, Stone CH. Developmental lung anomalies in the adult: radiologic-pathologic correlation. Radiographics 2002;22(Spec No):S25–S43

[2] Biyyam DR, Chapman T, Ferguson MR, Deutsch G, Dighe MK. Congenital lung abnormalities: embryologic features, prenatal diagnosis, and postnatal radiologic-pathologic correlation. Radiographics 2010;30(6):1721–1738

[3] Berrocal T, Madrid C, Novo S, Gutiérrez J, Arjonilla A, Gómez-León N. Congenital anomalies of the tracheobronchial tree, lung, and mediastinum: embryology, radiology, and pathology. Radiographics 2004;24(1):e17

[4] Myers NA. Congenital lobar emphysema. Aust N Z J Surg 1960;30:32–35

[5] Langston C. New concepts in the pathology of congenital lung malformations. Semin Pediatr Surg 2003;12(1):17–37

[6] Stocker JT. Congenital pulmonary airway malformation: a new name for and an expanded classification of congenital cystic adenomatoid malformation of the lung. Histopathology 2002;41:424–431

[7] Azizkhan RG, Crombleholme TM. Congenital cystic lung disease: contemporary antenatal and postnatal management. Pediatr Surg Int 2008;24(6):643–657

[8] McAdams HP, Kirejczyk WM, Rosado-de-Christenson ML, Matsumoto S. Bronchogenic cyst: imaging features with clinical and histopathologic correlation. Radiology 2000;217(2):441–446

[9] Castañer E, Gallardo X, Rimola J, et al. Congenital and acquired pulmonary artery anomalies in the adult: radiologic overview. Radiographics 2006;26(2):349–371

[10] Swanson KL, Prakash UB, Stanson AW. Pulmonary arteriovenous fistulas: Mayo Clinic experience, 1982–1997. Mayo Clin Proc 1999;74(7):671–680

[11] Newman B. Congenital bronchopulmonary foregut malformations: concepts and controversies. Pediatr Radiol 2006;36(8):773–791

[12] Lager DJ, Kuper KA, Haake GK. Subdiaphragmatic extralobar pulmonary sequestration. Arch Pathol Lab Med 1991;115(5):536–538

[13] Husain AN, Hessel RG. Neonatal pulmonary hypoplasia: an autopsy study of 25 cases. Pediatr Pathol 1993;13(4):475–484

第 20 章　非血管性介入

Nonvascular Interventions

对肺部行经皮穿刺肺活检术和治疗干预已是公认可行的方法。肺部非血管性介入可在不同成像方式（X 线透视、超声、CT、CT 透视和 MRI）的引导下进行。治疗方式的选择取决于可用的设备、病变的位置和大小，以及放射科医生的经验和偏好。这些成像技术在成本、可行性、操控方便性，以及辐射剂量方面存在很大差异（表 20-1）。

正如所有的介入方式一样，胸部介入必须满足 3 个先决条件。

- 适应证：下文详细介绍了各种技术的适应证。
- 知情同意：虽然严重或危及生命的并发症在胸部介入中很少见，但它们确实会发生。因此，在介入手术的前一天，接诊医生应告知患者所涉及的风险，并获得患者的书面知情同意。

- 止血方式：除了胸壁止血，对胸部器官一般不可能通过徒手压迫止血。因此，凝血功能至关重要。为了确保安全，必须详细了解患者的凝血情况（有无出血事件和抗凝药物治疗）。只有在没有凝血障碍的临床证据时，或者任何现有的凝血障碍已得到有效治疗的情况下，才能进行介入手术。

一、组织活检

经胸活检是为了获取组织样本进行组织学或细胞学分析。包括 2 种技术，细针吸取和穿刺活检。细针吸取只能进行细胞学和微生物学分析，而组织学分析只能在活检后进行。因此，对于疑似肺癌的患者，应进行活检以鉴别诊断。此外，肺癌的新治疗方法需要对活检标本进行分子遗传学分析。因此，必须有足够的组织标本。

表 20-1　不同影像学方式引到下胸部介入手术对比[1]

方　式	费　用	实用性	辐射（患者 / 医生）	耗　时	进入中心病灶	实时控制	患者活动度
超声	+	+++	0	++	0	+++	+++
X 线透视	+	+++	+/+		+	+++	+++
CT	++	++	++/0	+++	++	0	+
CT 透视	++	++	++/+	++	+++	++	++
MRI	+++	+	0	+++	+++	+	+

（一）适应证

> 提示
>
> 经皮穿刺肺活检术或纵隔活检获取组织标本有如下重要适应证[1, 2]。
>
> - 病因不明的肺结节或肿块。
> - 怀疑为恶性肺结节，未行手术治疗或计划行微创手术（无法根据术中冰冻切片确认）。
> - 患者发现结节并有恶性肿瘤病史、肿瘤临床缓解期或多原发肿瘤。
> - 放射治疗或化学药物治疗后残留结节。
> - 用于分子生物学检测的组织采集。
> - 用于免疫功能不全患者疑似炎症的病原体分离。

其他具体情况可以适用，适应证应始终遵循多学科讨论结果。

中心位置病灶的组织取样多通过支气管镜检查获得，而经皮穿刺肺活检术更适用于肺外周的病灶[3]。

（二）术前准备与评估

术前应该首先开放静脉通道，以预防任何并发症的发生。应准备血氧检测仪和心电监护仪。原则上，镇静对患者的配合性有一定的影响。因此，除了特殊情况不建议使用。

患者体位的选择是由计划穿刺入路决定的（见下文）。一般来说，由于俯卧时胸壁呼吸运动最小，因此俯卧姿势稳定性最好。仰卧位也是相对良好的条件。侧位是最不稳定的，因为即使是浅呼吸和最小的运动也会导致最大的胸部运动。

（三）技术

在开始介入手术前进行局部麻醉，同时避免刺穿血管或胸膜。这需要在进针的同时回吸。除了皮肤，胸膜壁层对疼痛非常敏感，必须麻醉。

直径＞18G的同轴套管针的活检穿刺术更容易引起出血并发症。对于大血管附近或血供丰富的病变行介入手术时更是如此。为了避免活检针多次穿过胸膜，同轴套管针原则上用于经皮穿刺肺活检术。但是，由于同轴套管针的使用增加了空气栓塞的风险，建议对有细支气管充气征的病变要谨慎[4]。

血管损伤风险是介入路径选择的主要决定因素。特别是必须保护胸内血管和肋间动脉。穿刺针通过胸膜的次数应尽可能的少，特别是穿刺针经过肺裂穿针应避免。肺气肿区域，特别是肺大疱，是气胸的高危因素应予以避开。对于纵隔肿块的活检，首选胸膜外而不是经肺入路[5]。在某些情况下，在纵隔脂肪间隙中注射10ml生理盐水可使纵隔增宽，形成胸膜外通路。

同轴套管针在影像学引导下插入可疑病变。活检应从病灶周围区域，特别是在大结节伴中央坏死的情况下，以避免假阴性的风险。在穿刺过程中，应根据病变的情况利用不同的角度从病变的不同部位进行穿刺活检。

同轴套管针取出后，再进行影像学检查以排除并发症。如果有气胸的证据，可以在穿刺后立即引流。经胸膜穿刺几小时后行X线检查也可帮助检出气胸。

（四）并发症

细针抽吸的并发症发生率与穿刺活检相似。气胸的发生与活检套管的直径相关性不密切。当使用大口径套管时，出血风险稍微高[4]。表20-2中总结了典型的胸部器官活检并发症。

气胸是目前最常见的并发症。但大多数气胸不需要任何特殊治疗。然而，在以下情况需要放置引流管。

- 大量的气胸。

表 20-2　经皮穿刺肺活检术的典型并发症[1]

发生率	并发症
常见	• 气胸（8% ～ 60%，5% 需要插入胸管） • 出血（< 10%）
少见	• 感染 • 肿瘤细胞沿针道播散 • 空气栓塞 • 死亡（0.02%）

• 临床症状与气胸有关，特别是新发呼吸困难。
• 误吸后气胸持续或复发。

出血可伴有咯血，通常是自限性的。

二、引流疗法

影像引导下引流管放置是手术放置的一种替代方法，与盲法相比有助于提高引流管的有效性和安全性[1]。胸腔、心包、肺内或纵隔积液的抽吸或引流也可在影像引导下进行。

（一）适应证

表 20-3 总结了可能的适应证。影像引导下的引流术是治疗胸腔积液基本手段。然而，非复杂情况下，外科手术和非影像引导的介入技术也是安全的，而且几乎没有并发症。因此，应以多

表 20-3　胸腔积液引流指征[1]

积液位置	适应证
胸膜腔	• 胸腔积脓 • 恶性胸腔积液 • 血胸 • 气胸
肺	• 肺脓肿 • 肺大疱
纵隔	• 纵隔脓肿 • 心包积液 • 张力性纵隔气肿 • 异位胰腺假性囊肿 • 其他纵隔囊肿

学科讨论结果决定，同时考虑到现有可获得的治疗手段。

（二）术前准备评估

引流术前评估类似于上文中所述的评估，但镇静和镇痛是额外需要评估的。

（三）技术

对手术路径的规划，需要充分考虑上文中概述的细节。局部麻醉后需要一个足够大的穿刺切口，用以引流导管顺利通过皮肤。

传统的经皮引流管由 3 部分同轴套管针组成。

• 有侧孔的外置引流猪尾巴状导管。
• 硬质中空的金属闭孔器用于插入探针的延伸。
• 一种插入闭孔器的经过尖锐抛光的探针。

放置引流导管有 2 种方法可供选择。

• 套管针技术：使用导管的 3 个部分。在影像学引导下，含有细探针的刚性导管直接进入液体聚集区。接下来，闭孔器和细探针一起被收回，导管在液体聚集区内呈现其最初的猪尾状。

• 塞丁格技术：该引流系统仅包括引流导管和闭孔器，不使用细探针。首先，在影像学引导下，用薄的穿刺套管刺入液体聚集区。然后将刚性导丝穿过套管，放置在液体聚集区，然后拔出套管。如果有必要，大一号扩张器可以通过刚性导丝推进到液体聚集区。现在用闭孔器拉伸的引流导管套在导丝上通过闭孔器推进到液体聚集区。一旦进入液体引流阶段，闭孔器就会被撤回，引流导管就会呈现出原来的猪尾状。最后，将闭孔器和导丝完全移除。

塞丁格技术适用于难以进入的深部病变。相比之下，套管针技术使用起来更快、更容易，消耗的材料也更少。

最后，用缝合线或黏合剂将引流导管固定在皮肤上。

（四）并发症

与上文讨论的并发症相比，由于脏胸膜通常未被破坏，放置胸腔引流管时气胸并不常见。

除了出血的风险外，由于使用相对大口径的引流管，以及用于引流管插入的器械是刚性的，因此对邻近器官的损伤风险更高。如果是感染性病变的引流，特别是脓肿引流，就有细菌进入血液并导致败血症的危险。需要引流的患者通常比接受活检的患者情况更糟。因此，引流相关并发症的发生率和死亡率通常高于诊断性穿刺[6,7]。

三、肺肿瘤热消融术

肺肿瘤热消融术是一种微创手术，用于肿瘤治疗。热或冷被认为能破坏肺肿瘤。有几种不同的技术可用（表20-4）。

所有技术的一个共同特征是CT引导下的经皮穿刺使消融导管进入病灶，它在病灶区域释放热或冷。其目的是引发肿瘤和邻近正常组织的坏死。

射频消融术是目前使用时间最长，经验最广泛的消融方法。消融导管接近主要血管或阻抗组织时，可能导致向肿瘤组织输送的能量不足[10]。肿瘤不能完全消融而导致局部复发。迄今微波消融的经验表明，肿瘤是否完全消融可能与较好的局部肿瘤控制率有关[10,11]。到目前为止，其他消融方式治疗肿瘤的数据有限，如激光热疗[12,13]和冷冻消融[14]。

（一）适应证

> **提示**
> 肺肿瘤热消融术的适应证应始终基于多学科会诊，它能够提供患者整体的状况，并决定患者可以考虑的治疗方案。

热消融术适用于不能手术的、小的原发性肺癌患者。这个方法需要与比较完善的放射治疗方案相比较后选择。热消融术可用于放射治疗和化学药物治疗后局部复发患者，或者肺功能受限患者，或者不能耐受放射治疗的患者，如已经有对侧肺切除术病史的患者（图20-1）。

在某些肿瘤学领域，肺外原发肿瘤肺转移的局部治疗是可以采用消融技术的。热消融术被视为手术切除的辅助手段。热消融术优于手术的临床情况如下[8]。

- 患者拒绝手术。
- 肺功能受限（$FEV_1 < 40\%$，弥散能力 < 40%）。
- 心脏疾病（NYHA Ⅲ，心功能受限）。
- 多种并发症。
- 肺部分切除术后。
- 对侧肺切除术后。
- 胸膜固定术后。
- 胸部放射治疗术后。

（二）技术

操作过程在全身麻醉或局部麻醉下进行的[15,16]。全身麻醉的主要优点是原则上可以更好地控制任何并发症。介入前抗生素预防已被推

表20-4　肺肿瘤局部消融的技术步骤及作用原理[8,9]

步　骤	作用原理
射频消融术	高频交流电（375～500kHz）
微波消融术	电磁辐射（0.9～2.5GHz）
激光热疗	Nd：YAG激光器（1064nm）或二极管激光器（820nm）
冷冻消融	冷却剂：氩或氮，-40℃

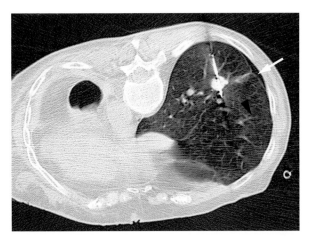

▲ 图 20-1 对侧肺切除术后的肺癌微波消融术 CT 图像

肿瘤内放置微波探针。预防性插入胸腔引流以降低小的气胸风险出现（白箭）

荐[17, 18]，但并不总是使用[9]。

上文中描述的方法适用于消融探针进入方式的选择。在制订术前规划时必须考虑预期坏死区域的范围。在治疗纵隔旁肿瘤时，必须避免损伤重要的结构，如膈神经。为了将局部复发的风险降到最低，消融后的坏死区域应在肿瘤周围至少延伸几毫米。当移除消融探针时，也可以进行通路消融，以防止肿瘤细胞在探针通路内播散。

介入后 CT 通常只能看到肿瘤周围细微的磨玻璃样阴影和坏死区。在几天内可见坏死区界限为线状不透明区域（图 20-2）。而随后通常是覆盖整个坏死区的实变，持续几个月后逐渐缩小。在数周或数月后发现的任何异常强化提示局部复发。

（三）并发症

气胸是肺肿瘤热消融术最常见的并发症。尽管是使用大型号消融探针（13～15G），其发生气胸的概率也比肺活检小。发生气胸后，胸腔引流也是同样需要的。

出血通常是自限性的，但可能需要通过支气管镜摘除支气管内血凝块以防止肺不张。消融后肿瘤的空洞，严格地说，不是一种并发症；相反，它是一种治疗效果的体现，但其可以发展成肺炎。轻微到中度的介入性疼痛可能持续几天，特别是在切除位置靠近胸膜壁层的肿瘤后。这种疼痛可以用非甾体抗炎药很好地控制。

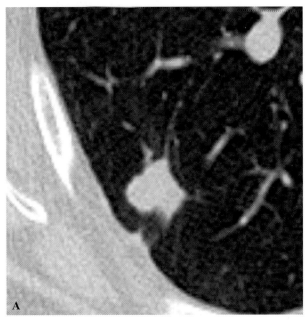
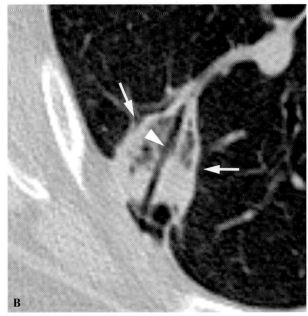

▲ 图 20-2 肺转移瘤微波消融后 CT 图像

A. 介入术前图像；B. 介入术后 6 周：转移灶周围有界限分明的坏死区（白箭）。微波探针的针迹在凝固性坏死区域仍可见（白箭头）

提示

肺肿瘤热消融术的并发症如下 [9]。

- 气胸（占 40%，10% 需要使用胸管）。
- 出血（8%，其中 4% 伴有咯血）。
- 胸腔积液（2%～7%）。
- 胸膜疼痛。
- 发热。
- 感染（脓肿、肺炎）。

- 肿瘤空洞形成。
- 肺大疱。
- 胸壁或纵隔肺气肿。
- 肿瘤播散。
- 皮肤烧伤（射频消融术）。
- 神经损伤（肋间神经、膈神经、喉返神经）。
- 空气栓塞。

参考文献

[1] Ghaye B, Dondelinger RF. Imaging guided thoracic interventions. Eur Respir J 2001;17(3):507–528

[2] Klein JS, Zarka MA. Transthoracic needle biopsy: an overview. J Thorac Imaging 1997;12(4):232–249

[3] National Institute for Health and Care Excellence (NICE) Guideline. Lung Cancer: Diagnosis and Management. Clinical guideline [NG122]. March 2019

[4] Lal H, Neyaz Z, Nath A, Borah S. CT-guided percutaneous biopsy of intrathoracic lesions. Korean J Radiol 2012;13(2): 210–226

[5] Gupta S, Seaberg K, Wallace MJ, et al. Imaging-guided percutaneous biopsy of mediastinal lesions: different approaches and anatomic considerations. Radiographics 2005;25(3):763–786, discussion 786–788

[6] Kabukcu M, Demircioglu F, Yanik E, Basarici I, Ersel F. Pericardial tamponade and large pericardial effusions: causal factors and efficacy of percutaneous catheter drainage in 50 patients. Tex Heart Inst J 2004;31(4):398–403

[7] vanSonnenberg E, D'Agostino HB, Casola G, Wittich GR, Varney RR, Harker C. Lung abscess: CT-guided drainage. Radiology 1991;178(2):347–351

[8] Schneider T, Heussel CP, Herth FJF, Dienemann H. Thermal ablation of malignant lung tumors. Dtsch Arztebl Int 2013; 110(22): 394–400

[9] Steinke K. Radiofrequency ablation of pulmonary tumours: current status. Cancer Imaging 2008;8:27–35

[10] de Baere T, Farouil G, Deschamps F. Lung cancer ablation: what is the evidence? Semin Intervent Radiol 2013;30(2):151–156

[11] Smith SL, Jennings PE. Lung radiofrequency and microwave ablation: a review of indications, techniques and post-procedural imaging appearances. Br J Radiol 2015;88(1046):20140598

[12] Hosten N, Stier A, Weigel C, et al. Laser-induced thermotherapy (LITT) of lung metastases: description of a miniaturized applicator, optimization, and initial treatment of patients [in German]. RoFo Fortschr Geb Rontgenstr Nuklearmed 2003;175(3):393–400

[13] Vogl TJ, Straub R, Lehnert T, et al. Percutaneous thermo-ablation of pulmonary metastases. Experience with the application of laser-induced thermotherapy (LITT) and radiofrequency ablation (RFA), and a literature review [in German]. RoFo Fortschr Geb Rontgenstr Nuklearmed 2004; 176(11): 1658–1666

[14] Hinshaw JL, Lee FT Jr, Laeseke PF, Sampson LA, Brace C. Temperature isotherms during pulmonary cryoablation and their correlation with the zone of ablation. J Vasc Interv Radiol 2010;21(9):1424–1428

[15] Bargellini I, Bozzi E, Cioni R, Parentini B, Bartolozzi C. Radiofrequency ablation of lung tumours. Insights Imaging 2011;2(5):567–576

[16] Hoffmann RT, Jakobs TF, Lubienski A, et al. Percutaneous radiofrequency ablation of pulmonary tumors--is there a difference between treatment under general anaesthesia and under conscious sedation? Eur J Radiol 2006;59(2):168–174

[17] Gadaleta C, Mattioli V, Colucci G, et al. Radiofrequency ablation of 40 lung neoplasms: preliminary results. AJR Am J Roentgenol 2004;183(2):361–368

[18] Lee JM, Jin GY, Goldberg SN, et al. Percutaneous radiofrequency ablation for inoperable non-small cell lung cancer and metastases: preliminary report. Radiology 2004;230(1):125–134

第三篇 基于影像学表现的鉴别诊断思路

Differential Diagnostic Considerations and Incidental Findings

第21章 肺结节

Pulmonary Nodules

一、孤立性肺结节

孤立性肺结节的定义是肺实质内的圆形不透光阴影，直径≤3cm，周围是含气的肺实质，边缘光滑，没有邻近组织的肺不张，或者相关的淋巴结肿大[1]。

孤立性肺结节是临床上常见的诊断难题。很多良性和恶性疾病均可表现为肺结节。表21-1归纳了可表现为孤立性肺结节的组织学类别。

（一）鉴别诊断

多数情况下，特定组织学类别的肺结节的 X线或 CT 形态学表现并不具有特征性。只有很少数的影像学发现可以明确肺结节的性质。例如，结节内含脂肪或边缘清晰，且结节内特征性爆米花样钙化是错构瘤的典型表现（图21-1）。

判断结节的良恶性是鉴别诊断的重点。

结节稳定 > 2 年是判断肺结节为良性的一个标志。这一点常常基于和以往的影像学资料的比较获得。

在 CT 检查中脂肪成分和爆米花样钙化常见于错构瘤（图21-1），而其他的良性钙化则更多为炎性吸收的残余病灶（图21-2）。

结节增长的监测是恶性肺结节最好的无创性判断指标。借助专用软件进行容积分析与手动测量结节直径相比，能更好地监测肺结节的

> 提示
> 良性实性肺结节的影像学标准如下。
> - 稳定 > 2 年。
> - 内含脂肪。
> - 具有良性钙化的特点。
>   - 均质钙化。
>   - 中心钙化。
>   - 层状钙化。
>   - 爆米花样钙化。

增长[3-5]。因此需要薄层 CT 的数据信息。根据肿瘤的体积，结节倍增时间可以根据修正后的 Schwartz 公式计算得出[6,7]。以下倍增时间是由基线体积和随访时的体积计算得到。

$$VDT = \frac{t \cdot \log 2}{\log(\frac{V_t}{V_0})}$$

VDT：肿瘤体积倍增时间

t：基线与随访之间的时间间隔

V_0：基线肿瘤体积

V_t：随访时的肿瘤体积

很多容积测量系统可以自动计算结节倍增时间。一般来讲，20～400 天的肿瘤倍增时间需要考虑恶性结节的可能。此外，也曾有罕见肺癌患者报道过极短（7 天）和极长（4.5 年）的倍增

表 21-1 可表现为孤立性肺结节的疾病

疾 病		疾病举例
肿瘤	恶性肿瘤	• 肺癌 • 类癌 • 转移 • 肺肉瘤 • 卡波西肉瘤 • 霍奇金淋巴瘤 • 非霍奇金淋巴瘤 • 恶性纤维组织细胞瘤
	良性肿瘤	• 错构软骨瘤 • 支气管腺瘤 • 圆柱瘤 • 乳头状瘤 • 纤维瘤 • 平滑肌瘤 • 脂肪瘤 • 神经源性肿瘤 • 炎性假瘤
炎症		• 结核球 • 慢性肺炎 • 脓肿 • 化脓性栓塞 • 脂性肺炎 • 棘球蚴囊肿 • 曲霉病（侵袭性或曲霉球） • 组织胞浆菌病 • 其他真菌病 • 类风湿结节 • 进行性大块纤维化
其他		• 子宫内膜异位症 • 肺隔离症 • 肺动脉瘤 • 动静脉畸形 • Ⅲ型先天性囊性腺瘤样畸形（又称先天性肺气道畸形） • 肺静脉曲张 • 肺梗死 • 肺血肿 • 圆形肺不张 • 叶间积液 • 支气管源性囊肿 • 支气管闭锁（黏膜囊肿） • 淀粉样变性 • 嗜酸细胞肉芽肿

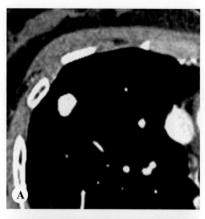

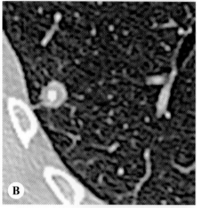

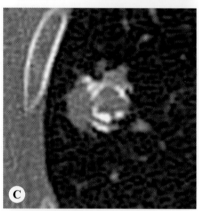

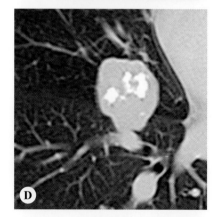

▲ 图 21-1 结节中的良性钙化特点
A. 均质钙化；B. 中心钙化；C. 层状钙化；D. 爆米花样钙化

时间[8-11]。

动态增强 CT 和 PET/CT 是用于结节诊断中的另外两种成像方法，两者均可监测结节的功能学参数（血管形成和葡萄糖摄取）。动态增强 CT

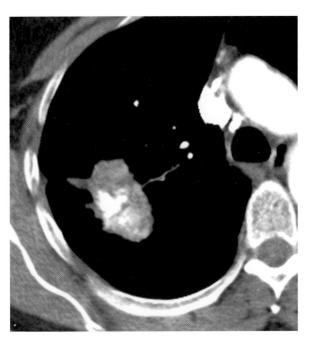

▲ 图 21-2 小细胞肺癌中的不规则钙化

的优势是高阴性预测值（96%）。结节未见明显强化，或者是 PET 上表现为没有，或者很少的葡萄糖摄取 [SUV（标准摄取值）< 2.5] 意味着恶性肿瘤的可能性很小。两种检查都适用于直径 > 8mm 的肺结节。

（二）管理

在胸片中偶然发现的肺结节一般 > 1cm，除非已被证明为其他疾病，否则这些结节均应认定为具有潜在恶性 [12]。CT 通常是下一步诊断方案，但以下两种情况除外。

- 既往影像表明结节稳定 > 2 年。
- 如果怀疑结节在肺外（如乳腺阴影或肋骨骨瘤，这些可以通过胸片上的乳头标记或透视检查来进一步鉴别，相较于 CT 剂量暴露更低）。CT 通常能发现那些胸部 X 线未发现的或只能通过 CT 影像回顾判断的小的偶发结节。有几项使用低剂量 CT 进行肺癌筛查的研究已经针对偶发结节的潜在恶性获得了大量数据。在 2/3 以上的肺癌高危受检人群中，CT 上可以发现 ≥ 1 个

结节。这些结节大多很小。所有研究中，95% 以上的肺结节证明是良性的。

> **提示**
>
> 小结节诊断困境在于如下方面。
> - 尽管小结节是早期肺癌的最常见表现，但它同时也是最常见的，且偶发小结节仅有一小部分是恶性病变。

未见增长是良性结节的重要标志。实性肺结节（软组织密度）的 2 年稳定性，通常被视为良性的标准。对于非实性结节，即便在 2 年稳定期之后，也有患者后期被证明是缓慢生长的腺癌。因此，必须在此基础上继续随访至 5 年 [13]。

肺结节的处理取决于其恶性可能性和预期的生长方式。由于后者在实性和非实性结节中表现不同，因此随访管理的方法不同，如下所述。

目前已发表了多项关于偶发结节的管理指南。最早的一项是由费莱舍尔学会（Fleischner Society）在 2005 年提出的实性结节管理指南 [14]，随后是 2013 年提出非实性肺结节的管理指南 [15]。最新一版的指南是 2017 年提出的，内容涵盖了实性和非实性结节的管理，后文将会详细介绍 [13]。

1. 实性结节

如果结节符合以下良性结节的标准，则无须采取其他措施。否则，需要根据结节的大小和所具有的危险因素决定下一步的方案。

表 21-2 列出了对于直径 < 8mm 的结节，不同直径和恶性风险下的推荐方案。

- 在没有相关危险因素的患者中，平均直径 ≤ 6mm（最长径和垂直于该最长轴的径线值的平均值，四舍五入取最接近的毫米值）的结节恶性度极低，不需要进一步处理或随访。在有已知危险因素或结节形态可疑

提示

肺恶性结节的危险因素如下[14, 16]。

- 吸烟史（吸烟者，目前或过去 10 年中，被动吸烟者）。
- 有明确的恶性肿瘤病史。
- 肺癌家族史。
- 慢性阻塞性肺疾病。
- 肺纤维化。
- 吸入暴露于以下物质。
  - 石棉。
  - 石英。
  - 镉。
  - 砷。
  - 铍。
  - 镍。
  - 铬。
  - 多环芳烃。
  - 放射性物质（如铀或氡）。

的人群中，可以选择 12 个月后随访 CT。

- 如果在随访期间发现结节缩小或完全消失，则不需继续随访。结节良性的性质已得到证实。
- 如果有结节稳定的证据，建议根据个体风险调整随访时间。
- 随访期间结节进展提示恶性可能，通常需要进一步明确（组织学确认）。

直径＞ 8mm 的肺结节的恶性风险显著高于小结节。因此需要考虑进一步的诊断检查。建议呼吸科医生和胸外科医生结合表 21–3 中所列内容，综合决策确定必要的诊疗方案。如果根据上述形态学标准判断结节的恶性可能性极低，则不需采取进一步的有创性检查。这一点也适用于 PET，或者动态增强 CT 无阳性发现的患者。

原则上，对于直径＞ 8mm，性质难以确定或是可疑的结节，需要由放射科医生、呼吸科医生、胸外科医师和放射治疗医师进行多学科决策，确定下一步方案。该决策需要基于以下几个方面。

- 医疗风险和患者一般情况：如果有创性操作增加了医疗风险，尤其对于那些低度恶性的结节，需要谨慎决定活检。通常会建议随访，只有在结节增长时才会建议采取有创性探查诊断。
- 可行性：估算技术上和功能上的可行性。后者对于后续方案的选择具有决定性作用。例如，对于中央型肺结节，预计手术会导致严重的肺容积下降。
- 恶性结节的可能性：统计模型可用于估计结节的恶性可能，例如，Gould 等提出的计算恶性结节概率的公式。

$$恶性的概率 = \frac{e^x}{1+e^x}$$

表 21–2　对于不符合良性标准的实性肺结节，根据平均结节直径（长轴和短轴的平均值，四舍五入取最接近的值）或结节体积，给出相应的 CT 随访间隔和结节管理建议[13]

结节类型	风险	＜ 6mm（＜ 100mm[3]）	6 ～ 8mm（100 ～ 250mm[3]）	＞ 8mm（＞ 250mm[3]）
单发	低	无须常规随访	6 ～ 12 个月，考虑 18 ～ 24 个月	3 个月或 PET 检查或组织学活检
	高	可选择 12 个月	6 ～ 12 个月，考虑 18 ～ 24 个月	3 个月或 PET 检查或组织学活检
多发	低	无须常规随访	3 ～ 6 个月，考虑 18 ～ 24 个月	
	高	可选择 12 个月	3 ～ 6 个月，考虑 18 ～ 24 个月	

高风险：≥ 1 个危险因素（如上）；低风险：没有相关危险因素

其中 x=-6.8272

+0.0391 × 年龄（岁）

+0.7917 × 是否抽烟（1= 是；0= 否）

+1.3388 × 过去 5 年内是否患癌（1= 是；0= 否）

+0.1274 × 结节直径（mm）

+1.0407 × 边缘毛刺（1= 是；0= 否）

+0.7838 × 是否位于下叶（1= 是；0= 否）

此处将恶性肿瘤可能性＜5% 定义为低风险，将＞60% 定义为高风险 [18]。从而将定量估算的可能性和临床专家的定性估测很好地关联起来。因此，有了一定经验后，不需再计算恶性的可能性。根据估算得出的恶性可能性，表 21-3 中所列出的诊断决策将由多学科讨论决定。

• 患者意愿：告知患者结节的潜在风险，以及所建议的诊断操作的风险。诊疗计划需要考虑患者意愿。有时，尽管结节的恶性可能性较低，甚至达到了影像学良性的标准，但导致患者过度焦虑，这些结节也应切除。

2. 非实性结节

磨玻璃结节和部分实性结节统称为非实性结节。两者是腺癌或癌前病变的常见表现。对于部分实性结节尤其如此，因为部分实性结节中既有磨玻璃成分又有实性成分。这些肿瘤多数生长缓慢，必须要随访≥5 年可以排除任何恶性病变。表 21-4 列出了针对不同大小结节的 CT 随访建议 [15]。对纯磨玻璃结节不建议采用 PET 检查，因为假阴性结果很常见。

对于非实性结节随访结果的解读相比实性结节更为复杂。恶性结节的诊断标准详见表 21-5。对于实性结节，结节体积增大是诊断标准之一（图 21-3 和图 21-4）。同样地，密度增高提示恶性（图 21-5），这通常是由肺泡塌陷增多引起，同时也可能会导致结节体积缩小。因此，体积缩小不能被视为良性的证据。这一点也适用于非实性结节中实性成分体积增大而总体直径无变化的情况（图 21-6）。

3. 肿瘤患者中的孤立性肺结节

对于有肺外恶性肿瘤的患者，孤立性肺结节不能直接认为是转移。多项研究表明，肿瘤患者中的绝大多数小结节是良性的 [3, 19-22]。实性结节的大小决定了其恶性的可能性。＜5mm 的结节

表 21-3 对于不符合良性标准，直径＞ **8mm** 的实性肺结节的管理，需要逐案决策：注意事项和可选的诊断方案 [17, 18]

影响因素	诊断方案 ª
• 一般情况 • 手术风险 • 技术可行性 • 功能可行性 • 恶性可能性 – 临床数据 – CT 形态学 – 可能是，PET 和动态增强的发现 • 患者意愿	• CT 随访 • PET/CT 或动态增强 • 活检 – 支气管镜检查 – 经胸（CT 引导下） • 电视胸腔镜外科手术（VATS） • 开胸术

a. 诊断方案的有创性按降序排列

表 21-4 对于部分实性结节和磨玻璃结节，根据平均结节直径（长轴和短轴的平均值，四舍五入取最接近的值）或结节体积，提出相应的 CT 随访时间和结节管理建议 [13]

结节类型	密度	＜ 6mm（＜ 100mm[3]）	≥ 6mm（≥ 100mm[3]）
单发	磨玻璃	不需常规随访（对于可疑结节可考虑 2～4 年）	6～12 个月，之后每 2 年 1 次随访至 5 年
	部分实性	不需常规随访	3～6 个月 如果稳定 • 实性部分＜ 6mm：每年 1 次，随访至 5 年 • 实性部分≥ 6mm：应高度怀疑
多发		3～6 个月，如果稳定，可考虑 2～4 年	3～6 个月。如果稳定，按最可疑的结节来管理

提示

部分实性结节中，实性成分直径＞ 5mm，稳定或进展＞ 3 个月则被视为具有潜在恶性。此类结节多为腺癌，必须通过活检进一步明确诊断。

准。如果是恶性肿瘤，这些结节更可能是肺原发肿瘤（第二肿瘤，多原发肿瘤），而非肺外肿瘤的肺内转移灶。

二、多发结节

多发肺结节很常见，研究发现在 7%～23% 的健康老年吸烟者中均可发现多发肺结节[23, 24]。这些结节大多很小而且是良性的。正如上文中提出的孤立性肺结节的概念那样，CT 上偶然发现的、多发小结节，通常＜ 5 mm，很大可能是良性结节。胸部 X 线发现的多发结节通常＞ 1cm，而且大多是恶性的，很大可能是转移灶。鉴别诊断和处理原则在很大程度上取决于临床情况，后文将会具体阐述。

（一）鉴别诊断

可能的鉴别诊断范围主要基于以下参数。
• 结节大小。

表 21-5　实性结节和非实性结节 CT 随访中的恶性标准

实性结节	非实性结节	
	部分实性结节	磨玻璃结节
逐渐增长	逐渐增长	逐渐增长
	密度增高 [a]	密度增高 [a]
	实性成分逐渐增长 [a]	新发实性成分 [a]

a. 即便同时有总体积的减小仍为恶性标准

良性可能性较大，而直径＞ 10mm 的结节则应怀疑是转移灶。非实性结节被证明为肺外肿瘤的肺转移灶的情况极为少见。诊断过程应遵循前述标

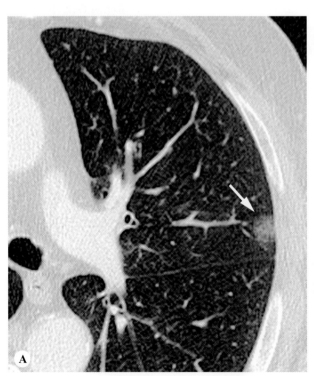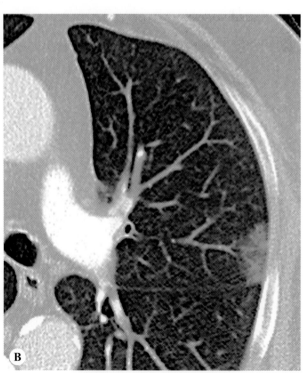

▲ 图 21-3　非实性结节的恶性特点
磨玻璃结节 4 年后持续增长（白箭），组织学为腺癌。A. 基线检查；B. 4 年后随访复查

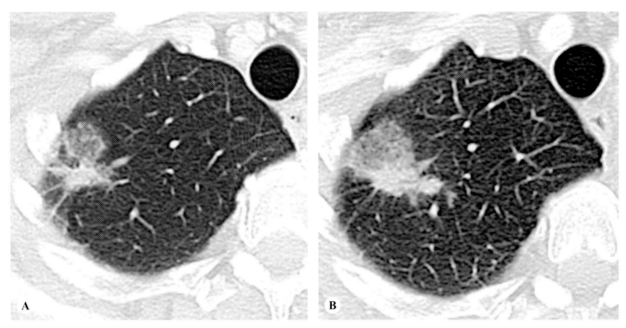

▲ 图 21-4　非实性结节的恶性特点
部分实性结节 6 个月后持续增长，组织学为腺癌。A. 基线检查；B. 6 个月后随访检查

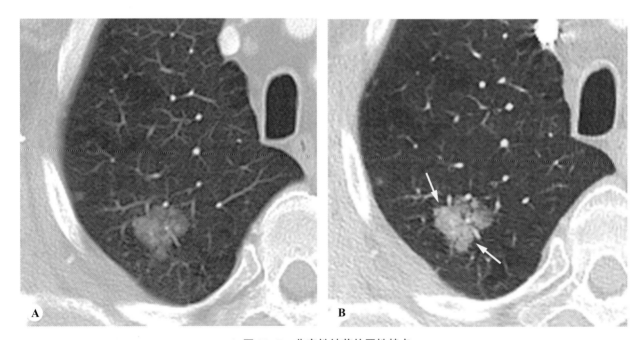

▲ 图 21-5　非实性结节的恶性特点。
磨玻璃结节 4 个月后结节密度增长（白箭），大小不变；组织学为腺癌。A. 基线检查；B. 4 个月后随访检查

• 结节数量。

• 恶性肿瘤病史。

1. 非肿瘤患者中的少许小结节

通常是 CT 上偶然发现的小结节。从肺癌筛查研究的结果来看，很多吸烟者的肺 CT 均可发现数个良性小结节，这些结节已被证实主要是良性肉芽肿或肺内淋巴结。后者多呈长椭圆形，位于胸膜下或肺实质外周带，距离胸膜 ≤ 1cm（图 21-7）。

相比之下，未知原发肿瘤的肺转移更少见，

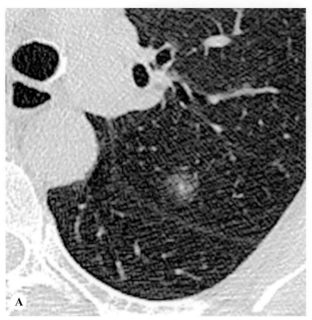 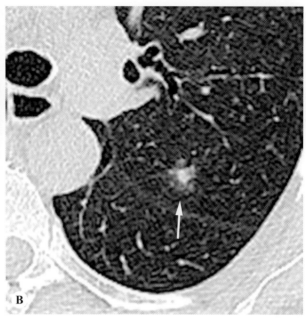

▲ 图 21-6　非实性结节的恶性特点

实性成分 12 个月后进行性增长（白箭），整体大小无变化；组织学为腺癌。A. 基线检查；B. 12 个月后随访检查

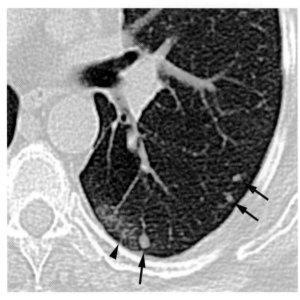

▲ 图 21-7　肺内淋巴结

左肺下叶少量胸膜下、椭圆形、边界清晰的结节（黑箭）。另外，左肺下叶后段相关模糊影（黑箭头）

只有在满足表 21-6 列举的各项标准时，才应被纳入鉴别诊断。此时，CT 形态学所能提供的信息不多，主要取决于原发肿瘤，转移灶可以是边界清晰的，也可表现为毛刺状，转移灶和炎性病变均可有中央空洞。

表 21-6　未知原发肿瘤可疑肺转移的标准

特　点	如果满足以下标准，怀疑肺转移
大小	• 大小不等 • > 10mm
位置	• 不止分布在外周 • 好发于肺底
其他表现	• 小叶间隔增厚 • 胸腔积液

前面所提到的偶发肺结节管理指南[13] 也涵盖了多发结节的管理问题。表 21-2 和表 21-4 分别列出了对实性结节和非实性结节的 CT 随访间隔的建议，有助于寻找具有高度恶性可能的结节。

2. 非肿瘤患者中的多发小结节（结节型病变）

一般情况下，这类患者需要进一步明确其基础病，必要时需进行有创性诊断检查（经支气管镜活检术）。鉴别诊断如图 24-5 和图 24-6 所示。

3. 非肿瘤患者中的多发结节

表 21-7 总结了肺多发结节的常见鉴别诊断。综合患者的临床病史和辅助检查资料有助于

表 21-7　无明确肿瘤的患者中肺多发结节的鉴别诊断

病　因	疾　病	特征性表现
肿瘤（初步诊断）	肺转移	空洞少见，磨玻璃结节罕见，有时有小叶间隔增厚（癌性淋巴结炎）
	多灶性肺腺癌	多为大片实变或磨玻璃结节和磨玻璃影，有时出现空洞
	多发类癌	常与支气管相关
	淋巴瘤	通常是明确肺外淋巴瘤的继发肺转移，肺原发性淋巴瘤很罕见
	卡波西肉瘤	非常罕见，AIDS 患者中
感染	肺脓肿	中心低密度或空洞
	脓毒性栓塞	多发空洞
	分枝杆菌病	多发钙化，常有其他表现（实变、磨玻璃影）
	真菌性肺炎	免疫抑制患者，多见晕征、空气新月征
非感染性炎症	结节病	肺尖为主，沿淋巴管分布，多伴淋巴结肿大
	硅沉着病 / 煤工尘肺	肺尖为主，沿淋巴结管分布，多有胸膜下结节和胸膜假斑
	肉芽肿性多血管炎	多发空洞，也可有与肺泡出血一致的磨玻璃影，血 C-ANCA 阳性
	机化性肺炎	通常为不规则结节和实变
	嗜酸性肉芽肿性多血管炎（Churg-Strauss 综合征）	通常有多发磨玻璃影，血 P-ANCA 阳性
	肺朗格汉斯细胞组织细胞增生症	多为空洞结节和囊肿，肺尖多见，避开肋膈角
	嗜酸性肺炎	常有周围的、边缘相对锐利的磨玻璃影，多有血嗜酸性粒细胞增多
	坏死性结节病样肉芽肿病	罕见，实变，肺尖为主
	支气管中心性肉芽肿病	罕见，多发空洞，实变
其他	类风湿结节	在确诊的类风湿关节炎中，中心坏死，有时与弥漫性实质性肺疾病并存（一般为间质性肺炎）
	淀粉样变性	该基础病通常易感
	黏液囊肿	易发生于气道疾病，多为液体密度影，有时可见鹿角样分支
	动静脉畸形	在遗传性出血性毛细血管扩张症中，供血和引流血管扩张

AIDS. 获得性免疫缺陷综合征；C-ANCA. 胞质型抗中性粒细胞胞质抗体；P-ANCA. 核周型抗中性粒细胞胞质抗体

缩小鉴别诊断的范围。在某些情况下，综合患者的病史和具有提示性的影像学表现就可以得出诊断。但在多数情况下，疾病诊断还需要借助有创性诊断操作（支气管镜检查或活检）。单纯的 CT 随访只适用于特定患者，如 CT 上发现典型类风湿结节的类风湿性关节炎患者，或者是供血和引流血管扩张伴遗传性出血性毛细血管扩张症病史的结节。

4. 肿瘤患者中的结节

在有恶性肿瘤病史的患者中，多发肺结节是肺转移灶的可能性显著高于非肿瘤患者。尽管多项研究表明[3, 19-22]，这类患者中的小结节大多是良性的，但结节的转移可能性随着结节的增大而增大。此外，某些原发肿瘤的肺转移可能有特征性的影像学表现（表 21-8）。当满足这些标准时，将有很大地把握确定肺结节是转移灶。图 21-8

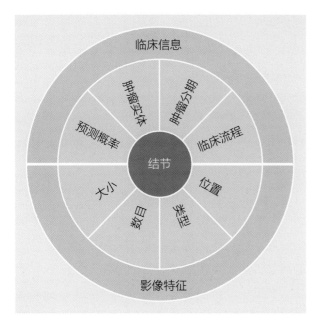

▲ 图 21-8 肿瘤患者中评估肺转移可能性所需考虑的方面

表 21-8 不同肿瘤肺转移的特征性的 CT 形态学特点

影像特征	典型原发肿瘤
边缘毛刺	• 结直肠癌（较大结节） • 乳腺癌 • 胰腺癌
分布在胸膜下 / 胸膜	肾细胞癌
明显强化（多血管化）	肾细胞癌
囊性肺转移	• 膀胱癌 • 肺腺癌或鳞癌 • 肉瘤（常伴气胸）
磨玻璃结节	肺腺癌，罕见
钙化	• 骨肉瘤 • 甲状腺癌，罕见
脂肪密度	• 脂肪肉瘤 • 罕见，肾细胞癌
坏死	非小细胞肺癌
小叶间隔增厚（附加的癌性淋巴管炎）	• 胃肠道腺癌 • 乳腺癌 • 肺腺癌

展示了判断结节是否为转移灶时所需要的颇具挑战性的评估。需要考虑以下方面。

- 经验概率：特定肿瘤的患者在某一时间点发生肺转移的可能性有多大？原发肿瘤确诊和发现肺结节之间的时间差（同时发生 vs. 非同时发生）很关键。例如，乳腺癌首次诊断时，出现同步肺转移是很罕见的。数年内肺转移的可能性不断增加，随后则降低（数十年后发生晚期肺转移的可能性则不太大）。

- 肿瘤特点：该原发肿瘤发生肺转移是否常见？是否是典型的转移途径？路径是否一致？

- 肿瘤分期：当前肿瘤分期是否可能发生肺转移？如果早期原发肿瘤已经完全切除，那么就不太可能是肺转移。

- 临床病程：临床病程是否支持其他诊断？如果新发结节出现在化学药物治疗期间或化学药物治疗后，原发肿瘤在缩小，则应考虑是炎症性病变或反应性肺内淋巴结。

- 分布：肺转移瘤是经血行播散至肺部。因此，结合小叶结构特点，转移瘤好发于肺底部，随机分布在小叶内。分布特点不同则提示其他诊断。

- 形状：边界清晰的椭圆形胸膜下结节提示为肺内淋巴结，肺转移的可能性降低。表 21-8 总结了部分肿瘤的特征性形态特点。

- 数量：不同肿瘤类型倾向于特异性的肺转移特点。例如，甲状腺癌肺转移多表现为弥漫多发小结节，结直肠癌肺转移多为少量较大结节。

- 大小：结节越大，是转移瘤的可能性越大。同样的，大小不等结节更趋向是肺转移。原发肿瘤切除后肺转移可自发缓解，这是肾细胞癌所特有的。因此，肾细胞癌在未接受特定治疗时，结节缩小并不能排除肺转移。

（二）管理

多发结节的管理主要取决于临床特点，个

体差异很大。偶发性多发结节的指南已经发表，表 21-2 和表 21-4 进行了总结。这些指南不适宜应用在肿瘤患者或免疫抑制状态的患者中。目前尚无针对这部分患者的临床指南，正如前文所讨论的，很多因素都会影响不同鉴别诊断的可能性。尽管如此，下文列举了某些特征性临床表现的常见思路。

1. 偶然的影像表现，无恶性肿瘤病史

如上文所述，结节管理取决于大小和潜在危险因素。Fleischner 协会肺结节管理指南分别在表 21-2（实性结节）和表 21-4（非实性结节）中。

值得注意的是，在没有危险因素的情况下，不建议对平均直径 < 6mm、体积 < 100mm[3] 的多发实性结节进行常规随访，因为这类病变是恶性的可能性极小。

2. 偶然的影像表现，明确恶性肿瘤病史

在有明确恶性肿瘤病史的患者中，肺转移瘤必然会影响到鉴别诊断。上文已经讨论了特定患者中影响肺转移概率的方方面面。在有明确恶性肿瘤的患者中，或许能够找到患者既往的图像，如肿瘤治疗前的图像。长期稳定性不失为证实这类结节是良性的有力佐证。新发或是复查后发现的肺结节如果出现进行性增大，那么无论结节的大小多少，都提示转移。

如上文所述，结节的形态特征对于鉴别诊断具有重要意义。

如果诊断仍然不明，则需要和肿瘤科医生讨论下一步诊断和治疗方案。当形态学无法判断良恶性时，必须借助组织学确诊。此外，≥ 2 年的短期随访也有助于鉴别良恶性。

3. 恶性肿瘤的主要分期

与前面提到的情况相比，符合要求的既往影像资料不易获取，一旦可以找到，是否为转移的问题就可以迎刃而解。否则就需要通过多学科讨论来确定诊断流程。常见方案是组织采样和 PET，或者 CT 随访。如果既往影像学资料能够获得，一般原则是结节进行性增长，那么既往检查所发现的结节大多是转移灶。其他诊断不能解释的新发结节也必须视为转移灶。而那些长期稳定的结节大概率是良性的。

4. 接受肿瘤全身治疗的免疫抑制患者

和前面提到的其他情况不同，这类患者中的炎症状态相比正常人群，可能是免疫功能正常的肿瘤患者更易发生病变。

如果免疫抑制患者（尤其是骨髓免疫抑制患者）出现了不明原因发热，之后新见的多发结节将主要归因于肺炎，而且最可能是真菌性肺炎。

已存在的小结节表现出进行性增长时，可能是炎症反应性淋巴结或肺转移。鉴别诊断时要综合考虑其他明确肿瘤部位对全身治疗的反应。

提示

肿瘤患者多发肺结节的鉴别诊断要点如下。

- 不是所有的多发结节都是肺转移！
- 必须努力寻找其他合理诊断。
- 必须了解肿瘤的生物学特征。
  - 同时转移还是异时转移？
  - 常见转移途径和时间？
  - 当前肿瘤分期发生血行转移的可能性？
  - 目前的肿瘤治疗反应？
- 与转诊医师了解患者之前病情，并讨论鉴别诊断十分重要。

参考文献

[1] Tuddenham WJ. Glossary of terms for thoracic radiology: recommendations of the Nomenclature Committee of the Fleischner Society. AJR Am J Roentgenol 1984;143(3):509–517

[2] Webb WR, Müller NL, Naidich DP. High-Resolution CT of the Lung. 4th ed Philadelphia, PA: Wolters Kluwer/Lippincott Williams & Wilkins; 2009

[3] Benjamin MS, Drucker EA, McLoud TC, Shepard JA. Small pulmonary nodules: detection at chest CT and outcome. Radiology 2003;226(2):489–493

[4] Takashima S, Sone S, Li F, et al. Small solitary pulmonary nodules (< or =1 cm) detected at population-based CT screening for lung cancer: Reliable high-resolution CT features of benign lesions. AJR Am J Roentgenol 2003;180(4):955–964

[5] Yankelevitz DF, Henschke CI. Does 2-year stability imply that pulmonary nodules are benign? AJR Am J Roentgenol 1997;168(2):325–328

[6] Schwartz M. A biomathematical approach to clinical tumor growth. Cancer 1961;14:1272–1294

[7] Usuda K, Saito Y, Sagawa M, et al. Tumor doubling time and prognostic assessment of patients with primary lung cancer. Cancer 1994;74(8):2239–2244

[8] Aoki T, Nakata H, Watanabe H, et al. Evolution of peripheral lung adenocarcinomas: CT findings correlated with histology and tumor doubling time. AJR Am J Roentgenol 2000;174(3):763–768

[9] Hasegawa M, Sone S, Takashima S, et al. Growth rate of small lung cancers detected on mass CT screening. Br J Radiol 2000;73(876):1252–1259

[10] Shyu CL, Lee YC, Perng RP. Fast-growing squamous cell lung cancer. Lung Cancer 2002;36(2):199–202

[11] Winer-Muram HT, Jennings SG, Tarver RD, et al. Volumetric growth rate of stage I lung cancer prior to treatment: serial CT scanning. Radiology 2002;223(3):798–805

[12] Tan BB, Flaherty KR, Kazerooni EA, Iannettoni MD; American College of Chest Physicians. The solitary pulmonary nodule. Chest 2003;123(1, Suppl):89S–96S

[13] MacMahon H, Naidich DP, Goo JM, et al. Guidelines for management of incidental pulmonary nodules detected on CT images: From the Fleischner Society 2017. Radiology 2017;284(1):228–243

[14] MacMahon H, Austin JHM, Gamsu G, et al; Fleischner Society. Guidelines for management of small pulmonary nodules detected on CT scans: a statement from the Fleischner Society. Radiology 2005;237(2):395–400

[15] Naidich DP, Bankier AA, MacMahon H, et al. Recommendations for the management of subsolid pulmonary nodules detected at CT: a statement from the Fleischner Society. Radiology 2013; 266(1): 304–317

[16] National Comprehensive Cancer Network. NCCN Clinical Practice Guidelines in Oncology (NCCN Guidelines®) Lung Cancer Screening (26.10.2011). Available at: http://www.nccn.org/professionals/physician_gls/pdf/lung_screening.pdf

[17] Gould MK, Donington J, Lynch WR, et al. Evaluation of individuals with pulmonary nodules: when is it lung cancer? Diagnosis and management of lung cancer, 3rd ed: American College of Chest Physicians evidence-based clinical practice guidelines. Chest 2013;143(5 Suppl):e 93S–e120S

[18] Gould MK, Fletcher J, Iannettoni MD, et al; American College of Chest Physicians. Evaluation of patients with pulmonary nodules: when is it lung cancer?: ACCP evidence-based clinical practice guidelines (2nd edition). Chest 2007;132(3 Suppl):108S–130S

[19] Grampp S, Bankier AA, Zoubek A, et al. Spiral CT of the lung in children with malignant extra-thoracic tumors: distribution of benign vs malignant pulmonary nodules. Eur Radiol 2000;10(8):1318–1322

[20] Keogan MT, Tung KT, Kaplan DK, Goldstraw PJ, Hansell DM. The significance of pulmonary nodules detected on CT staging for lung cancer. Clin Radiol 1993;48(2):94–96

[21] Kim YH, Lee KS, Primack SL, et al. Small pulmonary nodules on CT accompanying surgically resectable lung cancer: likelihood of malignancy. J Thorac Imaging 2002;17(1):40–46

[22] Yuan Y, Matsumoto T, Hiyama A, et al. The probability of malignancy in small pulmonary nodules coexisting with potentially operable lung cancer detected by CT. Eur Radiol 2003;13(11):2447–2453

[23] Diederich S, Wormanns D, Semik M, et al. Screening for early lung cancer with low-dose spiral CT: prevalence in 817 asymptomatic smokers. Radiology 2002;222(3):773–781

[24] Henschke CI, McCauley DI, Yankelevitz DF, et al. Early Lung Cancer Action Project: overall design and findings from baseline screening. Lancet 1999;354(9173):99–105

第 22 章 空洞

Cavities

"空洞"一词用于描述病变中心由空气充填的结节、肿块或实变（空洞性结节）。坏死物质从病变中心沿支气管排出后形成了空洞，影像上表现为含气的腔。空洞的鉴别诊断随着结节数量、大小不同而不同（表 22-1）。

恶性空洞较大，表现为空洞的壁厚和不规则性生长。但也有腺癌表现为壁极薄、边缘光滑的空洞，而与囊肿十分相像。

诊断和治疗方案主要取决于临床情况。如果有炎症反应过程的证据，影像上发现空洞提示肺脓肿，抗生素将作为一线治疗。治疗后病变消退则被认为是诊断性治疗。只有当病变持续存在甚至增大的情况下，才会选择其他实验室检查，包括 CT 和支气管镜检查进一步明确诊断。支气管镜检查的作用之一是从感染患者中分离出相关病原体。此外，经支气管活检有助于鉴别诊断。如果没有炎症反应的证据，则在有创性操作前不需要预防性使用抗生素。

表 22-1　孤立性和多发空洞的鉴别诊断

诊　断	孤立性	多　发	备　注
肺癌	++	(+)	鳞癌：单发，厚壁 腺癌：薄壁，偶为发多灶
转移	(+)	++	薄壁，多为小结节，常见原发肿瘤有膀胱癌、肺腺癌和鳞癌、肉瘤
脓肿	++	+	一般有临床和辅助检查的炎症反应表现
化脓性栓塞	−	++	一般有严重的炎症反应症状
结核	++	++	原发后肺结核病，伴随症状，实变，支气管壁增厚，树芽征
类风湿结节	(+)	++	明确类风湿关节炎中：空洞和实性结节，边缘多光滑
肉芽肿性多血管炎	−	++	C-ANCA 阳性，此外还有弥漫性肺泡出血（磨玻璃影和实变）
朗格汉斯细胞组织细胞增生症	−	++	小结节，部分实性，肺尖为主，避开肋膈角
坏死性结节病样肉芽肿病	−	++	罕见，多发结节或较大结节，部分空洞
支气管中心性肉芽肿病	−	++	罕见，实变，以及液化结节

C-ANCA. 胞质型抗中性粒细胞胞质抗体

第 23 章　持续性或游走性肺部浸润

Persistent or Migratory Pulmonary Infiltrates

肺部浸润在临床实践中十分常见，当临床症状符合时，通常会用肺炎解释 X 线检查上的肺浸润，并给予抗生素治疗。如果及时随访后发现了以下情况，则必须对初始诊断严格回顾分析。

- 肺浸润消退不明显甚至进展。
- 在之前未受影响的部位出现新发浸润（即便在原发部位的浸润消退的情况下）。

不能单纯通过影像学表现排除大量相关的鉴别诊断。与临床医生讨论进一步的诊疗方案有助于鉴别诊断。除了进一步的临床检查外，还应进行胸部 CT 扫描。表 23-1 总结了相关的鉴别诊断。

进一步的临床检查一般包括支气管镜检查。影像学鉴别诊断的范围会影响支气管检查的内容，例如，是进行支气管活检，还是做支气管肺泡灌洗。

常规实验室检查中的炎症指标为诊断提供初步方向。

表 23-1　持续性或转移性肺部浸润的鉴别诊断

病　种	双　侧	转　移	接受类固醇治疗后病程	实　变	磨玻璃影	炎症指标	其　他
隐源性机化性肺炎	(+)	+	↓	+	(+)	↑	支气管肺泡灌洗液：淋巴细胞升高
肺部感染	(+)	−	↑	+	+	↑	
嗜酸性肺炎	(+)	+	↓	+	+	↑	支气管肺泡灌洗液和血：嗜酸性粒细胞升高
嗜酸性肉芽肿性多血管炎（Churg-Strauss 综合征）	+	+	↓	(+)	+	↑	P-ANCA +
变应性支气管肺曲菌病	+	+	↓	+	(+)	↑	中心性支气管扩张
弥漫性肺泡出血	+	+	↓	(+)	+	−(↑)	• C-ANCA +：肉芽肿性多血管炎 • 肾小球基底膜抗体：Goodpasture 综合征
肺泡蛋白沉积症	+	+	=	(+)	+	−	铺路石征
腺癌	− 或 +		↑	+	+	−	

C-ANCA. 胞质型抗中性粒细胞胞质抗体；P-ANCA. 核周型抗中性粒细胞胞质抗体

一、炎症指标升高

（一）感染

如果所选择的抗生素对病原体无效，那么标准剂量的抗生素治疗并不能达到预期的肺炎缓解效果（图 23-1）。支气管镜检查的目的是找到病原体。因此，必须在支气管镜检查前停掉抗生素治疗，以免抗生素抑制所取标本中的细菌生长。此外，必须考虑到对常规抗生素治疗无效的肺炎类型。

- 免疫功能正常的患者。
  - 病毒性肺炎：弥漫分布，常表现为双肺磨玻璃影和实变（图 23-2）。
  - 原发性肺结核：孤立性实变，常伴外周分布的磨玻璃影和肺门淋巴结肿大（图 23-3）。
- 此外，在免疫抑制患者中。
  - 肺孢子菌肺炎：多发，通常是双肺磨玻璃影，伴胸膜下区域相对回避征象（图 23-4）。
  - 真菌性肺炎：取决于感染的真菌类型，多发结节或实变，多伴外周磨玻璃影（图 23-5）。

支气管镜检查的主要目的是明确病原体，这样才能对症选择合适的抗生素。此外，支气管镜

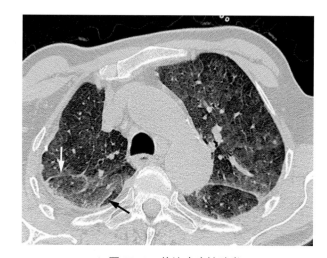

▲ 图 23-2　单纯疱疹性肺炎
CT 图像显示双肺磨玻璃影，右肺上叶的陈旧炎症改变（黑箭）

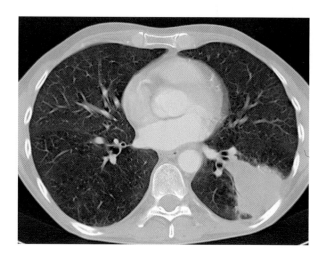

▲ 图 23-3　原发性肺结核
CT 图像显示左肺上叶孤立性实变

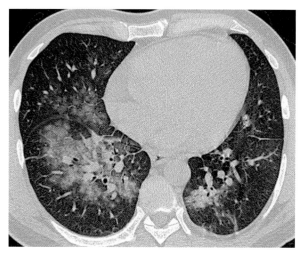

▲ 图 23-1　CT 图像显示双肺下叶细菌性支气管肺炎

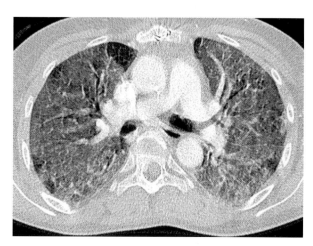

▲ 图 23-4　肺孢子菌肺炎。CT 图像显示双肺多发磨玻璃影

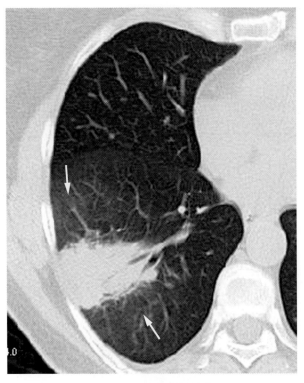

▲ 图 23-5　真菌性肺炎

CT 图像显示右肺下叶侵袭性肺曲霉病。胸膜下楔形实变，伴支气管充气征，周边磨玻璃影，"晕征"（白箭）

检查的另一目的是排除肺炎的潜在病因，如支气管阻塞。

（二）隐源性机化性肺炎

抗生素耐药、双肺、边缘清晰的实变及炎症性临床表现提示有隐源性机化性肺炎（图 23-6）。通常可以通过经支气管活检证实。支气管肺泡灌洗液中淋巴细胞升高是特征性表现。一旦组织学确认是隐源性机化性肺炎，临床也必须要排除其他病因才可以诊断为隐源性机化性肺炎。

（三）嗜酸性肺炎

孤立性或多发实变伴有周围边缘较清晰的磨玻璃影，提示 Loeffler 综合征（单纯性肺嗜酸性粒细胞增多症；图 23-7）。急性嗜酸性粒细胞性肺炎表现为双肺多发磨玻璃影（图 23-8），而慢性嗜酸性粒细胞性肺炎则表现为双肺外周实变。

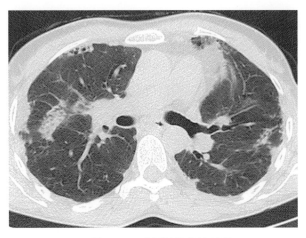

▲ 图 23-6　隐源性机化性肺炎

CT 图像显示双肺边缘清晰的实变影

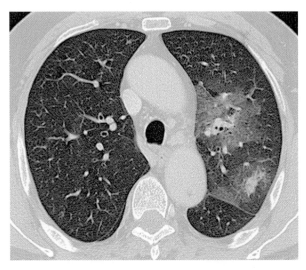

▲ 图 23-7　Loeffler 综合征和嗜酸性粒细胞肺浸润

CT 图像显示左肺上叶实变伴周围磨玻璃影

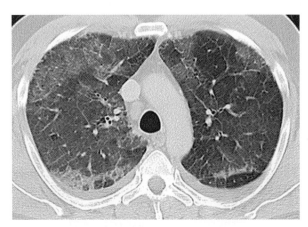

▲ 图 23-8　急性嗜酸性粒细胞性肺炎

CT 图像显示双肺多发磨玻璃影，双侧胸膜少量渗出

Loeffler 综合征和慢性嗜酸性粒细胞性肺炎（而非急性）中均可见外周血嗜酸性粒细胞增多。支气管镜检查证实是指支气管肺泡灌洗液中发现嗜酸性粒细胞数量升高（＞25%）。

（四）血管炎

特定自身抗体的血清水平升高是诊断指标。

- C-ANCA：肉芽肿性多血管炎，常累及鼻窦或肾脏。典型特点是空洞结节和双肺浸润，与出血一致（图 23-9）。
- P-ANCA：嗜酸性肉芽肿性多血管炎（Churg-Strauss 综合征），特点是外周血和支气管肺泡灌洗液中嗜酸性粒细胞增多（图 23-10）。

（五）放射性肺炎

放射性肺炎一般出现在结节放射治疗后数周或数月后，放射剂量至少是 20～30Gy。肺内阴影不受解剖学边界限制，可以跨叶裂分布，一般出现在受照射肿瘤的周边（图 23-11）。

二、炎症指标正常

（一）肺癌

肺癌表现为孤立性病变，有时（肺腺癌中）也可表现为多发实性结节、实变或磨玻璃结节，以及弥漫分布磨玻璃影（也可以出现在双肺）（图 23-12）。肺癌的典型标志是在使用了抗生素或类固醇治疗后肺内阴影仍持续进展，除非接受细胞抑制治疗，否则病变不会消退。确诊依赖经支气管镜活检术。

（二）弥漫性肺泡出血

引起弥漫性肺泡出血的病因很多[1, 2]，此处仅列举了与临床持续发生，或者转移性肺部浸润相关的部分病因。

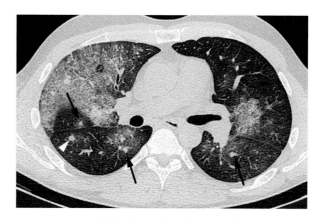

▲ 图 23-9　肉芽肿性多血管炎
CT 图像显示双肺磨玻璃影，数个结节（黑箭），部分可见早期空洞（白箭头）

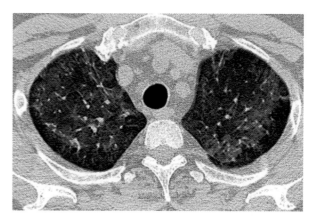

▲ 图 23-10　嗜酸性肉芽肿性多血管炎（Churg-Strauss 综合征）。CT 图像显示双肺磨玻璃影和小叶内线

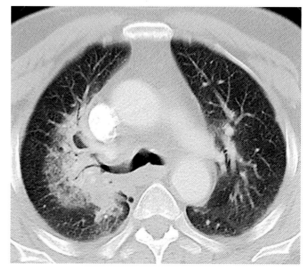

▲ 图 23-11　放射性肺炎
CT 图像显示双肺中心型肺癌，周围伴实变和磨玻璃影

- 凝血功能障碍。
- 自身免疫性疾病：如抗磷脂抗体综合征（图23-13），有抗肾小球基底膜抗体的Goodpasture综合征，或者血管炎（炎症指标升高）。
- 心血管疾病：如充血性左心衰竭、二尖瓣疾病、肺静脉闭塞症、心内膜炎、恶性高血压。
- 药物相关肺疾病：有100多种已知药物可以诱发出血。
- 非法药物：尤其是可卡因。

（三）变应性支气管肺曲菌病

除了血嗜酸性粒细胞增多症和抗曲霉菌抗体之外，一般有哮喘基础病。CT表现支持变应性支气管肺曲菌病诊断的证据，中心性支气管扩张、黏液嵌塞和肺不张（图23-14）。

（四）肺泡蛋白沉积症

肺泡蛋白沉积症是以磨玻璃影被覆小叶间隔增厚和小叶内线为主要表现的一种罕见病（铺路石征，图23-15），确诊需要支气管镜检查。

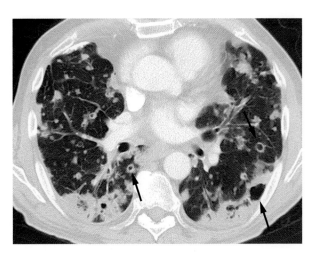

▲ 图23-12 多灶性肺腺癌
CT图像显示双肺病变以及结节内空洞（黑箭）

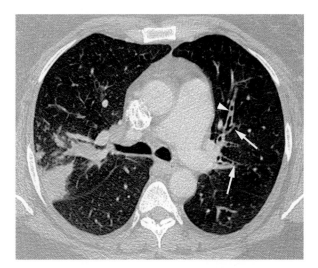

▲ 图23-14 变应性支气管肺曲菌病
CT图像显示右肺上叶实变，以及左肺上叶中心性支气管扩张（白箭）伴黏液栓塞（白箭头）

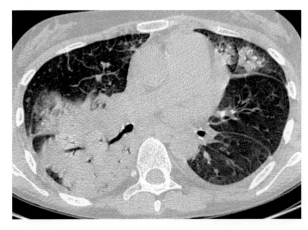

▲ 图23-13 弥漫性肺泡出血
CT图像显示系统性红斑狼疮相关的抗磷脂抗体综合征，双肺实变，胸膜下区域不受累

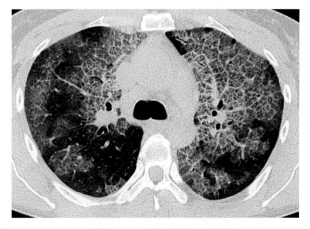

▲ 图23-15 肺泡蛋白沉积症
CT图像显示双肺地图样磨玻璃影，其上覆有增厚小叶间隔和小叶内线（铺路石征）

参考文献

[1] Schreiber J, Knolle J, Kachel R, Schück R. Differential diagnosis of diffuse pulmonary haemorrhage [in German] Pneumologie 2006;60(6):347–354

[2] Krause ML, Cartin-Ceba R, Specks U, Peikert T. Update on diffuse alveolar hemorrhage and pulmonary vasculitis. Immunol Allergy Clin North Am 2012;32(4):587–600

第24章 弥漫性实质性肺疾病典型CT表现的诊断模式

Diagnostic Schema for Typical Computed Tomography Findings of Diffuse Pulmonary Diseases

正如鉴别诊断指南中所述，弥漫性实质性肺疾病的鉴别诊断基于典型的影像表现。这种方法可以快速定位，确定最可能的诊断。但是，本篇概述并不能替代多种影像表现所罗列完整的鉴别诊断。

以下鉴别诊断是按照主要影像表现来叙述。进一步的鉴别还需要进行次要影像征象的分析，次要征象不如主要表现明确。

首先，必须确定主要影像学表现，正如图24-1中不同背景色内所示。相应的颜色对应

主要表现		其他鉴别诊断
小叶间隔增厚	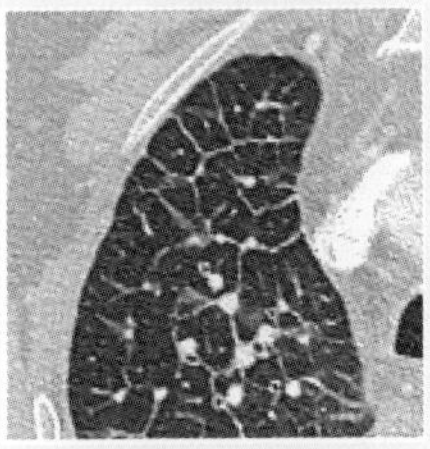	图 24-2
小叶内线	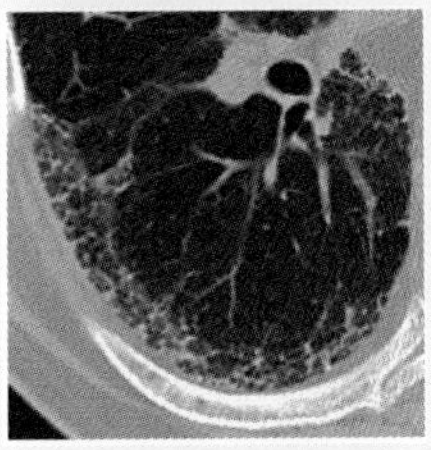	图 24-3
结节	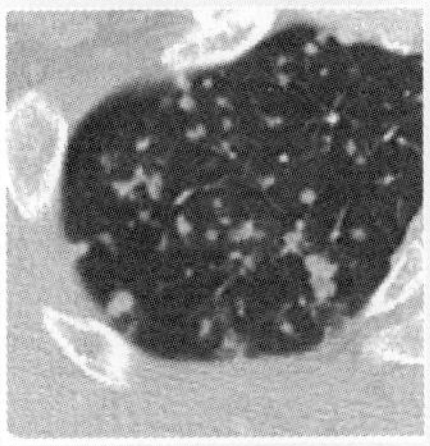	图 24-4

▲ 图 24-1 弥漫性实质性肺疾病的 CT 主要影像表现

主要表现		其他鉴别诊断
磨玻璃影	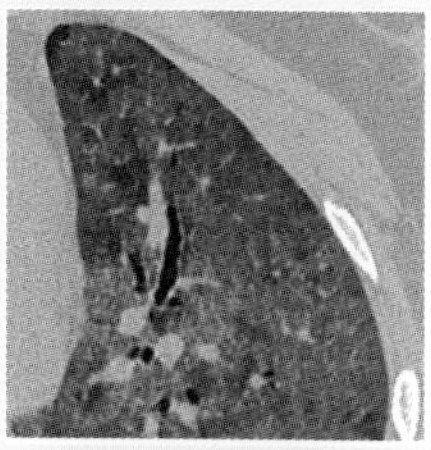	图 24-7
实变	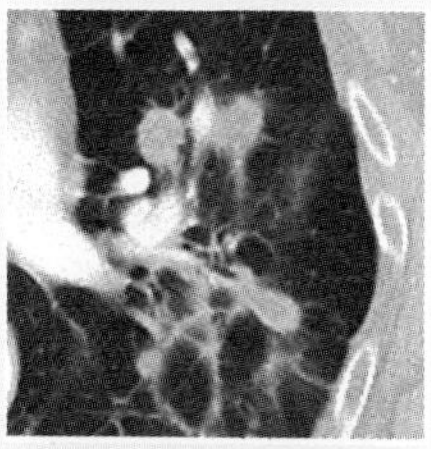	图 24-9
囊肿	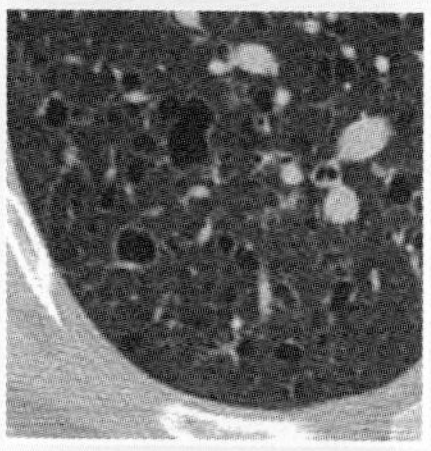	图 24-10
树芽征	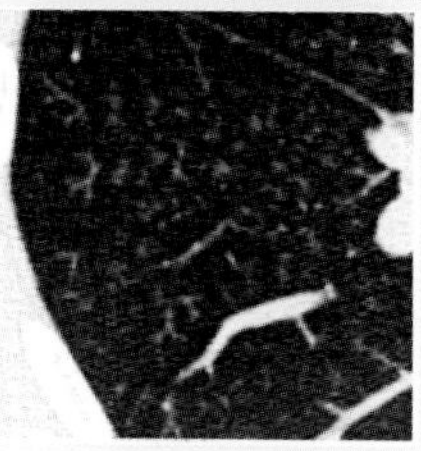	支气管炎（第 10 章）

▲ 图 24-1（续） 弥漫性实质性肺疾病的 CT 主要影像表现

的是另一个需要确认是否有其他影像表现的表格。这种方式常常可以缩小鉴别诊断范围至几种疾病，有的甚至缩小至特定的疾病。

对于结节，区分间质结节和气腔结节是很有必要的，与正常流程不同（如其他的影像表现），间质结节的鉴别诊断基于结节的主要分布特点。

为了尽可能缩小鉴别诊断的范围，对于那些高度不明确的主要发现，如磨玻璃影，仅纳入一项其他影像表现并不够。在这些患者中，其他一系列的特征性表现可能会指向可能的诊断。

一、主要表现：小叶间隔增厚

图 24-2 主要表现肺小叶间隔增厚。

二、主要表现：小叶内线

图 24-3 主要表现肺小叶内线。

三、主要表现：结节

以下是平均直径在 10mm 以下多发结节影像表现鉴别诊断的概述。大结节的鉴别诊断与之不

影像学表现		鉴别诊断	
无其他影像表现	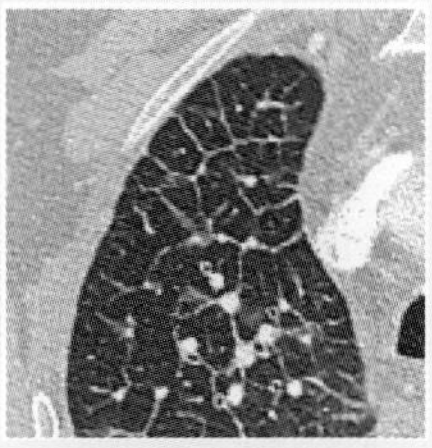	• 双侧对称 　－压力性肺水肿 　－癌性淋巴管炎	• 单侧 　－常见，癌性淋巴结炎 　－少见，单侧压力性肺水肿 • 结节样小叶间隔增厚 　－癌性淋巴管炎（串珠样间隔征）
+磨玻璃影	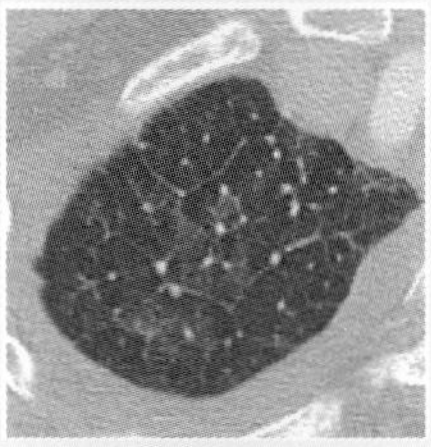	• 弥漫或基底部为主 　－常见，压力性肺水肿	• 马赛克灌注 　－压力性肺水肿 　－罕见，肺泡蛋白沉积症
+结节	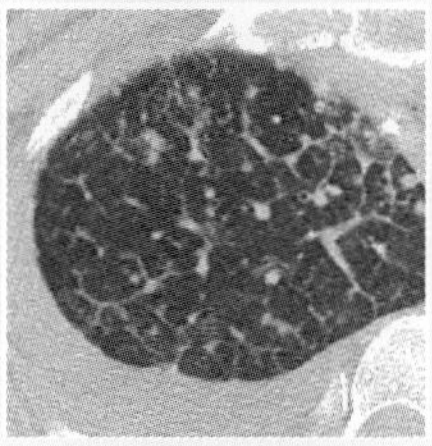	• 增厚小叶间隔中的结节 　－癌性淋巴管炎	• 随机分布的结节 　－癌性淋巴管炎和其他的转移结节

▲ 图24-2　主要表现为小叶间隔增厚时的鉴别诊断

影像学表现		鉴别诊断	
无其他影像表现	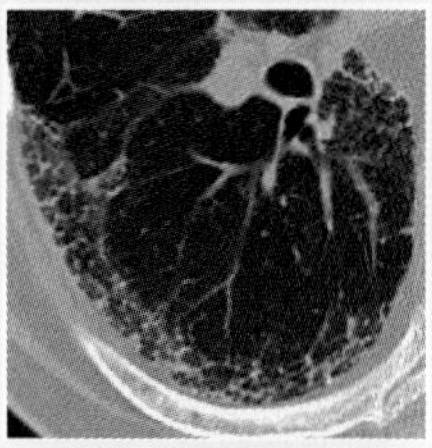	• 以基底部和外周分布为主 　－常见间质性肺炎 　－非特异性肺炎 　－石棉沉着病	• 其他部位为主 　－胶原血管病肺受累 　－慢性压力性肺水肿
+蜂窝征	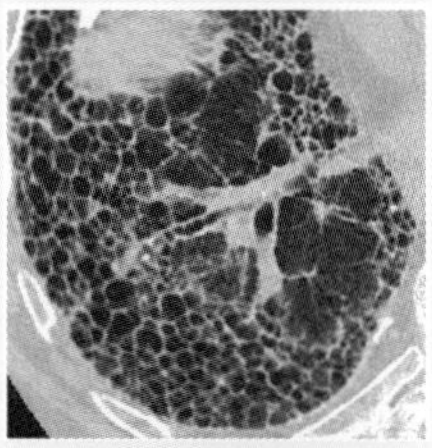	• 以基底部和外周分布为主 　－常见间质性肺炎	• 其他部位为主 　－常见间质性肺炎 　－慢性压力性肺水肿
+牵拉性支气管扩张	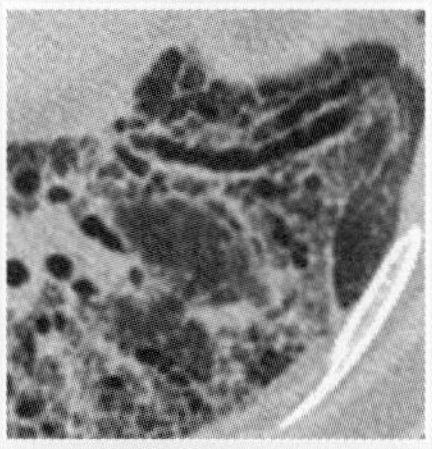	• 以基底部和外周分布为主 　－常见间质性肺炎	• 其他部位为主 　－慢性压力性肺水肿 　－常见间质性肺炎

▲ 图24-3　阐述了主要表现为小叶内线时的鉴别诊断

影像学表现		鉴别诊断	
+磨玻璃影	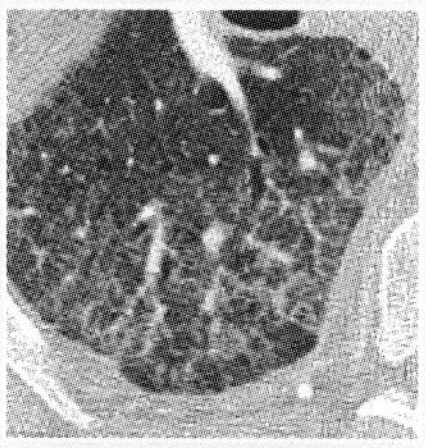	• 磨玻璃影为主 －常见间质性肺炎	• 少量磨玻璃影 －常见间质性肺炎
+结节	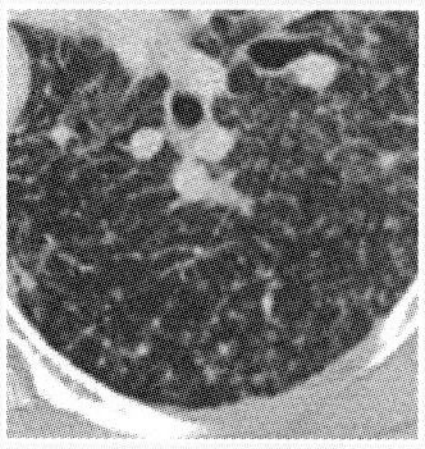	• 沿淋巴管分布的结节 －结节病	

▲ 图 24-3（续） 阐述了主要表现为小叶内线时的鉴别诊断

同，前文已讨论过。

图 24-4 鉴别了间质结节（图 24-5）和气腔结节（图 24-6）的 CT 形态表现。

四、主要表现：磨玻璃影

图 24-7 阐述了主要表现为磨玻璃影的鉴别诊断。图 24-8 补充了磨玻璃影相关的特异性影像表现的鉴别诊断。

五、主要表现：实变

图 24-9 阐述了主要表现为实变的鉴别诊断。

六、主要表现：囊腔

图 24-10 阐述了主要表现为囊腔的鉴别诊断。

影像学表现		鉴别诊断
• 间质结节 －仅有几毫米 －边缘锐利 －软组织密度	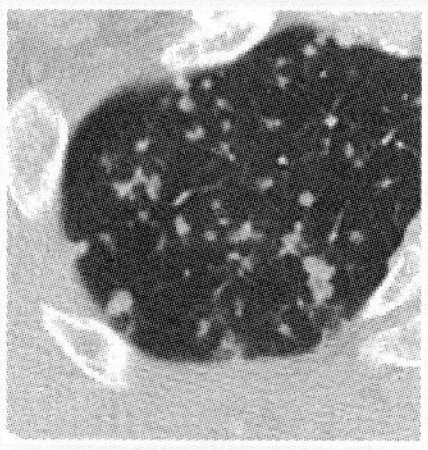	根据小叶分布特点鉴别（图 24-5）
• 气腔结节 －5 ～ 10mm －边缘分界欠清 －磨玻璃影	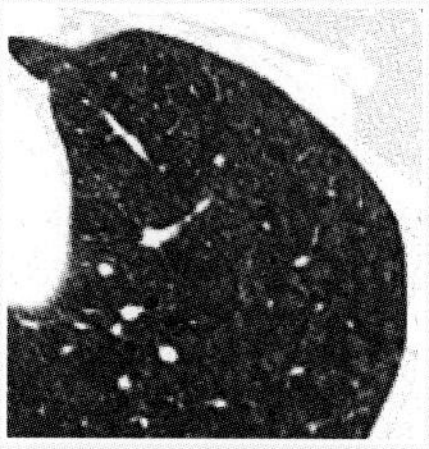	根据次级影像表现鉴别（图 24-6）

▲ 图 24-4 多发小结节的 CT 形态学表现

分布特点	鉴别诊断	
随机分布（不受小叶结构影响）	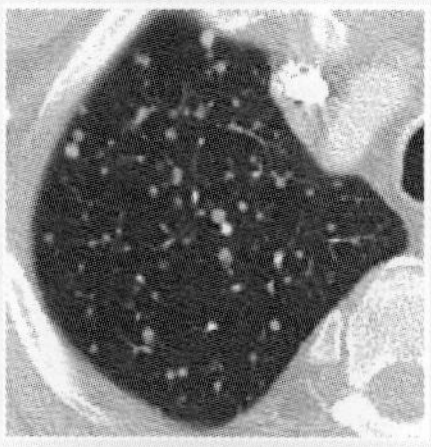	• 血源性 − 转移结节 − 血行播散型肺结核 − 念珠菌肺炎
沿淋巴管分布（支气管血管束周围、胸膜下、小叶间隔内）	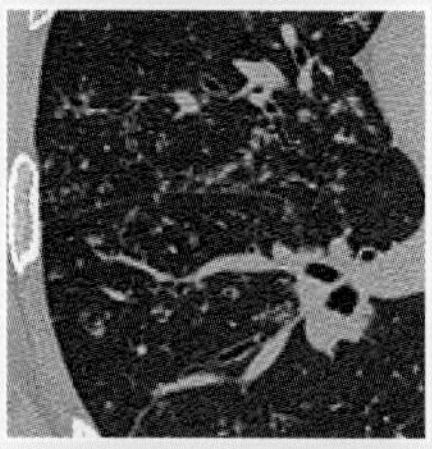	− 结节病 − 硅沉着病（胸膜下假斑） − 癌性淋巴管炎（多有小叶间隔增厚，结节主要分布在小叶间隔内）
小叶中心分布（结节分布大致等距，5～10mm）	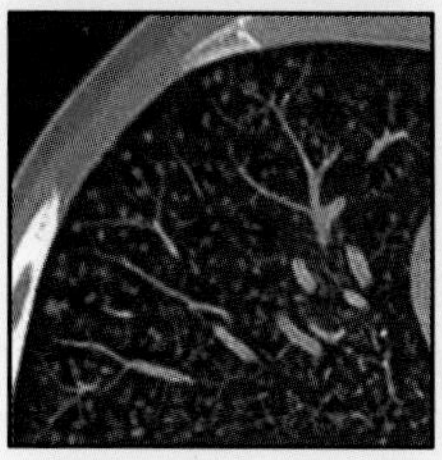	• 终末/呼吸性细支气管炎 − 感染性细支气管炎（常伴树芽征） − 呼吸性细支气管炎 − 罕见，闭塞性细支气管炎 − 罕见，淋巴细胞性间质性肺炎

▲ 图 24-5　主要表现肺间质结节

影像学表现	鉴别诊断	
无其他影像表现	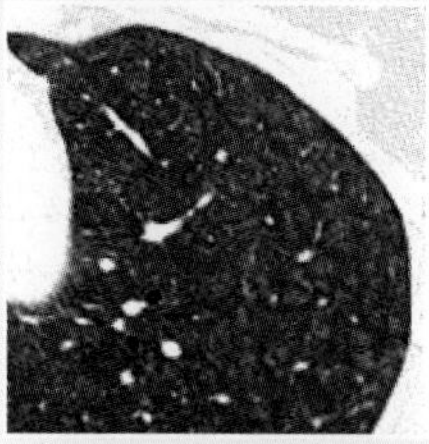	• 局灶 − 支气管肺炎 • 弥漫 − 支气管肺炎 − 细支气管肺炎 − 罕见，鳞片状生长的腺癌的肺转移
＋树芽征	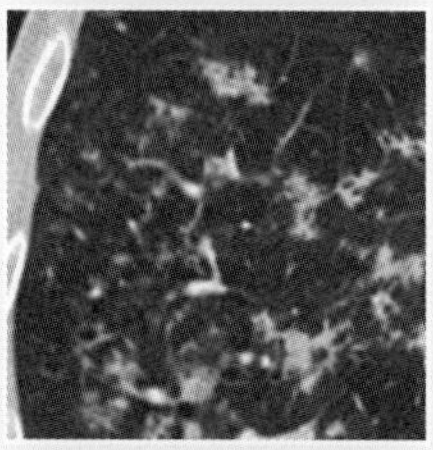	• 局灶或多灶 − 支气管肺炎 − 感染性细支气管炎 − 肺结核 • 弥漫 − 罕见，泛细支气管炎
＋磨玻璃影	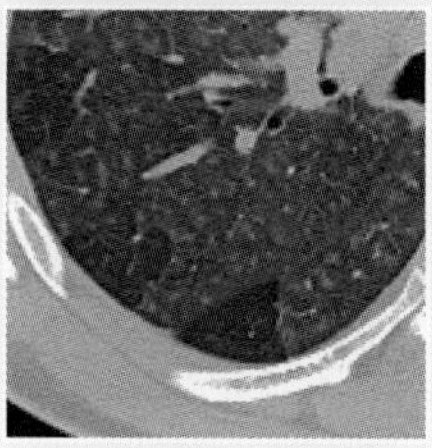	• 局灶 − 支气管肺炎 • 弥漫：马赛克灌注 − 亚急性过敏性肺炎 − 呼吸性细支气管炎 − 结节病 − 毛细血管渗漏综合征 − 罕见，淋巴细胞性间质性肺炎

▲ 图 24-6　主要表现：气腔结节

315

影像学表现		鉴别诊断

+实变	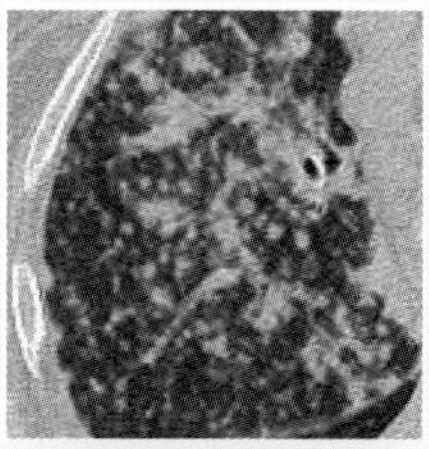	• 局灶
		  – 支气管肺炎
		• 弥漫
		  – 隐源性机化性肺炎
		  – 结节病
		  – 罕见，淋巴细胞性间质性肺炎

+肺气肿	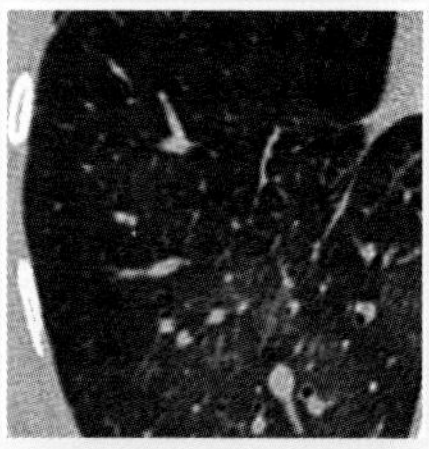	– 弥漫闭塞性细支气管炎

+囊肿	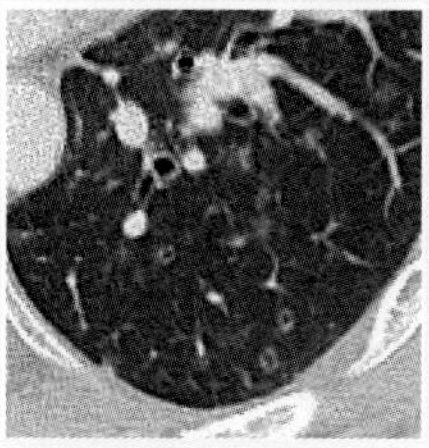	• 孤立或弥漫
		  – 罕见，肺朗格汉斯细胞组织细胞增生症
		  – 罕见，淋巴细胞性间质性肺炎

▲ 图 24-6（续）　主要表现：气腔结节

影像学表现		鉴别诊断	

无其他影像表现	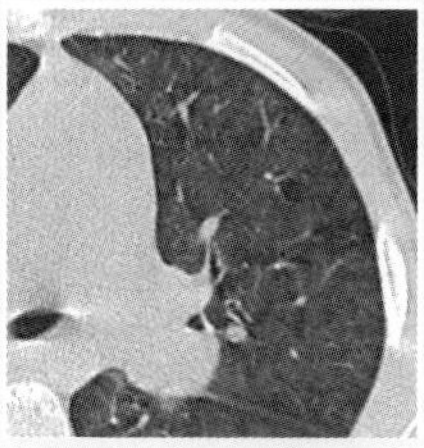	• 局灶：肺炎
		• 多灶
		  – 血管炎
		  – 肺泡出血
		  – 病毒性肺炎
			• 弥漫，马赛克灌注
			  – 肺水肿
			  – 肺孢子菌肺炎
			  – 亚急性过敏性肺炎
			  – 急性嗜酸性粒细胞性肺炎
			  – 呼吸性细支气管炎
			  – 脱屑性间质性肺炎

+实变	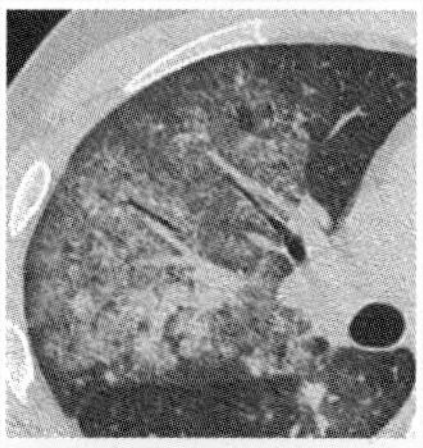	• 局灶，多灶
		  – 肺炎
		  – 肺泡出血
		  – 腺癌
			• 弥漫
			  – 肺炎
			  – 成人型呼吸窘迫综合征
			  – 急性间质性肺炎
			  – 毛细血管渗漏综合征
			  – 血管炎

+结节	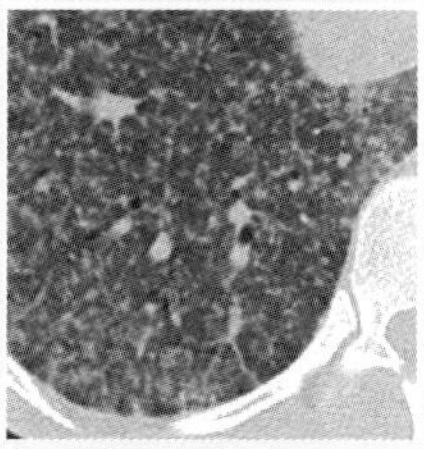	• 间质结节
		  – 间质结节
			• 气腔结节
			  – 亚急性过敏性肺炎
			  – 感染，肺孢子菌肺炎

▲ 图 24-7　主要表现磨玻璃影

影像学表现		鉴别诊断	
+小叶内线	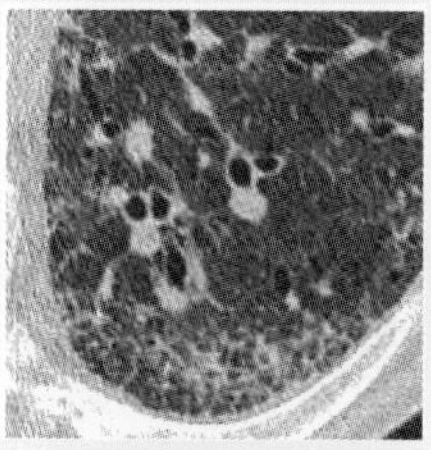	• 弥漫或多灶 　－病毒性肺炎	• 弥漫 　－肺囊肿性肺炎 　－非特异性间质性肺炎
+小叶间隔增厚	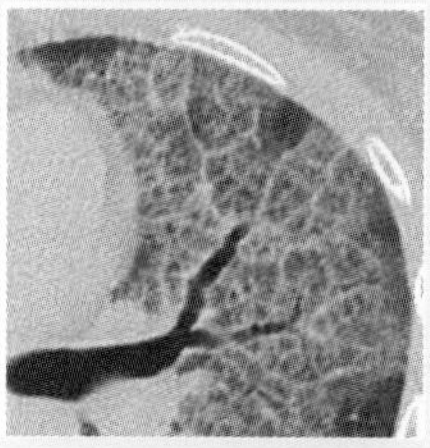	• 弥漫或多灶 　－静水压性肺水肿	• 马赛克灌注 　－肺泡出血 　－罕见，肺泡蛋白沉积症
+囊肿	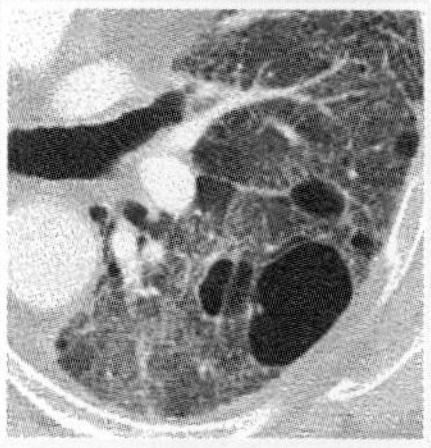	• 亚急性过敏性肺炎 • 罕见，肺孢子菌肺炎 • 罕见，淋巴细胞性间质性肺炎	

▲ 图 24-7（续）　主要表现磨玻璃影

影像学表现		鉴别诊断
边缘锐利	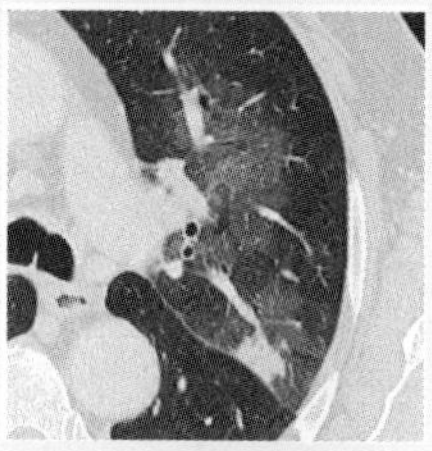	• 局灶或多灶 　－腺癌 　－Loeffler 综合征（肺嗜酸性粒细胞浸润症）
边缘分界欠清	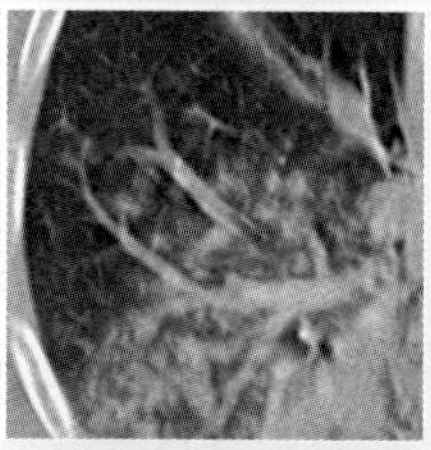	• 局灶或多灶 　－肺炎 　－出血
胸膜下间隔稀疏	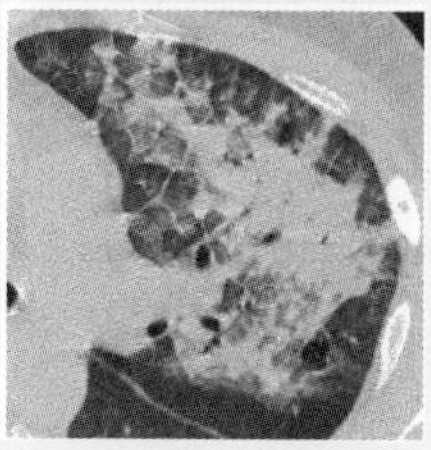	• 局灶或多灶 　－肺泡出血 　－弥漫，马赛克灌注 　－肺孢子菌肺炎

▲ 图 24-8　鉴别诊断：磨玻璃影伴或不伴实变和其他特异性表现

影像学表现		鉴别诊断	
无其他影像表现	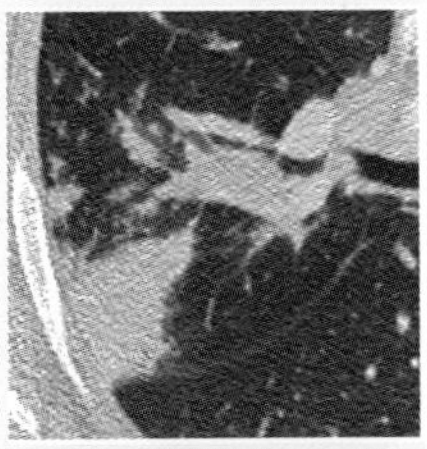	• 肺炎 • 结节病 • 硅沉着病 • 化脓性栓塞 • 肉芽肿性多血管炎	• 隐源性机化性肺炎 • 慢性嗜酸性粒细胞性肺炎 • 肺转移 • 淀粉样变性
+磨玻璃影	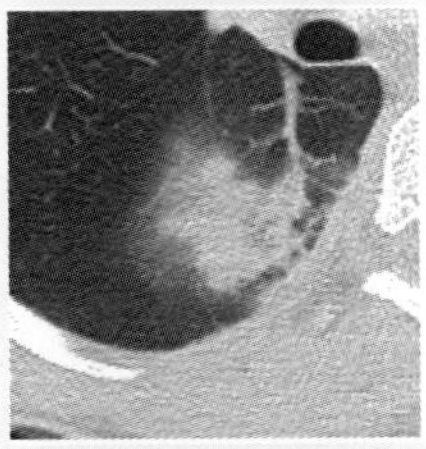	• 边缘分界不清 　－肺炎 　－出血 　－隐源性机化性肺炎	• 边缘锐利 　－Loeffler 综合征（肺嗜酸性粒细胞浸润症） 　－腺癌
+钙化	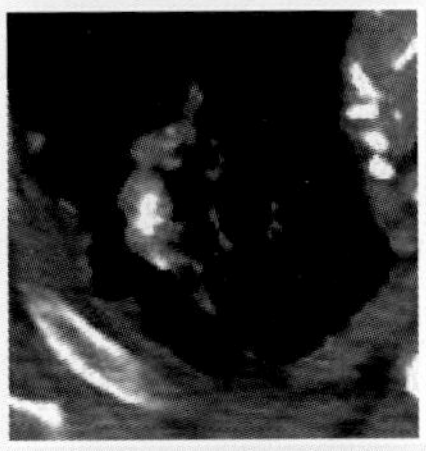	• 结节病 • 肺结核 • 硅沉着病	
+空洞	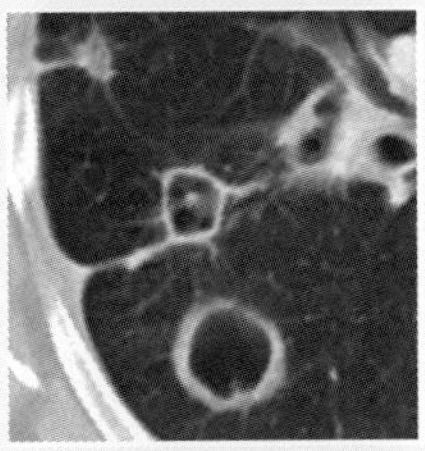	• 化脓性栓塞 • 肉芽肿性多血管炎 • 肺结核 • 罕见，肺转移 • 其他罕见的鉴别诊断见第 22 章	
+结节	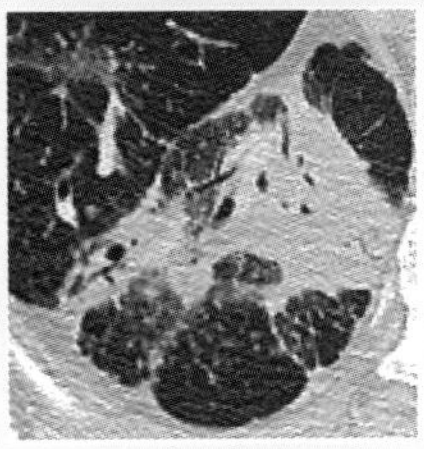	• 沿淋巴管分布 　－结节病 　－硅沉着病	

▲ 图 24-9　主要表现为实变的鉴别诊断

影像学表现		鉴别诊断	
无其他影像表现	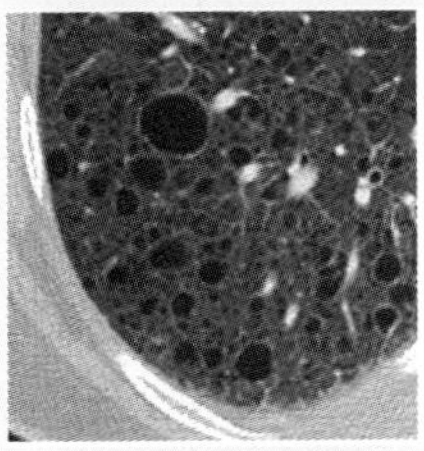	• 囊状支气管扩张 • 囊性肺转移 • 仅在中年女性中：淋巴管平滑肌瘤病 • 青少年中：肺朗格汉斯细胞组织细胞增生症	• 老年吸烟者中 　－腺泡中央型肺气肿（注意：实际没有囊肿） 　－肺朗格汉斯细胞组织细胞增生症

▲ 图 24-10　主要表现为囊腔的鉴别诊断

影像学表现		鉴别诊断	
+结节	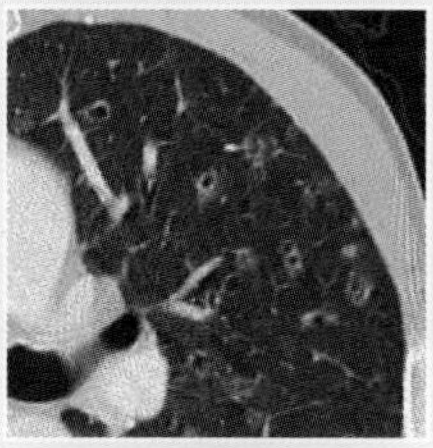	• 囊性肺转移 • 在老年抽烟者或青少年中，肺朗格汉斯细胞组织细胞增生症	
+磨玻璃影	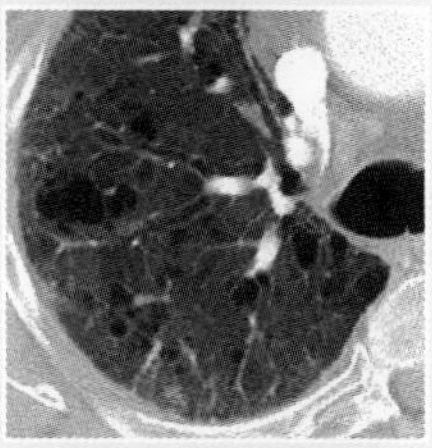	• 肺孢子菌肺炎 • 囊状支气管扩张伴大量炎症 • 淋巴细胞性间质性肺炎	
+钙化	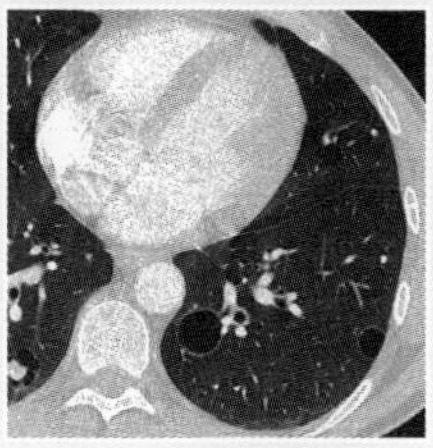	• 淀粉样变性 • 分枝杆菌病	

▲ 图 24-10（续） 主要表现为囊腔的鉴别诊断

第四篇　专业术语
Glossary

第 25 章　Fleischner 协会胸部影像学术语
Fleischner Society Glossary of Terms for Thoracic Imaging

一、概述

Fleischner 协会是一个成立于 1969 年的国际性胸科放射学协会，旨在为提出和讨论科学问题提供一个论坛[1]。几十年来，该协会一直积极定义和使用标准化术语来描述胸部影像学的发现。因此，该协会于 1984 年发布了第一个胸部影像术语表[2]，并于 1996 年[3] 和 2008 年[4] 发布了对该术语表的更新。这里提供的词汇表是 2008 版，也是可用的最新版本。此后，Fleischner 学会发表了关于具体专题的进一步建议，特别是关于亚实性肺结节[5] 和肺气肿[6] 的建议。2008 年词汇表中没有包含但较新出版物中定义的相关术语已纳入本章的"三、其他术语"。此外，词汇表中没有包含但被认为对理解定义有用的一些术语（如黏液嵌塞和随机分布）已被添加到该部分。

二、术语介绍[❶]

1. 腺泡

解剖学：腺泡是终末细支气管以远的肺结构单位，由一级呼吸细支气管与之连接。腺泡含肺泡管和肺泡，腺泡是气管参与气体交换的最大肺单位。直径 6~10mm。一个次级肺小叶含 3~25 个腺泡[7]。

胸部 X 线检查和 CT 表现：正常时看不见腺泡结构，但在薄层 CT 上偶可见腺泡动脉。当腺泡内积聚病理物质时，胸部 X 线检查和薄层 CT 上可见边缘模糊的结节。

2. 急性间质性肺炎

病理学表现：急性肺间质肺炎为原因不明的弥漫肺泡损害。急性期的特征为水肿和透明膜形成。晚期的特征为气腔和间质机化[8]。组织学所见不能与急性呼吸窘迫综合征鉴别。

胸部 X 线检查和 CT 表现：急性期可见两肺斑片状磨玻璃影[9]，其间个别肺小叶结构正常，出现地图样分布，在肺的下野可见致密影（图 25-1）。在机化期可见肺结构的扭曲、牵引性支气管扩

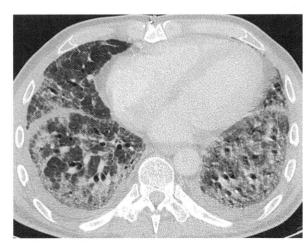

▲ 图 25-1　急性间质性肺炎患者的 CT 图像

❶ 经许可转载，引自 Hansell DM, Bankier AA, MacMahon H, et al. Fleischner Society: Glossary of terms for thoracic imaging. Radiology 2008; 246:697–722.

张、囊肿和网影[10]。

3. 细支气管充气征

胸部 X 线检查和 CT 表现，细支气管充气征是一种在含气少致密（高密度）肺的背景上，见到含气（低密度）支气管的表现（图 25-2）。征象表明：①近侧气管通畅；②肺泡内的空气经吸收（肺不张）或取代（肺炎），或者两者都有，在少见患者（如淋巴瘤）中空气的消失是显著的间质膨胀的结果[11]。

4. 空气新月征

胸部 X 线检查和 CT 表现：空气新月征是指新月形的空气聚集，将腔壁与内部肿块分离（图 25-3）。空气新月征常常被认为是原有空洞的曲霉菌定植或血管侵袭性肺曲霉菌致梗死肺空洞[12, 13]。然而，空气新月征在其他情况下也被报道，包括肺结核、韦格纳肉芽肿病、腔内出血和肺癌（另请参见真菌瘤）。

5. 空气潴留

病理生理学：空气潴留是指气管阻塞（常为部分性）导致的远处肺内的气体潴留。

CT 表现：在呼气末 CT 扫描中，空气潴留显示为肺实质区域衰减程度低于正常肺组织，且无肺体积缩小。比较吸气和呼气 CT 扫描，对空气潴留的细微改变和分布情况有所帮助[14, 15]（图 25-4）。与闭塞性血管疾病（如慢性血栓栓塞）所引起的低灌注所致的衰减区的鉴别有时可能比较困难[16]，但是气管和血管疾病的造成的其他征象对诊断具有提示作用（详见马赛克衰减图案）。

6. 气腔

解剖：气腔是指肺组织中含有气体的部分，

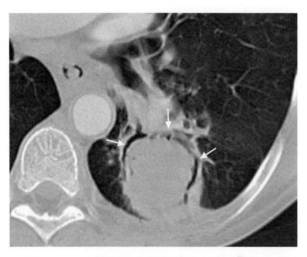

▲ 图 25-3 CT 图像显示真菌球旁的空气新月征（白箭）

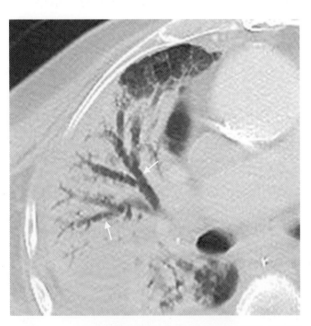

▲ 图 25-2 CT 图像显示细支气管充气征为充气支气管（白箭），背景为高密度肺组织

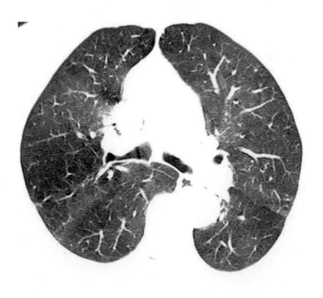

▲ 图 25-4 呼气末期 CT 扫描显示空气潴留

包括呼吸性细支气管，但不包括气道导气部分，如终末细支气管。

胸部 X 线和 CT 表现：这个术语与实变、结节一起使用，用来表示气腔内病理物质的充填[17]。

7. 主肺动脉窗

解剖学：主肺动脉窗其前为升主动脉，后为降主动脉，上为主动脉弓，下为左肺动脉，内为动脉导管韧带，外为胸膜及左肺纵隔内的一个间隙[18, 19]。

胸部 X 线检查和 CT 表现：在正位 X 线检查上为主动脉弓下、左肺动脉上、纵隔左缘上的局部凹陷处（图 25-5），它的表现可随主动脉扭曲而改变。主肺动脉窗内常可见各种炎症和肿瘤疾病中的肿大淋巴结。

8. 肺尖帽

病理学表现：肺尖帽是肺尖的一种帽状结构，常由肺或胸膜纤维化向下牵拉胸膜外脂肪所致[20]，也可能是慢性缺血导致的脏胸膜透明斑形成的结果[21]。其发生率随年龄增大而升高。也曾见于主动脉破裂所致血肿，或者其他位于壁层胸膜外，或者胸膜腔内的并发感染或肿瘤的积液者[22]。

胸部 X 线检查和 CT 表现：常呈密度均匀的软组织影，覆盖于肺尖上面（一侧或两侧），下缘锐利或不规则（图 25-6）。其厚度不均，可厚达 30mm[20]。在 CT 横断面像上肺尖帽偶可误认为肺尖部实变。

9. 结构扭曲

病理学表现：结构扭曲是由于弥漫性或局限性肺部疾病，尤其是间质纤维化所引起的支气管、血管、叶间裂或小叶间隔的异常移位。

CT 表现：肺结构扭曲常伴有肺纤维化（图 25-7），并伴有肺体积缩小。

10. 肺不张

病理生理学：部分或全部肺组织充气减少[23]。最常见的机制是气道阻塞，远侧空气的吸

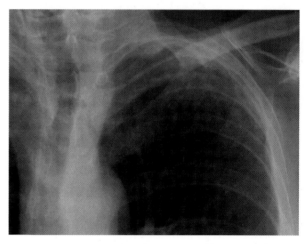

▲ 图 25-6　放大的胸部 X 线检查显示肺尖帽

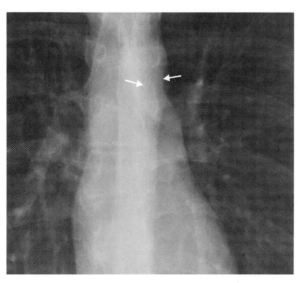

▲ 图 25-5　放大胸部 X 线检查显示主动脉肺窗（白箭）

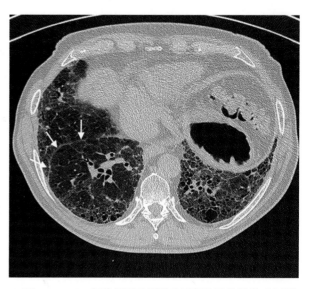

▲ 图 25-7　CT 图像显示肺纤维化引起的结构扭曲（白箭）

收[24]（如支气管内肿瘤）。同义词萎陷可与肺不张交换使用，尤其在严重或伴有明显的肺密度增高时。

胸部X线检查和CT表现：可见肺体积减缩小，伴受累肺的密度增加（胸部X线检查）或CT衰减值增加（图25-8）。肺不张常伴有叶间裂、支气管、血管、膈肌、心脏或纵隔的异常移位[25]。可以呈叶、段或亚段分布。肺不张常定量描述为线状、盘状或大片状肺不张。也见于线状肺不张、圆形肺不张（另请参见线状肺不张、圆形肺不张）。

11. 奇静脉食管隐窝

解剖学：是右后纵隔隐窝，右下叶延伸至其右缘，上界为奇静脉弓，后为奇静脉和脊柱前胸膜，内侧为食管和邻近结构。

胸部X线检查和CT表现：在正位X线检查上表现为右下叶和邻近纵隔（隐窝内界）之间呈垂直方向的界面，该界面的上部表现为凸向左的光滑的弧形。界面的部分消失或扭曲提示有病变（如隆突下淋巴结肿大）。在CT上应高度注意该隐窝（图25-9），因为隐窝内的小病变在X线检查上常见不到[26]。

12. 奇裂

请参见"叶间裂"。

13. 串珠样间隔

CT表现：此特征由不规则结节状的小叶间隔增厚组成，使人联想到似一串珠子（图25-10）。它常见于癌症的淋巴管性浸润，较少见于结节病[27]。

14. 肺大疱

解剖学：指小的位于脏胸膜内，或者胸膜下肺组织内的含气间隙，直径≤1cm[28]。

CT表现：为邻近胸膜的薄壁囊性气腔。由

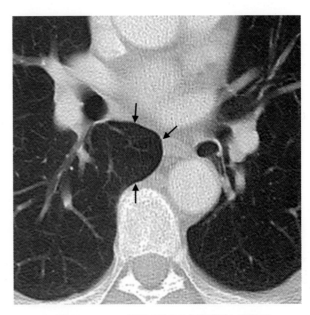

▲ 图 25-9　CT 图像显示奇食管隐窝（黑箭）

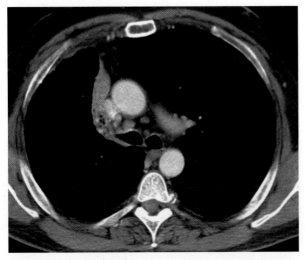

▲ 图 25-8　CT 图像显示右上叶肺不张，表现为邻近纵隔的肺组织密度增加

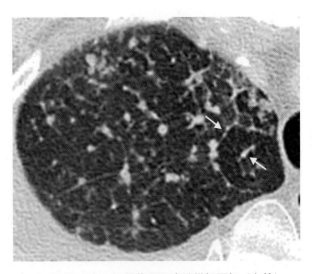

▲ 图 25-10　CT 图像显示串珠样间隔征（白箭）

于任意以大小来区别大泡和大疱，无临床重要性，故而不推荐放射科诊断医师使用该术语。

15. 支气管扩张

病理学表现：指不可恢复的局限性或弥漫性支气管管腔扩大，常由慢性感染、近侧气管阻塞或先天支气管异常所致。也见于牵拉性支气管扩张[29]。

胸部 X 线检查和 CT 表现：薄层 CT 的形态学标准包括与其伴行的肺动脉相比支气管扩大（印戒征）、胸膜面下 1cm 内可见支气管扩张[30]（图 25-11）。根据扩张支气管的表现可分为柱状型、曲张型和囊状支气管扩张。支气管扩张常伴有支气管管壁增厚、黏液嵌塞和小气管异常。也见于印戒征[30-32]（见图印戒征）。

16. 细支气管

解剖学：细支气管为不含软骨的气道。终末细支气管是最远端的单纯传导性气道，细支气管分出呼吸细支气管，呼吸细支气管再分支为多个肺泡管、肺泡囊、肺泡而进行气体交换[33]。

胸部 X 线检查和 CT 表现：健康人的细支气管因管壁太薄而看不见，但在感染性小气道病变中，因管壁增厚或管腔内嵌塞而容易显示。其在 X 线检查上呈结节影，CT 上表现为树芽征。

17. 细支气管扩张

病理学表现：细支气管扩张定义为细支气管的扩张。指由炎性呼吸道疾病（可能是可逆的）或纤维化引起。

CT 表现：当扩张的细支气管充满渗出液，并有管壁增厚时，可见树芽征或小叶中心结节[34, 35]。出现牵引性细支气管扩张时，扩张细支气管表现为小囊状空腔，并伴有纤维化（图 25-12）（另见牵引性支气管扩张和牵引性细支气管扩张，树芽征）。

18. 细支气管炎

病理学：各种原因引起的细支气管炎症[36]。

CT 表现：在 CT 扫描上最常见的是树芽状、小叶中心结节和细支气管壁增厚，这是细支气管炎（如感染性原因）的直接征象（另请参阅小气管疾病，树芽征）[37]。

19. 支气管囊肿

病理学表现为支气管内因先天性疾病（如支气管闭锁）或获得性疾病（如阻塞性癌）造成近端支气管阻塞，分泌物存留（黏液嵌塞）而使支气管扩大。

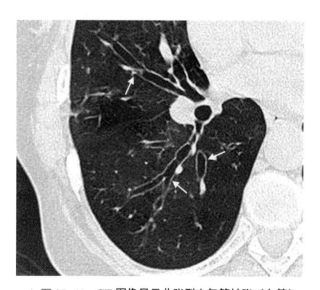

▲ 图 25-11 CT 图像显示曲张型支气管扩张（白箭）

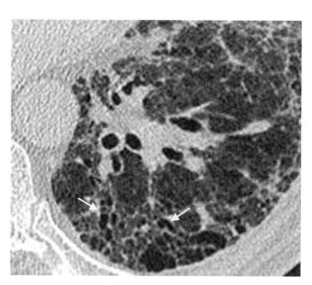

▲ 图 25-12 CT 图像显示纤维化肺内的细支气管扩张（白箭）

胸部X线检查和CT表现，支气管源性囊肿为管状或Y形、V形的分支状结构，类似指套（图25-13）。黏液的CT衰减值一般同软组织。但可因成分（如变应性支气管肺曲菌病中的高衰减物质）而改变。在支气管闭锁患者中，因通气、灌注减少而使周围肺衰减值减低。

20. 支气管中心性分布

CT表现：这一描述适用于明显以支气管血管束为中心的疾病（图25-14）。以支气管为中心分布的疾病包括结节病[38]、卡波西肉瘤[39]和机化性肺炎[40]。

21. 支气管结石

病理学：支气管结石为钙化的支气管周围淋巴结侵蚀，并进入邻近的支气管管腔内，最常发生于组织胞浆菌或结核感染后。

胸部X线检查和CT表现：表现为气管内或紧邻气管的小钙化病灶（图25-15），最常见的是右中叶支气管。CT扫描很容易发现支气管结

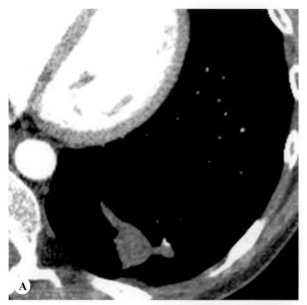

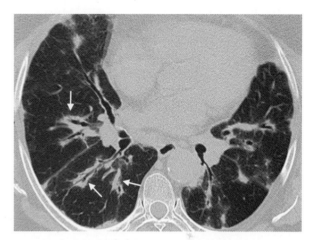

▲ 图 25-14　CT 图像显示实变，呈支气管中心性分布（白箭）

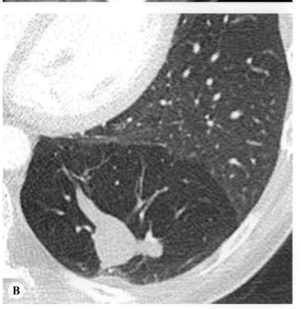

▲ 图 25-13　CT 图像显示支气管源性囊肿

A. 软组织窗；B. 肺窗

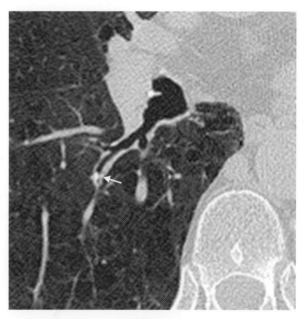

▲ 图 25-15　CT 图像显示支气管结石（白箭）

经许可，转载自德国柏林 B.Rehbock

石[41]。远端梗阻改变可包括肺不张、黏液嵌塞和支气管扩张。

22. 大疱

病理：直径＞1cm，常为数厘米的气腔，壁薄，厚度≤1mm，边缘锐利。邻近肺组织常有肺气肿（另见大疱性肺气肿）。

胸部X线检查和CT表现：大疱表现指直径1cm或更大的圆形局限性透光影或低衰减区，所形成薄壁的腔（图25-16）。常为多发，并常伴有其他肺气肿征象（腺泡中央型肺气肿或腺泡周围型肺气肿）。

23. 大疱性肺气肿

病理学：大疱性肺气肿指肺实质的大疱性破坏，通常以间隔旁或胸膜下肺气肿为背景（另见肺气肿、肺大疱）。

24. 空洞

胸部X线检查和CT表现：空洞指充满气体的腔隙，表现为肺实变、肿块，或者结节内的透光区或低衰减区（图25-17）。在空洞性实变患者中。原来的实变可吸收而仅遗留薄壁空洞。空洞常为病变的坏死部分经支气管树排出或引流而致。有时含有液平。空洞并不是脓肿同义词。

25. 小叶中心性

解剖学：该术语描述的是次级肺小叶的细支气管、血管中心区。病理学家也使用该术语描述位于终末细支气管以远的、呼吸细支气管，甚至肺泡管为中心的病变。

CT表现：在正常次级肺小叶中心的小点状或线状致密影，在胸膜面下1cm内最明显。代表小叶内动脉（直径为1mm）[44]。小叶中心异常包括：①多个结节；②表明为小气道病变的树芽征；③小叶中心结构由于邻近的间质增厚，或者浸润而使小叶中心结构可见；④由于腺泡中央型肺气肿，而产生异常低衰减区[7]。也见于小叶核心结构。

26. 腺泡中央型肺气肿

病理学：以小叶中心性肺泡壁破坏，呼吸支气管和肺泡增大为特征[45, 46]，是吸烟者最常见的肺气肿类型。

CT表现：表现为小叶中心区密度减低，常无可见的壁，分布不均匀，主要位于上叶（图25-18）。小叶中心型肺气肿与腺泡中心型肺气肿是同义词。也见于肺气肿。

27. 肺萎陷

见"肺不张"。

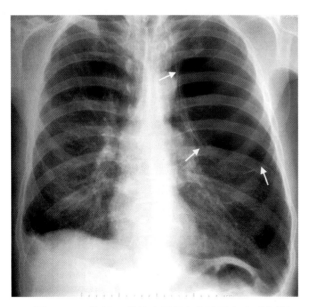

▲ 图25-16 胸部X线检查显示左上肺肺大疱（白箭）

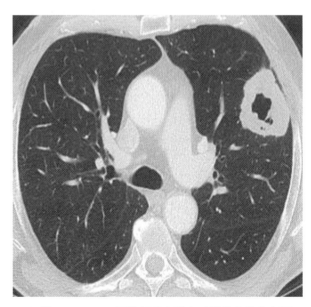

▲ 图25-17 CT图像显示左肺上叶肿块内伴有空洞

28. 肺实变

病理学表现：实变涉及病变的渗出或其他产物取代了肺泡内的空气，致使肺实变（如在感染性肺炎中）。

胸部 X 线检查和 CT 表现：实变表现为肺实质密度增高，掩盖了其内的血管和气管壁的边缘[48]（图 25-19），可有细支气管充气征。实变肺的密度特征对鉴别诊断帮助不大（如脂性肺炎中的实变[49]，在胺碘酮中毒时的实变[50]）。

29. 铺路石征

CT 表现：指在磨玻璃影背景上，重叠有增厚的小叶间隔和小叶内线（图 25-20），类似不规则的碎石路。碎石路征区常常与较正常的肺组织分界清楚，呈地图样轮廓。该征最先报道于肺泡蛋白沉积症中[51]，也见于同时累及间质和气腔的弥漫性实质性肺疾病[52]，如脂性肺炎[53]。

30. 隐源性机化性肺炎 COP

见 "机化性肺炎"。

31. 囊腔

病理学表现：囊腔是任何圆形的空腔，周围环绕以不同厚度的上皮或纤维性壁[54]。

胸部 X 线检查和 CT 表现：为圆形的实质透光区或低密度区。与正常肺分界清楚，囊壁厚度不等，常为薄壁（＜ 2mm），不伴有肺气肿（图 25-21）。肺囊腔内常常含有空气。但是也可以是含有液体或实体物质。囊腔常用于描述淋巴管平滑肌瘤病[55]，或者朗格汉斯细胞组织细胞增生症的患者中[56]，表现为增大的薄壁气腔，在终末期纤维化患者中可见厚壁的蜂窝囊腔[57]（也见于大疱、大泡、蜂窝、肺气囊）。

32. 脱屑性间质性肺炎

病理学表现：组织学上脱屑性间质性肺炎（desquamative interstitial pneumonia，DIP）的特征是远侧气腔内过量巨噬细胞的广泛积聚，巨噬细胞分布均匀，间质受累轻。这与呼吸性细支气管炎相关间质性肺疾病不同，后者的病变明显地

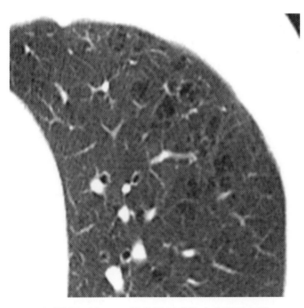

▲ 图 25-18　CT 图像显示腺泡中央型肺气肿

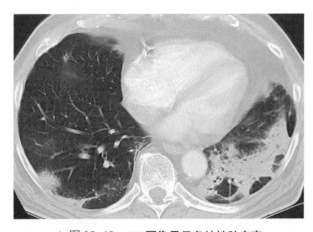

▲ 图 25-19　CT 图像显示多灶性肺实变

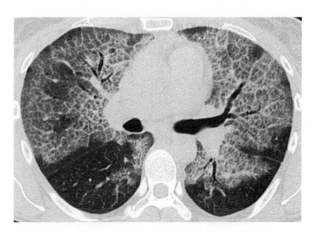

▲ 图 25-20　CT 图像显示铺路石征

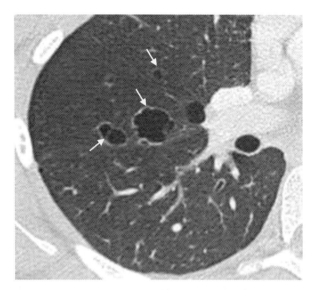

▲ 图 25-21　CT 图像显示囊腔（白箭）

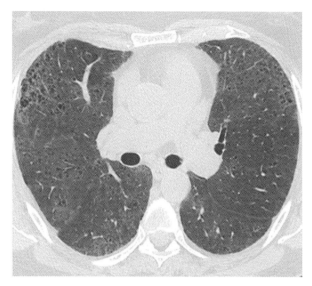

▲ 图 25-22　CT 图像显示脱屑性间质性肺炎

以细支气管为中心。大多数 DIP 患者与吸烟有关，但少数为特发性或伴有先天性代谢缺陷[8]。

胸部 X 线检查和 CT 表现：磨玻璃影为其主要异常，倾向肺周围部和基底部分布（图 25-22）。在有些患者的磨玻璃肺区中可见微囊腔或蜂窝[58]。

33. 弥漫性肺泡损伤

见"急性间质性肺炎"。

34. 肺气肿

病理学表现：以伴肺泡壁破坏的终末细支气管远侧气腔的持久性增大为特征[45, 46]。另外，组织学标准是无"明显纤维化[45]"。但对该标准的正确性存有疑问，因为有些继发于吸烟的肺气肿存在间质纤维化[59, 61]。肺气肿常根据主要累及腺泡的部位来分类，包括近端（腺泡中心型，更常用的术语为腺泡中央型肺气肿）、远端（腺泡周围型肺气肿）或全腺泡（全腺泡型肺气肿/全小叶型肺气肿）肺气肿。

CT 表现：包括局部低密度区，常无可见的壁[61]，在全腺泡型肺气肿患者中的衰减减低区更弥漫（也见于大泡性肺气肿、腺泡中央型肺气肿、全腺泡型肺气肿、腺泡周围型肺气肿）。

35. 肺裂

解剖学：肺裂是脏胸膜皱折，将一个肺叶或部分肺叶与邻近的肺叶相分开。因此肺裂有 2 层脏胸膜。额外裂常分开的肺段而不是肺叶。奇裂与其他肺裂不同，由脏层和壁层胸膜各 2 层构成。所有肺裂（除奇裂外）都是不完全的。

胸部 X 线检查和 CT 表现：肺裂表现为线状致密影，正常厚≤1mm。符合解剖上分开肺叶或肺段的肺裂的位置和范围。被认定的肺裂有小裂、大裂、水平裂、斜裂、副裂、异常裂、奇裂和下副裂。

36. 折叠肺

见圆形肺不张。

37. 真菌球

见霉菌球。

38. 气体潴留

参见空气潴留。

39. 磨玻璃结节

见结节。

40. 磨玻璃影

胸部 X 线检查和 CT 表现：磨玻璃影在 X 线检查上表现为模糊的肺密度增高区，常较广泛，其内肺血管显示不清。在 CT 上表现为模糊的肺密度增加，其内可见支气管和血管纹理（图 25-23）。磨玻璃影的成因是气腔的部分充盈，或由于液体、细胞和（或）纤维化所致的间质增生，部

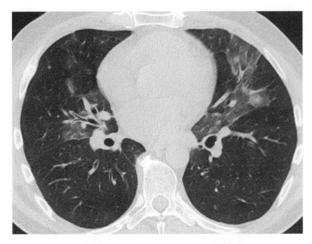

▲ 图 25-23　CT 图像显示磨玻璃影

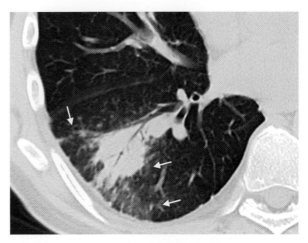

▲ 图 25-24　CT 图像显示结节周围有晕征（白箭）

分肺泡萎陷等原因所致。毛细血管容量增加或上述诸因素的综合作用，最常见因素是空气部分的被置换[62, 63]。磨玻璃影较实变的密度低，后者病变内部的支气管血管边缘被掩盖。也见于实变（请参见肺实变）。

41. 晕征

CT 表现：晕征是一种磨玻璃影围绕结节或肿块的 CT 表现（图 25-24）。最先被描述为围绕侵袭性肺曲霉病的出血的征象[64]。晕征无特异性，也见于其他疾病中的伴出血的结节[65]或肿瘤的局灶性肺浸润（如腺癌），也见于反晕征。

42. 肺门

解剖学：门是一种普通的术语，描述器官表面的切迹。该处有血管和神经连接器官。肺门在肺的内侧面，有支气管、血管进出肺。

胸部 X 线检查和 CT 表现：肺门表现为每侧肺根部由支气管、动脉、静脉、淋巴结、神经和其他组织产生的复合致密影。术语 Hilum（单数）和 Hila（复数）分别比 Hilus 和 Hili 应用广泛，形容词形式是 Hilar。

43. 蜂窝

病理学表现：指含有无数增厚的有纤维组织构成的囊性气腔，常常发生已破坏的肺组织和纤维化的形成，是各种肺疾病的晚期表现。伴有腺泡结构的完全丧失。蜂窝直径的大小自几毫米到

几厘米，壁的厚度不等，蜂窝内衬为化生的细支气管上皮[54]。

胸部 X 线检查和 CT 表现：在 X 线检查上蜂窝的表现非常近似环状阴影。典型的直径为 3～10mm，壁厚 1～3mm，类似蜂巢状排列。所见提示为终末期肺病。在 CT 上表现为成簇的囊状气腔，直径 3～10mm，但偶可达 2.5cm（图 25-25）。蜂窝常位于胸膜下，有清楚的壁为其特征[57]，它是一种可确定为肺纤维化的 CT 征象[8]。因为常认为蜂窝对诊断肺纤维化有特异性，故其是诊断寻常型间质性肺炎的重要标准[66]。但对该术语的应用要慎重，因为它可能直接影响患者的治疗。

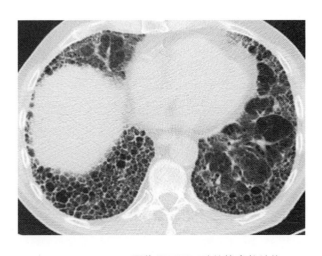

▲ 图 25-25　CT 图像显示两下肺的蜂窝状结构

44. 特发性肺间质纤维化

病理学表现为原因不明的慢性纤维性间质性肺炎的特殊类型。组织学表现的特征为寻常型间质性肺炎[8, 67]。

胸部 X 线检查和 CT 表现：典型的表现为网影和蜂窝，以肺外部和肺基底部分布为著（图 25-26）。如有磨玻璃影，其范围也较网状影和蜂窝为小。典型的 X 线检查表现[68, 69]也可见于继发于特殊病因的寻常型间质性肺炎，如石棉所致的肺纤维化（石棉沉着病），诊断常采取排除法。也见于寻常型间质性肺炎。

45. 梗死

病理学表现：梗死是一种可导致缺血坏死的过程，常为输入肺动脉被血栓闭锁（静脉梗死罕见，但仍需要考虑）而致血管受损的结果。由于有支气管动脉供血维持组织活性，故坏死较少见。肺梗死也可继发于血管炎（如 Wegener 肉芽肿）。

胸部 X 线检查和 CT 表现：典型的肺梗死呈三角形或圆顶形。基底紧贴胸膜，尖朝向肺门（图 25-27）。致密影代表有或无中心组织坏死的局部出血[70, 71]。

46. 浸润

胸部 X 线检查和 CT 表现：以前浸润用以描述在 X 线检查和 CT 表现上见到的由气腔或间质

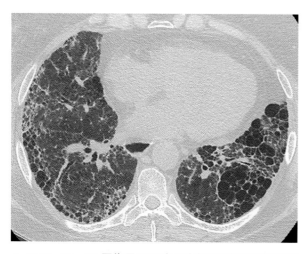

▲ 图 25-26　CT 图像显示两肺下叶有网格状阴影和蜂窝样改变，是特发性肺间质纤维化的典型表现

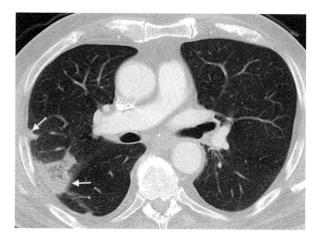

▲ 图 25-27　CT 图像显示肺梗死（白箭）

病变所致的肺致密影。但对浸润一词仍有争议，因为它在不同的患者中意味着不同的事物[72]。现在已在很大程度上被其他词所取代，不再推荐使用该术语。建议使用更贴切的术语 – 致密影（opacity）。

47. 小叶间隔增厚

胸部 X 线检查和 CT 表现：在 X 线检查上表现为近肺基底部的与侧胸膜面呈直角相接的细线状阴影（Kerley B 线）。最常见于癌性淋巴管炎和肺水肿。Kedey A 线主要位于上叶，长 2～6cm，表现为放射状走向肺门的细线。近年的解剖性描述术语 – 间隔线和间隔增厚较 Kerley 线更满意。在 CT 上累及间隔（见肺小叶间隔）中某一成分可使间隔增厚，而致小叶间隔变得可见。在薄层 CT 上增厚的肺小叶间隔可呈光滑状或结节状[73]（图 25-28），这有助于鉴别诊断（另见小叶间隔、串珠样间隔）。

48. 小叶间隔

解剖学：为构成小叶边缘的薄片状结构。长 10～20mm，在肺周围部或多或少地垂直于胸膜。小叶间隔由结缔组织组成，含有淋巴管和小肺静脉。

胸部 X 线检查和 CT 表现：表现为位于肺小叶之间的细线影（图 25-29），这些间隔有别于小叶中心性结构。在健康人中小叶间隔少见（正常小叶间隔厚为 0.1mm），当肺小叶间隔增厚时则清晰可见（如肺水肿）。

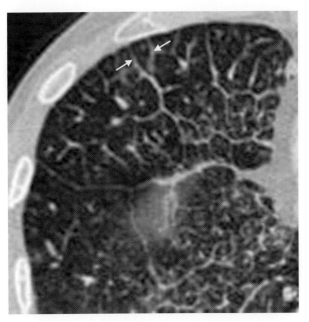

▲ 图 25-28　CT 图像显示肺小叶间隔增厚（白箭）

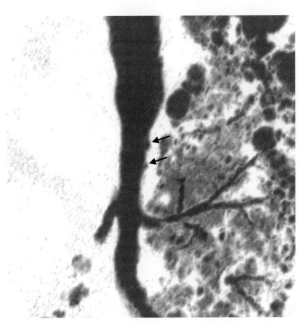

▲ 图 25-30　冠状位 CT 显示间质性肺气肿（黑箭）

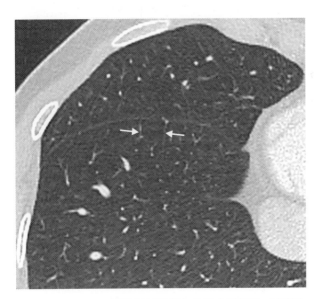

▲ 图 25-29　CT 图像显示健康人的肺小叶间隔（白箭）

49. 间质性肺气肿

病理学表现：其特征为空气夹杂于肺间质内。典型的位于血管支气管周围的鞘膜内、肺小叶间隔内和脏胸膜内。间质性肺气肿最常见于接受机械通气的新生儿中。

胸部 X 线检查和 CT 表现：间质性肺气肿在成人 X 线检查上很少被认识。在 CT 上也不多见（图 25-30），表现为血管周围透光区或低密度和

小囊腔[74, 75]。

50. 间质

解剖学：间质包括遍布肺部的连续的结缔组织，包含 3 部分：①支气管血管（轴性）间质，环绕和支持从肺门到呼吸细支气管水平的支气管、动脉和静脉；②实质（腺泡性）间质，位于肺泡和毛细血管基底膜之间；③和小叶间隔相连的胸膜下结缔组织[76]。

51. 小叶内线

CT 表现：小叶内线是小叶内间质组织异常增厚时，在肺小叶内可见到的细线状阴影（图 25-31）。当小叶内线增多时可以表现为细网状阴影。小叶内线可见于各种情况，包括间质纤维化和肺泡蛋白沉积症等[44]。

52. 膈上尖峰征

胸部 X 线检查和 CT 表现：指基底位于一侧膈顶尖部的小三角形致密影，伴有任何原因（如放射治疗后纤维化或上叶切除术）的上叶容积减小。这种征象很容易在正位 X 线检查上显示（图 25-32）。这膈上尖峰征是由向上牵引的下副裂[78]或伴肺韧带的肺内间隔所致[79]。

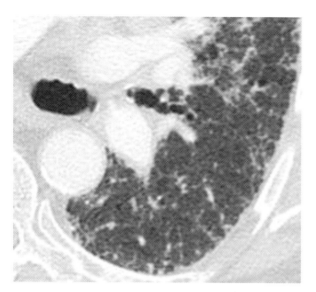

▲ 图 25-31　CT 图像显示小叶内线

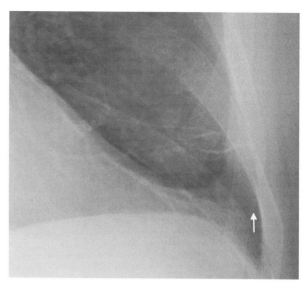

▲ 图 25-33　局部放大胸部 X 线检查显示肺基底部线状
肺不张（白箭）

肺不张也称盘状或板状肺不张（另请见肺不张）。

54. 叶

解剖学：叶是肺的主要分界（正常右肺 3 叶，左肺 2 叶），除在肺根部（肺门），以及当叶间裂隙不完整时外，每个叶都被脏胸膜所包裹。

55. 小叶核心结构

解剖学：为次级肺小叶的中心结构。由小叶中心动脉和细支气管组成。

CT 表现：在薄层 CT 上的次级肺小叶中心可见到肺动脉及其分支，尤其在有增厚（如肺水肿）时（图 25-34）。这些动脉的直径为 0.5～1.0mm。次级肺小叶中心的正常细支气管因为它的壁太薄（0.15mm）而无法显示（也见于小叶中心性、小叶）。

56. 肺小叶

解剖学：被 Miller[81] 和 Heitzman[42] 定义的小叶是被结缔组织间隔所包绕最小的肺单位。肺小叶也称为次级肺小叶，它含有不同数目腺泡，在形态上呈不规则多面形。大小不一，直径 1.0～2.5cm。小叶中心结构或核心结构，包括细支气管和伴行的肺小动脉与淋巴管。环绕肺小叶的结缔组织，被称为小叶间隔，内含肺静脉和淋

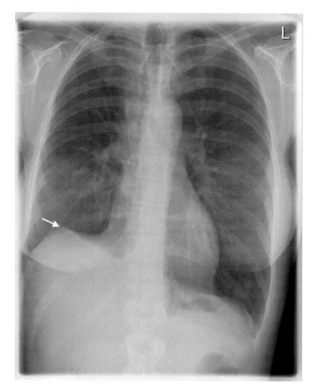

▲ 图 25-32　胸部 X 线检查显示右膈上尖峰征（白箭）

53. 线状肺不张

胸部 X 线检查和 CT 表现：线状肺不张是局部亚段肺不张。呈线状延伸到胸膜[80]。常呈水平方向，但有时可呈斜或垂直的方向，这种肺不张的厚度从数毫米至 1cm 以上（图 25-33）。线状

巴管。肺小叶在肺外周的前部、外侧部和上叶、中叶近纵隔处发育最好。

CT 表现：在薄层 CT 上，尤其在有病变时，可确定小叶的 3 个基本组成部分，即小叶间隔及间隔结构、小叶中心（小叶中心结构）和小叶实质。肺外周的小叶与肺中央部的小叶在形态上较一致，呈锥形[7]（图 25-35）（另见小叶间隔，小叶核心结构）。

57. 淋巴结病

病理学表现：该术语的使用通常限于任何病因所致的淋巴结增大。同义词包括淋巴结增大和腺病。

CT 表现：正常淋巴结大小的范围很大。纵隔、肺门淋巴结大小自亚 CT 分辨率至 12mm。曾有些报道称纵隔淋巴结短径上限的阈值为 1cm[82]，大多数肺门淋巴结为 3mm[83]。但大小标准不能可靠地鉴别正常和病变的淋巴结（图 25-36）。

58. 淋巴细胞性间质性肺炎

病理学表现，淋巴细胞性间质性肺炎（lymphocytic interstitial pneumonia，LIP）为少见病，其特征为弥漫性肺淋巴样组织增生。淋巴细胞性间质性肺炎主要累及间质，包括在多种间质性肺炎的病谱。不同于弥漫性淋巴瘤。病理学表现包括支气管相关的弥漫性淋巴组织增生和围绕在气管周围并延伸至间质的弥漫性多克隆淋巴样细胞浸润。LIP 常伴有自身免疫性疾病或人类免疫缺陷病毒感染[8, 84]。

CT 表现：磨玻璃影为其主要表现，在血管周围有薄壁的囊腔（图 25-37），也可见结节、网格影、小叶间隔和支气管血管增厚及广泛的实变阴影[85, 86]。

59. 肿块

胸部 X 线检查和 CT 表现：任何发生于肺、

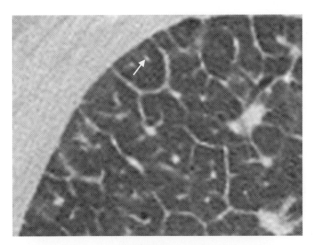

▲ 图 25-34　CT 图像显示小叶核心结构（白箭）

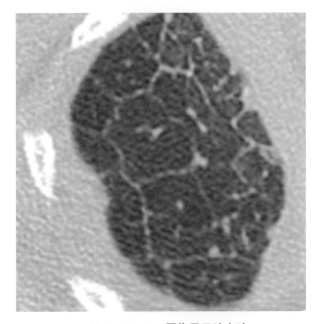

▲ 图 25-35　CT 图像显示肺小叶

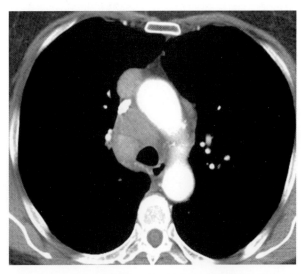

▲ 图 25-36　CT 图像显示淋巴结病变（纵隔淋巴结肿大）

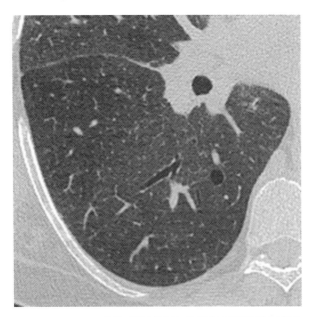

▲ 图 25-37　CT 图像显示淋巴细胞性间质性肺炎患者肺内磨玻璃影与血管周围的囊腔

胸膜、纵隔的病变，在 X 线检查上表现为直径 > 3cm 的致密阴影（不管其轮廓、边缘或密度特征）。肿块常提示为实性或部分实性致密阴影。CT 可更正确地评价肿块的大小、位置、密度和其他征象。也见于结节。

60. 纵隔分区

解剖学：纵隔的正常解剖分区包括前、中、后纵隔，有的分区方案分为上纵隔。前纵隔的前界为胸骨，后界为心包前表面、升主动脉和头臂血管。中纵隔以前纵隔后缘及后纵隔的前缘为界。后纵隔的前界为心包、大血管后缘，后界为胸椎椎体。在 4 分区方案中，上区为胸骨角到 $T_{4\sim5}$ 椎间盘平面的以上部分，或者简单地分为在主动脉弓平面以上[87, 88]。各纵隔分区之间确切的解剖分界实际上并不存在，也无屏障（除了心包）可阻止病变在各个纵隔分区之间扩散。也有其他分类，但纵隔的 3 分区和 4 分区的方案最为常用。

61. 微结节

CT 表现：微结节是散在的、小的、圆形的局灶性致密阴影。过去也曾用于各种直径来定义微结节，如直径 ≤ 7mm[89]，最常用的是直径

< 5mm[90]，或者直径 < 3mm[91]，推荐本术语用于直径 < 3mm 的致密阴影。也见于结节、粟粒型。

62. 粟粒型

胸部 X 线检查和 CT 表现：在 X 线检查上，粟粒型由密集微小的、散在的、圆形肺致密阴影（直径 ≤ 3 mm）构成。一般病变大小均匀，弥漫分布于全肺（图 25-38），该型是结核和转移性疾病、血行播散的表现。薄层 CT 显示广泛随机分布的微结节。

63. 马赛克衰减型

CT 表现：马赛克表现为肺组织内所表现的不同密度区。表现为散在性间质性病变、闭塞性小气道病变或闭塞性血管病变[92]（图 25-39）。该

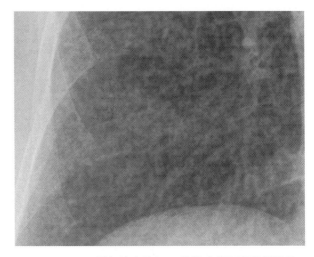

▲ 图 25-38　局部放大胸部 X 线检查显示粟粒样结节

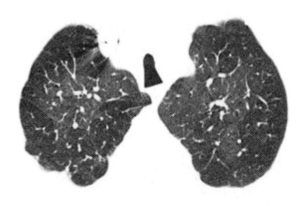

▲ 图 25-39　CT 图像显示马赛克密度

术语较原先的术语"马赛克血量减少，灌注"所包括的血量减少，和灌注异常等更为宽泛[93]。继发于支气管和细支气管阻塞所致的空气潴留，也可以产生局部低密度区，对于气管原因所致的低密度区，可以采用呼气相CT扫描[94, 95]，其低密度区变化不明显。马赛克密度也可发生在以磨玻璃影为特征的间质性肺病中，此时，较高密度区代表肺间质病变，而较低的低密度区则代表正常肺组织。

64. 马赛克血量减少，灌注

见"马赛克衰减型"。

65. 霉菌球

病理学表现：由曲菌菌丝缠绕成的独立地肿块，也包括以黏液、纤维素和细胞碎屑等，曲菌定值在已有肺纤维空洞性疾病（如结核或结节病）的空洞内。

胸部X线检查和CT表现：当患者改变位置时，空洞内的霉菌球可以随之移动，也可显示空气新月征（图25-40）。CT扫描可以显示真菌球的似海绵样结构和钙化灶[96]。真菌球是其同义词（另请参见空气新月征）。

66. 结节型

胸部X线检查和CT表现：在X线检查上结节型的特征是无数散在的小圆形阴影，直径2～10mm（图25-41）。结节分布广泛，但密度不一定均匀。

CT表现：在CT上结节型可按照其解剖分布分为小叶中心性、淋巴管性或随机性。也见于结节。

67. 结节

胸部X线检查表现：小结节表现为边缘清楚或模糊的圆形致密阴影，最大直径为3cm。具体表现为：①腺泡结节为圆形或卵圆形，边缘模糊的致密阴影，直径5～8mm，可能代表解剖上的腺泡因实变而致密，此种分类仅适用于有多个这类结节时；②类似肺结节的假结节，包括肋骨骨折、皮肤病变、患者体表的装置、解剖变异等[97]。

CT表现：结节表现为圆形或不规则。结节表现为边缘清楚或模糊的圆形或不规则的致密阴影，直径可达3cm（图25-42）。具体表现有以下方面：①小叶中心性结节，见于胸膜面、肺叶裂、小叶间隔的几毫米处，也可以表现为软组织密度或磨玻璃影，大小从几毫米至1cm，小叶中心性结节边缘多模糊[7]；②微结节，直径＜3mm；

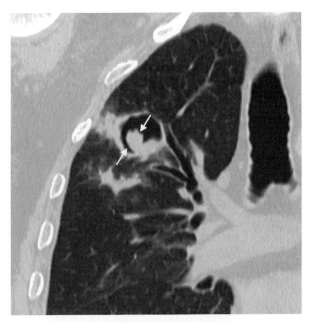

▲ 图 25-40 冠状位 CT 显示真菌球（白箭）

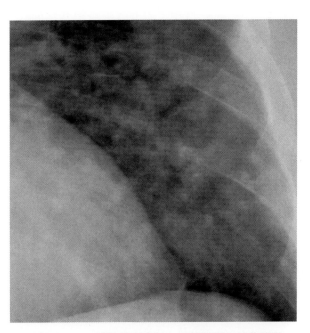

▲ 图 25-41 局部放大胸部 X 线检查显示结节阴影

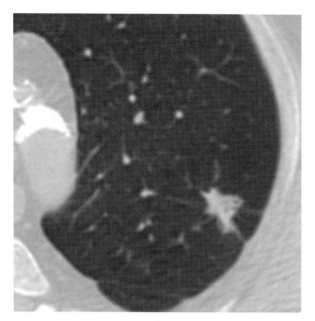

▲ 图 25-42　CT 图像显示左肺上叶不规则结节

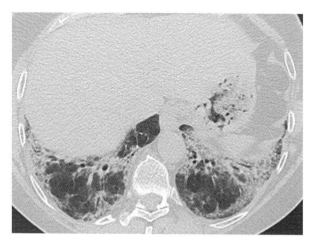

▲ 图 25-43　CT 图像显示非特异性间质性肺炎

③磨玻璃结节（同义词：非实性结节），表现为肺内密度稍高，但并不掩盖其内的支气管和血管；④实性结节，为均匀软组织衰减；⑤部分实性结节（同义词：半实性结节），由磨玻璃影和软组织衰减两者组成。也见于肿块。

68. 非特异性间质性肺炎

病理学表现：非特异性间质性肺炎（nonspecific interstitial pneumonia，NSIP）的组织学特征为不同程度的慢性炎症，或者纤维化累及肺间质。NSIP 可以是特发性的或见于其他疾病，包括胶原血管病、过敏性肺炎、药物所致的肺病、感染和免疫缺陷（包括人类免疫缺陷病毒感染）等[8]。

CT 表现：薄层 CT 上 NSIP 有多种表现，最常见的是有网状阴影、牵拉性支气管扩张或细支气管扩张，磨玻璃影等。很少或没有蜂窝肺（图 25-43）。病变常分布在肺的基底部和胸膜下[98]。

69. 肺血流减少

病理生理学：血流减少即肺血容量减少，大多数为局限性减少，但偶可为普遍性。局限性肺血流量减少常伴有病变区内血量的减少。

胸部 X 线检查和 CT 表现：其表现为局部或

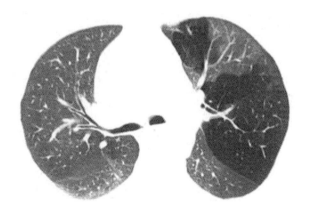

▲ 图 25-44　CT 图像显示左肺血减少

广泛的，可识别的血管大小和数目减少，表明血流量较正常减少（图 25-44），也见于马赛克衰减型、肺血流再分布等。

70. 机化性肺炎

病理学表现：机化性肺炎的组织学表现为气腔和远侧气道内有疏松的结缔组织。轻度或无肺间质炎症和纤维化。隐源性机化性肺炎（COP）是特发性间质性肺炎中一种明确的疾病[8]。但在许多不同的病变中（包括肺感染、过敏性肺炎和胶原血管病等），可见机化性肺炎的组织学改变。

胸部 X 线检查和 CT 表现：气腔实变为基本

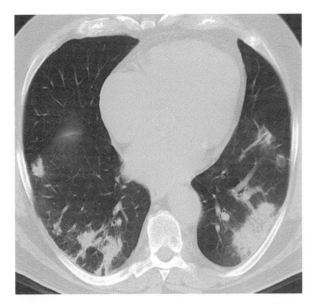

▲ 图 25-45　CT 图像显示隐源性机化性肺炎，分布于胸膜下和肺基底部

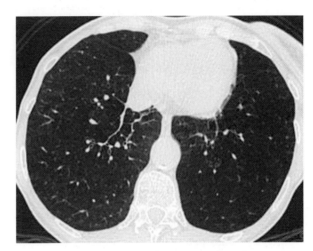

▲ 图 25-46　CT 图像显示全腺泡型肺气肿

表现，在 COP 的患者中，典型的病变分布于胸膜下和肺的基底部（图 25-45），有时表现为支气管中心性分布[99]。机化性肺炎的其他表现有磨玻璃影、树芽征和结节影[40]。

71. 全腺泡型肺气肿

病理学表现：全腺泡型肺气肿或多或少一致地累及全部腺泡和次级肺小叶[45]。以下肺部为著，是一种伴 α_1 抗胰蛋白酶缺陷型肺气肿。

CT 表现：受累区内血管变细，肺实质普遍减少[100, 101]（图 25-46）。严重的全腺泡型肺气肿可与严重的腺泡中央型肺气肿共存或合并。无特点的低密度区表现和严重的缩窄性闭塞性细支气管炎可能不易区别[102]。全腺泡型肺气肿与全小叶型肺气肿是同义词。也见于肺气肿。

72. 腺泡周围型肺气肿

病理学表现：主要以累及远侧肺泡及其肺泡管和肺泡囊为其特征。特征性地发生于胸膜面和，以肺小叶间隔为界。

CT 表现：该型肺气肿的特征为由完整的小叶间隔分开的胸膜下、支气管血管旁低衰减区。有时伴有肺大疱[45, 46]（图 25-47）。腺泡周围型肺气肿与隔旁肺气肿是同义词。也见于肺气肿。

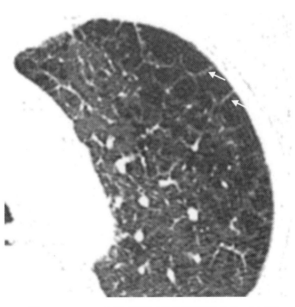

▲ 图 25-47　CT 图像显示腺泡周围型肺气肿（白箭）

73. 肺实质

解剖学：肺实质涉及肺的气体交换部分，由肺泡及其毛细血管组成。

胸部 X 线检查和 CT 表现：除去了可见的肺血管和气道后的那部分肺。

74. 实质带

胸部 X 线检查和 CT 表现：实质带为一线状阴影厚度 1～3mm，长可达 5cm，常延伸至脏胸膜面（在连接处常有增厚和收缩）（图 25-48）。这反映了胸膜实质的纤维化，并常伴有肺结构的扭曲。实质带最常见于曾有石棉接触史的个体中[103, 104]。

75. 肺实质致密阴影

胸部 X 线检查和 CT 表现：肺实质致密阴影可以掩盖，或者不掩盖密度增高内的血管和支气管[48]。这些血管支气管边缘（除了细支气管充气征）明确性的丧失表明为实变，而磨玻璃影则表现为密度较低，尚能看见血管和支气管结构[63]。使用较特异的术语实变和磨玻璃影更为恰当。也见于实变、磨玻璃影。

76. 支气管血管周围间质

解剖学：支气管血管周围间质为结缔组织鞘膜。包裹支气管、肺动脉和淋巴管，从肺门延伸到肺外围。

77. 小叶周围分布

解剖学：肺小叶周围区域包括次级肺小叶的结构。

CT 表现：病变分布特征是沿接近肺小叶的结构（即小叶间隔、脏胸膜和血管）分布[105]。该术语最常用于描述主要围绕次级肺小叶的内面分布的疾病（如小叶周围机化性肺炎）[106]（图 25-49），可类似于不明确的小叶间隔增厚。

78. 淋巴管周围分布

解剖学：其特征是沿着或邻近肺内淋巴管分布。淋巴管路径是指沿支气管血管束分布、在小叶间隔内、围绕着肺静脉和在胸膜内分布，而肺泡则无淋巴管。

CT 表现：病变沿着肺淋巴管分布的路径。即位于肺门周围、支气管血管周围和小叶中心性间质及小叶间隔和胸膜下等均为淋巴管分布区域[107]。典型的淋巴管周围分布见于结节病（图 25-50）和癌的淋巴管播散。

79. 盘状肺不张

详见线性肺不张。

80. 胸膜斑

病理学表现：为一种少细胞的纤维透明蛋白病变。主要起自壁层胸膜，特别是膈和肋骨下胸膜[108]。胸膜斑是先前（≥ 15 年）接触石棉后所致。

胸部 X 线检查和 CT 表现：为边缘清楚的胸膜增厚。表现为扁平或结节状隆起，其内常有钙化（图 25-51）。胸膜斑的厚度不一。直径 < 5cm，CT 较 X 线检查更容易显示[109]。正面的斑在 X 线检查上类似肺结节。也见于假胸膜斑。

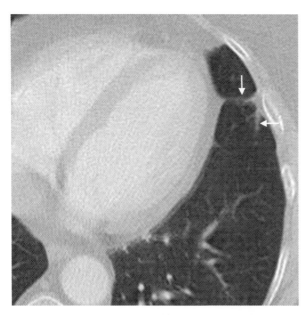

▲ 图 25-48　CT 图像显示肺实质带（白箭）

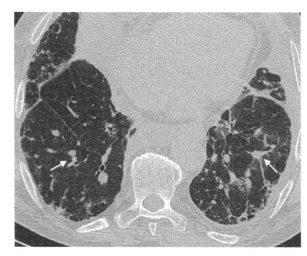

▲ 图 25-49　CT 图像显示小叶周围组织肺炎（白箭）

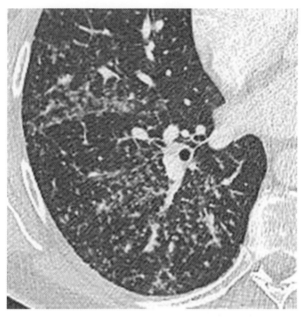

▲ 图 25-50　CT 图像显示淋巴周围分布的结节病

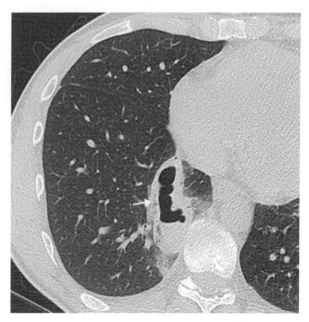

▲ 图 25-52　CT 图像显示肺气囊（白箭）

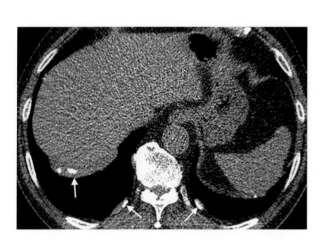

▲ 图 25-51　CT 图像显示双侧胸膜斑块（白箭）

81. 肺气囊

病理学表现：为肺内薄壁的充气气腔。常为急性肺炎、外伤、吸入碳氢化合物液体所致，常为一过性。发病机制是肺实质坏死和气管活瓣性致气管阻塞的综合作用[110]。

胸部 X 线检查和 CT 表现：肺气囊表现为肺内近圆形的薄壁气腔（图 25-52）。

82. 纵隔气肿

病理学表现：食管和气管支气管外的纵隔组织内含有气体。可能是自发性肺泡破裂所致，继

之空气沿支气管血管间质进入纵隔。纵隔气肿多发生在有哮喘史、严重咳嗽，或者器械辅助通气患者之中。

胸部 X 线检查表现：为条状低密度透光阴影。大多为垂直走行（图 25-53）。有些条状阴影可以衬托出血管和主支气管。

83. 肺炎

病理学表现：肺炎是气腔或间质的炎症（如感染、细菌性肺炎）。感染性肺炎的特征是渗出性病变导致实变。肺炎也见于以不同程度炎症和纤维化为特征的非感染性疾病（如特发性间质性肺炎）[8]。

84. 心包积气

病理学表现：指心包腔内有气体，常为医源性。在成人多为手术所致。

胸部 X 线检查和 CT 表现：因为由空气所致的低密度阴影，而且并不延伸到心包之外，故其可与纵隔气肿相鉴别（图 25-54），详见"纵隔气肿"。

85. 气胸和张力性气胸

病理生理学：气胸指胸膜腔内有气体。包括自发性、外伤性、诊断性和张力性气胸。张力性

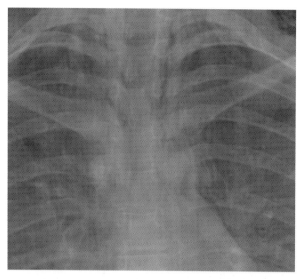

▲ 图 25-53　胸部 X 线检查局部放大示纵隔气肿

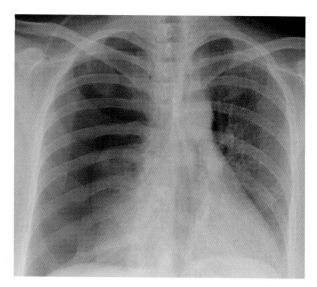

▲ 图 25-55　胸部 X 线检查显示张力性气胸

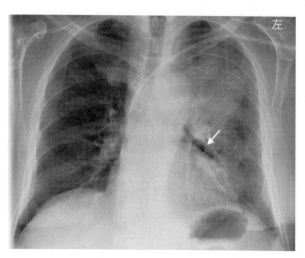

▲ 图 25-54　胸部 X 线检查显示心包气肿（白箭）

气胸指在大气压下胸膜腔内气体的积累。若肺顺应性较正常差时，同侧的正常肺可以完全萎陷，但仍然可以保持部分肺组织的膨胀。

　　胸部 X 线检查和 CT 表现：除非气胸量很少或 X 线与胸膜缘呈切线时，X 线检查可见脏胸膜边缘（图 25-55）。张力性气胸可以伴有纵隔的显著移位或膈肌低位。因为在气胸时胸膜腔内压力变成大气压，而对侧胸腔仍为负压，在非张力性气胸患者中的纵隔可以有一定的移位。

86. 进行性大块状纤维化

　　病理学表现：该病变是由于严重暴露于无机粉尘的工人（多为煤工），肺内的粉尘颗粒和胶原沉着，缓慢发生和融合所致[111]。

　　胸部 X 线检查和 CT 表现：进行性肺纤维化表现为片状病变，常位于两侧肺上叶（图 25-56）。背景上的结节性致密阴影反映其伴有肺尘埃沉着病。大片纤维化邻近可有或无破坏性肺气肿[112]，类似进行性大片纤维化病变，有时可发生于其他疾病，如结节病、滑石沉着症[112, 113]。

87. 假性空洞

　　CT 表现：为肺结节、肿块，或实变中的圆形或卵圆形低密度区，代表正常的实质、正常或扩张的支气管或局限性肺气肿，而不是真正的空洞病变。假空洞的直径常 < 1cm，曾见于腺癌（图 25-57）[114]、细支气管肺泡癌和良性病变（如感染性肺炎等）等。

88. 假胸膜斑

　　CT 表现：小结节融合而形成的与脏胸膜连接的肺致密影，类似胸膜斑的表现。假胸膜斑最常见于结节病（图 25-58）、硅沉着病和煤工尘肺[89]。

89. 肺血流再分布

　　病理生理学：肺血流再分布涉肺血管床内肺血管阻力增高所而致的，而有别于正常血流分布的肺血流状态。

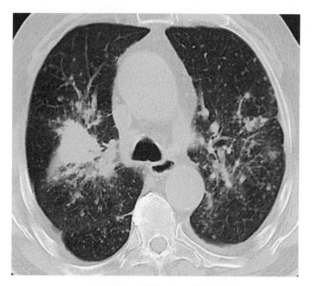

▲ 图 25-56 胸部 X 线检查示进行性片状纤维化

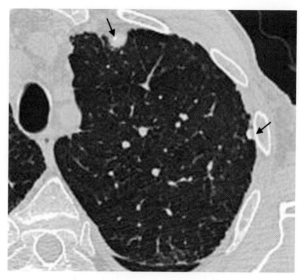

▲ 图 25-58 CT 图像显示硅沉着病患者假斑块（黑箭）

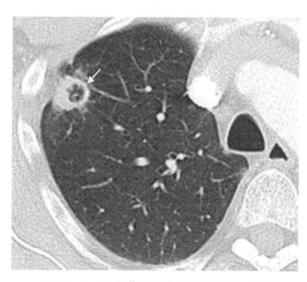

▲ 图 25-57 CT 图像显示肺结节假性空洞（白箭）

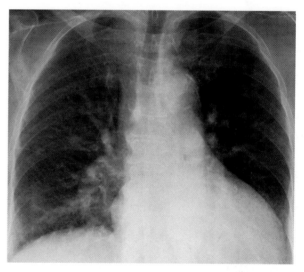

▲ 图 25-59 胸部 X 线检查显示上肺野的肺血流再分布

胸部 X 线检查和 CT 表现：肺血流再分布表现在肺内一个或多个肺区内，可见肺血管的粗细和数量的减少（图 25-59），而在其他肺野内血管的数量和粗细有相应的增多。二尖瓣病变患者的血流分布在肺上叶是肺血流再分布的典型示例[115, 116]。

90. 呼吸性细支气管炎相关间质性肺疾病

病理生理学：呼吸性细支气管炎相关间质性肺疾病（respiratory bronchiolitis with intevstitial lung disease，RB-ILD）是与吸烟有关的疾病。其特征是呼吸细支气管和细支气管周围肺泡的炎症[8]

（主要为巨噬细胞）。有时有非特异性和脱屑性间质性肺炎的成分或与之重叠[117]。

CT 表现：典型的 RBILD 表现为符合富含巨噬细胞肺泡炎的分布广泛的小叶中心性微结节和斑片状磨玻璃影（图 25-60），有或无纤维化[118, 119]，常伴有支气管管壁增厚和轻度的腺泡中央型肺气肿。空气潴留区反映了细支气管炎的存在。

91. 网状影

胸部 X 线检查和 CT 表现：在 X 线检查上网型是无数细线影的集合、所形成的类似网状的表

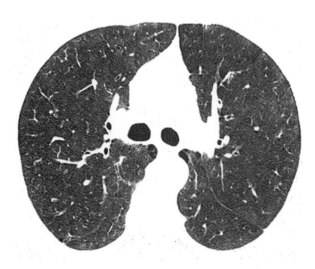

▲ 图 25-60 **CT** 图像显示小叶中心小结节和斑片状磨玻璃样阴影，这是呼吸性细支气管炎相关间质性肺疾病的典型表现

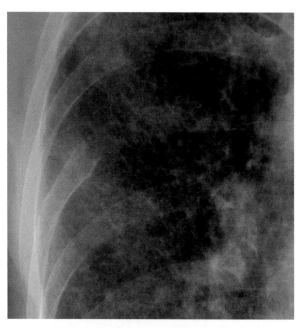

▲ 图 25-62 局部放大胸部 **X** 线检查显示网状结节影

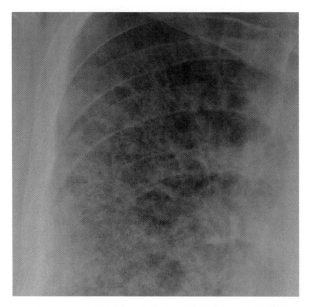

▲ 图 25-61 局部放大的胸部 **X** 线检查显示网状阴影

现（图 25-61）。网状阴影表现常常代表间质性肺病。不论是小叶间隔增厚，还是小叶内线增多，或者蜂窝的囊壁，这种网状结构在薄层 CT 上可以更为清晰地显示（网状阴影和蜂窝不应该认为是同义词）。也见于蜂窝肺。

92. 网状结节影

胸部 X 线检查和 CT 表现：网状结节阴影是

网状阴影和结节的组合（图 25-62）。网状结节阴影是增多的线状阴影相互交汇叠加，形成了 X 线检查上微结节阴影。结节大小取决于线状阴影的成分、大小和数量。在 CT 上表现为同时出现网状阴影和微结节，微结节可位于网状结构的中心（如小叶中心性微结节）或与线状阴影重叠（如间隔性微结节）。

93. 反晕征

CT 表现：为局灶性圆形磨玻璃影被实变区所包绕（图 25-63）。这是一种少见的征象。早期认为对诊断隐源性机化性肺炎有特异性[120, 121]，但随后发现该征象也见于副球孢子菌病[122]。反晕征和晕征相似，该征象见于多种疾病。不具有特异性（也见于晕征）。

94. 右气管旁带

解剖学和胸部 X 线检查表现：右气管旁带是垂直的线形软组织影（图 25-64）。宽度＜ 4mm。该影是气管右侧壁连结纵隔和邻近胸膜的结构，右气管旁带长 3～4cm。在正位 X 线检查上，从锁骨内端水平延伸到右气管支气管角处[123]。在94% 的成人中观察到右气管旁带，但在纵隔脂肪丰富的人中常常观察不到。该带增宽、变形，或消失的最常见病因是气管旁淋巴结增大。

95. 圆形肺不张

病理学表现：圆形肺不张是伴有反折的纤维性胸膜和增厚的纤维性小叶间隔的圆形肺不张。最常见于石棉所致的渗出性胸膜积液而引起的胸膜瘢痕之后[124]，但它可发生在任何原因的胸膜纤维化中。

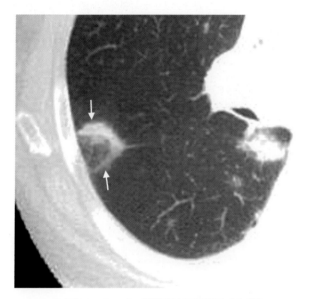

▲ 图 25-63　CT 图像显示反晕征（白箭）

胸部 X 线检查表现：圆形肺不张表现为紧贴胸膜的肿块，常位于肺下叶的后方。扭曲的肺血管呈弧线形向肿块聚集（彗星尾征）。肺叶收缩程度取决于肺不张的体积。几乎总是伴有其他胸膜纤维化的征象（如肋膈角模糊）。CT 在检出和显示圆形肺不张的特征上更为敏感[125, 126]（图 25-65）。圆形肺不张的另一征象是不张的肺在 CT 增强上有均匀的强化。同义词包括折叠肺综合征、螺旋形肺不张、Blesovsky 综合征、胸膜假瘤和胸膜瘤。

96. 次级肺小叶

见"肺小叶"。

97. 肺段

解剖学：肺段是由段支气管通气、段肺动脉供血、段间肺静脉引流的一个肺叶单位，每个肺叶有 2~5 个肺段。

胸部 X 线检查和 CT 表现：均不能正确勾画出某一个肺段。对肺段确定的基础是依据肺段的支气管和肺动脉的位置而推断的。段间裂有助于肺段的识别。

98. 间隔线

见"小叶间隔"。

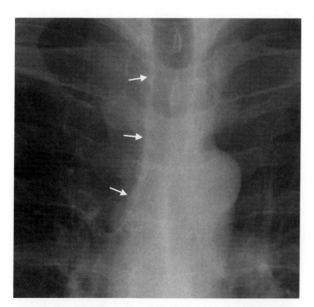

▲ 图 25-64　胸部 X 线检查局部放大示气管旁带（白箭）

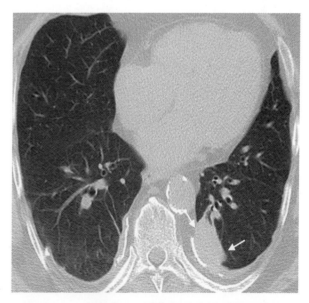

▲ 图 25-65　矢状位 CT 图像显示左下叶圆形肺不张（白箭）

99. 间隔增厚

见小叶间隔增厚。

100. 印戒征

CT 表现：由扩张的支气管断面形成环形阴影和与之伴行的肺动脉组成，类似印戒[127]（图 25-66）。这是支气管扩张的基本 CT 征象[30, 128]。该征象也见于肺动脉血流异常减少（如近侧肺动脉栓塞[129]）或者慢性血栓栓塞为特征的疾病[130]。偶尔可见的紧贴支气管的小血管是支气管动脉而不是肺动脉。

101. 轮廓征

胸部 X 线胸片表现：轮廓征是指没有描绘出解剖性的软组织边缘，是由于邻近的肺实变或（和）不张（图 25-67），大的肿块或相连的胸腔积液所致。轮廓征是由于并列结构有类似的 X 线检查衰减的结果，故称它为无轮廓更确切。它并不总提示有病变（如见于有漏斗胸者的不能解释的右心缘丧失，也偶见于健康人）。

102. 小气道疾病

病理学表现：该短语是一种较任意的术语，较多地应用于薄层 CT 的描述中，而不是在病理生理文献中。现在，小气道疾病是指任何累及小气道的病变。而细支气管炎则描述细支气管炎症更有特异性[134]。

CT 表现：小气道是指支气管内径≤ 2mm，壁厚< 0.5mm 的气道[35]。在 CT 上小气道疾病表现为马赛克灌注、空气潴留、小叶中心性微结节、树芽征或细支气管扩张。

103. 胸膜下弧线

CT 表现：该线表现为厚 1～3mm、位于胸膜面下 1cm 以内（图 25-68）。并与之平行的细弧

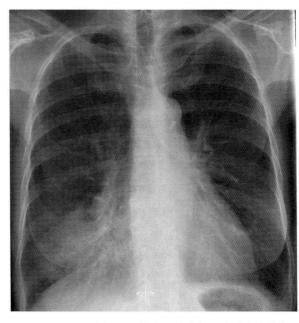

▲ 图 25-67　胸部 X 线检查示轮廓征，心脏右缘模糊

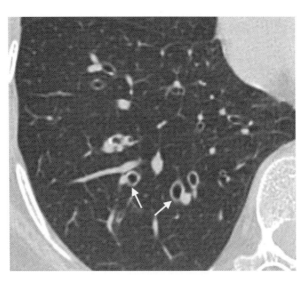

▲ 图 25-66　CT 图像显示印戒征（白箭）

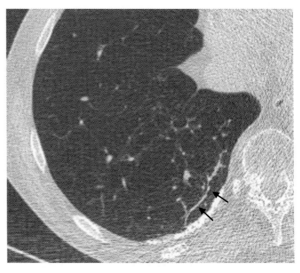

▲ 图 25-68　CT 图像显示胸膜下曲线（黑箭）

线形致密影。如在仰卧位下垂的下后肺部见到，但在以后的俯卧位 CT 上消失时符合不张的正常肺。它也可见于肺水肿[135]、肺纤维化。胸膜下弧线在"石棉沉着病"也有介绍，但其不是石棉沉着病的特有征象。

104. 牵拉性支气管扩张与牵拉性细支气管扩张

CT 表现：牵引性支气管扩张和牵引性细支气管扩张分别代表由于周围肺纤维化收缩[136]而致的不规则支气管和细支气管的扩大（图 25-69）。扩大的气管还可表现为囊肿（支气管）或微囊肿（肺周围部的细支气管）。无数并列的囊状气道可能与"单纯"的纤维性蜂窝难以鉴别。

105. 树芽征

CT 表现：代表小叶中心性分支状结构，类似发芽的树枝。该征反映多种细支气管管腔内和细支气管周围疾病，包括黏液嵌塞、炎症和（或）纤维化[137, 138]（图 25-70）。该征以在肺周围部最明显，常伴有大气道异常。尤其常见于弥漫性全细支气管炎[139]、分枝杆菌感染[140]的支气管播散和囊状纤维化。罕见的相似的表现可见于小动脉（微血管）疾病[141]。

106. 寻常型间质性肺炎

病理学表现：寻常型间质性肺炎（usual interstitial pneumoniu，UIP）是肺纤维化的一种组织学类型，是以正常肺内散布有已确定的纤维化和蜂窝为特征。蜂窝征伴肺纤维化形成是其关键性表现。纤维化初始集中于肺周围部。UIP 是见于特发性肺间质纤维化的类型，但也可见于病因已知的疾病（如某些慢性过敏性肺炎）中。

胸部 X 线检查和 CT 表现：肺基底部和胸膜下分布的蜂窝被认为有病理学特征（图 25-71）[66, 68]，但并不是在所有活检证实的 UIP 中都可

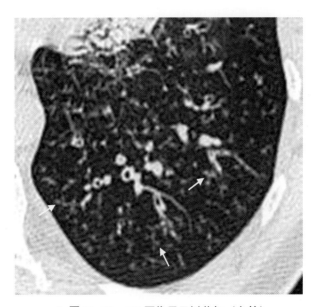

▲ 图 25-70　CT 图像显示树芽征（白箭）

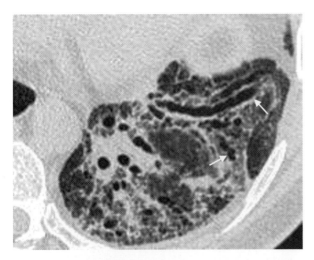

▲ 图 25-69　CT 图像显示牵引性支气管扩张（白箭），由收缩的肺纤维化引起

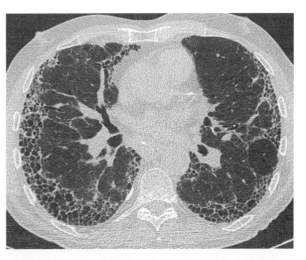

▲ 图 25-71　CT 图像显示肺基底部和胸膜下蜂窝状改变，提示寻常型间质性肺炎

见这种明确的 CT 表现。

三、其他术语

1. 进展性破坏性肺气肿

CT 表现：全肺透光度增加，次级肺小叶过度扩张，肺结构扭曲（图 25-72）。可能无法与全腺泡型肺气肿相鉴别[6]。

2. 融合性肺气肿

CT 表现：融合的肺小叶或小叶中心性的低密度区，低密度区可以累及多个次级肺小叶，但

次级肺小叶本身没有广泛过度扩张或肺小叶结构的扭曲（图 25-73）[6]。

3. 磨玻璃结节

CT 表现：肺实质内局灶性结节，呈单纯磨玻璃样阴影（图 25-74）[5]。

4. 黏液嵌塞

病理学特征：黏液分泌滞留所致的支气管阻塞，CT 显示支气管内软组织密度的黏液栓所引起的支气管闭塞（图 25-75），可以导致肺不张。

5. 部分实性结节

CT 表现：局灶性结节样致密影，由磨玻

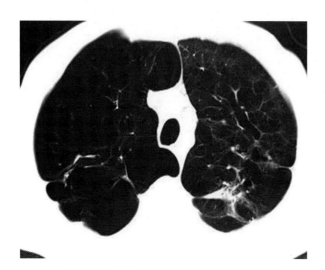

▲ 图 25-72 CT 图像显示晚期破坏性肺气肿

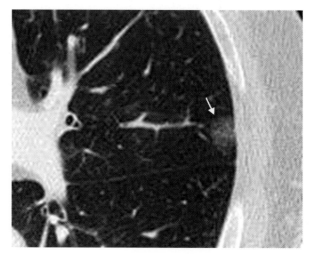

▲ 图 25-74 CT 图像显示磨玻璃结节（白箭）

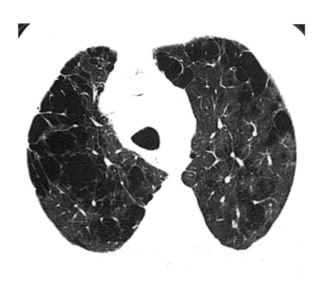

▲ 图 25-73 CT 图像显示融合性肺气肿

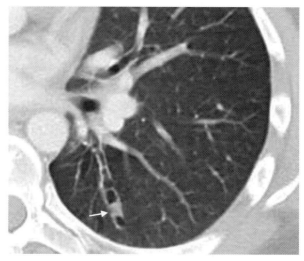

▲ 图 25-75 CT 图像显示柱状支气管扩张的黏液嵌塞（白箭）

璃和实性成分组成，后者则掩盖了肺组织结构（图 25-76）[5]。

6. 随机分布

CT 表现：病灶分布模式与小叶的解剖结构无明显关系（图 25-77）。提示是通过血液传播的疾病（如肺转移瘤、血行播散型肺结核）。

7. 亚实性结节

CT 表现：指肺组织内局部含有磨玻璃成分密度增加的结节，包括纯磨玻璃结节和部分实性结节[5]。

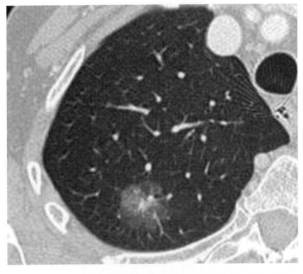

▲ 图 25-76 CT 图像显示部分实性结节，中央为实性，周围为磨玻璃影

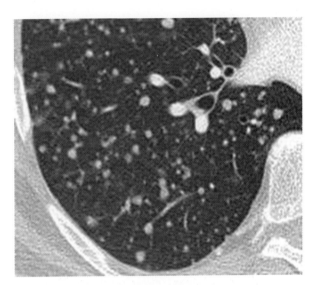

▲ 图 25-77 CT 图像显示随机分布的肺转移瘤

参考文献

[1] Fraser RG, Mellins RB. The Fleischner Society: a 30th anniversary retrospective. Radiology 2000;214(3):631–632

[2] Tuddenham WJ. Glossary of terms for thoracic radiology: recommendations of the Nomenclature Committee of the Fleischner Society. AJR Am J Roentgenol 1984;143(3):509–517

[3] Austin JH, Müller NL, Friedman PJ, et al. Glossary of terms for CT of the lungs: recommendations of the Nomenclature Committee of the Fleischner Society. Radiology 1996;200(2):327–331

[4] Hansell DM, Bankier AA, MacMahon H, McLoud TC, Müller NL, Remy J. Fleischner Society: glossary of terms for thoracic imaging. Radiology 2008;246(3):697–722

[5] Naidich DP, Bankier AA, MacMahon H, et al. Recommendations for the management of subsolid pulmonary nodules detected at CT: a statement from the Fleischner Society. Radiology 2013;266(1):304–317

[6] Lynch DA, Austin JHM, Hogg JC, et al. CT-definable subtypes of chronic obstructive pulmonary disease: a statement of the Fleischner society. Radiology 2015;277(1):192–205

[7] Webb WR. Thin-section CT of the secondary pulmonary lobule: anatomy and the image--the 2004 Fleischner lecture. Radiology 2006;239(2):322–338

[8] American Thoracic Society. European Respiratory Society. American Thoracic Society/European Respiratory Society International Multidisciplinary Consensus Classification of the Idiopathic Interstitial Pneumonias. This joint statement of the American Thoracic Society (ATS), and the European Respiratory Society (ERS) was adopted by the ATS board of directors, June 2001 and by the ERS Executive Committee, June 2001. Am J Respir Crit Care Med 2002;165(2):277–304

[9] Johkoh T, Müller NL, Taniguchi H, et al. Acute interstitial pneumonia: thin-section CT findings in 36 patients. Radiology 1999;211(3):859–863

[10] Lynch DA, Travis WD, Müller NL, et al. Idiopathic interstitial

pneumonias: CT features. Radiology 2005; 236(1): 10–21

[11] Reed JC, Madewell JE. The air bronchogram in interstitial disease of the lungs. A radiological-pathological correlation. Radiology 1975;116(1):1–9

[12] Abramson S. The air crescent sign. Radiology 2001;218(1): 230–232

[13] Buckingham SJ, Hansell DM. Aspergillus in the lung: diverse and coincident forms. Eur Radiol 2003;13(8):1786–1800

[14] Arakawa H, Webb WR. Air trapping on expiratory high-resolution CT scans in the absence of inspiratory scan abnormalities: correlation with pulmonary function tests and differential diagnosis. AJR Am J Roentgenol 1998;170(5): 1349–1353

[15] Bankier AA, Van Muylem A, Scillia P, De Maertelaer V, Estenne M, Gevenois PA. Air trapping in heart-lung transplant recipients: variability of anatomic distribution and extent at sequential expiratory thin-section CT. Radiology 2003;229(3):737–742

[16] Arakawa H, Kurihara Y, Sasaka K, Nakajima Y, Webb WR. Air trapping on CT of patients with pulmonary embolism. AJR Am J Roentgenol 2002;178(5):1201–1207

[17] Murata K, Khan A, Herman PG. Pulmonary parenchymal disease: evaluation with high-resolution CT. Radiology 1989;170(3 Pt 1):629–635

[18] Blank N, Castellino RA. Patterns of pleural reflections of the left superior mediastinum. Normal anatomy and distortions produced by adenopathy. Radiology 1972;102(3):585–589

[19] Heitzman ER. The infraaortic area. In: The Mediastinum: Radiologic Correlations with Anatomy and Pathology. 2nd ed. Berlin: Springer; 1988:151–168

[20] Im JG, Webb WR, Han MC, Park JH. Apical opacity associated with pulmonary tuberculosis: high-resolution CT findings. Radiology 1991;178(3):727–731

[21] Yousem SA. Pulmonary apical cap: a distinctive but poorly recognized lesion in pulmonary surgical pathology. Am J Surg Pathol 2001;25(5):679–683

[22] Dail DH. Pulmonary apical cap. Am J Surg Pathol 2001; 25(10): 1344

[23] Woodring JH, Reed JC. Types and mechanisms of pulmonary atelectasis. J Thorac Imaging 1996;11(2):92–108

[24] Molina PL, Hiken JN, Glazer HS. Imaging evaluation of obstructive atelectasis. J Thorac Imaging 1996;11(3):176–186

[25] Woodring JH, Reed JC. Radiographic manifestations of lobar atelectasis. J Thorac Imaging 1996;11(2):109–144

[26] Heitzman ER. The azygoesophageal recess. In: The Mediastinum: Radiologic Correlations with Anatomy and Pathology. 2nd ed. Berlin: Springer; 1988:276–286

[27] Ren H, Hruban RH, Kuhlman JE, et al. Computed tomography of inflation-fixed lungs: the beaded septum sign of pulmonary metastases. J Comput Assist Tomogr 1989;13(3):411–416

[28] Ryu JH, Swensen SJ. Cystic and cavitary lung diseases: focal and diffuse. Mayo Clin Proc 2003;78(6):744–752

[29] Kang EY, Miller RR, Müller NL. Bronchiectasis: comparison of preoperative thin-section CT and pathologic findings in resected specimens. Radiology 1995;195(3):649–654

[30] Naidich DP, McCauley DI, Khouri NF, Stitik FP, Siegelman SS. Computed tomography of bronchiectasis. J Comput Assist Tomogr 1982;6(3):437–444

[31] Dodd JD, Souza CA, Müller NL. Conventional high-resolution CT versus helical high-resolution MDCT in the detection of bronchiectasis. AJR Am J Roentgenol 2006; 187(2): 414–420

[32] Grenier P, Maurice F, Musset D, Menu Y, Nahum H. Bronchiectasis: assessment by thin-section CT. Radiology 1986;161(1):95–99

[33] Hansen JE, Ampaya EP, Bryant GH, Navin JJ. Branching pattern of airways and air spaces of a single human terminal bronchiole. J Appl Physiol 1975;38(6):983–989

[34] Buckley CE III, Tucker DH, Thorne NA, Sieker HO. Bronchiolectasis: The clinical syndrome and its relationship to chronic lung disease. Am J Med 1965;38:190–198

[35] Hansell DM. Small airways diseases: detection and insights with computed tomography. Eur Respir J 2001;17(6):1294–1313

[36] Myers JL, Colby TV. Pathologic manifestations of bronchiolitis, constrictive bronchiolitis, cryptogenic organizing pneumonia, and diffuse panbronchiolitis. Clin Chest Med 1993;14(4):611–622

[37] Woodring JH. Unusual radiographic manifestations of lung cancer. Radiol Clin North Am 1990;28(3):599–618

[38] Müller NL, Kullnig P, Miller RR. The CT findings of pulmonary sarcoidosis: analysis of 25 patients. AJR Am J Roentgenol 1989;152(6):1179–1182

[39] Huang L, Schnapp LM, Gruden JF, Hopewell PC, Stansell JD. Presentation of AIDS-related pulmonary Kaposi's sarcoma diagnosed by bronchoscopy. Am J Respir Crit Care Med 1996;153(4 Pt 1):1385–1390

[40] Oikonomou A, Hansell DM. Organizing pneumonia: the many morphological faces. Eur Radiol 2002;12(6):1486–1496

[41] Seo JB, Song K-S, Lee JS, et al. Broncholithiasis: review of the causes with radiologic-pathologic correlation. Radiographics 2002;22(Spec No, Suppl.):S199–S213

[42] Heitzman ER, Markarian B, Berger I, Dailey E. The

secondary pulmonary lobule: a practical concept for interpretation of chest radiographs. I. Roentgen anatomy of the normal secondary pulmonary lobule. Radiology 1969;93(3):507–512

[43] Murata K, Itoh H, Todo G, et al. Centrilobular lesions of the lung: demonstration by high-resolution CT and pathologic correlation. Radiology 1986;161(3):641–645

[44] Webb WR, Stein MG, Finkbeiner WE, Im JG, Lynch D, Gamsu G. Normal and diseased isolated lungs: high-resolution CT. Radiology 1988;166(1 Pt 1):81–87

[45] National Heart LaBI. The definition of emphysema. Report of a National Heart, Lung, and Blood Institute, Division of Lung Diseases workshop. Am Rev Respir Dis 1985;132(1):182–185

[46] Thurlbeck WM, Müller NL. Emphysema: definition, imaging, and quantification. AJR Am J Roentgenol 1994;163(5):1017–1025

[47] Foster WL Jr, Pratt PC, Roggli VL, Godwin JD, Halvorsen RA Jr, Putman CE. Centrilobular emphysema: CT-pathologic correlation. Radiology 1986;159(1):27–32

[48] Leung AN, Miller RR, Müller NL. Parenchymal opacification in chronic infiltrative lung diseases: CT-pathologic correlation. Radiology 1993;188(1):209–214

[49] Laurent F, Philippe JC, Vergier B, et al. Exogenous lipoid pneumonia: HRCT, MR, and pathologic findings. Eur Radiol 1999;9(6):1190–1196

[50] Kuhlman JE, Scatarige JC, Fishman EK, Zerhouni EA, Siegelman SS. CT demonstration of high attenuation pleural-parenchymal lesions due to amiodarone therapy. J Comput Assist Tomogr 1987;11(1):160–162

[51] Murch CR, Carr DH. Computed tomography appearances of pulmonary alveolar proteinosis. Clin Radiol 1989;40(3):240–243

[52] Rossi SE, Erasmus JJ, Volpacchio M, Franquet T, Castiglioni T, McAdams HP. "Crazy-paving" pattern at thin-section CT of the lungs: radiologic-pathologic overview. Radiographics 2003;23(6):1509–1519

[53] Franquet T, Giménez A, Bordes R, Rodríguez-Arias JM, Castella J. The crazy-paving pattern in exogenous lipoid pneumonia: CT-pathologic correlation. AJR Am J Roentgenol 1998;170(2):315–317

[54] Genereux GP. The end-stage lung: pathogenesis, pathology, and radiology. Radiology 1975;116(02):279–289

[55] Aberle DR, Hansell DM, Brown K, Tashkin DP. Lymphangiomyomatosis: CT, chest radiographic, and functional correlations. Radiology 1990;176(2):381–387

[56] Moore AD, Godwin JD, Müller NL, et al. Pulmonary histiocytosis X: comparison of radiographic and CT findings. Radiology 1989;172(1):249–254

[57] Primack SL, Hartman TE, Hansell DM, Müller NL. End-stage lung disease: CT findings in 61 patients. Radiology 1993;189(3):681–686

[58] Hartman TE, Primack SL, Swensen SJ, Hansell D, McGuinness G, Müller NL. Desquamative interstitial pneumonia: thin-section CT findings in 22 patients. Radiology 1993;187(3):787–790

[59] Cardoso WV, Sekhon HS, Hyde DM, Thurlbeck WM. Collagen and elastin in human pulmonary emphysema. Am Rev Respir Dis 1993;147(4):975–981

[60] Lang MR, Fiaux GW, Gillooly M, Stewart JA, Hulmes DJ, Lamb D. Collagen content of alveolar wall tissue in emphysematous and non-emphysematous lungs. Thorax 1994;49(4):319–326

[61] Foster WL Jr, Gimenez EI, Roubidoux MA, et al. The emphysemas: radiologic-pathologic correlations. Radiographics 1993;13(2):311–328

[62] Remy-Jardin M, Giraud F, Remy J, Copin MC, Gosselin B, Duhamel A. Importance of ground-glass attenuation in chronic diffuse infiltrative lung disease: pathologic-CT correlation. Radiology 1993;189(3):693–698

[63] Remy-Jardin M, Remy J, Giraud F, Wattinne L, Gosselin B. Computed tomography assessment of ground-glass opacity: semiology and significance. J Thorac Imaging 1993;8(4):249–264

[64] Kuhlman JE, Fishman EK, Siegelman SS. Invasive pulmonary aspergillosis in acute leukemia: characteristic findings on CT, the CT halo sign, and the role of CT in early diagnosis. Radiology 1985;157(3):611–614

[65] Primack SL, Hartman TE, Lee KS, Müller NL. Pulmonary nodules and the CT halo sign. Radiology 1994;190(2):513–515

[66] Lynch DA, Godwin JD, Safrin S, et al; Idiopathic Pulmonary Fibrosis Study Group. High-resolution computed tomography in idiopathic pulmonary fibrosis: diagnosis and prognosis. Am J Respir Crit Care Med 2005;172(4):488–493

[67] American Thoracic Society. Idiopathic pulmonary fibrosis: diagnosis and treatment. International consensus statement. American Thoracic Society (ATS), and the European Respiratory Society (ERS). Am J Respir Crit Care Med 2000;161(2 Pt 1):646–664

[68] Hunninghake GW, Lynch DA, Galvin JR, et al. Radiologic findings are strongly associated with a pathologic diagnosis of usual interstitial pneumonia. Chest 2003;124(4):1215–1223

[69] Misumi S, Lynch DA. Idiopathic pulmonary fibrosis/usual interstitial pneumonia: imaging diagnosis, spectrum of abnormalities, and temporal progression. Proc Am Thorac Soc 2006;3(4):307–314

[70] Dalen JE, Haffajee CI, Alpert JS III, Howe JP, Ockene IS, Paraskos JA. Pulmonary embolism, pulmonary hemorrhage and pulmonary infarction. N Engl J Med 1977;296(25):1431–1435

[71] Ren H, Kuhlman JE, Hruban RH, Fishman EK, Wheeler PS, Hutchins GM. CT of inflation-fixed lungs: wedge-shaped density and vascular sign in the diagnosis of infarction. J Comput Assist Tomogr 1990;14(1):82–86

[72] Patterson HS, Sponaugle DN. Is infiltrate a useful term in the interpretation of chest radiographs? Physician survey results. Radiology 2005;235(1):5–8

[73] Kang EY, Grenier P, Laurent F, Müller NL. Interlobular septal thickening: patterns at high-resolution computed tomography. J Thorac Imaging 1996;11(4):260–264

[74] Donnelly LF, Lucaya J, Ozelame V, et al. CT findings and temporal course of persistent pulmonary interstitial emphysema in neonates: a multiinstitutional study. AJR Am J Roentgenol 2003;180(4):1129–1133

[75] Kemper AC, Steinberg KP, Stern EJ. Pulmonary interstitial emphysema: CT findings. AJR Am J Roentgenol 1999;172(6):1642

[76] Weibel ER. Fleischner Lecture. Looking into the lung: what can it tell us? AJR Am J Roentgenol 1979;133(6):1021–1031

[77] Kattan KR, Eyler WR, Felson B. The juxtaphrenic peak in upper lobe collapse. Radiology 1980;134(3):763–765

[78] Cameron DC. The juxtaphrenic peak (Katten's sign) is produced by rotation of an inferior accessory fissure. Australas Radiol 1993;37(4):332–335

[79] Davis SD, Yankelevitz DF, Wand A, Chiarella DA. Juxtaphrenic peak in upper and middle lobe volume loss: assessment with CT. Radiology 1996;198(1):143–149

[80] Westcott JL, Cole S. Plate atelectasis. Radiology 1985;155(1):1–9

[81] Miller WS, ed. The Lung. 2nd ed. Springfield, IL: Charles C Thomas; 1947

[82] Glazer GM, Gross BH, Quint LE, Francis IR, Bookstein FL, Orringer MB. Normal mediastinal lymph nodes: number and size according to American Thoracic Society mapping. AJR Am J Roentgenol 1985;144(2):261–265

[83] Remy-Jardin M, Duyck P, Remy J, et al. Hilar lymph nodes: identification with spiral CT and histologic correlation. Radiology 1995;196(2):387–394

[84] Swigris JJ, Berry GJ, Raffin TA, Kuschner WG. Lymphoid interstitial pneumonia: a narrative review. Chest 2002;122(6): 2150–2164

[85] Ichikawa Y, Kinoshita M, Koga T, Oizumi K, Fujimoto K, Hayabuchi N. Lung cyst formation in lymphocytic interstitial pneumonia: CT features. J Comput Assist Tomogr 1994;18(5):745–748

[86] Johkoh T, Müller NL, Pickford HA, et al. Lymphocytic interstitial pneumonia: thin-section CT findings in 22 patients. Radiology 1999;212(2):567–572

[87] Fraser RS, Paré PD. Fraser and Paré's Diagnosis of Diseases of the Chest. 4th ed. Philadelphia, PA: W.B. Saunders; 1999

[88] Heitzman ER. The Mediastinum: Radiologic Correlations with Anatomy and Pathology. 2nd ed. Berlin: Springer; 1988:7–309

[89] Remy-Jardin M, Beuscart R, Sault MC, Marquette CH, Remy J. Subpleural micronodules in diffuse infiltrative lung diseases: evaluation with thin-section CT scans. Radiology 1990;177(1):133–139

[90] Remy-Jardin M, Remy J, Wallaert B, Müller NL. Subacute and chronic bird breeder hypersensitivity pneumonitis: sequential evaluation with CT and correlation with lung function tests and bronchoalveolar lavage. Radiology 1993;189(1):111–118

[91] Brauner MW, Lenoir S, Grenier P, Cluzel P, Battesti JP, Valeyre D. Pulmonary sarcoidosis: CT assessment of lesion reversibility. Radiology 1992;182(2):349–354

[92] Worthy SA, Müller NL, Hartman TE, Swensen SJ, Padley SP, Hansell DM. Mosaic attenuation pattern on thin-section CT scans of the lung: differentiation among infiltrative lung, airway, and vascular diseases as a cause. Radiology 1997;205(2):465–470

[93] Martin KW, Sagel SS, Siegel BA. Mosaic oligemia simulating pulmonary infiltrates on CT. AJR Am J Roentgenol 1986;147(4):670–673

[94] Arakawa H, Webb WR, McCowin M, Katsou G, Lee KN, Seitz RF. Inhomogeneous lung attenuation at thin-section CT: diagnostic value of expiratory scans. Radiology 1998;206(1):89–94

[95] Hansell DM, Wells AU, Rubens MB, Cole PJ. Bronchiectasis: functional significance of areas of decreased attenuation at expiratory CT. Radiology 1994;193(2):369–374

[96] Roberts CM, Citron KM, Strickland B. Intrathoracic aspergilloma: role of CT in diagnosis and treatment. Radiology 1987;165(1):123–128

[97] Erasmus JJ, Connolly JE, McAdams HP, Roggli VL. Solitary pulmonary nodules: Part I. Morphologic evaluation for differentiation of benign and malignant lesions. Radiographics 2000;20(1):43–58

[98] MacDonald SL, Rubens MB, Hansell DM, et al. Nonspecific interstitial pneumonia and usual interstitial pneumonia: comparative appearances at and diagnostic accuracy of thin-section CT. Radiology 2001;221(3):600–605

[99] Lee KS, Kullnig P, Hartman TE, Müller NL. Cryptogenic

organizing pneumonia: CT findings in 43 patients. AJR Am J Roentgenol 1994;162(3):543–546

[100] Guest PJ, Hansell DM. High resolution computed tomography (HRCT) in emphysema associated with alpha-1-antitrypsin deficiency. Clin Radiol 1992;45(4):260–266

[101] Spouge D, Mayo JR, Cardoso W, Müller NL. Panacinar emphysema: CT and pathologic findings. J Comput Assist Tomogr 1993;17(5):710–713

[102] Copley SJ, Wells AU, Müller NL, et al. Thin-section CT in obstructive pulmonary disease: discriminatory value. Radiology 2002;223(3):812–819

[103] Akira M, Yamamoto S, Inoue Y, Sakatani M. High-resolution CT of asbestosis and idiopathic pulmonary fibrosis. AJR Am J Roentgenol 2003;181(1):163–169

[104] Akira M, Yamamoto S, Yokoyama K, et al. Asbestosis: high-resolution CT-pathologic correlation. Radiology 1990;176(2):389–394

[105] Johkoh T, Müller NL, Ichikado K, Nakamura H, Itoh H, Nagareda T. Perilobular pulmonary opacities: high-resolution CT findings and pathologic correlation. J Thorac Imaging 1999;14(3):172–177

[106] Ujita M, Renzoni EA, Veeraraghavan S, Wells AU, Hansell DM. Organizing pneumonia: perilobular pattern at thin-section CT. Radiology 2004;232(3):757–761

[107] Colby TV, Swensen SJ. Anatomic distribution and histopathologic patterns in diffuse lung disease: correlation with HRCT. J Thorac Imaging 1996;11(1):1–26

[108] Roberts GH. The pathology of parietal pleural plaques. J Clin Pathol 1971;24(4):348–353

[109] Lynch DA, Gamsu G, Aberle DR. Conventional and high resolution computed tomography in the diagnosis of asbestos-related diseases. Radiographics 1989;9(3):523–551

[110] Quigley MJ, Fraser RS. Pulmonary pneumatocele: pathology and pathogenesis. AJR Am J Roentgenol 1988; 150(6): 1275–1277

[111] Wagner JC, Wusteman FS, Edwards JH, Hill RJ. The composition of massive lesions in coal miners. Thorax 1975; 30(4): 382–388

[112] Chong S, Lee KS, Chung MJ, Han J, Kwon OJ, Kim TS. Pneumoconiosis: comparison of imaging and pathologic findings. Radiographics 2006;26(1):59–77

[113] Ward S, Heyneman LE, Reittner P, Kazerooni EA, Godwin JD, Müller NL. Talcosis associated with IV abuse of oral medications: CT findings. AJR Am J Roentgenol 2000;174(3):789–793

[114] Weisbrod GL, Chamberlain D, Herman SJ. Cystic change (pseudocavitation) associated with bronchioloalveolar carcinoma: a report of four patients. J Thorac Imaging

1995;10(2):106–111

[115] Milne EN. Physiological interpretion of the plain radiograph in mitral stenosis, including a review of criteria for the radiological estimation of pulmonary arterial and venous pressures. Br J Radiol 1963;36:902–913

[116] Simon M. The pulmonary veins in mitral stenosis. J Fac Radiol 1958;9(1):25–32

[117] Fraig M, Shreesha U, Savici D, Katzenstein A-LA. Respiratory bronchiolitis: a clinicopathologic study in current smokers, ex-smokers, and never-smokers. Am J Surg Pathol 2002;26(5):647–653

[118] Hansell DM, Nicholson AG. Smoking-related diffuse parenchymal lung disease: HRCT-pathologic correlation. Semin Respir Crit Care Med 2003;24(4):377–392

[119] Heyneman LE, Ward S, Lynch DA, Remy-Jardin M, Johkoh T, Müller NL. Respiratory bronchiolitis, respiratory bronchiolitis-associated interstitial lung disease, and desquamative interstitial pneumonia: different entities or part of the spectrum of the same disease process? AJR Am J Roentgenol 1999;173(6):1617–1622

[120] Kim SJ, Lee KS, Ryu YH, et al. Reversed halo sign on high-resolution CT of cryptogenic organizing pneumonia: diagnostic implications. AJR Am J Roentgenol 2003; 180(5): 1251–1254

[121] Zompatori M, Poletti V, Battista G, Diegoli M. Bronchiolitis obliterans with organizing pneumonia (BOOP), presenting as a ring-shaped opacity at HRCT (the atoll sign). A case report. Radiol Med (Torino) 1999; 97(4): 308–310

[122] Gasparetto EL, Escuissato DL, Davaus T, et al. Reversed halo sign in pulmonary paracoccidioidomycosis. AJR Am J Roentgenol 2005;184(6):1932–1934

[123] Savoca CJ, Austin JH, Goldberg HI. The right paratracheal stripe. Radiology 1977;122(2):295–301

[124] Cohen AM, Crass JR, Chung-Park M, Tomashefski JF Jr. Rounded atelectasis and fibrotic pleural disease: the pathologic continuum. J Thorac Imaging 1993;8(4):309–312

[125] Lynch DA, Gamsu G, Ray CS, Aberle DR. Asbestos-related focal lung masses: manifestations on conventional and high-resolution CT scans. Radiology 1988;169(3):603–607

[126] O'Donovan PB, Schenk M, Lim K, Obuchowski N, Stoller JK. Evaluation of the reliability of computed tomographic criteria used in the diagnosis of round atelectasis. J Thorac Imaging 1997;12(1):54–58

[127] Ouellette H. The signet ring sign. Radiology 1999; 212(1): 67–68

[128] McGuinness G, Naidich DP, Leitman BS, McCauley DI.

Bronchiectasis: CT evaluation. AJR Am J Roentgenol 1993; 160(2):253–259

[129] Ryu DS, Spirn PW, Trotman-Dickenson B, et al. HRCT findings of proximal interruption of the right pulmonary artery. J Thorac Imaging 2004;19(3):171–175

[130] Remy-Jardin M, Remy J, Louvegny S, Artaud D, Deschildre F, Duhamel A. Airway changes in chronic pulmonary embolism: CT findings in 33 patients. Radiology 1997;203(2):355–360

[131] Felson B, Felson H. Localization of intrathoracic lesions by means of the postero-anterior roentgenogram; the silhouette sign. Radiology 1950;55(3):363–374

[132] Marshall GB, Farnquist BA, MacGregor JH, Burrowes PW. Signs in thoracic imaging. J Thorac Imaging 2006; 21(1): 76–90

[133] Hogg JC, Macklem PT, Thurlbeck WM. Site and nature of airway obstruction in chronic obstructive lung disease. N Engl J Med 1968;278(25):1355–1360

[134] Müller NL, Miller RR. Diseases of the bronchioles: CT and histopathologic findings. Radiology 1995;196(1):3–12

[135] Arai K, Takashima T, Matsui O, Kadoya M, Kamimura R. Transient subpleural curvilinear shadow caused by pulmonary congestion. J Comput Assist Tomogr 1990; 14(1): 87–88

[136] Desai SR, Wells AU, Rubens MB, du Bois RM, Hansell DM. Traction bronchiectasis in cryptogenic fibrosing alveolitis: associated computed tomographic features and physiological significance. Eur Radiol 2003;13(8):1801–1808

[137] Aquino SL, Gamsu G, Webb WR, Kee ST. Tree-in-bud pattern: frequency and significance on thin section CT. J Comput Assist Tomogr 1996;20(4):594–599

[138] Eisenhuber E. The tree-in-bud sign. Radiology 2002; 222(3): 771–772

[139] Akira M, Kitatani F, Lee YS, et al. Diffuse panbronchiolitis: evaluation with high-resolution CT. Radiology 1988;168(2):433–438

[140] Im JG, Itoh H, Shim YS, et al. Pulmonary tuberculosis: CT findings--early active disease and sequential change with antituberculous therapy. Radiology 1993;186(3):653–660

[141] Franquet T, Giménez A, Prats R, Rodríguez-Arias JM, Rodríguez C. Thrombotic microangiopathy of pulmonary tumors: a vascular cause of treein-bud pattern on CT. AJR Am J Roentgenol 2002;179(4):897–899

附录 缩略语
Abbreviations

A

AAH	atypical adenomatous hyperplasia	不典型腺瘤样增生
AEP	acute eosinophilic pneumonia	急性嗜酸性粒细胞性肺炎
AIDS	acquired immunodeficiency syndrome	获得性免疫缺陷综合征
AIP	acute interstitial pneumonia	急性间质性肺炎
AIS	adenocarcinoma in situ	原位腺癌
ANA	antinuclear antibody	抗核抗体
ANCA	antineutrophil cytoplasmic antibodies	抗中性粒细胞胞质抗体
C-ANCA	cytoplasmic antineutrophil cytoplasmic antibodies	胞质抗中性粒细胞胞质抗体
P-ANCA	perinuclear antineutrophil cytoplasmic antibodies	核抗中性粒细胞胞质抗体
AP	anteroposterior	正位
ARDS	adult respiratory distress syndrome	成人型呼吸窘迫综合征

B

BALT	bronchus-associated lymphatic tissue	支气管相关淋巴样组织
BG	bronchocentric granulomatosis	支气管中心性肉芽肿病
BiVAD	biventricular assist devices	双心室辅助装置
BOOP	bronchiolitis obliterans with organizing pneumonia	闭塞性细支气管炎伴机化性肺炎

C

CAD	computer-assisted diagnostic	计算机辅助诊断
CEP	chronic eosinophilic pneumonia	慢性嗜酸性粒细胞性肺炎
COP	cryptogenic organizing pneumonia	隐源性机化性肺炎
CPAM	congenital pulmonary airway malformation	先天性囊性腺瘤样畸形
CT	computed tomography	计算机体层成像
CTA	computed tomography angiography	CT 血管成像

CTED	chronic thromboembolic disease	慢性血栓栓塞性疾病
CTEPH	chronic thromboembolic pulmonary hypertension	慢性血栓栓塞性肺动脉高压
CTPA	computed tomography pulmonary angiography	肺 CT 血管成像
CUP	cancer of unknown primary	原发不明转移瘤
CWP	coal workers' pneumoconiosis	煤工尘肺

D

DAD	diffuse alveolar damage	弥漫性肺泡损伤
DECT	dual-energy computed tomography	CT 双能量成像
DIP	desquamative interstitial pneumonia	脱屑性间质性肺炎
DVT	deep vein thrombosis	深静脉血栓形成
DWI	diffusion-weighted imaging	扩散加权成像

E

| ECMO | extracorporeal lung assist device | 体外膜氧合器 |

F

^{18}F-FDG	^{18}F-fludeoxyglucose/fluorodeoxyglucose	^{18}F- 氟代脱氧葡萄糖
FEV_1	forced expiratory volume in 1 second	第 1 秒用力呼气容积
FSE	fast spin-echo	快速自旋回波序列
FVC	forced vital capacity	用力肺活量

G

GRE	gradient echo	梯度回波
GGO	ground-glass opacities	磨玻璃影
GVHD	graft-versus-host disease	移植物抗宿主病

H

HIV	human immunodeficiency virus	人类免疫缺陷病毒
HRCT	high-resolution computed tomography	高分辨率 CT
HU	Hounsfield units	豪恩斯菲尔德单位

I

IABP	intra-aortic balloon pump	主动脉内球囊反搏
IASLC	International Association for the Study of Lung Cancer	国际肺癌研究协会
ICD	implantable cardioverter defibrillator	植入型心律转复除颤器

ICOERD	International Classification of HRCT for Occupational and Environmental Respiratory Diseases	国际职业性和环境性呼吸系统疾病高分辨率 CT 分类
ICU	intensive care unit	重症监护室
IGRA	interferon-γ release assay	γ 干扰素释放试验
IHS	idiopathic hypereosinophilic syndrome	特发性嗜酸细胞增多综合征
IIP	idiopathic interstitial pneumonia	特发性间质性肺炎
ILO	International Labour Organization	国际劳工组织
IPAF	interstitial pneumonia with autoimmune features	具有自身免疫特征的间质性肺炎
IPF	idiopathic pulmonary fibrosis	特发性肺间质纤维化
IPS	idiopathic pneumonia syndrome	特发性肺炎综合征
IV	intravenous	静脉内

L

LAM	lymphangioleiomyomatosis/lymphangiomyomatosis	淋巴管平滑肌瘤病 / 淋巴管肌瘤病
LDH	lactate dehydrogenase level	乳酸脱氢酶水平
LIP	lymphoid interstitial pneumonia	淋巴细胞性间质性肺炎
LPA	lepidic predominant adenocarcinoma	鳞屑样生长型肺腺癌
LV	left ventricle	左心室
LVAD	left ventricular assist devices	左心室辅助装置

M

MAC	Mycobacterium avium complex	鸟分枝杆菌复合群
MCTD	mixed connective tissue disease	混合性结缔组织病
MDR-TB	multidrug-resistant tuberculosis	耐多药结核病
MIA	minimally invasive adenocarcinoma	微浸润性腺癌
MinIP	minimum intensity projection	最小密度投影
MIP	maximum intensity projection	最大密度投影
MOTT	mycobacteria other than tuberculosis	非结核分枝杆菌
MPO	myeloperoxidase	髓过氧化物酶
MPR	multiplanar reformation	多平面重组
MRA	magnetic imaging angiography	磁共振血管成像
MRI	magnetic resonance imaging	磁共振成像

N

NK	natural killer	自然杀伤细胞

| NLST | National Lung Screening Trial | 美国国家肺癌筛查试验 |
| NSIP | nonspecific interstitial pneumonia | 非特异性间质性肺炎 |

O

| OP | organizing pneumonia | 机化性肺炎 |

P

PA	posteroanterior	后前位
PAP	pulmonary alveolar proteinosis	肺泡蛋白沉积症
PAVM	pulmonary arteriovenous malformation	肺动静脉畸形
PCH	pulmonary capillary hemangiomatosis	肺毛细血管瘤
PCT	pulmonary cytolytic thrombi	肺溶细胞性血栓
PEEP	positive end–expiratory pressure	呼气末正压
PET/CT	positron emission tomography–computed tomography	正电子发射体层成像／计算机体层成像
PFT	pulmonary function testing	肺功能检测
PLCH	pulmonary Langerhans cell histiocytosis	肺朗格汉斯细胞组织细胞增生症
PMF	progressive massive fibrosis	进行性大块纤维化
PPFE	pleuroparenchymal fibroelastosis	胸膜肺弹力纤维增生症
PVOD	pulmonary veno–occlusive disease	肺静脉闭塞症

R

RA	rheumatoid arthritis	类风湿关节炎
RB	respiratory bronchiolitis	呼吸性细支气管炎
RBILD	respiratory bronchiolitis–interstitial lung disease	呼吸性细支气管炎相关间质性肺疾病
RECIST	Response Evaluation Criteria in Solid Tumors	实体瘤临床疗效评价标准
RV	right ventricle	右心室
RVAD	right ventricular assist devices	右心室辅助装置

S

SAPHO	synovitis, acne, palmoplantar pustolosis, hyperostosis, and osteitis	滑膜炎、痤疮、脓疱病、骨肥厚、骨髓炎综合征
SARS	severe acute respiratory syndrome	严重急性呼吸综合征
SFT	solitary fibrous tumor	孤立性纤维性肿瘤
SS	systemic sclerosis	系统性硬化病

SLE	systemic lupus erythematosus	系统性红斑狼疮
SPE	simple pulmonary eosinophilia	单纯性肺嗜酸细胞浸润症
STIR	short-tau inversion recovery	短反转时间反转恢复
SUV	standard uptake value	标准摄取值

T

TT$_1$W	T$_1$-weighted	T$_1$ 加权
T$_2$W	T$_2$-weighted	T$_2$ 加权

U

UIP	usual interstitial pneumonia	寻常型间质性肺炎

V

VQ	ventilation/perfusion	通气/血流比值
VRT	volume rendering technique	容积再现技术

X

XDR-TB	extensively drug-resistant tuberculosis	广泛耐药结核病

索 引

index

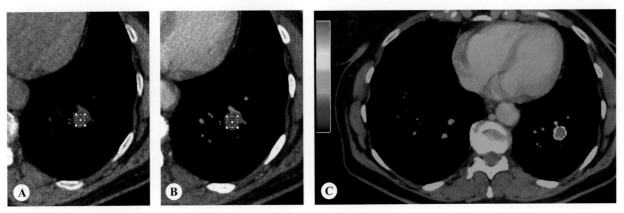

▲ 图 1-9　左肺下叶良性结节

A. 平扫：结节平均密度：18HU；B. 静脉注射对比剂后 60s：无明显强化（CT 密度：26HU）；C. 在参数图像上看到轻度强化

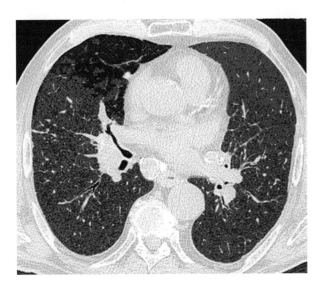

◀ 图 8-9　肺气肿

CT 图像显示基于软件进行肺气肿定量分析，图中蓝色部分为 CT 值＜ -950HU 的体素

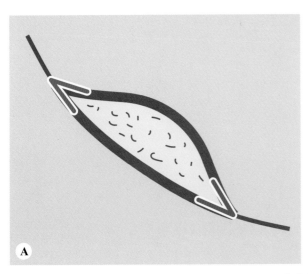 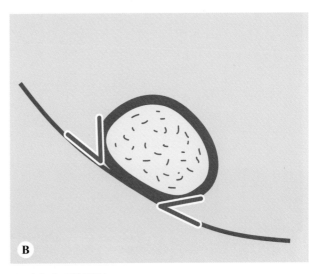

▲ 图 11-9　胸膜表现和肺内表现的区别

A. 化脓性胸膜炎：增厚的壁胸膜和脏胸膜，锐角（蓝色线条）；B. 肺脓肿：厚壁肺脓肿，钝角（蓝色线条）

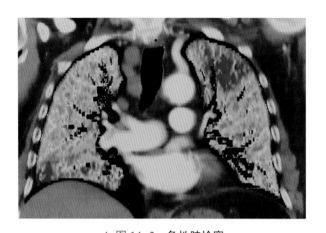

▲ 图 14-3　急性肺栓塞

冠状位 DECT 能谱 CT 显示碘图（伪彩图）显示双肺楔形灌注缺损区（蓝色）。这些病变与图 14-1 中的患者的病灶相对应

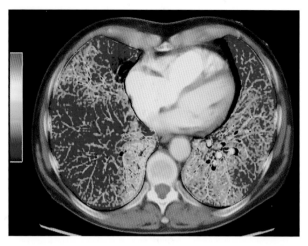

▲ 图 14-7　慢性血栓栓塞性肺动脉高压的能谱 CT 图

彩色碘图显示双肺大面积节段性低灌注区（蓝色），伴右肺下叶动脉血管管径狭窄

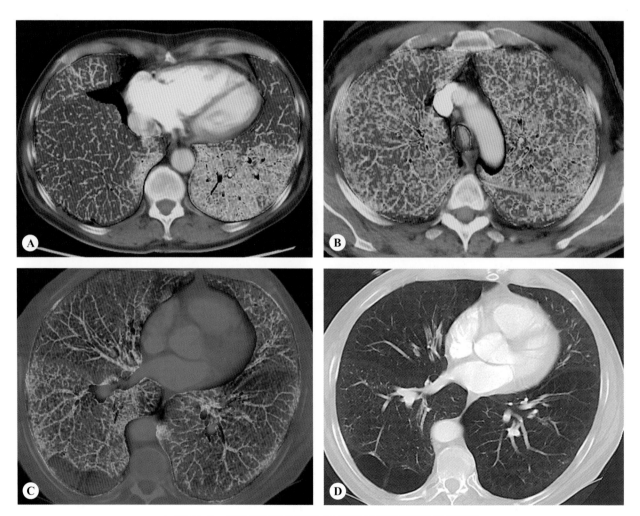

▲ 图 14-9　肺动脉高压的能谱 CT 图显示各种类型肺动脉高压

A. 碘图显示慢性血栓栓塞性肺动脉高压，伴节段性灌注缺损区；B. 碘图显示特发性动脉性肺动脉高压伴弥漫性低灌注区；C. 碘图显示肺气肿，气肿区灌注缺损。相应的肺窗在右下角；D. 肺窗显示右下叶肺气肿伴肺大疱，与能谱 CT 图相对应